쉽고 빠른 청구 길잡이

자신만만 보험청구

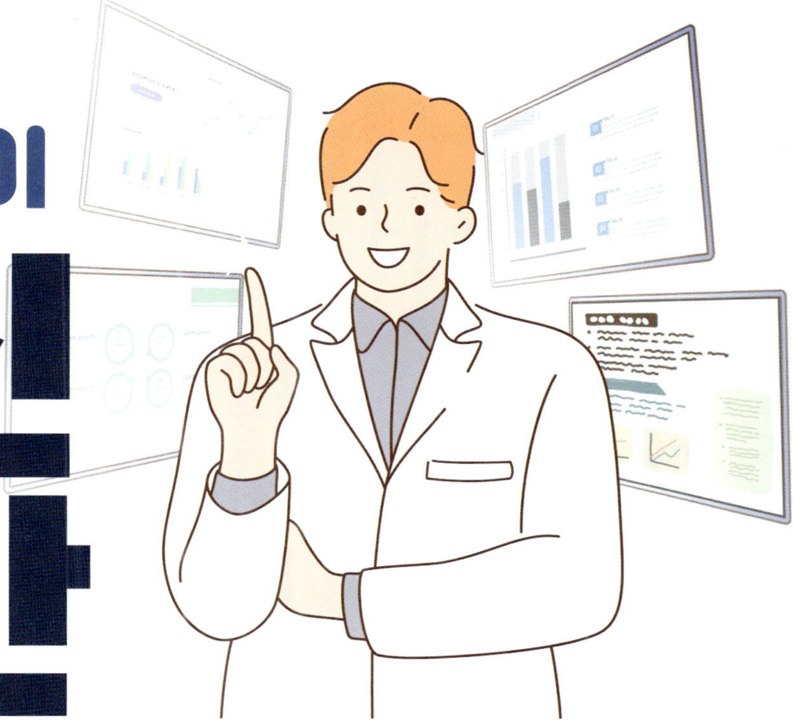

김기범 • 김종률 • 김태빈 • 이동길 • 이창현 • 최윤종 지음

한 권으로 끝내는 보험청구의 모든 것!

서류발급 걱정 NO

초음파/내시경 청구샘플 모음

국가건강검진 최신이슈 정리

쉽고 빠른 청구 길잡이

자신만만 보험청구

1판 1쇄 인쇄 | 2024년 3월 5일
1판 1쇄 발행 | 2024년 3월 15일
1판 2쇄 발행 | 2024년 4월 5일
1판 3쇄 발행 | 2024년 6월 14일
1판 4쇄 발행 | 2024년 9월 2일
1판 5쇄 발행 | 2024년 11월 14일
1판 6쇄 발행 | 2025년 5월 30일

지 은 이 김기범·김종률·김태빈·이동길·이창현·최윤종
발 행 인 장주연
출판기획 김도성
출판편집 이민지, 김형준
편집디자인 김영준
표지디자인 김재욱
일러스트 김명곤, 신윤지
발 행 처 군자출판사(주)
등록 제4-139호(1991. 6. 24)
본사 (10881) 파주출판단지 경기도 파주시 회동길 338(서패동 474-1)
전화 (031) 943-1888 팩스 (031) 955-9545
홈페이지 | www.koonja.co.kr

ISBN 979-11-7068-110-6
정가 35,000원

쉽고 빠른 청구 길잡이

자신만만 보험청구

책을 처음 쓰려고 할 때
"검색과 동영상 쇼츠의 시대에 누가 책을 볼 것인가?"라는
생각이 들었습니다. 하지만 전체적인 내용을 알아야만
스스로 검색할 의지가 생기므로 책은 꼭 필요합니다.

머리말

기획 및 교열
김기범 원장

2024. 2. 16

1. 누구에게 필요한가?

청구는 선배에게 도제식으로 배워서 시작하게 되고, 삭감이 되지 않으면 틀린 것을 그대로 반복하게 됩니다. 그러다 갑자기 건보공단과 심평원의 사후심사에서 부당청구로 판명되면, 전문가로서의 자존심에 큰 상처를 받습니다. 처음에는 이런 문제를 주변에 상의하지도 않고 있다가, 한참 지나고 나서 우울감을 호소하는 분들을 많이 보았습니다.

저도 청구불능 건을 방치한 적도 많고 장기요양소견서 작성비용을 별도로 청구하지 않거나, 요양원 야간진료 후 청구했다가 건강보험공단의 방문확인을 받은 적도 있었습니다. 현재 건강보험제도가 불완전하더라도, 의사의 무관심으로 인해 정당한 의료행위가 불법으로 둔갑하는 중요한 원인이 됩니다. 결국 청구기준을 제대로 익히는 것만이 현실적으로 가장 최선의 방법입니다.

2. 청구 전 검토 프로그램은 의료기관 스스로 심사 & 삭감시키는 것입니다

요즘 청구프로그램에는 삭감경고 팝업기능이 있습니다. 이런 기능은 삭감을 예방하기도 하지만 과소청구를 유도하는 기능도 있습니다. 심지어는 이미 시행한 행위마저도 삭감을 우려하여 청구하지 않게 됩니다. 이런 팝업은 급여기준을 획일적이고 보수적으로 적용하고 있어서 진료와 청구업무를 소극적으로 만들 수 있습니다.

급여기준이 매우 복잡하고 해마다 개정되고 있으므로 청구를 점점 프로그램에 의존하게 되는 것도 사실입니다. 물론 프로그램 덕에 심사조정 건수가 낮아진 것은 인정하지만, 급여기준에 대한 기본적인 지식이 없이 프로그램에만 의존하는 것은 큰 문제를 초래할 수 있습니다. 갑자기 프로그램 오류가 발생하면 우왕좌왕하게 되는 것은 물론이고, 프로그램이 걸러주지 않은 문제가 쌓여 나중에 한꺼번에 터질 수 있기 때문입니다.

3. 이 책에 포함된 주제는?

제가 처음 책을 기획할 때는 엄두가 안 났지만, 다행히도 최고의 전문가님들이 함께 해주셨습니다. 주제별로 건강보험청구의 기본원리, 급여와 비급여를 구분하는 방법, 약제처방의 원칙, 현지조사 사례, 초음파와 내시경 청구, 국가건강검진과 마약류처방 요령, 서류발급과 보관에 대한 내용을 정리하였습니다.

이 책이 초급자에게는 기초를 닦을 수 있는 참고서가 될 것이고, 중급자에게는 급여기준을 복습하고 청구의 principle을 세우는 계기가 될 것이라고 확신합니다.

청구를 잘하는 요양기관이 되기 위한 4가지 요령

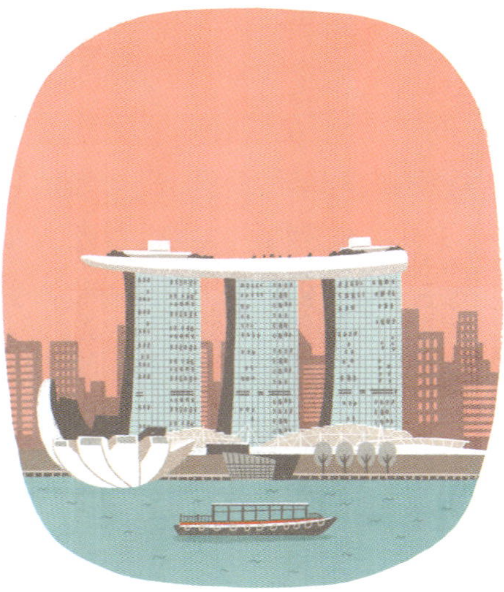

청구 잘하는 방법은 "비대칭으로 기둥을 세워서 꼭대기에 수영장을 올리는 작업"만큼이나 어렵다.

1. 병원에서 제일 뛰어난 사람을 접수직원으로

청구는 사실상 접수할 때부터 시작됩니다. 환자정보와 건강보험자격(또는 의료급여자격)을 잘 체크해야 하기 때문입니다. 특히 초진환자의 건강보험자격을 꼼꼼히 확인해야 합니다. 접수할 때 환자 신분이나 자격의 오류가 생기면, 나중에 청구할 때 복잡한 업무가 뒤따릅니다.

숙련된 직원은 접수할 때부터 각종 서류를 체크하고, 급여인지 비급여대상인지 예측합니다. 예를 들면 검진, 보호자대리처방, 비대면진료, 의료급여환자, 예방접종, 의무기록출력, 진료확인서 등 내원목적에 따라 접수하는 방법이 달라집니다.

2. 의사가 급여기준과 프로그램에 능숙해야

사전점검프로그램으로 상병누락 등 단순오류를 수정할 수 있습니다. 하지만 삭감만을 피하기 위해 병명을 추가하다 보면 진료내역과 청구병명이 달라져서 환자가 민간보험회사에 실비를 청구할 때 문제가 될 수도 있습니다.

그러므로 진료할 때부터 급여기준을 고려해야 하고 프로그램은 보조로만 활용해야 합니다. 특히 과거에 만들었던 〈묶음처방〉을 수시로 업그레이드하고 행위코드도 확인해야 합니다.

3. 새로운 고시와 정보를 공부해야

사전점검프로그램은 삭감사례만을 수집하므로 상당히 보수적으로 설정되어 있습니다. 그러므로 너무 맹신하지는 말아야 합니다. 특히 선배들에게 도제식으로 전수받는 노하우나 진료프로그램에만 의존하지 말고 공식적인 방법으로 얻는 정보를 믿어야 합니다.

이를 위해 "요양기관업무포털"과 "요양기관정보마당"에 수시로 접속하여 급여기준을 확인해야 합니다. 의학적 기준만 공부하지 말고, 급여기준도 수시로 업그레이드가 필요합니다.

4. 심사결정통보서가 오답노트이다

오답노트를 반복확인하고 보완청구와 재심사조정청구를 경험하면서 요령을 터득하시길 바랍니다.

목차

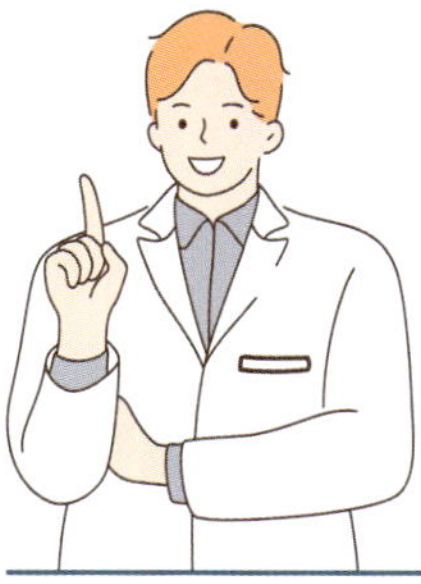

1 보험청구의 기본원리

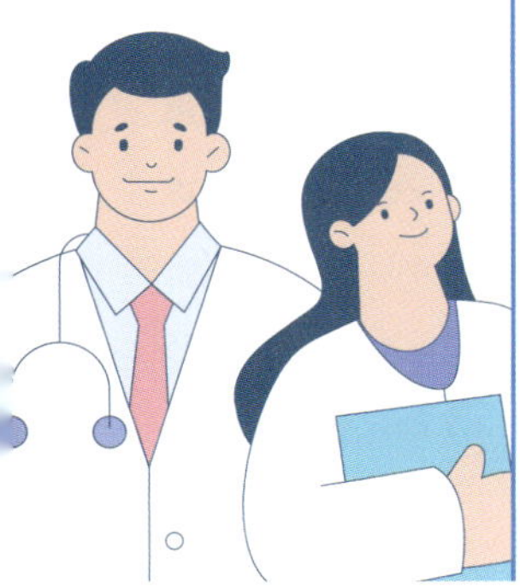

2 급여·비급여와 진찰료 산정

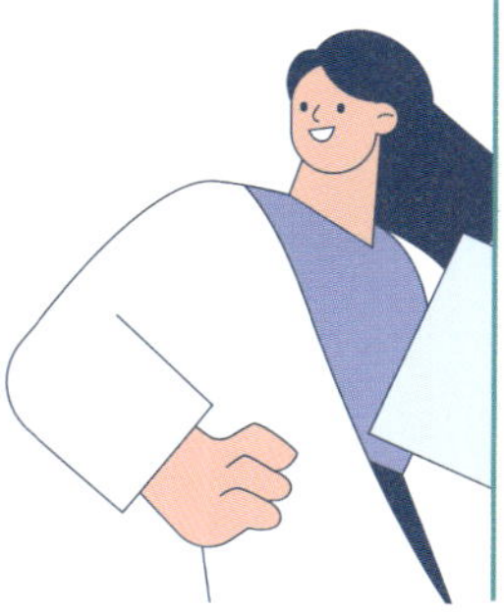

3 약제의 허가사항과 급여기준

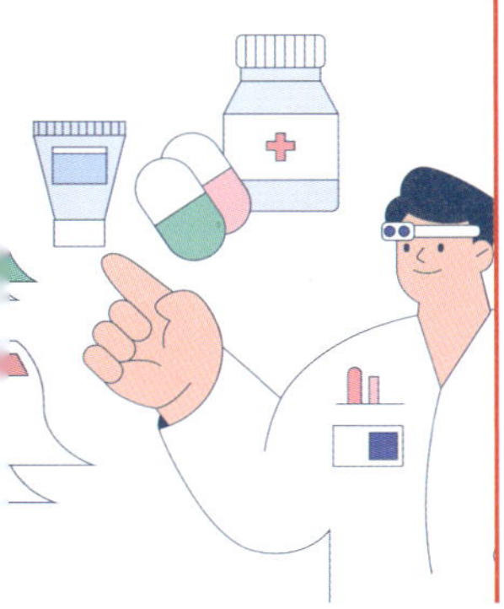

4 현지조사와 현지확인 사례

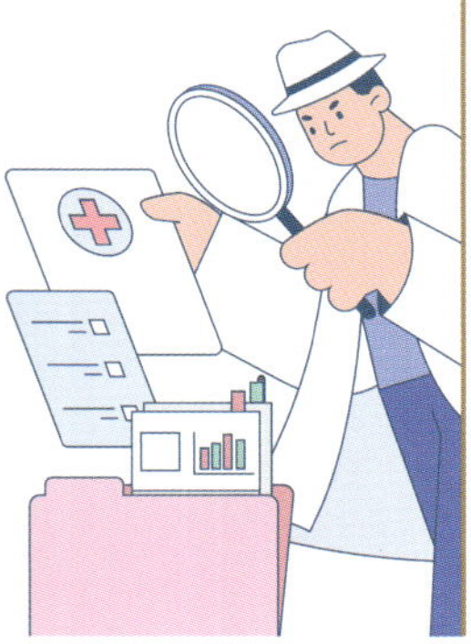

5 국가건강검진의 시작과 끝

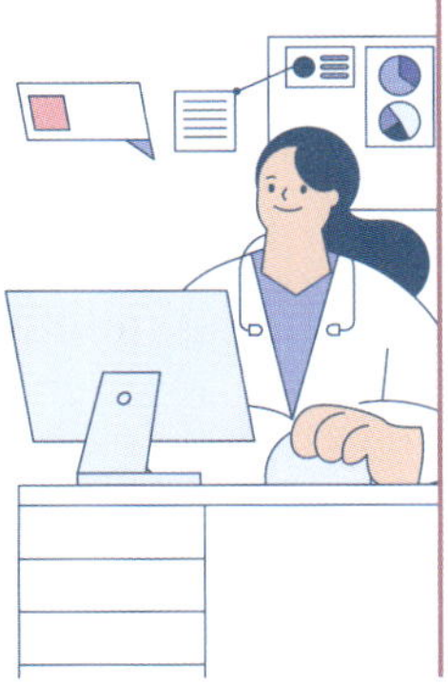

6 서류와의 전쟁/행정처분

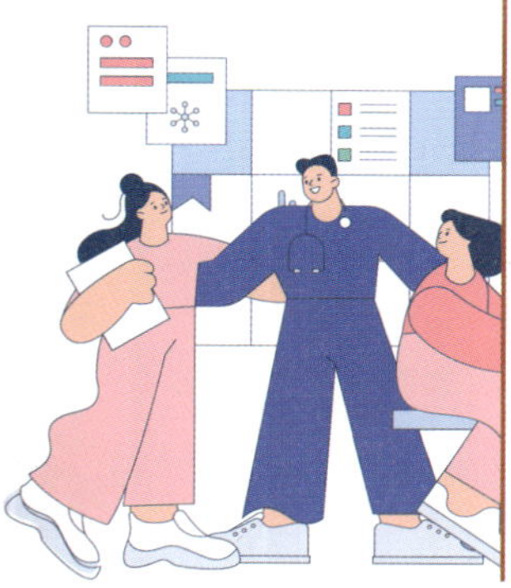

7 내시경청구

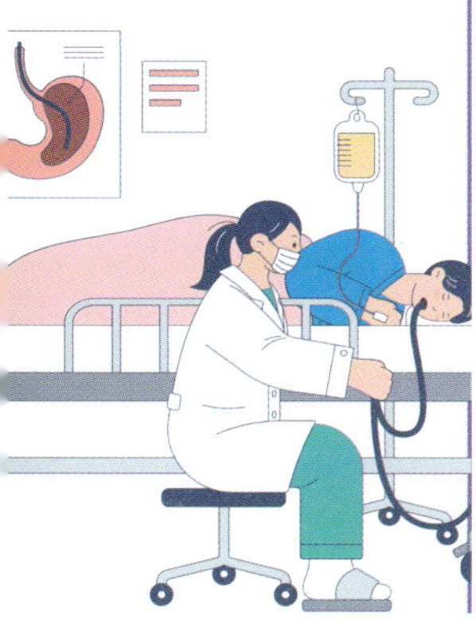

8 초음파청구

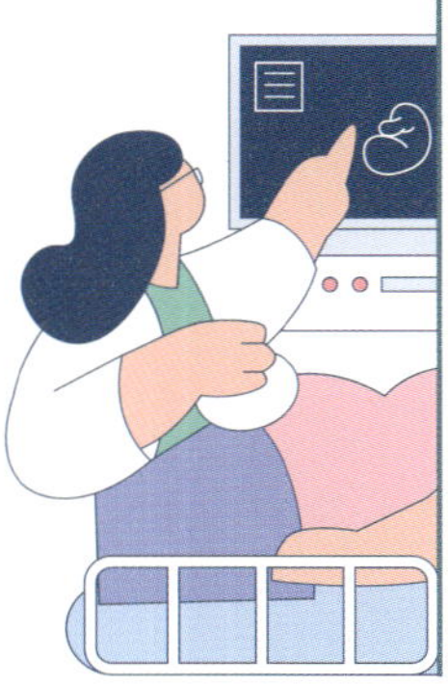

1. 보험청구의 기본원리

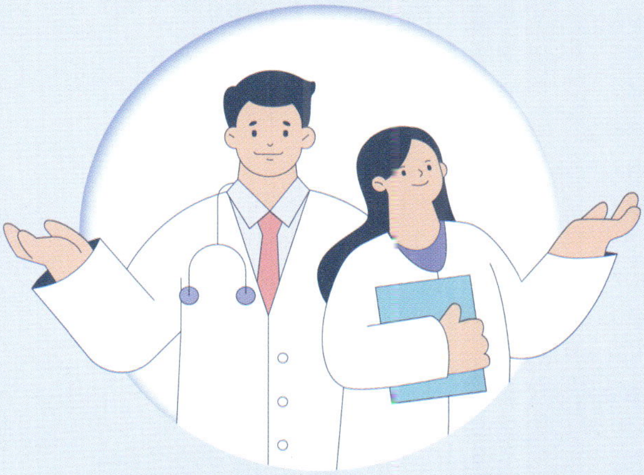

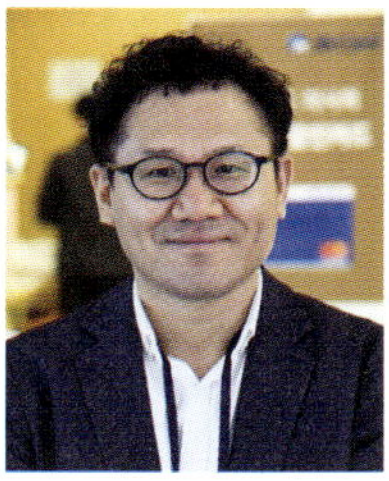

김기범

- 가톨릭대학교 의과대학 졸업 및 서울성모병원 근무
- 김기범내과의원 원장
- 대한내과의사회 보험이사
- 대한의사협회 KMA 폴리시 보험정책위원
- 전북의사회 보험정책위원

• 보험청구의 기본원리 •

1

1-1 건강보험은 국가가 보장하는 것일까?

보험청구의 기본원리

사회보장제도(社會保障制度, Social Security System)는 국가 및 지방자치단체가 사회 구성원들의 출산, 양육, 실업, 은퇴, 장애, 질병, 빈곤, 사망 등으로 인한 어려움을 개선하기 위해 실행하는 국가정책이다. 이 중에서 '사회보험'은 국민에게 발생하는 사회적 위험을 보험의 방식으로 대처함으로써 국민의 건강과 소득을 보장하는 제도를 말한다.

사회보장제도의 종류

1. 사회보험
   - 소득보장 - 산재(1963 → 64), 국민연금(1986 → 88), 고용(1993 → 95)
   - 의료보장 - 건강보험(1963 → 77), 노인장기요양(2007 → 08), 산재
2. 공공부조
   - 소득보장 - 기초생활보장, 긴급복지(2005), 기초노령/장애인연금
   - 의료보장 - 의료급여(1977년 의료보호법 → 2001년 의료급여법)
3. 소득과 사회서비스
   - 노인복지, 아동복지, 장애인복지, 가정복지, 출산과 양육

건강보험은 사회보험의 일종으로 국민들이 소득수준에 따라 보험료를 납부해서, 예상할 수 없는 건강위험을 분담하는 제도이다. 물론 국가가 건보재정 중의 일정한 비율(10% 내외)을 보조하고 있지만, 결국 국민건강보험법에 따라 운영되는 사회보험인 것이다. 이런 건강보험의 공공성 때문에 건강보험급여율(총 진료비 중에 건강보험이 부담하는 비율)은 중요한 지표로 간주되고 있으며, 지표율을 올리기 위한 방법으로 국가 일반재정지원 확대와 건강보험료 인상 중에 어느 것이 좋은지 논란 중이다.

진료의뢰서를 발급할 때, 건강보험과 의료급여환자의 서류가 왜 각각 다를까?

의료급여는 사회보험이 아니라 공공부조(公共扶助)의 일종으로 의료급여법에 따라 운영되며, 국가와 지방자치단체의 책임하에 생활이 어려운 국민의 의료비를 지원하는 제도이다.

국민기초생활수급자 중에 중위소득기준 40% 이하거나 타 법에 의해 일정조건이 되면, 의료급여수급권자로 지정되어 의료비부담을 덜게 된다. 국가가 의료급여환자의 청구비용을 부담하므로 지방자치단체의 재정에 따라 급여비용이 늦어지는 사례가 있다.

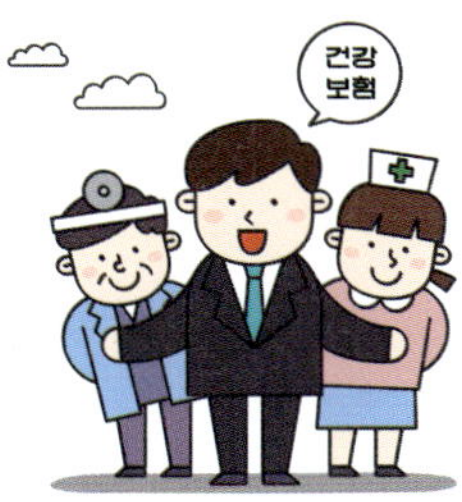

건강보험과 의료급여는 각각 다른 법으로 규정되므로, 진료의뢰서(요양급여의뢰서/의료급여의뢰서)를 포함한 모든 서류가 별도의 양식일 수밖에 없다.

1-2 요양급여는 질병에 대한 진료서비스를 말한다

보험청구의
기본원리

국민건강보험은 사회보험이므로 보험가입자가 있고, 가입자는 당연히 보험료를 내야 한다. 더군다나 우리나라는 의무가입제라서 국민 대부분이 국민건강보험에 가입하고 있다. 국민들이 보험료를 내면, 건강보험공단은 보험료의 대가로 국민들에게 보험급여를 제공한다.

〈보험급여〉는 여러 가지 종류가 있는데, 보험급여 중에서 〈요양급여〉는 질병, 부상, 출산 등에 대한 진료와 간호 등의 서비스를 제공하는 것이다.
즉, 의료기관이 환자를 진료하면서 제공하는 서비스를 요양급여라고 한다. 굳이 왜 '요양'이라는 단어를 사용하게 되었는지 모르지만, 여기서 '요양'은 휴양한다는 뜻이 아니라 진료를 한다는 의미다.

요양급여는 심평원으로 청구하지만, 보험급여 중에 요양급여가 아닌 것들은 심평원을 거치지 않고 건강보험공단으로 직접 비용을 청구한다.
핵심은 우리나라의 모든 의료기관은 요양급여를 무조건 제공해야 하고, 의료기관은 요양급여 제공자로서 선택의 자유가 없다는 점이다.
의료기관은 의료법상 진료를 거부할 수 없고, 질병에 대한 진료가 시작되면 무조건 요양급여를 제공해야 하는데, 요양급여대상 환자에서는 무조건 급여·비급여 행위목록표에 정해진 대로 서비스를 제공해야 한다.

반면에 〈보험급여 중에서 요양급여가 아닌 것〉의 제공 여부는 의료기관이 각자 선택할 수 있다. 예를 들어 국가건강검진은 요양급여와 달리 별도의 신청절차를 거쳐서 지정된 기관만 해야 한다. 진료가 대부분 요양급여로 이루어지기 때문에, 〈요양급여가 아닌 보험급여〉인 장애인보장구, 부가급여, 요양비 등에는 관심이 적을 수밖에 없다.

이 중에 요양비는 건강보험공단이 환자에게 직접 현금으로 지급하는 보험급여를 말한다. 예를 들어 복막투석환자나 인슐린을 투여하는 당뇨환자, 자가도뇨소모성재료와 양압기를 대여하는 환자가 물품을 구입하고 나서 건강보험공단으로 직접 청구한다.

국민건강보험(법)의 급여

급여		내용
요양급여	→	의료기관이 환자에게 현물로 서비스를 제공하고 심평원에 청구하면, 공단이 의료기관에 현금을 지급하는 보험급여
국가건강검진 금연지원프로그램	→	의료기관이 환자에게 현물로 서비스를 제공하고 공단에 직접 청구하면, 공단이 의료기관에 현금을 지급하는 보험급여
요양비 + 장애인보조기기 임신/출산비 재난적 의료비 지원 본인부담상한제	→	환자가 현물을 구입하고 건보공단으로 직접 현금을 청구하면, 공단이 환자에게 현금을 지급하는 보험급여

요양비 ↓

복막투석소모품 재료, 의료용 산소발생기, 당뇨병 소모성 재료
당뇨병 관리기기, 자가도뇨 소모성 재료, 인공호흡기/기침유발기 양압기 대여
섬이나 오지라서 요양기관을 이용할 수 없는 경우

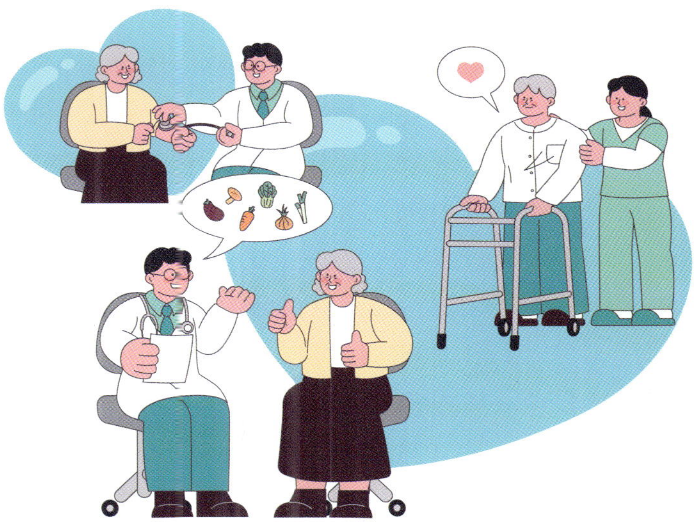

1-3 의료기관은 왜 심사평가원을 미워하는 것일까?

보험청구의
기본원리

요양급여는 가입자 및 피부양자에게 질병·부상이 발생하거나, 가입자 및 피부양자가 출산을 하게 된 경우에 요양기관이 실시하는 진찰·검사, 약제·치료재료의 지급, 처치·수술 등을 대상으로 한다. 이때 요양기관이 가입자(국민)에게 너무 많은 서비스를 제공할 수 없도록 급여의 양과 조건을 규칙으로 미리 정해 놓았고, 이것을 '요양급여의 기준에 관한 규칙'이라고 한다.

즉 모든 의료기관은 의무적으로 요양급여를 제공해야 하는데, 무조건 〈정해진 규칙〉 안에서만 제공해야 하므로 시스템상 불합리한 구조가 생길 수밖에 없다.

국민건강보험법 제41조(요양급여) 1항

① 가입자와 피부양자의 질병, 부상, 출산 등에 대하여 다음 각 호의 요양급여를 실시한다.
1. 진찰 · 검사 2. 약제(藥劑) · 치료재료의 지급 3. 처치 · 수술 및 그 밖의 치료 4. 예방 · 재활 5. 입원 6. 간호 7. 이송(移送)

② 제1항에 따른 요양급여(이하 "요양급여"라 한다)의 범위(이하 "요양급여대상"이라 한다)는 다음 각 호와 같다.

③ 요양급여의 방법 · 절차 · 범위 · 상한 등의 기준은 보건복지부령으로 정한다.

보건복지부령은 〈국민건강 보험 요양급여기준에 관한 규칙〉을 말한다.

규칙 5조

① 요양기관은 가입자등에 대한 요양급여를 별표 1의 요양급여의 적용기준 및 방법에 의하여 실시하여야 한다.

② 제1항에 따른 요양급여의 적용기준 및 방법에 관한 세부사항은 의약계 · 공단 및 건강보험심사평가원의 의견을 들어 보건복지부장관이 정하여 고시한다.

더군다나 요양급여의 기준이 너무 많고 수시로 바뀌기 때문에, 모든 기준을 전부 아는 것도 불가능하다. 그래서 의료기관이 이런 복잡한 기준을 잘 지키는지 여부를 심사하는 곳이 필요하고, 바로 건강보험심사평가원(심평원)이 그 일을 한다. 건강보험공단이 건강보험료를 국민들에게 걷어서 의료기관으로 지급하는 역할이라면, 심평원은 의료기관의 요양급여 진료내역을 심사하여, 지급금액을 결정하는 기관인 것이다.

보건복지부가 급여고시를 만들지만, 심평원이 의료기관의 고시준수 여부를 감시하는 경찰조직으로서 역할을 한다. 물론 심평원이 급여기준 신설에도 깊이 관여하고 있지만, 심평원의 주 업무는 역시 심사와 평가이다. 그러므로 **급여기준의 해석점에 따라 심평원과 의료기관의 마찰은 필연적일 수밖에 없다.** 경찰이 대외적으로 강조하는 '웃는 이미지'가 시사하는 바가 있는 것이다.

1-4 진료의 시작은 자격조회부터 (요양기관정보마당)

보험청구의 기본원리

우리나라 국민은 대부분 건강보험에 가입되어 있으므로, 대부분 보험급여자격이 있다. 하지만, 환자마다 일시적으로 자격정지가 되거나 변경될 수 있으므로 반드시 자격을 확인해야 한다.

환자의 자격확인은 국민건강보험공단 **〈요양기관정보마당〉 홈페이지에서 할 수 있다.** 홈페이지 왼쪽 상단의 '자격확인'을 클릭하고 환자정보를 입력하면 건강보험자격, 요양병원입원 여부, 희귀의료비 지원대상, 비대면대상 여부 등을 확인할 수 있다.

〈요양기관정보마당〉 홈페이지

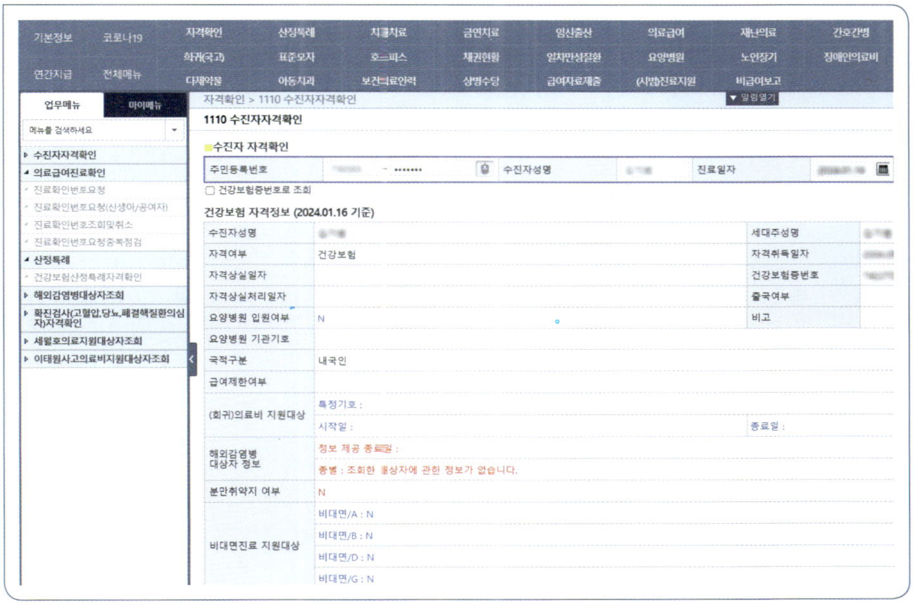

하지만 건강보험자격이 있더라도 항상 요양급여대상이 되는 것은 아니다.

예를 들어 성형수술로 인한 봉합사 제거 목적으로 내원한 경우는 비급여대상이므로, 환자를 비급여로 접수해야 한다. 만약 교통사고, 폭행, 자해, 업무상 재해 등으로 내원하였는데, 이 환자를 요양급여로 진료해도 될지 판단하기 어렵다면 공단에 '급여제한여부'를 조회하여 요양급여로 적용해도 되는지 여부를 확인할 수 있다.

급여제한여부 조회대상은?

- 교통사고, 폭행사고, 음독사고, 자해
- 고의 또는 과실에 의한 제3자의 행위로 부상을 당한 경우
- 업무상 또는 공무상 질병·부상·재해

토막상식 요양기관정보마당의 역할

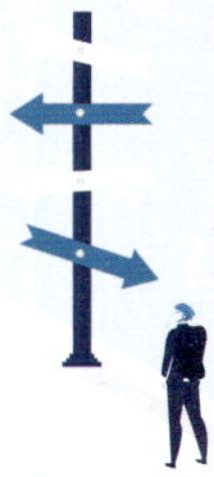

요양기관정보마당은 국민건강보험공단이 요양기관에 정보를 제공하기 위해 운영한다. 이 포털사이트는 건강보험자격조회에도 이용되며, 보험급여 중에서 심평원의 심사를 거치지 않고, 직접 건보공단에 청구하는 경우에도 이용된다.

예를 들어 **산정특례등록, 요양비, 금연치료, 일차의료만성질환관리 시범사업, 상병수당, 간호간병 등에 활용될 수 있다.** 이 포털에서 노인장기요양보험의 의사소견서도 입력한다.

또한 요양급여 연간지급내역도 요양기관정보마당에서 확인할 수 있다.

요양기관정보마당 홈페이지 화면

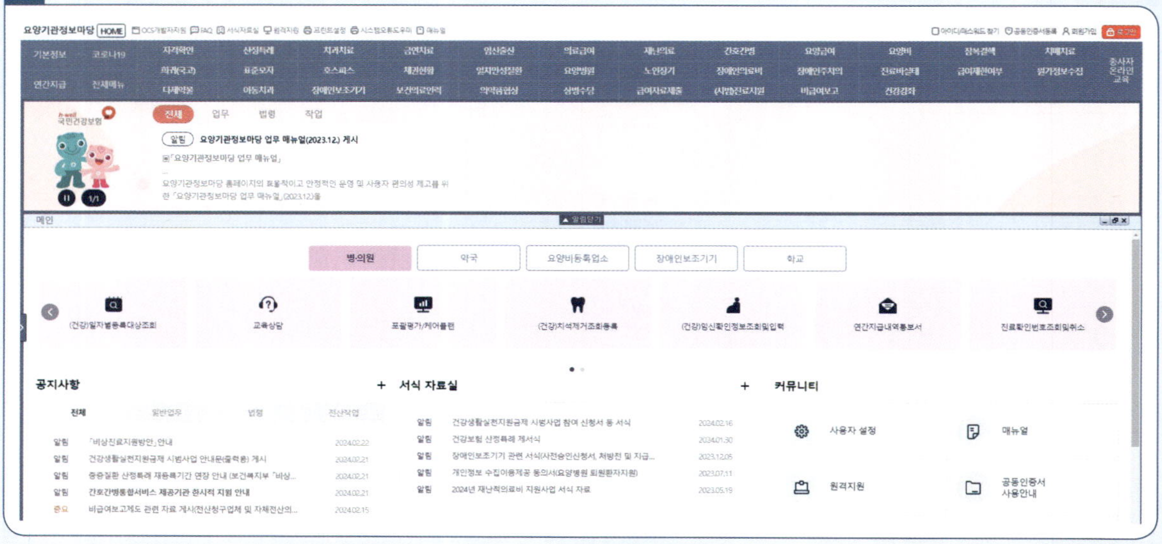

노인장기요양보험 소견서 조회 및 발급 화면

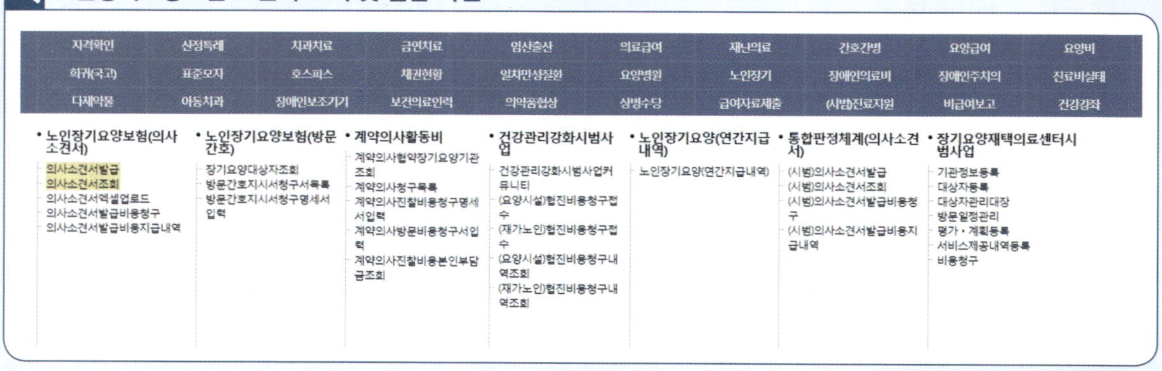

1-5 어떤 상병을 주상병으로 할 것인가?

청구명세서에 상병명을 입력할 때는 순서를 고민해야 한다.

자원소모량 기준으로 작성하되, 주상병 → 부상병 → 배제된 상병 → 기타 상병 순서로 하는 것이 원칙이다.

진찰은 아무리 길게 하더라도 자원소모량이 동일하다고 인정되므로, 결국 검사와 행위에 따라 자원소모량이 결정된다. 그러므로 자원소모량을 고려하여 주상병을 정해야 한다. 물론 이때 청구자의 주관이 들어갈 수 있다.

상병순서가 바뀌었다고 해서 삭감되는 것은 아니지만 주상병명을 기준으로 통계가 작성되므로, 상병의 순서가 매우 중요하다. 심평원이 이렇게 생산한 통계지표를 근거로 의료기관별 경향심사를 시행하고 있기 때문이다.

일차의료기관의 진료는 대부분 질병이 확진되기 전 단계에서 이루어지므로 진료한 의사가 아니라면 해당 검사나 약을 처방한 이유를 알기 어렵다. 그러므로 다른 것은 몰라도 행위량이 소모되는 주상병만은 꼭 의사가 입력할 것을 권유한다. 청구업체나 직원에게 모든 것을 맡기면 심사조정을 피하기 위해 주상병명이 변경될 수 있기 때문이다.

1. 주상병명의 의미

여러 질환을 동시에 진료한 경우에는 진단이나 치료에 대한 환자의 요구가 가장 컸던 질환, 즉 의료자원을 가장 많이 사용하게 했던 것을 주상병명으로 기재해야 한다.

예를 들어 감기로 내원한 환자가 방문한 김에 기존 복용하던 고혈압약을 처방해 달라고 요구하는 경우가 있다. 이때 명세서의 주상병명은 처방액을 고려하여 고혈압으로 해야 한다. 만약 감기를 주상병으로 청구하면, 감기 진료비가 매우 높게 평가될 수 있다.

2. 청구내역서의 병명은 환자의 Problem List가 아니다

의사들이 흔히 하는 착각은 청구명세서의 상병내역을 환자의 Problem List 또는 Chief Complaint와 동일하다고 생각하는 것이다. 경과기록지에는 과거력부터 현재 병력과 주소를 전부 기록해야 하지만 청구명세서에는 외래진료 당일에 자원소모가 없는 병명을 기재하지 않는 것이 좋다. 하지만 이런 병명을 기재한다고 해서 청구의 불이익은 없다.

예시

① 과거에 폐결핵을 앓았으나 이미 완치된 상태라서 진료기간 중 다루지 않았다면 폐결핵은 기재하지 아니함

② 천식 기왕증이 있는 환자가 백내장으로 입원하였으나 진료기간 중 천식 발작 등이 없어 천식에 대한 진료는 하지 않았다면 '천식(J45)'은 기재하지 않고 '상세불명의 노인성백내장(H259)'만 기재함

(예시)
만성폐쇄성폐질환(COPD) 환자가 감기 증세로 내원한 경우

① 진료결과 감기치료보다 만성폐쇄성폐질환(COPD) 자체의 악화가 문제되어 이에 대한 치료에 자원소모를 많이 하였다면 주 진단은 '만성폐쇄성폐질환의 악화(J44.1)'로 기재함

② 진료결과 COPD의 악화라기보다는 단순하게 감기 증세가 겹쳐 있어서 감기치료를 하였다면 주 진단은 '감기(J00 급성 코인두염)'로 기재함. 이 경우 동반질환인 COPD(J44.9)는 기타 진단으로 기재함

3. 상병내역 기재원칙(보건복지부 고시 제2023-135호)

2023 요양급여비용 청구방법, 심사청구서·명세서 서식 및 작성요령 470-471쪽

- 주상병 기재원칙 (상병분류기준 '1' 로 기재) -의료기관을 방문하게 만든 가장 중요한 병태를 주상병으로 기재함

1. <u>진료기간 중 최종적으로 진단받은 병태로서 치료나 검사에 대한 환자의 요구가 가장 컸던 병태를 주상병으로 기재</u>

   예시: '복부통증'으로 내원한 환자의 진료 결과 '급성충수염'이 확인되어 '급성충수염'에 대한 진료를 하였다면 주상병은 최종적으로 진단된 '국소 또는 범복막염의 언급이 없는 급성충수염(K358)'으로 기재함

2. <u>위와 같은 병태가 둘 이상 있을 때는 의료자원을 가장 많이 사용하게 했던 한 가지 병태를 주상병으로 기재</u>

   예시: 알코올 의존증후군, 알코올성 간경변증을 진단받은 환자로, 재원기간 동안 정신과 8일, 소화기내과 4일, 실제 진료비도 정신과 재원기간 동안에 더 많이 발생하였다면 주상병은 '만성 알코올중독(F012)'으로 기재하고, 부상병은 '복수를 동반하지 않은 알코올성 간경변증(K7030)'으로 기재함

3. <u>진료개시 후 주된 상병과 관련된 질환이나 합병증이 발생하였을 경우에는, 이로 인한 자원소모가 많다고 할지라도 기존 주상병을 유지</u>

   예시: 삼각부염으로투열요법을 위해 방광경검사를 시행 중 원위부 요도에 우발적인 사고로 요도열상이 진단된 경우, 주상병은 '요도삼각부염(N303)'을 유지하고, '달리 분류되지 않은 처치 중의 우발적 천자 또는 열상(T812)'은 부상병으로 선정함

1-6 배제된 상병 알아보기

(#1-6글은 김종률 원장이 작성)

보험청구의 기본원리

1. 배제된 상병

심평원은 2007년부터 배제진단이란 용어를 도입하여 상병명을 주상병, 부상병, 배제진단으로 나누어서 명세서에 기록하도록 하였다. '배제진단'이란 '상병명을 최종 확진한 경우 이전에 고려되었던 R/O 상병 등'을 말하는 것으로 정의하였다. 심평원이 배제진단을 만들 때는 통상적으로 우리가 생각하는 '의증', 'R/O 상병' 등의 의미로 쓴 것이 아니고, 완전히 아니라고 제외된 상병을 배제하려고 만든 것이다. 그러나 R/O 상병이라는 표현으로 용어가 애매하게 해석되면서 임상에서는 완전히 거꾸로 해석하는 일들이 생겨 많은 혼돈이 있었다.

이에 심평원에서는 2012년부터는 '배제진단'이란 용어를 '배제된 상병'으로 바꾸고 그 내용도 **'최종상병이 확진된 경우 이전에 고려하였지만 배제된 상병'**으로 명확히 바꾸었다.

> *** 배제된 상병 = 아니라고 제외된 상병**
> * 주상병은 당연히 1개이지만, 부상병은 29개, 배제된 상병은 10개까지 기재가 가능

2. 배제된 상병의 필요성

'배제된 상병'이 제외된 진단의 의미라면, 이미 아닌 것으로 판명되어 제외된 진단을 왜 굳이 청구명세서에 표시하여야 하느냐의 문제가 있는데 사실 이 배제된 상병은 꼭 필요한 것이다.

1) 확진된 진단명과 관계없는 검사들의 청구

환자 진료 후 확진이 되기 전에 시행한 검사에서, 확진된 진단명과 관계없는 검사를 하게 된 경우에 이들 검사 등의 요양급여청구를 위해 필요하다.

예를 들어 폐결핵이 의심되어 폐결핵과 관련된 여러 가지 검사 등을 실시하였으나 최종 폐렴으로 확진된 경우의 상병기록에서, 상병을 폐렴으로만 기록하여 청구한다면 폐결핵 관련 검사 등이 인정되지 않을 수도 있다. 그렇다고 아닌 것으로 판명된 폐결핵을 부상병으로 기록할 수는 없기 때문에 폐결핵을 기록하기는 하되 배제된 상병으로 기록하면 모든 처리가 합리적인 셈이다.

2) 초재진 산정의 오류 방지

만성질환관리료 산정이 가능한 상병이 이미 청구된 환자는 다음에 어떠한 질병으로 내원하여도 90일 이내 내원 시에는 무조건 재진이 된다. 따라서 실제 만성질환자가 아닌 경우에는 가급적이면 이 환자가 만성질환상병이 아닌 것으로 청구되도록 하여야 이 환자가 추후 90일 이내 내원 시 무조건 재진이라는 손해를 입지 않게 된다.

이런 경우에 만성질환관리료 산정 상병을 기록하고 이를 '배제된 상병'으로 처리하면, 이 병은 아니라고 제외된 상병으로 청구하는 것이므로, 이 환자는 90일 이내에 내원하여도 심평원 심사 시에 90일 재진 처리 알고리즘에 적용되지 않는다.

3) 진단명과 관련된 불필요한 민원 예방

예를 들어 α-FP 등을 검사하기 위해 C229(간암) 등의 상병을 붙일 필요가 있을 경우에 검사 결과가 음성으로 나와서 배제된 상병으로 처리하면, 나중에 민간보험 등에 의한 차트복사 등 기록을 환자가 볼 때에 '제외된 간암'으로 나오므로 간암 상병을 붙여서 발생할 수 있는 복잡한 환자의 민원을 피할 수도 있다.

3. 의증과 배제된 상병의 임상적인 차이

의사들은 진료 시 '의증'이란 진단을 자주 사용하는데, '의증'이란 용어는 의심된다는 의미이므로 그 병일 수도 있고 아닐 수도 있다는 것이다. 그러므로 진료 시에 자주 표기하는 일반적인 의미의 '의증'과 '배재된 상병'의 차이를 알고 그 사용에 주의해야 한다.

'의증'은 그 질병이 가능성이 있다는 말이고, '배제된 상병'은 그 병은 아니라는 말이므로 정반대의 의미이다.

4. 배제된 상병의 입력

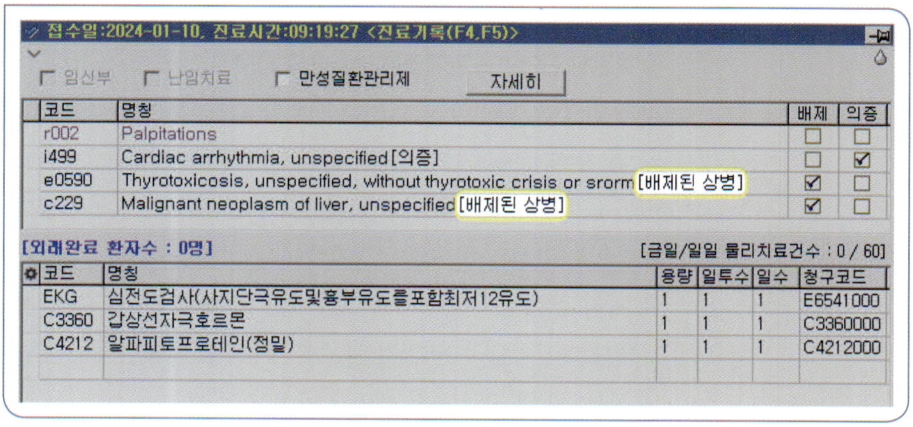

의사랑 프로그램 화면 예시

1-7 상병명의 '의증' 처리에 관하여

(#1-7글은 김종률 원장이 작성)

보험청구의 기본원리

1. '의증' 처리의 요양급여청구

보통 환자 진료 시 진단명이 확실하지 않은 경우 '의증' 처리를 한다. 진단이 확실하지 않은 상태에서 투약 치료나 각종 검사를 시행한 경우, 확실하지 않은 진단명을 그대로 붙이는 것보다는 '의증' 처리하는 것이 보다 합리적이고, 추후에 그 상병이 아닌 것으로 판정이 나더라도 '의증'이기 때문에 의사로서의 부담도 덜하기도 하다.

그렇다면 차트에 '의증' 처리를 하고 청구를 하는 경우는 어떻게 될까?

많은 선생님들이 의증을 붙여서 청구를 하면 의증을 붙이지 않은 것과는 다르게 청구되는 줄 알고 있다. 하지만 '의증'을 붙이든 안 붙이든 청구명세서에는 아무런 차이가 없이 그냥 '보통 상병명'과 동일하게 청구된다.

2. 청구명세서상에는 차이가 없지만 임상적으로는 의미가 있다

'의증' 표시는 청구와는 무관하게 의료기관의 "차트에만 표시"되는 항목이다. '의증' 처리는 환자 진단시 주치의가 고민했던 내역을 기록하면서, 추후 환자와의 민원 등을 처리하는 데 도움이 될 수 있기 때문에 임상적으로는 의미가 있다. 기록된 상병이 아닌 것으로 판명된 경우에, '실손보험 문제', '취직문제', '차트복사 시의 환자의 막무가내식 민원문제' 등의 처리에서 '의증' 처리가 도움이 될 수 있다.

3. '의증' 과 '배제된 상병'의 혼동에 주의하자

많은 분들이 '의증' 과 '배제된 상병'을 혼동하고 있다. 차트프로그램도 아예 '의증' 처리가 불가능하게 된 것도 있고, 의증으로 표기하면 배제된 상병으로 변환되어 청구되는 프로그램도 있는 실정이다. '의증' 과 '배제된 상병'의 혼동에 주의하여야 한다.

	의증	배제된 상병
의미	의심되는 병	아니라고 제외된 병
검사	가능	가능
처방/치료	가능	할 수는 있음
전자차트에 표시	'의증'으로 표시	'배제된 상병'으로 표시
청구명세서 표시	'의증'이란 문구 없이 일반 진단명으로 청구	'배제된 상병'으로 처리되어 청구

'의증'은 주상병이든 부상병이든 상관없이 처리할 수 있는 반면에, 배제된 상병은 주상병에는 할 수 없다.

1-8 상병코드는 어디서 찾나요?

보험청구의
기본원리

우리가 알고 있는 지식을 진료프로그램에 대입하고자 할 때 당황한 적이 많을 것이다. AI가 대세인 시대이지만 질병분류기호를 편하게 입력하도록 알려주는 프로그램은 없기 때문이다. 그나마 다행인 점은 의료기관마다 주로 사용하는 병명이 한정적이므로, 주로 사용하는 상병명을 미리 정리해 놓으면 된다.

하지만 상급병원에서 처방받은 약을 그대로 해야 할 경우에는 갑자기 상병코드를 찾지 못할 때도 있다. 이때는 심평원홈페이지에 업로드된 진단명 마스터 파일에서 확인하거나, KCD-8 표준질병분류에서 찾아야 한다.

요양급여비용 청구명세서에 기입할 「상병분류기호」 찾는 4가지 방법

1. 건강보험심사평가원 홈페이지[www.hira.or.kr → 제도·정책 → 보험인정기준 → 자료실 → 청구 관련 기준 자료 → '제 8차 한국 표준질병·사인분류 상병마스터'(2022년 7월 6일 업로드)]
2. KCD-8 상병명 검색 사이트(https://www.koicd.kr/mobile/kcd/list.do)
3. 통계청 「한국표준질병·사인분류」
4. 상병코드를 설명하는 심평원 동영상 보기

• 상병명을 입력하는 기본 원칙

심평원은 요양급여적정성평가를 통하여 (불완전상병, 중복금지상병, 상병입력개수)에 대한 비율을 분석하여, 요양기관별로 경향을 파악하고 있다.
그러므로 질병코드가 매우 중요하다. 코드를 입력하는 원칙은 다음과 같다.

1. 질병코드는 마지막 단위까지 구체적으로 기재한다.
2. 확진된 질병 코드와 동일 병태의 유사질병코드는 같이 기재하지 않는다.
3. 남녀 한쪽 성(sex)으로 제한된 코드가 있다.
4. 전염병은 진단이 확정된 경우에 한하여 해당 질병코드를 기재한다. 의심되지만 아직 확진되지 않은 경우에는 그 상황에 적합한 분류기호를 기재한다(예를 들어 anti-HCV가 양성이더라도, HCV-RNA검사가 양성일 때만 C형간염 질병코드를 입력한다).
5. 불명확한 진단이나 의심나는 병태는 증상, 검사의 이상 소견 등을 나타내는 R코드를 기재한다.

보건복지부 고시 제2023-135호, 2023 요양급여비용 청구방법(심사청구서·명세서 서식 및 작성요령 472-478쪽)

상병명을 R코드로 기재하는 증상 또는 증후

- 증례에 관한 모든 사실을 검사하였음에도 불구하고 명확한 진단을 내릴 수 없는 경우
- 일시적인 것으로 증명되고 원인이 결정되지 않은 입원 당시의 증상 또는 징후
- 더 이상의 조사나 진료를 받지 않은 환자의 잠정 진단
- 진단이 내려지기 전에 조사나 치료를 다른 곳에 위탁한 경우
- 기타 다른 이유로 더 이상의 정확한 진단에 필요하지 않은 경우
- 의료에 있어서 중요한 문제임을 알리는 특정 증상이라 여겨지는 부가적인 정보

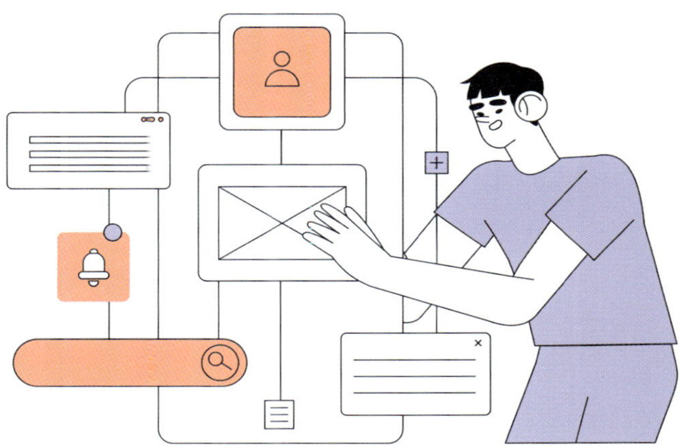

1-9 진료비용을 어떻게 청구하나? (청구내역서)

보험청구의 기본원리

건강보험공단은 국민들로부터 보험료를 걷어야 하고, 의료기관에는 진료비용을 지급한다. 의료기관이 공단으로부터 요양급여 진료비(본인부담금을 제외한)를 받으려면 각 환자별로 **'요양급여 청구명세서'**를 만들어서, 심평원으로 발송하고 심사를 받아야 한다.

이때 청구명세서는 크게 상병내역, 진료내역, 처방내역, 일반내역, 특정내역으로 이루어져 있다.
우리가 알고 있는 행위와 검사, 약제가 모두 코드화되어 있고, 청구명세서에는 이런 코드 위주로 표기된다. 의료기관은 2007년부터 청구명세서를 날짜 및 환자별로 각각 작성하여, 월별(또는 주별)로 청구하고 있다. 이런 이유로 명세서는 해당 환자의 특징과 진료내역을 간략히 설명할 수 있도록 여러 가지의 약자와 부호(암호에 가까움)로 구성되는 것이다.

결국 청구 실력이란 청구명세서에 표시된 여러 가지의 기호와 약어를 얼마나 많이 알고, 어느 정도 정확하게 알고 있느냐로 판가름 나게 된다.

요양급여 청구명세서의 내역 예시

1. 상병내역: 1) 주상병 2) 부상명 3) 배제된 상병 4) 기타 상병
2. 진료내역: 1) 진찰료 4) 주사료(약품구입가+투여행위료+의약품관리료) 6) 이학요법료 8) 처치 및 수술료 9) 검사료 10) 영상진단료
3. 처방내역
4. 일반내역: 청구구분, 명세서일련번호, 환자인적사항, 의료기관의 종별구분, 세부전문의 등
5. 특정내역
   1) 명세서단위특정내역: 산정특례, 임신부, 잠복결핵, 코로나19 약제 등을 표시
   2) 줄번호단위특정내역: 행위마다 급여기준을 지켰는지 별도로 기술

1. 청구명세서의 일반내역

환자의 기본적인 인적사항, 의료기관의 진료과목, 진료의사의 세부전문의 등의 기본사항을 포함하고 있다. 하지만 환자의 기본적인 특징을 설명하는 일반내역은 환자를 접수하면 진료프로그램이 알아서 청구명세서에 입력해 준다. 그러므로 의사나 청구직원은 상병명, 행위, 약처방 코드 위주로 입력하면 된다(요양급여비용 청구방법, 심사청구서 명세서 서식 및 작성요령 고시 제2023-135호, 107-113쪽).

2. 상병내역과 진료내역

우리나라 건강보험제도는 행위별수가제이므로 '청구명세서의 진료내역'에는 진찰, 주사, 처치, 수술 및 검사 등의 행위코드를 각각 입력해야 한다.

결국 각각의 행위코드를 급여기준에 따라 입력하고, 특정내역까지 잘 적어야만 청구명세서가 완성된다.

3. 청구명세서 중의 진료내역(의사랑 프로그램 화면 예시)

진료내역은 진찰료항목부터 비급여항목까지 20개 항목으로 이루어져 있고, 각각에 부여된 항목별로 코드를 기재하여 청구한다. 그리고 이 내역은 진료프로그램에 의해 자동변환되어 청구된다.

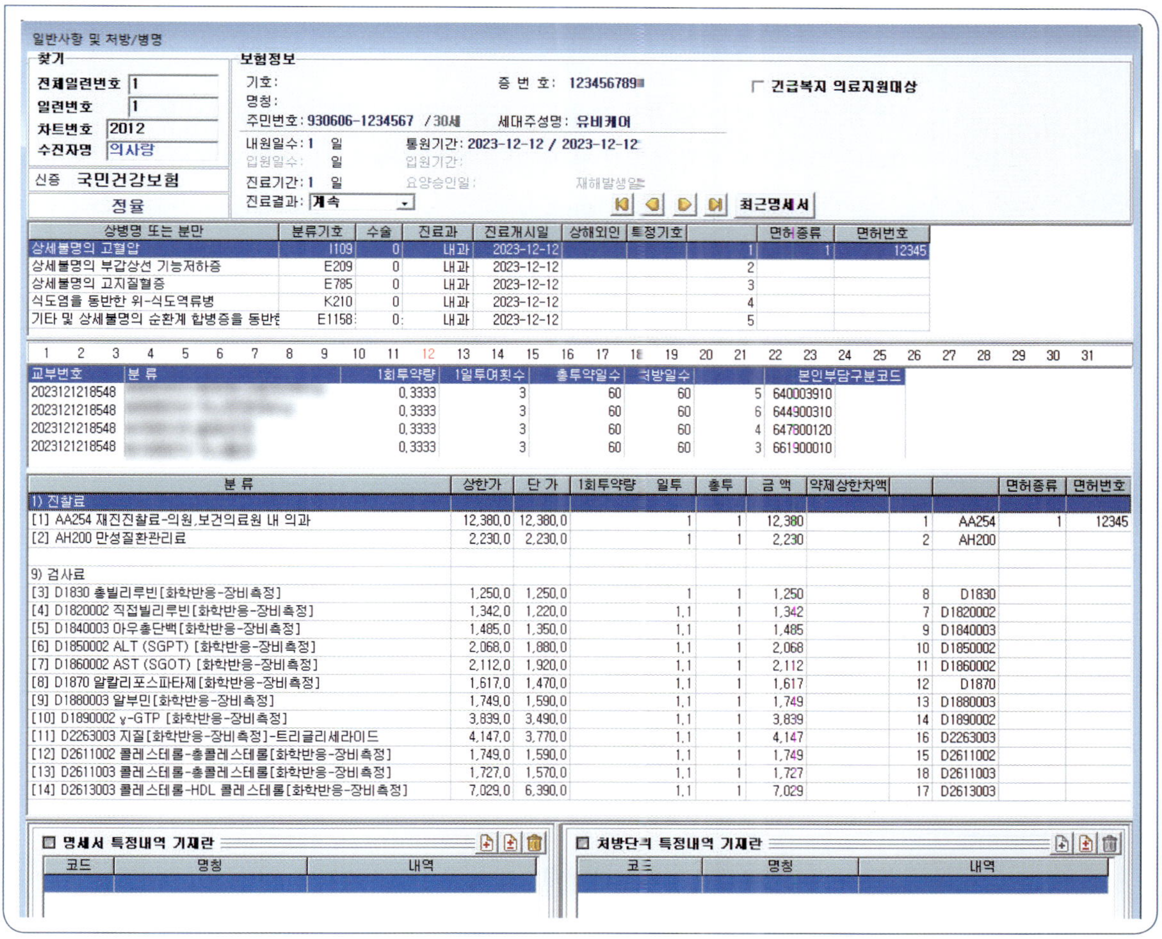

일반사항 및 처방/병명
찾기
전체일련번호 1
일련번호 1
차트번호 2012
수진자명 의사랑
신증 국민건강보험
정율
보험정보
기호:
명칭:
주민번호: 930606-1234567 / 30세
증 번 호: 123456789
세대주성명: 유비케어
건급복지 의료지원대상
내원일수: 1 일
통원기간: 2023-12-12 / 2023-12-12
진료기간: 1 일
진료결과: 계속
최근명세서
상병명 또는 분만 | 분류기호 | 수술 | 진료과 | 진료개시일 | 상해외인 | 특정기호 | 면허종류 | 면허번호
상세불명의 고혈압 | I109 | 0 | 내과 | 2023-12-12 | 1 | 1 | 12345
상세불명의 부갑상선 기능저하증 | E209 | 0 | 내과 | 2023-12-12 | 2
상세불명의 고지질혈증 | E785 | 0 | 내과 | 2023-12-12 | 3
식도염을 동반한 위-식도역류병 | K210 | 0 | 내과 | 2023-12-12 | 4
기타 및 상세불명의 순환계 합병증을 동반한 | E1158 | 0 | 내과 | 2023-12-12 | 5
교부번호 | 분류 | 1회투약량 | 1일투여횟수 | 총투약일수 | 처방일수 | 본인부담구분코드
2023121218548 | 0.3333 | 3 | 60 | 60 | 5 | 640003910
2023121218548 | 0.3333 | 3 | 60 | 60 | 6 | 644900310
2023121218548 | 0.3333 | 3 | 60 | 60 | 4 | 647800120
2023121218548 | 0.3333 | 3 | 60 | 60 | 3 | 661900010
분류 | 상한가 | 단가 | 1회투약량 | 일투 | 총투 | 금액 | 약제상한차액 | 면허종류 | 면허번호
1) 진찰료
[1] AA254 재진진찰료-의원,보건의료원 내 의과 | 12,380.0 | 12,380.0 | 1 | 1 | 12,380 | 1 | AA254 | 1 | 12345
[2] AH200 만성질환관리료 | 2,230.0 | 2,230.0 | 1 | 1 | 2,230 | 2 | AH200
9) 검사료
[3] D1830 총빌리루빈[화학반응-장비측정] | 1,250.0 | 1,250.0 | 1 | 1 | 1,250 | 8 | D1830
[4] D1820002 직접빌리루빈[화학반응-장비측정] | 1,342.0 | 1,220.0 | 1.1 | 1 | 1,342 | 7 | D1820002
[5] D1840003 아우총단백[화학반응-장비측정] | 1,485.0 | 1,350.0 | 1.1 | 1 | 1,485 | 9 | D1840003
[6] D1850002 ALT (SGPT) [화학반응-장비측정] | 2,068.0 | 1,880.0 | 1.1 | 1 | 2,068 | 10 | D1850002
[7] D1860002 AST (SGOT) [화학반응-장비측정] | 2,112.0 | 1,920.0 | 1.1 | 1 | 2,112 | 11 | D1860002
[8] D1870 알칼리포스파타제[화학반응-장비측정] | 1,617.0 | 1,470.0 | 1.1 | 1 | 1,617 | 12 | D1870
[9] D1880003 알부민[화학반응-장비측정] | 1,749.0 | 1,590.0 | 1.1 | 1 | 1,749 | 13 | D1880003
[10] D1890002 γ-GTP [화학반응-장비측정] | 3,839.0 | 3,490.0 | 1.1 | 1 | 3,839 | 14 | D1890002
[11] D2263003 지질[화학반응-장비측정]-트리글리세라이드 | 4,147.0 | 3,770.0 | 1.1 | 1 | 4,147 | 16 | D2263003
[12] D2611002 콜레스테롤-총콜레스테롤[화학반응-장비측정] | 1,749.0 | 1,590.0 | 1.1 | 1 | 1,749 | 15 | D2611002
[13] D2611003 콜레스테롤-총콜레스테롤[화학반응-장비측정] | 1,727.0 | 1,570.0 | 1.1 | 1 | 1,727 | 18 | D2611003
[14] D2613003 콜레스테롤-HDL 콜레스테롤[화학반응-장비측정] | 7,029.0 | 6,390.0 | 1.1 | 1 | 7,029 | 17 | D2613003
명세서 특정내역 기재란
코드 | 명칭 | 내역
처방단위 특정내역 기재란
코드 | 명칭 | 내역

1-10 명세서단위특정내역 입력하기

보험청구의 기본원리

청구명세서는 해당 환자의 특징과 진료내역을 여러 가지의 약자와 부호(암호에 가까움)로 표기한다고 설명하였다. 이런 부호 중에서 환자의 본인부담률이나 청구명세서의 전체적인 특징을 표시하는 것이 명세서단위특정내역(MT)이다.

예를 들어 오전 9시 전에 환자를 진료하면 야간진찰료가 산정되어야 하는데, 이를 청구하기 위해서는 명세서에 야간이라는 표시가 들어가야 한다. 또한 산정특례 중증환자는 본인부담금이 달라지므로, 명세서단위특정내역에 산정특례표식(V코드)이 들어가야 한다. 물론 이 표식은 프로그램이 알아서 입력해 준다.

이렇게 청구명세서마다 환자 각각의 특징을 설명하는 별도의 표식(특정내역)이 반드시 필요하다. 문제는 이 표식 중에서 청구자가 직접 입력해야 되는 것이 있다.

예를 들어 중증산정특례환자의 청구명세서에는 MT014라는 명세서단위특정내역에 9(20)을 넣어주면 된다. 이때 특정내역 기재형식 중 숫자형은 9로, 문자형은 X로, 소숫점은 V로, 연월일은 CCYYMMDD로, 시간의 시·분은 HHMM으로 표기하며 괄호( )는 크기를 나타낸다. 이렇게만 말하면 갑자기 무슨 말이냐고 어리둥절할 수도 있다. 여태까지 특정한 상병이나 코드를 입력하기만 하면 자동으로 특정 내역이 첨부되므로, 의사가 자세한 내용은 몰라도 청구에 문제가 없었기 때문이다.
하지만 평상시에 문제가 없었더라도 프로그램과 명세서단위특정내역 내용의 관계를 이해해야만 오류 또는 삭감이 발생했을 때 해결하기가 쉽다.

MT014 (명세서단위특정 내역 번호)	9(20)	등록 중증질환자, 희귀질환자 및 중증난치질환자, 결핵질환자 및 잠복결핵감염자가 해당 산정특례 대상 상병(합병증 포함)으로 진료를 받은 경우 또는 등록 틀니 및 치과임플란트 환자가 대상상병으로 진료를 받은 경우에 등록번호를 기재

결국 명세서에 MT014라는 특정내역을 넣고 9(20) 숫자를 넣어야만 심평원의 심사프로그램이 해당 명세서를 중증환자의 청구명세서로 인지하고 심사하게 되는 것이다.
이것을 명세서단위특정내역이라고 하며, 청구명세서에 붙는 라벨(표식)이라고 할 수 있다. 특정내역의 입력방법은 청구프로그램마다 다르므로, 구체적인 과정은 각자의 프로그램 회사에 문의하기 바란다.

의사랑 프로그램 화면 예시

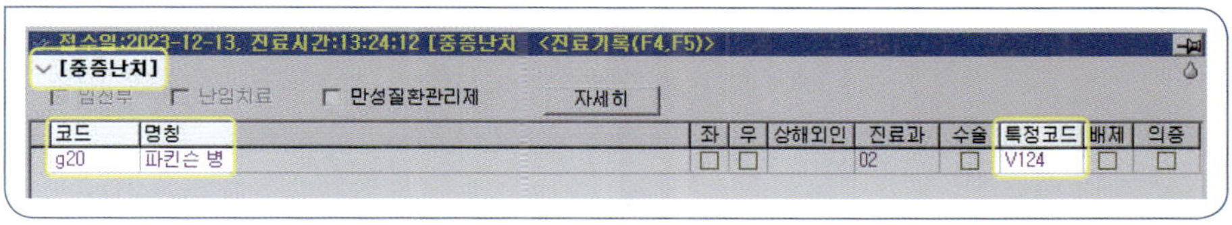

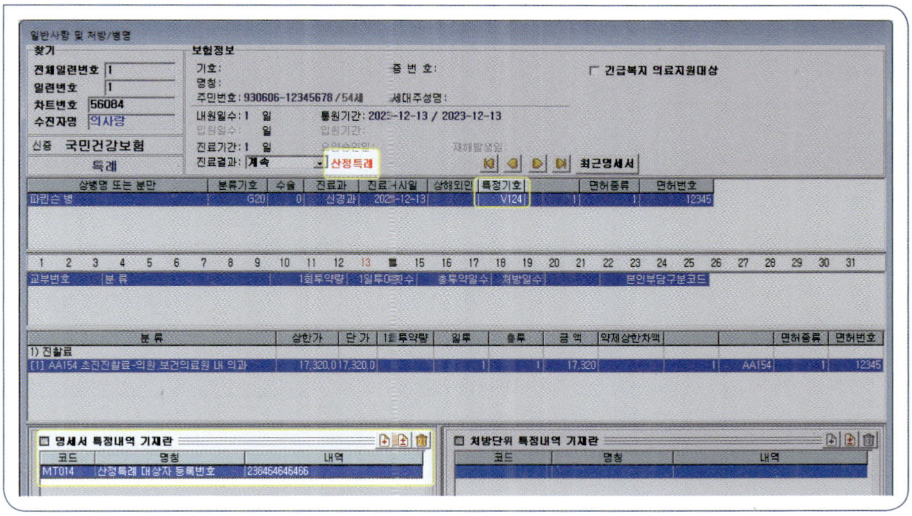

중증산정특례 외에도 연령가산, 야간가산, 임신부 할인, 코로나PCR 검사의 국비부담 등에서 특정내역을 적용해야 한다. 명세서단위특정내역은 너무 많은 경우에 이용되고 있으므로 이제는 청구에서 아주 중요한 부분이 되었다.

대부분의 특정내역은 프로그램에서 자동으로 입력해 주지만 MT056, MT057처럼 혈압수치와 HbA1c값을 직접 입력해야 하는 것도 있다.

• **임신부의 명세서단위 특정내역**

임신부는 2017년 1월 1일부터 모든 요양기관의 외래 진료 시 본인부담률이 각 20%씩 인하되었으며, 의원급에서는 환자의 본인부담률이 10%이다(고시 제2016-280호).

본인부담률이란 총진료비 중에서 환자가 부담하는 금액의 비율을 말하는 것으로, 대체로 상급병원은 60%, 종합병원 50%. 병원 40%, 의원 30%이다.

이것을 프로그램에 적용하려면, 명세서단위특정내역 중에서 MT002에 F015을 입력해야 한다. F015는 임신부라고 확인해 주는 청구명세서의 표식인 셈이다. 프로그램회사는 이런 암호와 같은 보건복지부 고시를 의료기관이 쉽게 이해할 수 있도록 적용하는 방법을 고민하다가 "접수할 때 임신부 칸에 클릭하세요."라고 간단히 공지하게 된다. 그렇게 해야 서로 쉽게 소통이 되기 때문이다.

예를 들어 〈의사랑 프로그램〉에서는 병명 바로 위의 〈임신부〉 칸을 클릭하면 명세서단 위특정내역이 자동으로 입력된다. 이렇듯 진료프로그램이 청구와 관련한 많은 업무를 대신하게 되면서, 의료기관의 프로그램 의존도가 매우 높아지게 되었다. 그러므로 프로그램을 한번 선택하면 중간에 바꾸기 어렵기 때문에 아주 신중하게 골라야 한다.

의사랑 프로그램 화면 예시

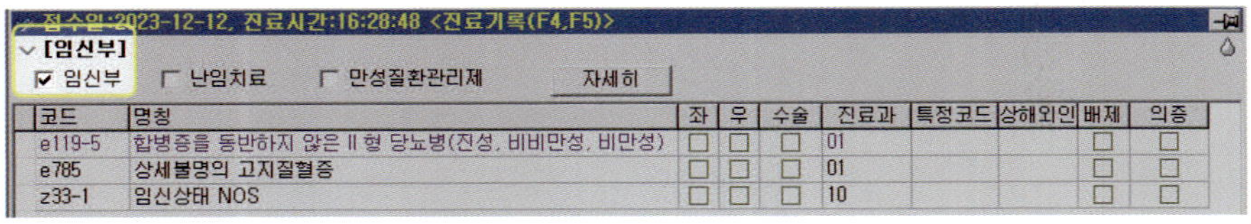

<table>
<tr><td>1</td><td>임신부 외래본인부담률
경감의 경우 기재내역은?</td><td>• 특정기호 F015(「국민건강보험법 시행령」 별표2 제1호나목에 따른 임신부의 외래진료) 기재함</td></tr>
<tr><td>2</td><td>임신부 본인 외래 진료 시
외래본인부담률 적용은?</td><td>
<table>
<tr><th>종별</th><th>본인부담률</th></tr>
<tr><td>상급종합</td><td>40% (진찰료 포함)</td></tr>
<tr><td>종합병원</td><td>30%</td></tr>
<tr><td>병원</td><td>20%</td></tr>
<tr><td>의원</td><td>10%</td></tr>
</table>
</td></tr>
<tr><td>3</td><td>임신부이고 중증질환자 및
희귀난치성질환자가 해당
산정특례 대상 상병 외래진료
할 때</td><td>• 본인부담률이 낮은 특정기호를 우선 기재함(순서가 중요함)</td></tr>
</table>

1-11 줄번호단위특정내역은 인스타그램 사진의 캡션과 같다

보험청구의 기본원리

JX999는 인스타그램 사진의 캡션이나, 미술관에 있는 그림 밑에 있는 설명과 유사한 것이다. 즉 JX999는 청구명세서의 '진료내역' 중에서 심사에 필요한 내용을 입력하는 것이다. 각각의 검사나 행위의 줄번호마다 부연설명을 입력한다는 의미로 '줄번호단위 특정내역'이라고 칭한다.

줄번호단위 특정내역은 입력형식이 규정되지 않은 JX999 형태가 있고, 특정내역구분코드에 무조건 정해진 양식대로 기재해야만 되는 JT형태가 있다.

1. JX999 양식의 줄번호단위특정내역

특정내역구분코드가 없는 것을 JX999라고 부르는데, 천식흡입제, 고혈압약 4성분, 류코트리엔억제제, 항혈소판제 2차처방, 퀴놀론항생제, 골다공증약과 주사, 히알루론산 주사 등의 처방이나 미세알부민뇨, 요소호흡검사 등의 검사에서 주로 적용된다. 이때 JX999에는 200자 이내에서 자유로운 형식으로 내용을 입력하면 된다.

JX999에 내용을 입력해야 하는 경우 예시

분류	제목	고시	줄번호 단위 특정내역에 입력해야 할 내용
검사료	Helicobacter pylori 검사(누589)	제2018-80호	• 궤양 확진 여부
	요소호흡검사 (누589라)	제2017-263호	• 3제요법 실시일자, CLO 양성결과
	B형간염바이러스 DNA 정량검사 (DNA Probe법) (누702)	제2017-265호	• HBsAg검사결과 • B형간염환자 및 간경변환자, 간암환자치료 이력
	B형간염 바이러스 표면항원 정량검사 [누701다(2)]	제2018- 85호	• 검사목적명시(pegylated interferon-α치료 전, 치료 12주째와 24주째, 치료종결 시) • 경구용 항바이러스제제를 투여하는 경우, B형간염바이러스 DNA정량검사 미검출 확인 가능자료
약제	철분주사제 (베노훼럼주 등)	제2020-79호	• 검사결과(Hb, serumferritin, transferring saturation rate) • 경구투여곤란, EP저항이 확인되는 관련자료

분류	제목	고시	줄번호 단위 특정내역에 입력해야 할 내용
약제	액제형 철분제제	제2020-79호	• 철결핍성빈혈에 투여 시 serum ferritin or transferring saturation 검사결과지 • 임신으로 인한 철결핍성빈혈 및 급성출혈 등으로 인한 산후빈혈에 투여 시 Hb검사결과
	골다공증치료제	제2018-253호	• 골밀도 검사결과(측정부위 포함) 및 검사결과지(검사시행일)
처치 및 수술료	내시경하시술 (polypectomy, EMR, ESD)	제2019-75호	• 시술기록지(시술전병리기록지) • 조직검사결과지

2. JT형태의 줄번호단위특정내역

비유하자면 JX999가 주관식 답이고, JT는 객관식 답이다. 그래서 JT는 프로그램에서 자동으로 팝업이 뜨도록 설정된 경우가 많아서, JT를 입력하는 것이 더 쉽다고 느낄 수도 있다. 하지만 객관식 답은 틀리면 에누리가 없다.

결국은 입력의 편의성이 진료프로그램 능력치이다.

검사나 행위의 줄번호마다 설명을 입력할 때 반드시 규정된 양식대로 입력해야 하기 때문에, 대부분은 객관식으로 선택하도록 진료프로그램에서 팝업이 자동구현되고 있다. 예를 들면 DUR 관련 확인코드(JT002), 치매약(JT007), 동일성분 중복처방(JT012), 저함량의약품배수처방사유, 병용금기 처방사유, 건강검진당일 진찰료산정사유 등에서 대표적이다.

JT형태의 줄번호단위특정내역은 반드시 정해진 대로만 입력해야 하므로, 입력양식이 조금이라도 다르면 삭감된다.

JT 예시 (2023 요양급여비용책자)

JT007	치매검사결과	• 치매치료제 중 Acetylcholinesterase inhibitor 제제(예: 아리셉트정, 엑셀론정 등)나 memantine 제제(예: 에빅사정 등)를 투여하거나 신경인지 검사를 시행한 경우 MMSE 검사결과/검사실시일/CDR 검사결과/검사실시일/GDS 검사결과/검사실시일 순서대로 기재 • 기재형식: 9(2)/ccyymmdd/9(1).V9(1)/ccyymmdd/9(1)/ccyymmdd • (예시) 1. 2023.1.20일에 실시한 MMSE 검사결과가 16이고, 2023.5.1일에 실시한 GDS 검사결과가 3인 경우 JT007 16/20230120///3/20230501 2. 2023.1.20일에 실시한 MMSE 검사결과가 16이고, 2023.5.1일에 실시한 CDR 검사결과가 2인 경우 JT007 16/20230120/2.0/20230501//

JT010	저함량 의약품 배수 처방(조제)사유 (의료기관)	• 제조업자(수입자)·성분·제형이 동일한 의약품 중 여러 함량으로 등재되어 있는 경우 고함량 의약품으로 처방(또는 원내조제)하지 않고 저함량 의약품으로 배수 처방하거나 원내조제하는 경우 해당 처방(원내조제)사유를 기재 [처방(조제)사유코드가 'E'인 경우는 구체적인 사유를 함께 기재] 처방(조제)사유코드/구체적 사유 ※ 구체적 사유는 평문(Free Text)으로 기재(영문 200자, 한글 100자) 사유 / 코드 용량 조절(titration) 중인 의약품 — A 환자의 자가 조절이 필요한 의약품 — B 투여시기마다 1회 투약량을 달리하는 경우 — C 처방전 발행의사에게 고함량 의약품으로의 처방변경이 불가능함을 확인 후 조제한 경우 — D 기타 환자상태 등 고려 배수 조치가 불가피한 경우 — E • 기재형식: X(1), X(200) • (예시) 저함량 배수처방된 A약제에 대하여 고함량 의약품으로의 처방변경이 불가능함을 처방의사로부터 확인 후 조제한 경우 JT009 D • 적용일: 2007.8.1.부터
JT017	내용액제 처방(조제) 사유 (의료기관)	• 의료기관(의·치과 및 보건기관)이 동일성분의 정제 또는 캡슐제가 있는 내용액제(시럽 및 현탁액 등)를 처방하거나 원내 조제하는 경우 해당 처방(원내조제)사유를 기재 [처방(조제)사유코드가 'E'인 경우는 구체적인 사유를 함께 기재] ※ 구체적 사유는 평문(Free Text)으로 기재(영문 200자, 한글 100자) 사유 / 코드 고령으로 인한 연하곤란이 있어 정제 또는 캡슐제를 삼킬 수 없는 경우 — A 치매로 인한 연하곤란이 있어 정제 또는 캡슐제를 삼킬 수 없는 경우 — B 경관영양(tube feeding) 상태로 정제 또는 캡슐제를 삼킬 수 없는 경우 — C A부터 C까지 해당하지 않는 사유로 정제 또는 캡슐제를 삼킬 수 없는 경우 — E • 기재형식: X(1), X(200) • (예시) 고령으로 인한 연하곤란이 있어 정제를 삼킬 수 없는 환자에게 내용액제를 처방·조제한 경우 JT017 A • 적용일: 2012.1.1. 진료분부터
JT018	건강검진 실시 당일 진찰료 산정사유	• 국민건강보험법에 따른 건강검진 실시 당일 별도의 진찰료를 산정하는 경우 해당 사유코드를 모두 기재(진찰료 산정 사유코드에 'F' 또는 'G'인 경우는 구체적인 사유를 함께 기재) ※ 구체적 사유는 평문(Free Text)으로 기재(영문 200자, 한글 100자)

<table>
<tr>
<td>JT018</td>
<td>건강검진 실시 당일 진찰료 산정사유</td>
<td>
<table>
<tr><th>사유</th><th>코드</th></tr>
<tr><td>원내처방전 발급</td><td>A</td></tr>
<tr><td>원내직접조제(경구, 외용제, 주사제 등)</td><td>B</td></tr>
<tr><td>이학요법</td><td>C</td></tr>
<tr><td>처치 및 수술</td><td>D</td></tr>
<tr><td>검사</td><td>E</td></tr>
<tr><td>「건강보험 행위 급여·비급여 목록표 및 급여상대가치점수」
제1편 제3부 행위 비급여 목록에 따라 산정 가능한 진료행위</td><td>F</td></tr>
<tr><td>A부터 F까지에 해당하지 않는 사유</td><td>G</td></tr>
</table>
<ul>
<li>기재형식: X(1)/X(1)/X(1)/X(1)/X(1)/X(1)/X(200)/X(1)/X(200)</li>
<li>(예시) 건강검진과는 별도로 질환에 대한 진찰이 이루어져 진찰 이외에 원외처방전 발급, 이학요법 및 방사선 촬영을 한 경우 JT018 A//C/////G/방사선단순영상진단</li>
<li>적용일: 2012.4.1. 진료분부터</li>
</ul>
</td>
</tr>
<tr>
<td>JT012</td>
<td>동일성분 의약품 중복 처방사유 (의료기관)</td>
<td>
<ul>
<li>의료기관(의·치과 및 보건기관) 외래 진료분 원외처방전의 일부 의약품을 동일성분 의약품으로 중복처방 시 해당 처방 사유코드를 기재 중복처방 사유코드/구체적 사유
※ 구체적 사유는 평문(Free Text)으로 기재(영문 200자, 한글 100자)</li>
</ul>
〈중복사유별 코드〉
<table>
<tr><th>사유</th><th>코드</th></tr>
<tr><td>환자가 장기 출장이나 여행으로 인하여 의약품이 소진되기 전
처방을 받아야 하는 경우</td><td>A</td></tr>
<tr><td>의약품 부작용, 용량 조절 등으로 약제 변경이 불가피하거나,
powder 형태의 조제 등으로 인하여 기존 처방의약품 중
특정 성분만을 구분하여 별도 처방할 수 없는 경우</td><td>B</td></tr>
<tr><td>항암제 투여 중인 환자나 소아환자로서 구토로 인해 약 복용 중
약제가 소실된 경우 등 환자의 귀책사유 없이 약제가 소실·변질된 경우</td><td>C</td></tr>
<tr><td>A부터 C까지에 해당하지 않는 사유로 환자가 6개월에
215일 이상의 처방을 원하여 약값의 전액을 본인 부담하는 경우</td><td>E</td></tr>
</table>
<ul>
<li>기재형식: X(1)/X(200)</li>
<li>적용일: 2008.10.1. 처방분부터</li>
</ul>
</td>
</tr>
</table>

1-12 처방전에 기재해야 할 내용

보험청구의 기본원리

처방전에는 상병명은 물론이고, 병원 이메일, 팩스번호, 의사 서명까지 의무적으로 기재해야 한다.

처방전에 기재되어야 할 내용은 의료법으로 규정되어 있으므로, 이 부분으로 민원이 생기면 보건소의 행정명령을 받게 된다. 국민건강보험법에 명시된 조항이면 주로 건보공단이나 심평원이 문제 삼지만, 의료법에 명시된 조항은 보건소의 관할 사항이기 때문이다.

요점

1. 처방전에는 꼭 1개 이상의 질병분류기호가 있어야 함. **단, 환자가 원하지 않을 때 적지 않음**
2. 병원 직인, 의사 도장(또는 전자서명)이 처방전에 있어야 함
3. 약사가 대체조제 사실을 사후통보할 수 있도록 팩스와 이메일을 기재
4. 처방전 2부 발급은 의무사항임. 위반 시 제재는 없지만 환자가 요구할 때는 발급해야 함

의료법 시행규칙 제12조(처방전의 기재 사항 등)에 따른 입력사항은 아래와 같다.

1. 환자의 성명 및 주민등록번호
2. 의료기관의 명칭, 전화번호 및 팩스번호
3. 질병분류기호
4. 의료인의 성명·면허종류 및 번호
5. 처방 의약품의 명칭·분량·용법 및 용량
6. 처방전 발급 연월일 및 사용기간
7. 의약품 조제 시 참고 사항
8. 본인부담을 구분하는 기호(명세서 특정내역을 입력하면 프로그램에서 알아서 해줌)

본인보관용 처방전 2년치를 한꺼번에 요구하면

본인보관용 처방전을 처방 당시에 발행하지 않았다고 해서, 나중에 재발급할 때 무료로 해야 한다는 규정은 없음.
더군다나 보험회사 직원 또는 대리인이 처방전 재발급을 요구할 경우는 '처방전 본래의 기능'이 아니라 '의무기록 등사의 개념'이므로, 재발급비용도 의무기록 사본발급비용을 받으면 됨.
국가건강검진 결과통보서류의 재발행이나 진단서 재발행도 마찬가지의 개념임.
하지만 단골환자가 몇 장의 본인보관용처방전 발급을 요구할 때는 현실적으로 비용을 받기 힘듦.

1. 처방전 사용기간 경과 후 재발급 요청(새로운 진찰로 간주)

처방전에 기재된 '사용기간'은 환자가 동 처방전에 의하여 조제받을 수 있는 유효기간으로서, 이 기간이 경과한 때에는 그 사유와 관련 없이 종전 처방전에 의하여 조제받을 수 없다. 따라서 처방전을 재발급받기 위해서는 의료기관에 재차 내원하여야 하며, 처방전 발급여부는 의사 또는 치과의사의 판단하에 이루어지는 바, 재발급 여부 결정을 위해 진찰이 이루어진 경우 진찰료 등의 비용은 새로운 진료로 인해 발생되는 비용이므로 건강보험법령에서 정한 부담률에 의하여 요양급여비용 중 일부를 본인이 부담한다(고시 제2003-65호).

하지만 처방전에 기재된 사용기간은 법적으로 정해진 것은 아니므로, 의료기관 자체적으로 처방전의 기한을 변경해도 된다.

2. 처방전 사용기간 이내에 처방전을 분실한 경우(무료 재발급)

의사의 판단하에 재진찰 여부를 결정하되, 단순히 분실된 처방전과 동일하게 재발급하는 경우에는 진찰료를 별도로 산정할 수 없다. 만약 재발급을 한다면 처방전 교부번호는 종전대로 사용하고, 대신 재발급한 사실을 확인할 수 있도록 처방전에 '재발급, 중복조제금지'라고 표기하는 편이 안전하다.

3. 약을 분실하여 미리 타러 온 경우

환자의 귀책사유로 약을 분실했을 때는 진료비와 약제비조제료가 환자전액본인부담이 된다.

이때 전액본인부담이란 건강보험으로 진료했을 때 환자부담금과 공단부담금을 합한 금액을 환자가 모두 부담한다는 뜻으로, 비급여와 유사하다(자세한 설명은 2장 참고).

다만 수재 특별재난구역에서 재난기간 동안에 분실한 약품은 예외로 급여로 적용된다.

4. 동일한 의료기관이 처방한 약을 미리 처방받는 경우

약을 미리 처방받기 위해 내원하면, 중복처방이라고 팝업이 뜬다. 동일한 의료기관이 동일성분 의약품을 중복으로 처방할 경우에는 6개월에 214일까지만 인정되기 때문이다. 하지만 줄번호단위특정내역에 사유(JT012)를 입력하면 심사조정되지 않는다. 만약 특정내역 사유를 입력하지 않으면, 심사사후관리에서 214일 초과로 심사조정되므로 주의해야 한다.

1-13 처방을 취소하고 DUR도 삭제하는 방법

보험청구의 기본원리

1. DUR 기록도 반드시 삭제해야 할까?

답: 삭제하는 것이 좋지만, 삭제하지 않는다고 해서 삭감되지는 않는다.

진료 후에 처방전까지 발행한 상태에서, 환자가 다시 진료실로 들어와서 처방을 교체해 달라고 요구하는 경우가 빈번하다. 이때 처방을 바꾸려면 당연히 DUR을 다시 거치게 된다.

이런 문제로 인해 처음에 처방했던 약이, 타 병원 진료 시에 DUR중복이라고 팝업되는 경우가 생긴다. 처방을 변경할 때 보통은 DUR에 기록된 처방까지 수정하기는 힘들기 때문이다. 특히 요즘에 마약류의약품처방 감시가 엄격하므로, 벤조디아제핀 계열이나 수면제 등의 DUR내역에 대한 문의를 받을 때가 있다.

이런 상황을 대비하여 DUR 삭제하는 방법을 미리 알아두면 편리하다.

2. DUR에서 처방기록 삭제하는 순서

1) 약국이 조제프로그램에 처방전 내용을 입력한 경우

약을 이미 조제했다면 처방을 변경할 수 없겠지만, 입력만 먼저 해놓은 상태라면 번거롭더라도 수정이 가능하다. 이때는 약국의 DUR과 조제내역까지 둘 다 삭제해야 한다.

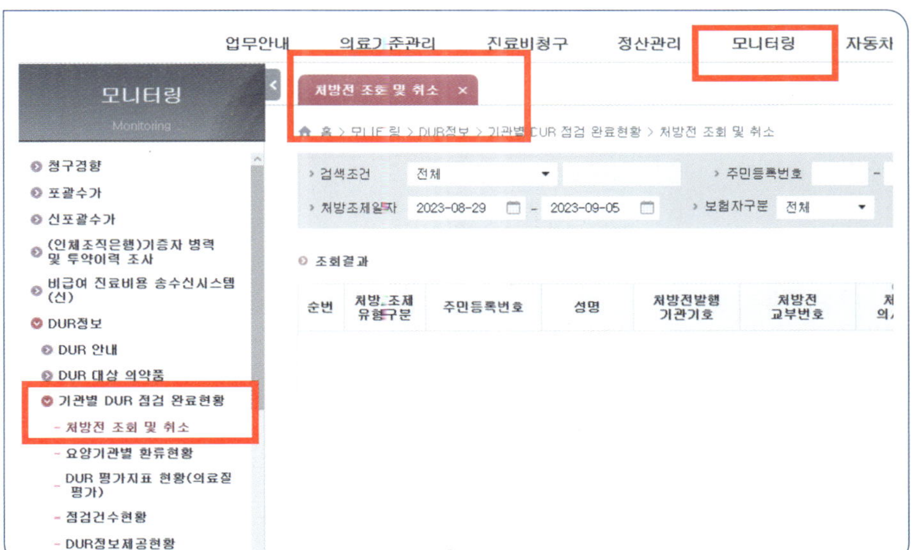

2) 의료기관의 진료그램에서 처방을 삭제한다.

3) 의료기관의 DUR도 삭제한다.

요양기관업무포털 – 모니터링 – DUR점검완료현황 – 처방전 조회 및 취소 – 검색조건 입력 – 취소

3. DUR이란?

진료프로그램을 쓰다 보면 진료창에 수많은 팝업이 뜨기 때문에, 어떤 것이 DUR과 관련된 팝업창인지 구별이 힘들고 심지어 DUR팝업도 점점 증가하고 있다. 2016년 12월부터 시행된 DUR 사업은 처방과 조제단계에서 심평원이 지정하는 항목을 점검하고 있다. 애초에는 처방전 간의 중복약품을 알려준다는 목적으로 생겼으나, 점점 처방전 내의 약품 허가사항 팝업알람까지 포함되면서 수많은 항목들이 추가되고 있다.

4. DUR에서 점검하는 절차와 항목은?

요양기관이 기본 인적사항과 약품관련 항목을 심평원에 전송하면, 심평원의 프로그램이 점검하고 정보를 제공한다. 의사는 점검된 사항을 다시 확인하고 사유를 입력해야 한다. 예를 들어 만성질환이나 향정신성의약품은 일정 기간을 넘어 중복처방하면서도 DUR에 중복사유를 입력하지 않으면 심사조정될 수 있다. 이제 DUR은 중복알람기능을 넘어서 심사의 보조수단이 되고 있는 것이다.

DUR로 인해 의사는 진료가 끝난 후에 새롭게 업무량이 발생할 뿐만 아니라 시간도 지체되므로, 반드시 DUR 검토 수가가 신설되어야 할 것이다.

DUR이 실시간으로 처방을 점검하는 항목은 아래와 같다.

세부적용기준	비고
• 병용금기 의약품	'의약품 병용금기 성분 등의 지정에 관한 규정'
• 특정 연령대 금기 의약품	
• 임부금기 의약품	
• 안전성 관련 사용중지 의약품	식품의약품안전처 안전성 속보 및 행정처분 등
• 안전성 관련 사용주의 의약품	식품의약품안전처 안전성 서한 등
• 동일성분 중복의약품예시: 생리식염주사액 등	의료법, 약사법
• 효능군 중복 의약품	식품의약품안전처 공고
• 용량주의 의약품(1일 최대투여량)	

세부적용기준	비고
• 투여기간 주의 의약품(최대투여량)	식품의약품안전처 공고
• 노인 주의 의약품	
• 분할 주의 의약품	
• 비용효과적인 함량 사용대상 의약품	별표 7
• 기 조제 완료 처방전 점검	
• 점검 제외 기준	
• 약제 허가사항 관련 주의 의약품	심사평가원 약제 허가사항 전산심사

5. DUR 중복 시 사유코드는?

DUR에 '효능군중복의약품'이라는 팝업이 생길 경우에 의사는 처방을 변경해야 할지 고민해야 하는데, 이때 처방을 변경하지 않는다면 해당 사유를 입력해야 한다. 즉, 타 의료기관 약품과 중복하여 처방을 내릴 경우에는 아래의 사유 중에서 골라서 객관식으로 입력하는 것이다.

이때 **'효능군중복의약품'**이라 함은 '약제급여목록 및 급여 상한금액표'의 주성분 코드를 기준으로, 1~4째 자리(주성분 일련번호)와 7째 자리(투여경로)가 같은 '동일성분의약품'(고시 2013-127호)과 '유사효능의약품'을 포함한다.

구분	내용	코드
중복 처방	• 환자가 미리 내원한 경우	A
	• 특정성분만 별도 처방할 수 없는 경우(powder 등)	B
	• 약제가 소실·변질된 경우(항암제 투여, 소아환자의 구토에 한함)	C
중복 병용금기 (처방전간)	• 복용기간이 중복되지 않는 경우	F
	• 주 단위 또는 월 단위로 복용하는 약제	G
	• 용법·용량을 변경했음에도 팝업이 다시 발생한 경우	H
	• 투여일수를 변경했음에도 팝업이 다시 발생한 경우	I
	• 기존 처방약을 복용하지 않고 있거나, 복용을 중단시킨 경우	L
	• 처방의사 또는 조제약사와 전화통화가 안 되는 경우	K
	• 필요시 투약하는 약제(PRN)	P
	• 입원환자의 기존 외래 처방·조제된 약과 처방전간 점검이 발생하는 경우	R
	• 용량조절이 필요한 경우	W

구분	내용	코드
중복 병용금기 (처방전간)	• 기존 처방전을 조제하지 않은 경우	X
	• 신경차단술 등 국소치료에 조영제 투여	D
	• 조영제 투여 48시간 전 Metformin 투약 중지 조치	Y
임부금기	• 절박 유·조산 또는 습관성 유·조산 치료 시 투여	M
	• 분만 시(분만유도, 분만촉진, 출혈방지 등)에 투여	N
	• 유산유도(불가피한 사유로 인한 합법적 인공임신중절 시)	O
	• 임신중 검사[융모막채취검사(CVS), 양수검사, 수축자극검사(CST) 등]	Q
	• 보조생식술에 투여하는 경우	S
	• 임부에 해당하지 않는 경우(출산 후 투여, 폐경 등)	V
text로 기재	• 처방·조제 사유코드 이외에 부득이하게 처방·조제하는 경우 의·약학적 적정사유를 기재	

1-14 Full PACS와 방사선 판독료 청구

보험청구의 기본원리

영상의학과 전문의가 상근하고 있다가, 휴가를 간 경우가 있다. 이때 영상의학과 전문의가 휴가를 마치고 한꺼번에 일반방사선촬영 영상을 판독하면 (GB041~GB045)를 산정할 수 있을까?

답: 불가능하다. 휴가기간 중 대체인력을 고용해야만 산정가능하다.

방사선판독료는 청구하기 전까지 판독이 완료되면 청구할 수 있다. 하지만 Full PACS는 장비료나 판독료의 개념이 아니라 영상의학과 전문의의 상근가산의 개념으로 해석되고 있다. 그러므로 판독시기와 무관하고, 상근할 때만 청구가 가능하다.

2023년 5월 신문고 질의 답변내용

Full PACS의 인력, 시설 및 장비 인정기준을 명시하여 관련 법령에 따른 요양급여가 이루어질 수 있도록 하기 위하여 보건복지부 고시로 운영하고 있는 'Full PACS 요양급여비용 산정기준(제2007-139호, '08.1.1. 시행)'에 의하면, 영상저장 및 전송시스템을 이용하여 필름을 사용하지 않는 경우(Full PACS)에 대한 요양급여비용 산정은 영상의학과 전문의가 상근하는 요양기관으로서, 건강검진 환자 및 초음파 검사 등 비급여 대상을 포함한 모든 환자에게 필름 없이 운영되는 것을 원칙으로 하고 있음. 질의하신 '영상의학과 전문의 휴가로 인한 부재 시 Full PACS 수가 산정'과 관련하여 상기 규정 외에 별도로 세부기준은 정하고 있지 않으나, 별도의 인력에 대한 기준을 규정한 경우는 환자의 진료에 차질이 없도록 부재기간 동안 대체인력을 신고하는 등이 이루어져야 할 것임.

1. 방사선촬영과 판독료

방사선촬영은 인력인증과 장비 및 시설인증을 엄격히 요구한다. 즉 방사선책임자교육을 받아야 하고, 방사선장비와 시설에 대한 인증도 정기적으로 받아야 청구가 가능하다. 특히 인증을 못 받은 기간에 청구한 것은 모두 심사조정된다.

또한 방사선진단료에는 검사료 70%와 판독료 30%로 구성되어 있다. 그래서 판독료를 포함한 청구코드가 있고, 판독료가 없는 청구코드가 별도로 있다(고시 제2017-118호, 2017.7.1.시행).

1. 영상진단료는 촬영료(70%) + 판독료(30%)로 구성
   현지조사에서 판독소견이 입력되지 않은 경우 판독료를 삭감
2. 일반방사선촬영에 한해 판독소견서를 별도 작성하지 않고, 진료기록부에 판독소견을 기록한 것도 인정
3. 판독에 이상이 있는 경우에는 소견과 결과를 별도로 기록해야 함
4. 판독소견서는 환자치료(치료계획) 전까지 작성하는 것이 원칙이지만, 상기 시점에 작성이 어려운 부득이한 사정이 있는 경우에는 심평원에 요양급여비용을 청구하기 전까지는 작성하여야 함

2. 청구는 촬영매수대로 해야 한다

방사선 단순영상진단료 급여기준은 방사선촬영 시 '촬영부위의 수량'과 무관하게 '촬영매수'에 따라 상대가치점수를 정하고 있다.

그러므로 좌우 수골을 전후 또는 측면 방향으로 동시에 1회(필름 1매) 촬영했으나 좌우 총 2회(필름 2매)로 청구했다면, 증량청구에 해당한다.

즉, 실제 촬영한 매수를 요양급여비용으로 청구해야 한다.

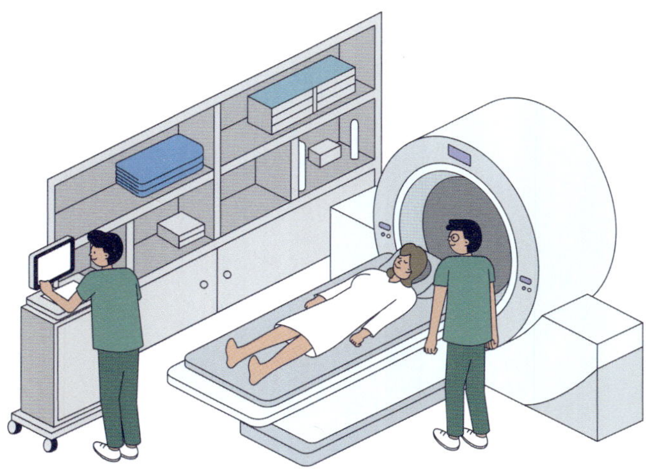

1-15 검체검사 질가산료 청구에 유의하자

보험청구의 기본원리

의료기관이 원내에서 검체검사를 하는 경우에 교육을 받으면 검체검사의 1~8%의 가산금을 추가로 청구할 수 있다. 질가산율은 숙련도, 우수검사실, 전문인력영역의 3가지 분야의 점수를 합산하여 등급을 받는다. 이때 질가산 점수가 20점을 넘으면 2%의 가산금을 받을 수 있다. 특히 1인 의료기관은 질가산교육 수료만으로도 40점이 되므로, 검체검사의 2%를 가산청구할 수 있다

질가산 교육의 인정기간은 정확히 365일이므로 재교육시기를 놓치면 질가산금액을 청구하지 못한다. 교육을 놓친 줄 모르고 있다가 이미 청구한 질가산금이 한꺼번에 부당청구로 돌아오는 경우가 있으므로 교육시기를 잘 챙겨야 한다. 예외적으로 1인 원장이 운영하는 의료기관은 검체검사 상대가치점수의 총합을 고려하여, 수일이 지나서 교육받더라도 질가산 등급이 그대로 유지될 수도 있다.
검체검사 질가산교육은 대한의사협회에서 시행하고, 초회 교육은 반드시 오프라인으로 받아야 되며, 재교육은 온라인으로도 가능하다.

원외로 검체를 의뢰하는 경우는 질가산수가가 검체수탁기관의 질가산등급에 의해 결정되므로, 수탁기관의 등급이 변경된 경우는 청구 시 유의해야 한다.

검체검사질가산 교육후 등록방법

보건의료자원통합신고포털(www.hurb.or.kr)
→ 인력-의(약/조사)사신고
→ 신규 대상 인력 확인 후 우측의 변경 버튼 클릭
→ 상단의 구분 탭에서 자격등록을 선택하고, 검체검사질관리 교육신고 항목에서 이수시간 추가 클릭
→ 교육이수날짜 및 종료일 입력, 이수증 첨부 후 작성자 정보등록

가) 일반기관, 전문수탁기관, 교육이수기관(의원급 제외)	나) 의원급(의원, 치과의원) 교육이수기관
(1) 1등급(100점): 소정점수의 8% 가산	(1) 1등급(90점 이상): 소정점수의 8% 가산
(2) 2등급(90점 이상~99점 이하): 6% 가산	(2) 2등급(80점 이상~89점 이하): 6% 가산
(3) 3등급(80점 이상~89점 이하): 4% 가산	(3) 3등급(70점 이상~79점 이하): 4% 가산
(4) 4등급(70점 이상~79점 이하): 3% 가산	(4) 4등급(60점 이상~69점 이하): 3% 가산
(5) 5등급(60점 이상~69점 이하): 2% 가산	(5) 5등급(40점 이상~59점 이하): 2% 가산
(6) 6등급(20점 이상~59점 이하): 1% 가산	(6) 6등급(20점 이상~39점 이하): 1% 가산
(7) 7등급(20점 미만): 가산 없음	(7) 7등급(20점 미만): 가산 없음

1-16 청구 선생님은 심사결정통보서

보험청구의
기본원리

1. 심사결정통보서는 급여청구의 성적표이므로, 꼭 검토해야 한다

심평원은 요양기관이 청구한 내역을 심사하고 비용이 적절한지 평가한다. 이때 심평원이 심사한 결과를, 요양기관에 알려주기 위해 발송하는 서류가 '심사결정통보서'이다. 요양기관이 급여비용을 청구하면서 여러 가지 이유로 착오가 생길 수밖에 없으므로, 평소에 '심사결정통보서'를 수시로 확인하여 오류를 줄이는 것이 중요하다.

심사결정통보서를 확인하는 것이 재청구의 기본

1. 심사불능된 내역(청구형식에 맞지 않는 경우) - 보완청구를 하자.
2. 누락된 내역 - 추가로 청구하자.
3. 심사조정된 내역 - 재심사조정청구 또는 권리구제제도(이의신청, 행정심판)를 이용하자.

* 재심사조정청구 – 상병누락 등 단순심사에 이용
* 이의신청 – 전문가 자문 등 의학적 판단이 필요할 때 이용, 상병누락 등에 이용해도 됨

물론 처음 '심사결정통보서'를 접하면 심사조정 금액만 보이고 그 외의 숫자와 코드까지 이해하기는 어렵다. 그러므로 심사조정된 건을 반복적으로 읽으면서, 보완청구나 재심사조정청구까지 해야만 자연스럽게 급여기준을 익히게 된다. '심사결정통보서'를 평소에 수시로 확인하는 것이 환자를 정성스럽게 진료하고도 부당청구했다는 오명을 뒤집어쓰지 않는 지름길이다.

2. 요양급여청구의 정석은 '심사결정통보서'를 확인하는 것부터

'심사결정통보서'에는 심사조정, 심사불능된 금액이 표기되어 있다. 요양기관이 청구한 비용 중에서, 청구형식과 일치하지 않으면 심평원 프로그램이 심사를 하지 못하여 〈심사불능〉 건이 된다.
〈심사불능〉 건은 청구형식을 수정하여 다시 보완청구하면 된다.

급여비용 산정기준에 맞지 않아서 삭감(=심사조정)될 수도 있다. 하지만 요양급여(또는 의료급여)의 산정기준에 맞게 진료하였음에도 불구하고 심사조정되었다면 당연히 재심사를 요구할 수 있다.
비교적 간단한 오류를 수정하여 청구하는 것이 '재심사조정청구'이고, 전문가 자문이나 의학적 판단이 필요한 경우에 하는 것이 이의신청이다.

3. 심사결과통보서 검색하는 방법(심평원 요양기관업무포털 안내책자 24쪽)

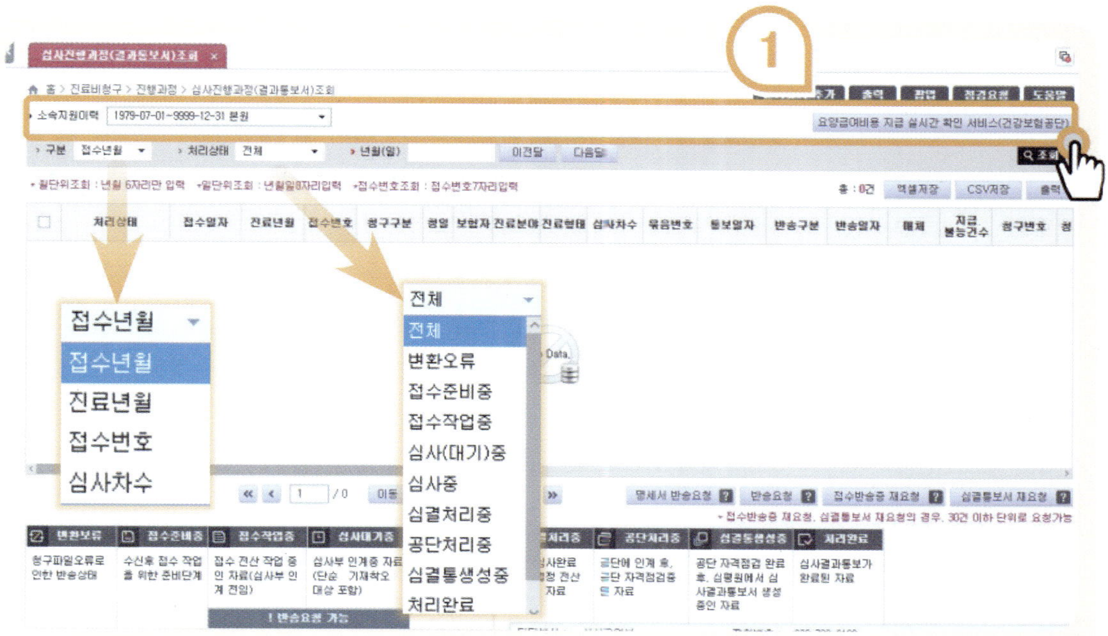

1 구분 및 처리상태에 유의하여 조회조건 입력 후 조회

4. 권리구제 제도(이의신청, 심판청구)

이의신청

심사평가원의 처분에 대한 권리구제절차로서, 요양(의료)급여비용에 대한 심사 및 요양급여의 적정성에 대한 평가 등에 관한 처분에 불복하여 관계법령에 따라 처분의 취소나 변경을 신청하는 것.
서면, 요양기관포털(웹), 진료비청구포털(전자문서)을 통해 접수가 가능하며, 보통은 요양기관업무포털 하단에 이의신청 프로그램을 다운로드 설치 후 이의신청서 작성 송신함. 이때 의료기관은 심사결과통보서가 도착한 날부터 90일 이내에 이의신청을 해야 함.
심사평가원은 이의신청업무를 효율적으로 수행하기 위하여 위원회를 두고 있음.

심판청구

심사평가원의 처분에 대한 이의신청결정에 불복이 있는 자가 심판청구서를 보건복지부 건강보험분쟁조정위원회 또는 심사평가원에 제출하여 재심사를 구하는 행정쟁송 절차임.
심판청구는 이의신청에 대한 결정통지를 받은 날부터 90일 이내에 문서(전자문서 포함)로 하여야 하며, 이의신청 결정이 있은 날부터 180일을 지나면 제기하지 못 함.
심판청구서는 요양기관과 국민건강보험공단도 모두 제출할 수 있고, 심사평가원 또는 분쟁조정위원회로 제출. 보건복지부는 심판청구를 심리하고 의결하기 위해 건강보험분쟁조정위원회를 두고 있음.

1-17 누락된 수입을 찾아라 (보완청구)

보험청구의 기본원리

1. 심사결정통보서에서 심사불능된 건은 '보완청구'를 해야 한다

'심사불능' 내역은 건수에 비하여 손실액이 큰 경우가 많으므로 반드시 확인하고 청구해야 한다.

더군다나 '심사불능' 건은 기준을 위반한 것이 아니라, 단순히 급여청구형식에 맞지 않은 것에 불과하므로 놓치기는 너무 아깝다. 개업 초반에 심사불능에 대한 지식이 없어서, 나중에 한꺼번에 청구한 기억이 있다. 의사와 청구직원, 접수직원 중에 어느 한 명만 업무에 익숙하지 않아도 심사불능 오류가 발생할 수 있다.

결국 모든 직원들이 업무에 능숙하고, 서로 소통이 잘 되어야만 이런 건을 줄일 수 있다.

2. 요양기관업무포털에서 확인하는 심사불능의 보완청구

- 보완청구 1단계 – 청구불능 항목 확인하기(미청구된 건 확인)
  : 심사결정통보서와 요양기관정보마당에서 직접 확인.
- 보완청구 2단계 – 〈심사불능〉된 사유코드를 보고, 불능된 사유를 확인
  : 사유가 확인되면 다음번 청구 시에 오류가 발생하지 않도록 분석함.
- 보완청구 3단계 – 진료프로그램에서 실행하기
  : 오류를 수정하여 청구함.

의사랑 프로그램 화면 예시

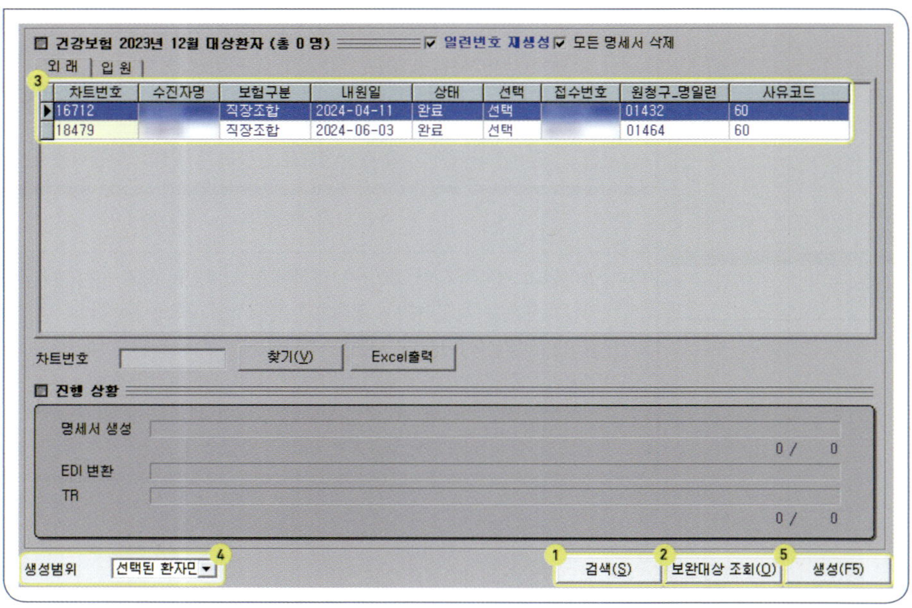

3. 보완청구 1-1단계: 심평원의 요양기관업무포털에서 청구불능 항목을 확인한다

업무포털 → 진료비청구 → 청구현황 모니터링 → 월별 심사블능 추이현황

청구불능 원인의 대부분은 건강보험자격 또는 의료급여자격이 일치하지 않는 경우이다. 환자의 보험자격이 확인되지 않으면 심사자체가 이루어지지 않거나 심사 이후에 지급이 되지 않는 것이다.

그러므로 환자의 건강보험자격이나 의료급여자격 불일치로 청구불능된 건은 요양기관업무포털이나 요양기관정보마당에서 자격을 조회하고, 수정보완 후 재청구해야 한다. 최근에는 진료프로그램이 자동으로 건강보험공단포털에서 자격을 조회하므로 자료 오류로 인한 청구불능건 수가 감소했지만, 아직도 오류가 생기는 경우가 있다.

또한 환자가 2가지 산정특례질환을 가지고 있고, 각 산정특례질환별로 본인부담률이 다른 경우에는 질병명의 순서가 중요하다. 이미 입력된 병명의 순서를 바꾸는 경우에는 V코드와 본인부담률도 같이 변경되어야 하므로, 변경이 되지 않으면 청구불능처리가 된다.

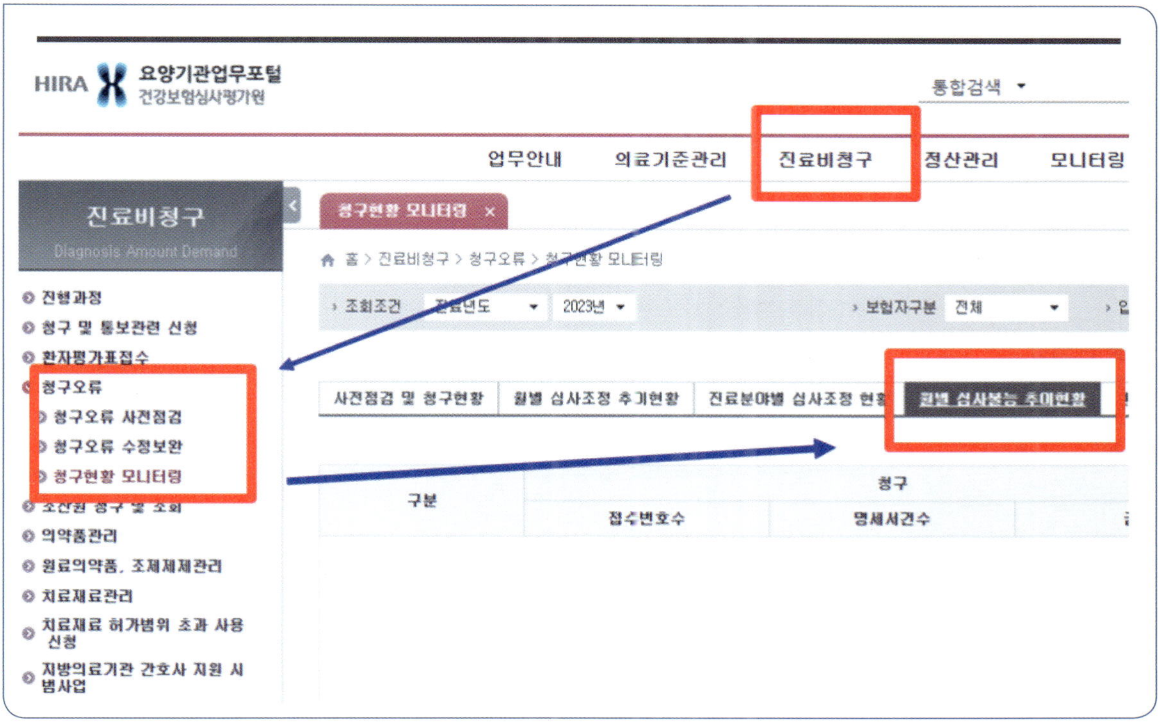

4. 보완청구 1-2단계: 공단의 요양기관정보마당에서 청구불능 항목을 확인한다

2017년 11월부터 건보공단은 심사평가원의 요양급여비용의 심사결과를 통보받아, 요양급여비용 지급 전 차상위자격에 대한 사전점검을 실시하고 있다. 명세서에 기재된 수진자 자격('공상등 구분'란에 기재한 코드)이 공단의 차상위자격과 불일치할 경우 요양급여비용이 지급되지 않고 반송되므로 이에 대하여 보완청구해야 한다. 이런 건은 심사결정통보서만 보면 놓칠 수 있으니 요양기관정보마당에서 직접 확인해야 한다.

이런 자격 불일치는 의료급여환자나 차상위환자가 자격이 바뀌는 시점과 진료시점이 너무 가까우면 변경된 자격이 적용되지 않아서 청구시점에 오류가 생기는 것으로 추정된다. 그러므로 공단과 행정기관의 적극적인 대처가 필요하다.

자격불일치로 지급되지 않은 내역을 확인하는 방법

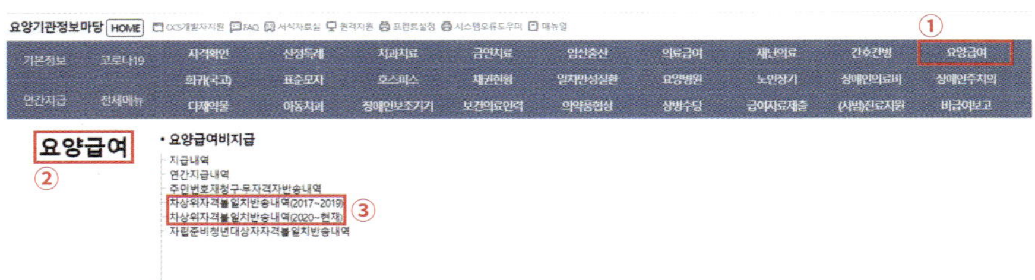

요양기관정보마당 경로

→ 방법 ① 요양급여 차상위자격불일치반송내역(2020~현재), (2017~2019) 에서 확인이 가능함.

→ 방법 ② 요양급여 → 지급내역 → 조건 선택(접수일자, 지급일자, 접수 번호) → 우측 '⊗'모양 아이콘 선택하면 반송내역 확인이 가능함.

청구불능된 환자의 차상위자격 여부를 조회하는 방법

요양기관정보마당(medicare.nhis.or.kr) 상단의 자격확인

→ 수진자 자격확인

→ 수진자 인적사항 조회

→ 「차상위 본인부담경감대상자 상세내역」을 클릭하면 차상위 자격이 조회됨.

차상위 본인부담경감 대상자일 경우에만 알림창이 나타나며, 아닐 경우 나타나지 않음.

5. 보완청구 2단계: 〈심사불능〉된 코드를 보고, 불능된 사유를 추정한다

〈심사불능〉 사유코드를 전부 알 수는 없으므로 아래의 표를 참고해야 한다.

요양급여비용 청구방법
(심사청구서, 명세서 서식 및 작성 요령 761-783쪽, 일부만 예시)

코드	세부코드	
02		보장기관기호 기재누락 또는 기재착오, 건강보험 미등재 신생아 명세서의 가입자 성명 및 증번호 기재누락 등
	01	명세서 보장기관기호 기재누락 또는 기재착오
	06	심사청구서·명세서 보험자종별구분 기재착오
	07	심사청구서·명세서 보험자종별구분 불일치
04		상병분류기호, 약국 직접조제 증상분류기호 기재누락 또는 기재착오, 가정간호 요양급여비용 등 착오청구
08		요양개시일 기재착오, 명세서 접수일 이후의 진료분 청구, 약국 처방조제 명세서 처방전 교부번호 미기재
10		명세서 수진자 주민등록번호, 수진자 성명, 가입자(세대주) 성명 기재누락 또는 기재착오, 산정특례 대상자 등 등록정보 기재누락 또는 기재착오 등
	07	명세서 수급권자 주민등록번호 기재누락 또는 기재착오(의료급여)
	09	중증질환 및 희귀질환·중증난치질환, 결핵 산정특례대상자의 등록번호 기재누락 또는 국민건강보험공단의 산정특례대상자 등록정보와 상이(건강보험)
	10	중증질환 및 희귀질환·중증난치질환, 결핵산정특례대상자의 등록번호 상이(의료급여)
12		요양기관 개설일 전, 폐업일 이후 또는 전후 진료분 미분리 청구, 휴업기간 중 진료분 청구, 행정처분기간 중 청구, 근무 의(약)사 없는 기간 중 진료(조제)분 청구, 소멸시효기간 만료일 전후 진료분 등
13		상해외인코드 기재착오 등
25	01	동일 처방전 교부번호 내 처방내역 줄번호 중복 기재
26		본인부담금 상이 건의 청구내역 미분리 작성, 본인부담 감면 명세서 착오청구 등
35		심사결과 통보 후 국민건강보험공단의 지급불능 건
36		국민건강보험공단 의료급여 수급권 점검 후 지급불능
73		사망자 진료 후 청구, 의료급여 수급권자 진료분을 건강보험으로 청구
80		심사자료 요청으로 심사보류중인 명세서
90		의료급여 종별구분 기재착오, 의료급여 1종, 2종 미구분 등
91		건강보험·의료급여·노훈 국비환자 미자격자 진료분구, 수진자 주민등록번호 상이 등
92		의료급여 종별 본인부담금 착오청구 또는 대불금 착오청구 등
93		동일 수진자 중복청구(내원일자 중복 등) 등

코드	세부코드
S2	협력기관간 진료의뢰 회송 시범사업
SA	장애인 건강주치의 시범사업
SC	일차의료 만성질환관리 시범사업
SH	일차의료 방문진료 수가 시범사업

6. 보완청구 3단계: 진료프로그램에서 실행하기

보완청구의 방법은 프로그램마다 다르므로, 진료프로그램 회사에 구체적인 방법을 문의해야 한다.

'보완청구'는 원청구 방법과 동일한 매체로 해야 하며, 반드시 원청구분과 구분·작성하여 청구하되, 심사청구서 및 명세서의 청구구분코드는 '1, 보완청구'를 기재한다.
명세서 청구구분 항목에 원청구와 관련하여 이미 통보된 요양급여비용 '심사결과통보서'의 접수번호, 명세서일련번호, 심사불능항목 사유코드를 반드시 기재해야 한다.

특히 '심사결정통보서'에 있는 접수번호, 명일련번호, 사유코드를 반드시 기록해서 청구해야 한다. **요양기관이 심평원에 〈심사불능〉 건을 전화로 문의할 때도, 반드시 위의 3가지 항목 정보를 알고 있어야만 심평원에서 답변을 얻을 수 있다.**

요양급여비용 심사청구서 명세서 세부작성요령

<table>
<tr><th>항목</th><th>세부작성요령</th></tr>
<tr><td>보완청구</td><td>
• 요양기관에서 요양급여비용을 청구하였으나, 심사평가원에서 심사불능 처리된 건에 대하여는 해당 사유를 보완하여 명세서를 재작성하고, 심사 청구서에 첨부하여 다시 청구한다. 이때 반드시 원청구분 등과 구분해 작성하여 청구하여야 한다.

▸ 정보통신망 및 전산매체로 청구하는 경우
<table>
<tr><th rowspan="2">구분</th><th rowspan="2">심사 청구서 청구구분</th><th colspan="5">명세서 청구구분</th></tr>
<tr><th>코드</th><th>접수번호</th><th>명세서 일련번호</th><th>사유코드</th><th>최초 입원개시일</th></tr>
<tr><td>기재 내역</td><td>1</td><td>1</td><td colspan="3">이미 통보된 심사결과통보서의 접수번호, 명세서일련번호, 심사불능사유코드</td><td>–</td></tr>
</table>
▸ 서면으로 청구하는 경우
- 심사청구서와 명세서 우측 하단 여백에 적색으로 '보완청구'로 표기
- 명세서에 원청구의 접수번호, 심사차수, 심사불능항목 사유코드, 명세서 일련번호 등을 기재
</td></tr>
</table>

1-18 청구누락된 진료 건 청구하기 (추가청구)

보험청구의 기본원리

요양급여비용을 지급받은 명세서를 보고, 원래 진료한 항목이 청구에서 **진료내역의 일부가 누락된 것을 발견했을 때 누락된 진료내역만을** 추가로 청구할 수 있다.

구체적인 방법은 진료프로그램에 따라 다르므로 각자의 진료프로그램 회사에 문의해야 한다.

의사랑 프로그램 화면 예시

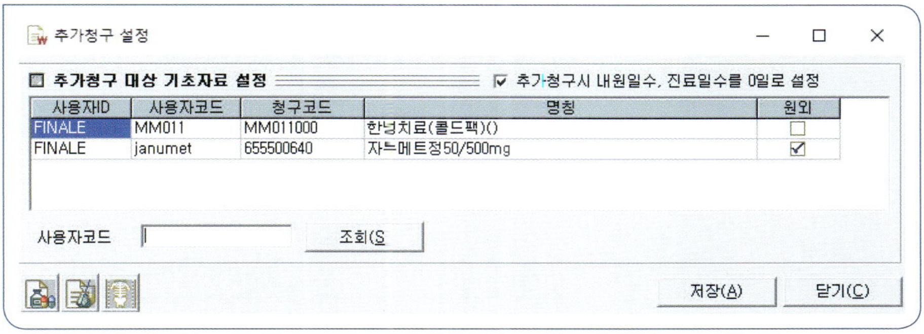

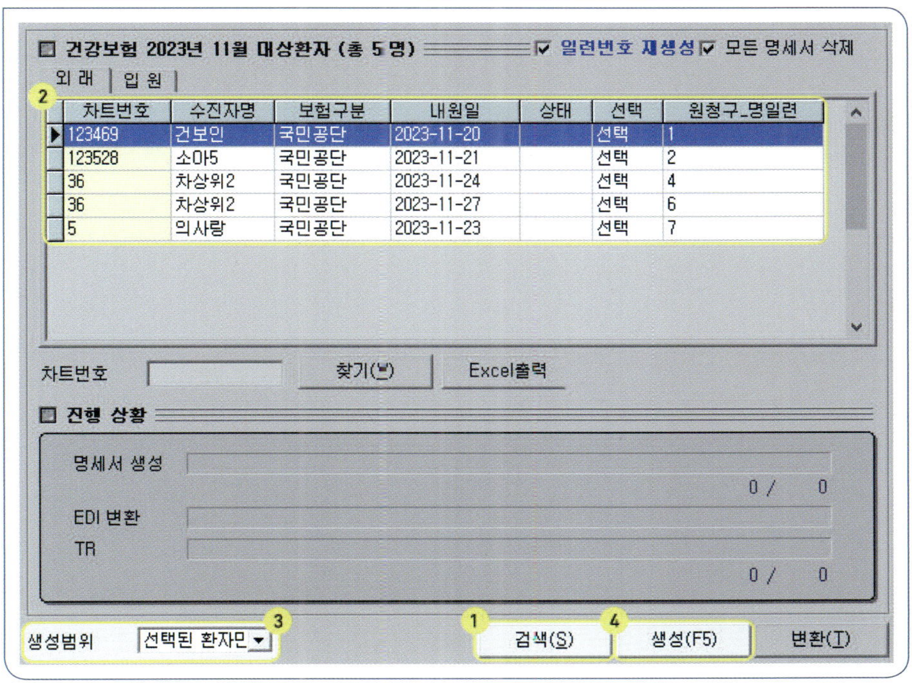

'추가청구'는 원청구 방법과 동일한 매체로 하며, 반드시 원청구분과 구분 작성하여 청구한다.

심사청구서 및 명세서의 청구구분코드는 '2(추가청구)'를 기재하고, 명세서 청구구분 항목에는 원청구의 접수번호, 명세서일련번호를 기재한다.

각 항목기입은 당초 청구내역과 관계없이 최종적으로 확인된 내역을 기재한다.

요양급여비용 심사청구서 명세서 세부작성요령

<table>
<tr><th>항목</th><th>세부작성요령</th></tr>
<tr><td>추가청구</td><td>

• 요양기관이 요양급여비용을 지급받은 명세서 중 진료내역의 일부가 당초 청구 시 누락되어 누락된 진료내역만을 추가로 청구하는 경우(수가, 치료재료 등 다른 진료내역을 동시에 추가로 청구하는 경우 포함)에는 명세서를 작성하여 심사청구서에 첨부하여 다시 청구한다. 이때 반드시 원청구분과 구분·작성하여 청구하여야 한다.

▶ 정보통신망 및 전산매체로 청구하는 경우

<table>
<tr><th rowspan="2">구분</th><th rowspan="2">심사 청구서 청구구분</th><th colspan="5">명세서 청구구분</th></tr>
<tr><th>코드</th><th>접수번호</th><th>명세서 일련번호</th><th>사유코드</th><th>최초 입원개시일</th></tr>
<tr><td>기재 내역</td><td>2</td><td>2</td><td colspan="2">이미 통보된 원청구서의 접수번호, 명세서일련번호</td><td>-</td><td>-</td></tr>
</table>

▶ 서면으로 청구하는 경우
- 심사청구서 우측 하단 여백에 적색으로 '추가청구' 표기
- 이미 통보된 원청구서의 접수번호, 명세서 일련번호를 기재

</td></tr>
</table>

1-19 삭감사유가 있고, 사유마다 코드가 있다

보험청구의 기본원리

1. 급여기준이란(Benefit standard)?

급여는 피보험자(국민)와 보험자(건보공단) 사이의 계약이자, 국민이 낸 건강보험료에 대한 대가이다. 그러므로 보험자인 건보공단은 계약에 따라 대가(급여)의 기준을 미리 결정하게 되며, 이것이 요양급여의 적용기준 및 방법에 대한 세부사항(즉, 보건복지부 고시)이다. 급여기준에는 적응증이나 행위의 인정횟수, 산정기간, 산정횟수 등이 포함되어 있다.

심사는 결국 요양기관이 청구한 비용이 건강보험이 정해놓은 급여의 범위에 적합한 지를 판단하는 과정이다.

손해보험은 정해진 범위만을 보장하고, 초과된 부분은 본인부담비용이 발생한다. 하지만 건강보험은 '급여·비급여 목록표'에 정해진 행위와 조건 외에는 환자에게 비급여로 제공할 수 없다는 것이 큰 차이점이다. 사회가 점점 발전하고 건강보험가입자(국민)의 요구사항도 다양해지고 있으나, 요양기관은 건강보험에 규정된 조건 외에는 아예 제공할 수조차 없으니 정말 안타깝다. 더군다나 규정을 위반할 경우에는 요양기관에만 책임을 묻고 있어서, 요양기관은 환자와 요양급여기준의 사이에 끼어서 진퇴양난일 때가 많다.

2. '심사조정'되는 사유는?

심사조정이란 급여청구한 비용이 기준에 적합하지 않은 결과이다. 하지만 급여기준에 대한 해석점이 다를 수 있으므로 재심사조정청구, 이의신청, 행정청구 등으로 대응할 수 있다. 이런 대응을 하기 위해서는 '심사조정'된 사유코드와 설명이 포함되어 있으므로, 조정사유별 코드를 알아두는 것이 도움된다.

하지만 사유코드가 너무 많아서 암기할 수는 없으므로, 그때마다 책자(요양급여비용 청구방법, 심사청구서, 명세서 서식 및 작성 요령, 752-754쪽)를 참고해야 한다. 예를 들어 AK코드는 코드산정 착오로 조정된 것이고, CU코드는 병용 금기 의약품청구 비용이 조정된 것이다.

요양급여비용 심사(조정) 내역 사유별 코드 예시 (일부만 예시)

코드	내용
A	금액산정착오조정(행위, 약제, 치료재료)
AK	코드 산정착오 조정 B 요양급여기준 적용착오비용조정
BD	약제상한차액산정착오조정
BR	물리치료 1일 산정횟수 초과분 조정
C	요양급여기준 범위 초과 비용 조정, 처방내역 미확인 조제
CP	임부금기의약품청구비용 조정
CR	연령금기의약품 청구비용 조정
CU	병용금기 의약품 청구비용 조정
D	계산착오금액 조정
DD	약제상한차액총액 계산착오 조정
E	비급여 또는 요양급여비용의 100분의 100 본인부담 항목 조정
F	구입증빙자료미제출분 조정
G	중복청구비용 조정
H	소멸시효기간이 경과된 요양급여비용 조정
I	진찰료 착오(진찰료의 100분의 100 본인부담하는경우)
J	의료급여 정신건강의학과 입원기간에 따른 차등수가 적용착오, 의료급여 정신건강의학과 외래 보호자 내원 수가 적용착오
K	산정코드 및 코드구분 착오 또는 누락 조정
L	증빙자료상 확인되지 아니한 요양급여비용 조정(본인부담액 적정징수)
M	증빙자료상 확인되지 아니한 요양급여비용 조정
S	요양급여기준 범위 초과 처방의약품 조정
O	허위청구비용 조정
PD	요양급여비용총액 계산착오 조정
Q	재심사후 전액 환수
R	의료장비 미신고 행위료 조정
RB	부적합 의료장비 사용 행위료 조정
SU	병용금기 처방의약품 조정
T	추가청구분 중 정액제 해당
TD	요양급여비용총액 계산착오(약제상한차액 제외)
TE	비급여 또는 100분의 100 본인부담 대상 청구(요양급여비용총액과 100분의 100 미만 총액)

1-20 재심사조정청구를 따라해 보자!

2025년 3월부터 재심사조정청구와 이의신청방법이 변경되었다. 별도의 아이콘으로 만들어지면서 훨씬 간편하고, 단순한 진행이 되었다. 새로운 방법을 위해서는 먼저 프로그램을 다운로드 받아야 한다.

요양기관 업무포털(https://biz.hira.or.kr) 하단의 이의신청(재심사조정청구) 프로그램을 클릭하여, 프로그램 다운로드 및 압축풀기로 설치한다. 압축풀기 후에는 바탕화면에 아이콘 설치되었음을 확인하면 된다.

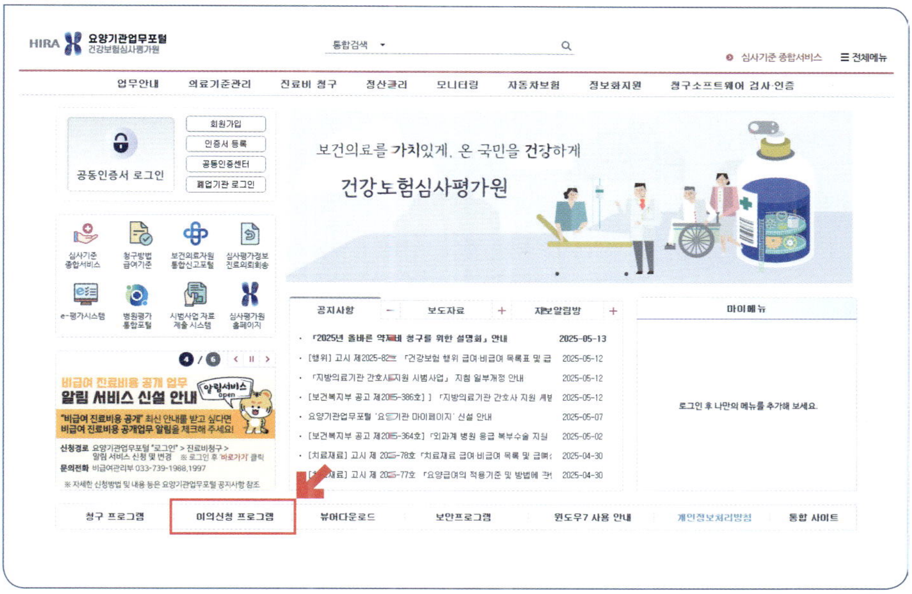

예전에는 요양기관 업무포털에서 여러 번의 클릭으로 찾아 들어갔어야 하나, 이제는 아이콘만 클릭하면 바로 진행이 가능하다. 더군다나 이의신청과 재심사조정청구가 동일한 진행과정으로 통합되었다.

업무포털, 청구포털 접수결과 및 진행과정은 요양기관 업무포털시스템에서 확인 가능하다(기존과 동일).

재심사조정청구 대상은 다음과 같다.

재심사조정청구 대상

- 금액산정·수가코드 착오
- 증빙자료 미제출
- 시설·인력·장비 현황 미신고
- 약제·검사·처치 관련 상병누락
- 특정내역 기재착오 또는 누락
- 경구·비경구 약제 없이 산정되어 조정된 관련 수기료
- 행위료 누락으로 조정된 관련 재료대 등
- 청구명세서 건당 5만 원 이하 조정 건
- 외래 원외처방약제비 조정 건(단, 중증질환자·희귀질환자·중증난치질환자·산정특례 대상 환자 명세서 제외)

재심사조정청구 과정

1. 아이콘을 클릭하여 비밀번호(요양기관업무포털 비밀번호와 동일)를 입력하고 로그인한다.
2. 심사결과통보서, 정산심사내역서를 수신한다.
3. 통보서를 프로그램 안에 구축한 후 조회한다(구축 버튼을 클릭).
4. 재심사조정청구할 통보서를 클릭하여, 신청서를 작성한다.

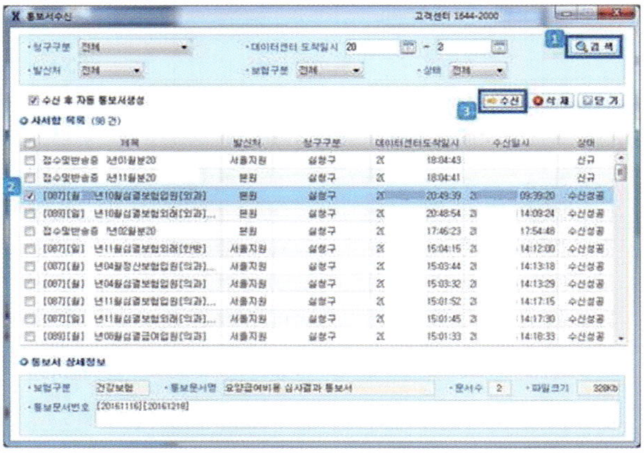

명일련으로 검색하는 방법

1. 진료/처방내역 확인

1-1. 명세서 내역에서 이의신청(재심사조정청구) 대상 건을 클릭하면 진료/처방내역이 확인된다.

1-2. 이의신청(재심사조정청구) 하고자 하는 줄을 선택한다.

1-3. '추가'버튼을 클릭하면 신청내역에 조회된다.

2. 신청내역

- 이의신청 (재심사조정청구) 금액, 명세서 정보, 줄단위 정보를 입력한다.

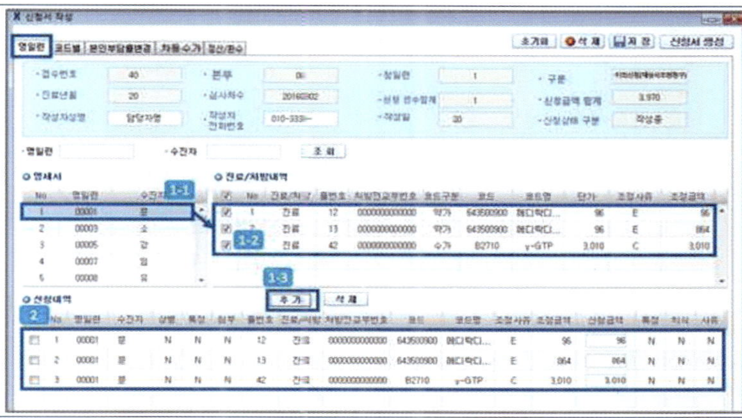

코드별로 검색하는 방법

1. 진료/처방내역확인

1-1. 코드목록 내역에서 이의신청(재심사조정청구) 대상 코드를 클릭하면 진료/처방내역에서 해당코드가 포함된 줄단위 내역이 확인 가능하다.

1-2. 이의신청(재심사조정청구) 하고자 하는 줄을 선택한다.

1-3. '추가버튼'을 클릭하면 신청내역에 조회된다.

2. 신청내역

- 이의신청(재심사조정청구) 금액, 명세서 정보, 줄단위 정보를 입력한다.

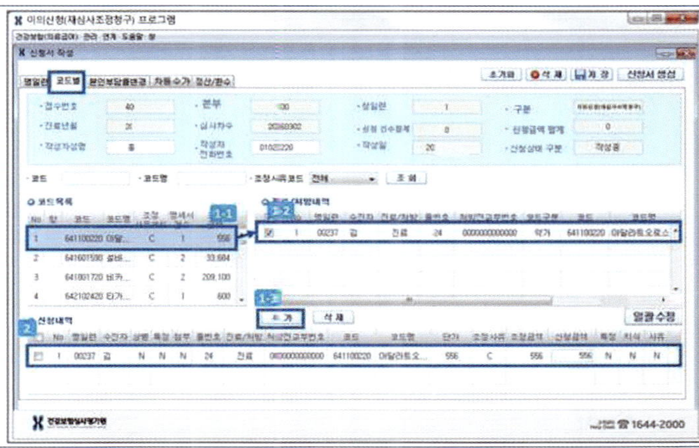

미리보기 및 신청서 생성

1. 명일련, 코드별, 본인부담률 변경의 경우 미리보기 기능을 제공한다.
   - 신청서 작성화면에서 우측 상단의 신청서 생성을 클릭한다.
2. 신청서 생성
   - 작성된 이의신청(재심사조정청구)서를 미리보기 기능으로 확인한다.
   - 확인 후 신청서 생성을 클릭하여 신청서를 신청파일 형태로 저장한다.

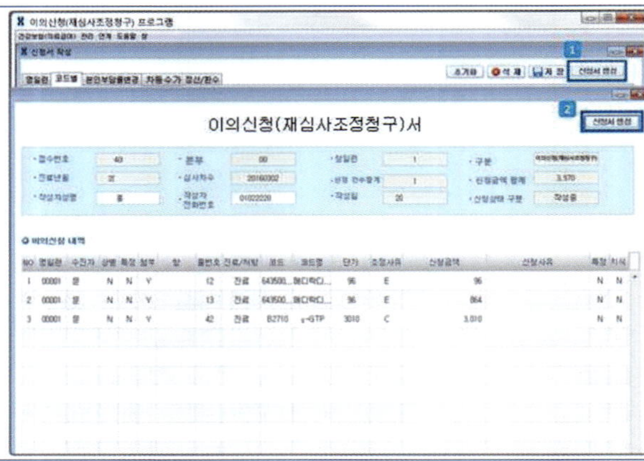

1-21 보건복지부 고시 검색하는 순서 (요양기관업무포털)

요양기관업무포털은 심평원과 요양기관을 연결하는 통로이자, 요양급여의 비법을 찾는 지도이다.

이 포털은 급여고시의 검색에도 유용하고, 청구한 자료의 심사내역까지도 확인할 수 있다. 심평원이 운영하는 주요 사이트와 연결되므로, 이곳과 친해져야 청구의 고수가 될 수 있다.

요양기관 업무포탈이 제공하는 서비스

1. 심사기준 종합서비스 – 고시, 행정해석, 심사기준검색
2. 청구방법 급여기준 – 급여기준 온라인 접근가능
3. 보건의료자원 통합신고포털 – 의료기관 장비와 인력을 신고. 단기근무 의사 고용신고
4. 심사평가정보제출시스템 – 진료의뢰서 발급
5. 건강보험심사평가원 홈페이지 – 심평원 업무와 각종 기준을 정리한 책자, 통계자료

1. 메인 화면

주요 공지사항, 의료기준관리, 진료비 청구, 정산관리, 모니터링, 자동차보험 등 포함

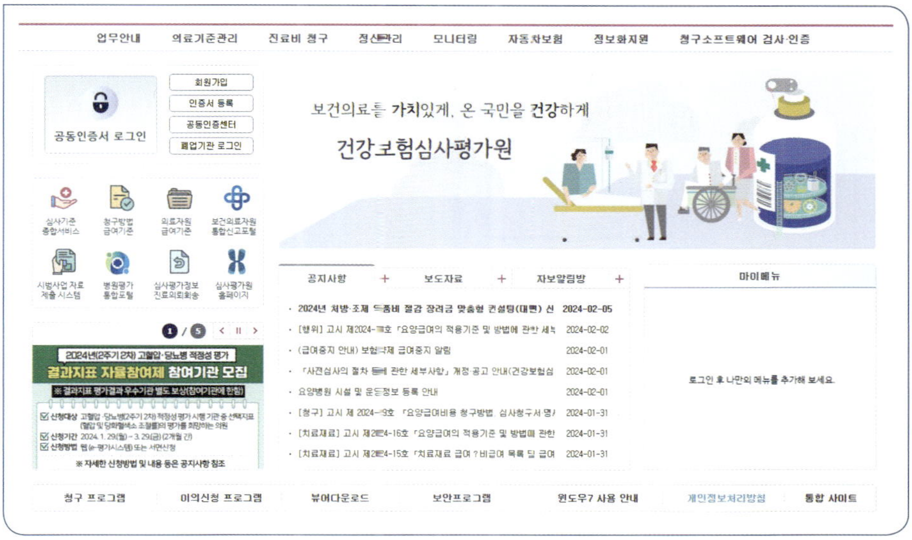

2. 고시검색 하는 방법: 〈심사기준 조회- 심사기준 종합서비스〉

심사기준종합서비스: 심사기준 또는 고시/행정해석으로 들어가서 검색내용을 입력하면 된다.

다만 검색엔진이 뛰어나지는 않으므로 키워드를 잘 골라야 한다.

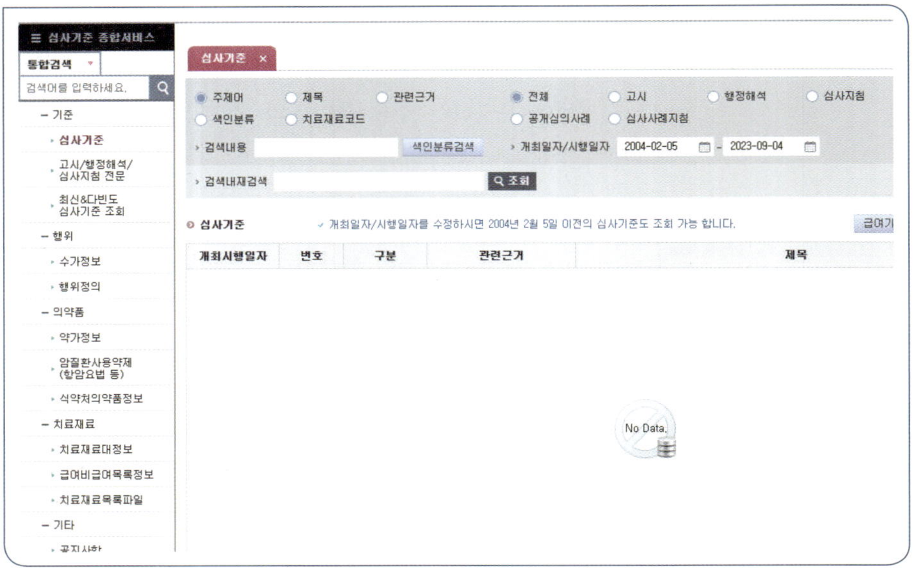

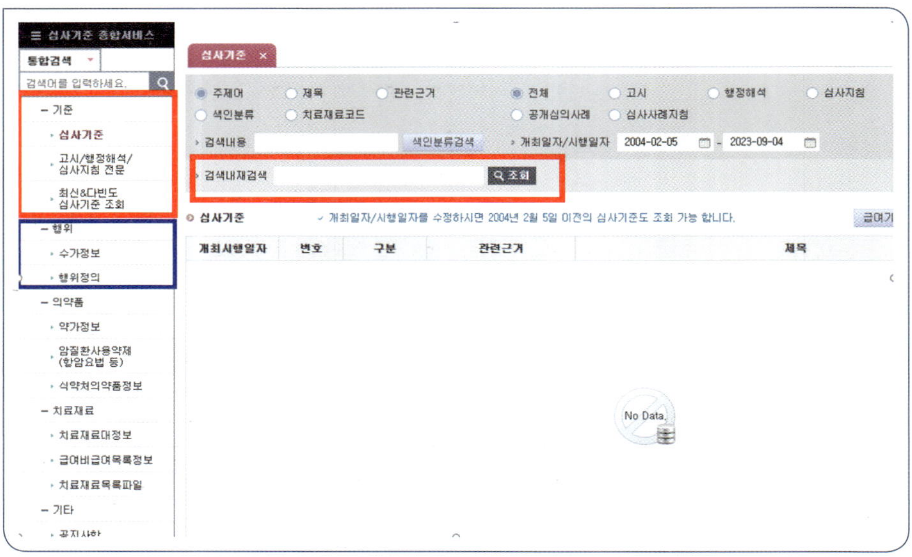

3. 의료기관인력이나 장비현황 신고: 〈보건의료자원 통합신고포털〉

예전에는 대진의사를 고용할 때 보건소와 심평원에 각각 신고하였으나, 이 포털로 통합되었다.

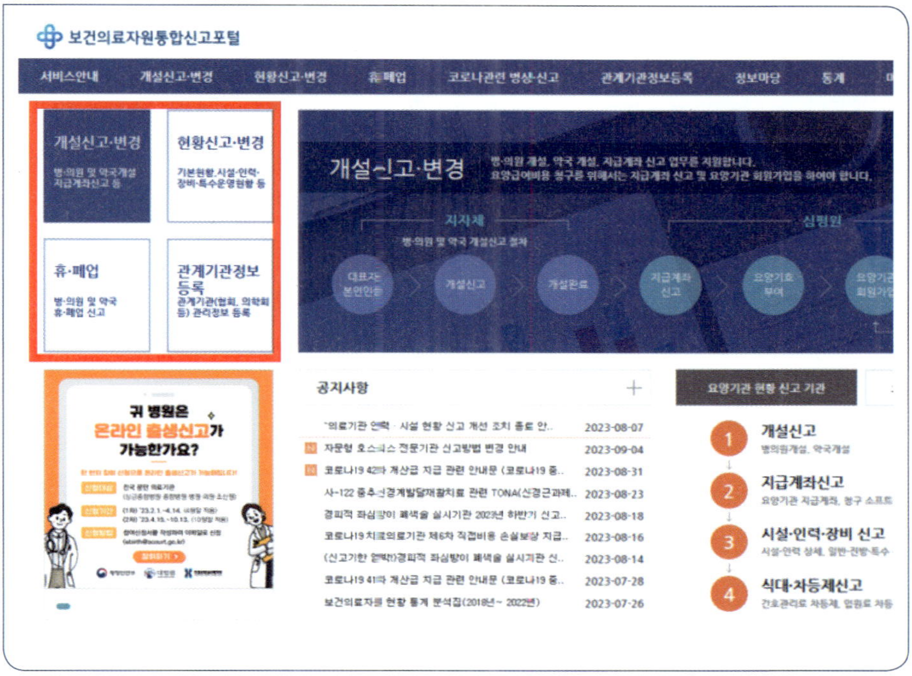

4. 최신 정보 확인하는 방법: 공지사항과 보도자료

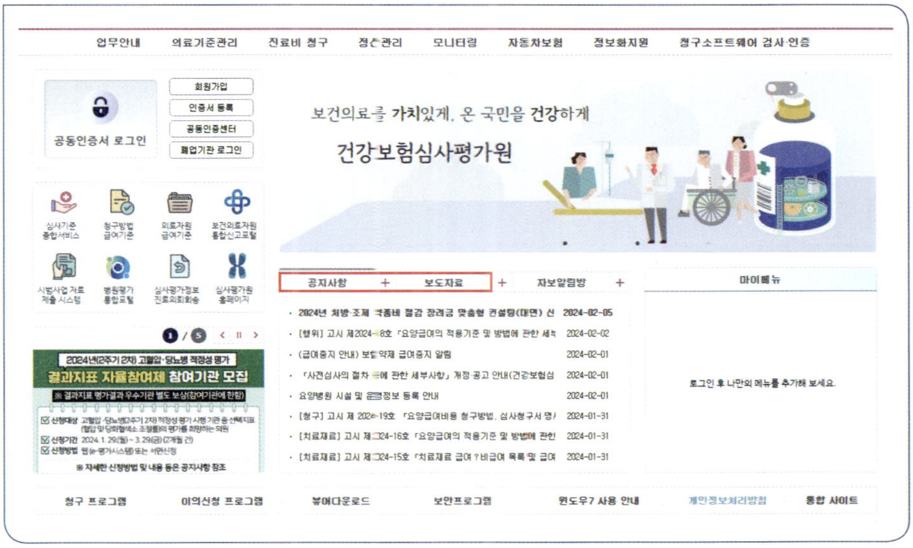

1-22 의료급여의뢰서는 왜 필요할까?

1. 의료급여제도란?

생활유지 능력이 없거나 생활이 어려운 저소득 국민의 의료(질병, 부상, 출산 등)를 국가가 보장하는 공공부조 제도로, 국가와 지방자치단체가 진료비용을 분담한다(2023 알기쉬운 의료급여제도 -심사평가원).

2. 진료 절차에 꼭 필요한 의료급여의뢰서

의뢰서는 큰 의미에서 소견서에 포함되는 서류이다. 소견서가 환자를 다른 의료기관으로 의뢰할 때 환자 상태를 설명하는 서류를 통틀어 말하는 것이라면, 의뢰서는 소견서의 구체적인 형식에 해당한다. 요양급여 환자(대부분의 국민은 여기에 속함)가 상급병원을 방문할 때는 '요양급여의뢰서'라는 법정 형식의 서류가 필요하다.

하지만 의료급여수급권자가 2차 의료기관으로 갈 때와 2차에서 3차 의료기관으로 갈 때는 '의료급여의뢰서'라는 별도 양식의 서류가 반드시 필요하다. 이 서류가 없으면 의료급여 혜택을 받을 수가 없기 때문이다.

수급권자가 이런 절차를 위반했을 때는 공단부담금까지 전액부담해야 하고, 만약 의료기관이 이를 위반하여 환자전액부담으로 처리하지 않는 경우는 패널티를 받아야 한다. 결국 환자가 위반한 사항이 의료기관의 부당청구로 둔갑하는 상황이다.

그러므로 선택의료기관이 휴진이나 문을 닫아서 의뢰서 발급절차를 지킬 수 없는 상황이라면, 삭감을 각오하고 의료급여의뢰서 없이 진료하거나 차라리 처방전 발행 없이 원내진료만 하되 무료로 청구하지 않고 제공하는 편을 권유한다. 패널티를 받는 것보다는 차라리 선행이 낫다고 생각한다.

의료급여기관이용 시 본인부담률

구분	1차(의원)	2차(병원, 종합병원)	3차(상급종합병원)	약국	PET 등
1종(입원)		무료		-	무료
1종(외래)	1,000원	1,500원	2,000원	500원	5%
2종(입원)		10%		-	10%
2종(외래)	1,000원	15%	15%	500원	15%

* 경증질환 약국약제비본인부담률 3% 적용
* 비급여는 전액본인부담, 선별급여는 항목별로 30-90% 본인부담
* 요양병원 입원환자가 의료급여의뢰서 없이 다른 의료기관 이용 시 진료비 전액 본인부담
* 연장승인 및 선택의료급여기관 미승인자 본인부담률 입원 20%, 외래 및 약국 30%

건강보험환자는 2단계 진료절차이므로 의원급 진료 후에 2, 3차 의료기관으로 바로 갈 수 있다. 하지만 의료급여환자는 반드시 2차의료기관을 거쳐서 3차로 가는 3단계의 진료절차를 밟아야 한다.

의료급여절차도

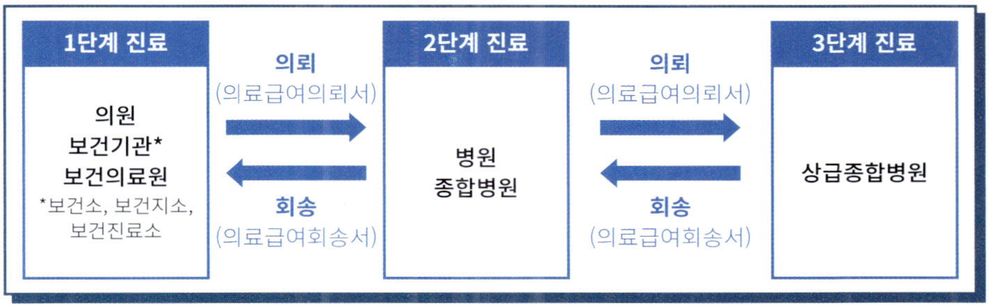

단 응급환자, 분만 등에서는 이런 절차를 거치지 않고, 바로 상급기관으로 갈 수 있다.

의료급여의뢰서 없이 진료절차를 건너뛸 수 있는 경우(예외 사유)

구분	예외사항
제2차 의료급여기관 또는 제3차 의료급여기관에 의료급여신청 가능	• 응급환자 • 분만 • 결핵질환, 희귀중증난치질환, 중증질환자(보건복지부장관 고시) • 의료급여기관에서 근무하는 자가 그 근무하는 기관에서 진료받는 경우 • 등록 장애인이 장애인 보조기기를 지급받는 경우 • 등록 장애인이 장애인구강진료센터에서 진료받는 경우 • 감염병의 확산 등 긴급한 사유가 있는 경우*(보건복지부장관 고시)
제2차 의료급여기관에 의료급여신청 가능	• 재활의학과에서 작업치료, 운동치료 등의 재활치료를 받는 경우 • 한센병환자 • 등록장애인 • 섬벽지 지역(국민건강보험법 시행령 제 45조제1호) 의료급여수급권자 • 상이등급을 받은 자 • 15세 이하의 아동이 진료받는 경우

1-23 선택의료급여기관이란?

보험청구의 기본원리

의료급여수급권자는 일 년에 의료기관에 다닐 수 있는 한도가 정해져 있고, 급여일수 한도가 넘어가면 의료급여연장이라는 제도를 통해 의료급여자격을 유지해 준다.

다만 연장된 후에도 또다시 급여일수가 초과되면, 여러 가지 상황을 고려하여 환자가 선택의료기관을 지정하도록 강제한다. 이때 의료급여 수급자가 선택기관이 지정된 후에 진료절차를 위반하면, 의료기관이 부당청구한 것으로 인정된다. 그러므로 선택기관이 있는 의료급여수급권자의 진료는 특별한 주의가 필요하다.

선택기관 의료급여 의뢰서 받고 나서 확인해야 하는 것

1. 선택의료기관이 작성한 서류인가?
2. 의뢰받은 병명이 내가 진료하려는 병명과 같은 것인가?
3. 의뢰서가 작성된 지 7일 이내에 환자가 내원하였는가?
4. 규정된 의료급여의뢰서 양식인가?

■ 의료급여법 시행규칙 [별지 제3호서식] <개정 2016.12.30.>

연번:

의료급여의뢰서

(앞쪽)

사용 구분 (해당 항목 [ ]에 ✔표기)	[□] 선택의료급여기관 미적용자를 다른 의료급여기관으로 의뢰하는 경우 (「의료급여법 시행규칙」 제3조제3항에 따른 의료급여 진료절차) ※ 노숙인진료시설인 경우 추가 표기 [□] 노숙인진료시설인 제1차/제2차의료급여기관에서 다른 노숙인진료시설인 제2차의료급여기관으로 의뢰 [□] 노숙인진료시설인 제2차의료급여기관에서 제3차의료급여기관으로 의뢰 [☑] 선택의료급여기관에서 다른 의료급여기관으로 의뢰하는 경우 (「의료급여법 시행규칙」 별표 1 제1호다목에 따른 의료급여 진료절차) [□] 선택의료급여기관으로부터 의뢰받은 후 다른 의료급여기관으로 재의뢰하는 경우 (「의료급여법 시행규칙」 별표 1 제1호라목에 따른 의료급여 진료절차)		
보장기관기호	4710000	보장기관명	전라북도 김제시
세대주성명	잘청구	생년월일	
수급권자성명	잘청구	주민등록번호	900101-1000000
주소		전화번호	
상병명	병명을 모르면 증상기록	상병분류기호	
진료기간	- - ~ - -	진료구분	□입원 ☑외래
환자상태 및 진료 의견			

「의료급여법」 제7조제2항과 같은 법 시행규칙 제3조제3항 및 별표 1에 따라 위와 같이 의료급여를 의뢰합니다.

2024년 01월01일

선택기관 의료급여의뢰서 - 주요 사례

※ 관련근거: 보건복지부 발간 「2023 의료급여사업안내」

Q1. 의료급여수급권자인데 야간에 응급실에 가게 되었습니다. 응급실에서 진료한 경우 의료급여가 적용되는지요?

답: 야간에 응급실에서 진료한 경우 모두 의료급여가 적용되는 것은 아니며 응급증상 및 이에 준하는 증상[「응급의료에 관한 법률 시행규칙」(별표1)]으로 진료한 경우 의료급여가 적용되어 응급의료관리료와 본인부담금이 지원된다. 참고로 응급증상 및 이에 준하는 증상이 아닌데 응급실에 내원하여 진료한 경우에는 의료급여가 적용되지 않으므로 진료비 전액을 수급권자가 부담하여야 한다.

※ 관련근거: 「응급의료수가기준」 및 「의료급여법 시행규칙」 별표1의 2

Q2. 의료급여수급권자가 의료급여의뢰서를 팩스로 발급해 달라고 요청하는데 발급해도 되나요?

답: 의료급여의뢰서는 진찰 결과 또는 진료 중에 제2차 또는 제3차 의료급여기관의 진료가 필요하다고 판단되는 경우 진료를 담당한 의사가 진료의견을 기재하여 발급토록 하고 있다. 따라서 환자가 진료를 받지 않고 의료급여의뢰서를 팩스로 요청할 경우, 진료 후 발급이 가능함을 안내하여야 한다(편집자 주: 팩스로 보내지 말라고 권고한 것임).

Q3. 의료급여수급권자가 제2차 의료급여기관에서 국가 암검진을 받은 결과 이상소견이 발견되어, 해당 병원(검진받은 병원)에서 진료를 받으려 하는데 제1차 의료급여기관의 의료급여의뢰서가 필요한지요?

답: 제2차 의료급여기관(병원)에서 국가암검진을 받은 결과 이상소견이 발견되어 진료담당 의사가 검진결과서에 제2차 의료급여기관의 진료가 필요하다고 의사소견을 기재한 경우 해당 검진결과서를 의료급여의뢰서로 갈음할 수 있다. 따라서 제1차 의료급여기관의 의료급여의뢰서 없이도 검진받은 제2차 의료급여기관에서 진료가 가능하다.

※근거: 행정해석(의급 65730-147호, '03.04.24.)

Q4. 동일 질환으로 제3차 의료급여기관에 재방문할 경우, 의료급여의뢰서를 다시 발급받아 가야 하나요?

답: 의료급여의뢰서는 해당 상병의 진료가 종료되는 시점까지 사용이 가능하므로 동일 질환으로 제3차 의료급여기관에 재방문 시 의료급여의뢰서는 재발급받지 않아도 된다.

Q5. 제1차 의료급여기관에서 의료급여의뢰서를 발급받아 제2차 의료급여기관에서 진료를 받은 후, 다른 상병이 있어 동일 진료과에서 진료를 받아야 하는 경우 의료급여의뢰서를 재발급받아야 하나요?

답: 의료급여의뢰서의 진료받은 상병과 관련 없는 타 질환으로 진료받을 경우에는 동일 진료과라 하더라도 의료급여의뢰서를 다시 제출하여야 한다.

편집자 주) 과거에 내원한 사유가 종료되었다면, 의뢰서가 필요하다. 대개 급성질환은 약처방 종료일 후 30일, 만성질환은 약 처방 종료일 후 90일이 지나고 종료된 것으로 본다. 하지만 환자가 질병이 완치되지 않고 지속되고 있다면 계속 재진이 된다.

Q6. 의료급여의뢰서는 언제까지 제출해야 하나요?

답: 의료급여의뢰서는 발급받은 날부터 7일(공휴일 제외) 이내에 제출하여야 한다. 7일 이내에 진료를 예약하고 진료받는 때에 의료급여의뢰서를 제출하는 경우에는 예약접수일을 제출일로 본다.

※ 근거: 「의료급여법 시행규칙」제3조 제4항

Q7. 건강보험대상자로 제2차 진료기관에서 진료의뢰를 받아 제3차 진료기관에서 입원진료를 받고 있던 중 의료급여수급권자로 자격이 변동된 경우, 의료급여의뢰서를 재발급받아야 하나요?

답: 건강보험에서 요양급여를 받고 있던 중 의료급여대상자로 자격이 변동된 경우 다시 의료급여의뢰서를 발급받을 필요는 없다.

다만, 입원 및 외래진료 중인 상병의 진료가 종료된 후 관련 없는 상병으로 진료를 받을 경우에는 의료급여 절차에 따라 제1차 및 제2차 의료급여기관에서 발행한 의료급여의뢰서를 발급받아야 한다.

※ 근거: 행정해석(보관 65730-872호, '99.07.08.)

Q8. 선택의료급여기관에서 의뢰되어 제2차 또는 제3차 의료급여기관에서 진료를 받던 중 선택의료급여기관이 변경되었습니다. 이 경우 변경된 선택의료급여기관으로부터 의뢰서를 다시 발급받아야 하나요?

답: 선택의료급여기관으로부터 의뢰받아 계속하여 진료 중 다른 선택의료급여기관으로 변경된 경우, 동일 상병에 대하여 해당 진료가 종료될 때까지는 변경된 선택의료급여기관의 의료급여의뢰서 추가 제출 없이 해당 제2·3차 의료급여기관의 진료를 받을 수 있다. 다만, 다른 상병으로 진료를 받을 경우에는 변경된 선택의료급여기관의 진료담당의사의 진료의견이 기재된 의료급여의뢰서를 제출하여야 한다.

1-24 산정특례 적용하기

보험청구의
기본원리

산정특례제도의 적용대상은 폭넓지만, 일반적으로 산정특례질환이라고 하면 대부분 4대 중증질환을 말한다. 4대 중증질환이란 중증질환자(암, 뇌혈관, 심혈관), 중증난치질환자, 희귀질환을 일컫는다.

산정특례대상별 본인부담률

1. 중증질환자 - 암, 뇌혈관, 심혈관질환, 본인부담금 5%
   (암은 등록일부터 5년, 뇌혈관수술 30일 심혈관질환 수술 30일)
2. 희귀질환자 - 4대 중증질환에 포함, 본인 부담금 10%
   (일반적으로 5년간 적용, 상세불명 희귀질환인 경우 1년간)
3. 중증난치질환자- 4대 중증질환에 포함, 본인부담금 10%
   (등록일부터 5년 적용, 투석, 장기이식, 혈우병, 정신질환자, 치매)
4. 가정간호 산정특례
5. 고가특수의료장비 산정특례

의원급에서는 일반적으로 본인부담률이 30%지만, 산정특례환자는 본인부담률이 5~10%로 낮다. 산정특례를 적용하는지 여부에 따라 본인부담금의 차이가 생겨서 많은 민원이 발생한다.

산정특례상병을 입력하기만 하면 프로그램에서 자동으로 V코드가 명세서에 입력되어 산정특례가 적용된다. 이때 신환이라면 공단의 자격확인을 통해서 산정특례의 적용유무를 확인할 수 있다. 다만 환자가 타 의료기관에서 산정특례질환으로 복용하던 약을 그대로 처방받길 원하는 경우에는, 정확한 산정특례 상병을 입력해야만 산정특례를 적용받을 수 있다. 그러므로 환자가 정확한 산정특례 상병코드를 모르면 난감할 때가 있다.

어떤 경우에 산정특례를 적용할 수 있는가?

1. 산정특례질환으로 내원한 경우
2. 산정특례질환과 산정특례가 아닌 상병을 동시에 진료한 경우
   산정특례대상과 관련이 없는 상병이라 하더라도 특례상병과 병행하여 같은 날에 동일 진료과목의 동일의사에게 진료를 받는 경우에는 모드 특례대상으로 함(보험급여과-3680호, 2005.8.26.)
3. 산정특례질환의 합병증에 대한 진료
   임상현실에서는 환자가 호소하는 증상이 산정특례질환의 합병증에 해당되는지 판단해야 함

산정특례 본인부담금 할인을 적용할 수 없는 경우는?

답: 1. 산정특례 적용상병과 전혀 관련없는 타 상병(기왕증 포함)의 진료인 경우
2. 건강보험 요양급여를 적용받는 진료내역이 아닌 경우
3. 선별급여, 2-3인실 입원료, 입원식대 등 일부

산정특례 환자에게 선별급여(50%)로 검사한다면?

답: 선별급여를 우선 적용함

중증 산정특례, 희귀난치성 산정특례가 동시에 있는 경우는?

답: 두 가지 산정특례질환을 동시에 진료했고 투입된 양이 유사하다면 본인부담률이 낮은 상병을 주상병으로 하는 편임. 이때 주상병에 따라서 산정특례의 본인부담률이 달라지므로(암 5%, 희귀난치질환 10%) 처방전을 발급한 이후에는 주상병을 변경하면 안 됨.

청구할 때 명세서에 산정특례번호가 들어가야 하는데, 특례질환을 동시에 진료한다고 해도 한 개의 산정특례 코드만을 인정하게 됨. 이때는 주로 진료한 질환을 주상병으로 하고 산정특례번호도 주상병에 따라서 입력해야 오류가 생기지 않음.

중증질환자의 산정특례 사례

갑상선암 등의 암수술 후에 퇴원 후 개인의원에서 감기 또는 요통, 당뇨병으로 진료받았을 경우 중증암 산정특례로 총진료비의 5%의 본인부담금을 받아도 되나요?

답: 『산정특례 대상자의 대상 상병 및 관련 합병증에 대한 진료』는 산정특례 대상(본인부담율 5%)이나, 산정특례 대상과 전혀 관련이 없는 타 상병(기왕증 포함)의 진료는 산정특례 대상에 해당되지 않음.

다만, 타 상병이라 하더라도 동일 진료과목(입원)의 진료를 받거나 동일 의사(외래)에게 산정특례 대상 상병과 동시에 진료를 받는 경우라면 예외적으로 산정특례 대상으로 정하고 있음.

따라서, 다른 의료기관에서 갑상선암 수술을 받고 내원하여, 암이나 관련 합병증과는 무관한 상병으로 진료한 경우는 산정특례로 적용할 수 없음.

산정특례 적용시기 (보건복지부 고시 2023-269호, Q and A)

1. 등록신청서상의 진단확진일로부터 30일 이내 신청 – 진단확진일부터 적용
2. 등록신청서상의 진단확진일로부터 30일 경과 후 신청 – 신청일부터 적용
3. 이때 '30일'이란 확진일은 제외하고, 토요일과 공휴일은 포함됨. 다만 30일째 날이 토요일이나 공휴일인 경우는 그 다음날까지 신청하면 확진일부터 산정특례 적용
4. 입원기간 중 확진 및 등록 – 입원 초일부터 특례적용
5. 입원기간 중 확진되었고 퇴원 후 확진일로부터 30일이내 등록 – 확진일부터 특례 적용
6. 입원기간 중 확진되었으나 확진일로부터 30일 경과하여 등록 – 등록일부터 특례적용

1-25 상해외인 코드

보험청구의 기본원리

상해외인이라고 하면 폭행과 관련된 청구라고 착각할 수 있다.

상해외인은 손상, 중독 및 기타 유해작용의 원인이 되는 주위의 환경적 사건 및 상황을 말하는 것으로, 상해외인에 해당하면 명세서에 관련된 분류 기호 중 영문 첫 자리(V, W, X 또는 Y)를 기재하면 된다.

1. 상해외인 (명세서단위특정내역 MT001) 코드(R/E/J)

- 여성 청소년 대상 사람유두종바이러스(HPV) 예방접종 및 진찰·상담사업 지원대상이 해당 지원대상 상병과 동시에 타 상병 진료로 별도의 명세서를 작성하거나 타 상병 치료에 대한 진료기간 중 해당 지원대상 상병 진료로 별도의 명세서 작성 시 R
- 차상위 (장애인) 만성질환·18세 미만 본인부담경감대상자 및 의료급여 수급권자의 정신건강의학과 입원진료 중 다른 진료과목 전문의 진료르 별도로 명세서 작성 시 E
- 의료기관에 소속된 촉탁의 또는 협약의료기관의 의사가 해당 의료기관이 아닌 「사회복지사업법」에 따른 사회복지시설(「노인장기요양보험법」에 따른 장기요양기관을 포함) 내에서 시설입소자(사회복지시설에서 숙식하는 자를 뜻함)에게 진료 후 원외처방한 경우(약국의 처방조제 포함), 의료기관에 소속된 촉탁의(또는 협약의료 기관 의사)가 사회복지시설에서 정신질환자를 진료 후 의료기관에서 원내 직접조제, 투약한 경우 J

2. 상해외인코드 F 예시

1. 중증질환자, 희귀질환자 및 중증난치질환자, 결핵질환자 및 잠복결핵감염자가 해당 산정특례 대상 상병(합병증 포함)과 동시에 타 상병 진료로 별도의 명세서를 작성해야 할 경우(산정특례로 입원중인 환자가 산정특례와 상관없는 질환으로 진료하게 된 경우에 상해외인코드로 별도 명세서를 작성. 외래진료에서는 드묾)
2. 진찰료는 둘 중에 아무 데나 한 군데만 넣고, 처방전이 두 개 발행된다. 잠복결핵 처방전에는 산정특례 코드 V010 + 진찰료를 입력
   새로운 명세서에는 만성질환(당뇨병) 약을 처방하고, 진찰료 없이 상해외인 코드 F를 입력

의사랑 프로그램 화면 예시

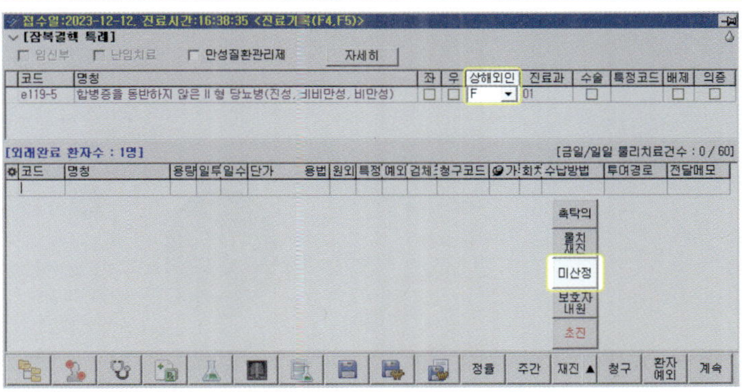

1-26 심사평가원은 의료기관을 수시로 평가하고 있다

1. 의료기관 청구는 평가받는다. e- 평가시스템을 보자

심평원은 심사와 평가를 하는 기관으로서 수많은 평가를 하고 있다. 그래서 요양기관은 심사기준뿐만 아니라, 거시적인 평가지표까지 신경 써야 하는 현실이다.

심평원은 요양기관에게 지표를 정기적으로 제공하고 있고, 다른 기관에 비하여 지표가 변이구간에 해당할 경우에는 별도로 안내한다. 심지어 일부의 평가지표는 5등급으로 구분하여 인터넷 포털에 공개하고 있다. 특히 요양급여적정성평가는 비용 대비 질을 평가하지만, 국민은 이것을 해당 의료기관의 수준과 혼동할 수도 있으므로 등급공개 시에는 충분한 부연설명이 필요할 것이다.

2. 심사평가원의 평가지표와 공개항목 예시

- 상병명(불완전상병 비율, 중복금지상병 비율, 상병입력 개수)
- 진료비용(방문일당 평균 약제비, 약제 개수, 방문일당 평균 진료비와 방문일수율)
- 약제적정성 항생제처방 비율, 75세 이상 4개 이하 비율, 주사제처방 비율
- 만성질환(고혈압 당뇨병 천식 COPD)

주요 평가지표는 e-평가시스템에 공동인증서로 로그인하여 확인할 수 있다. 일부 항목에서는 요양급여비용의 가감산지급도 시행하고 있다.

3. 평가지표 및 결과확인 방법: 평가평가 → 항목 선택(당뇨병) → 평가지표 검색

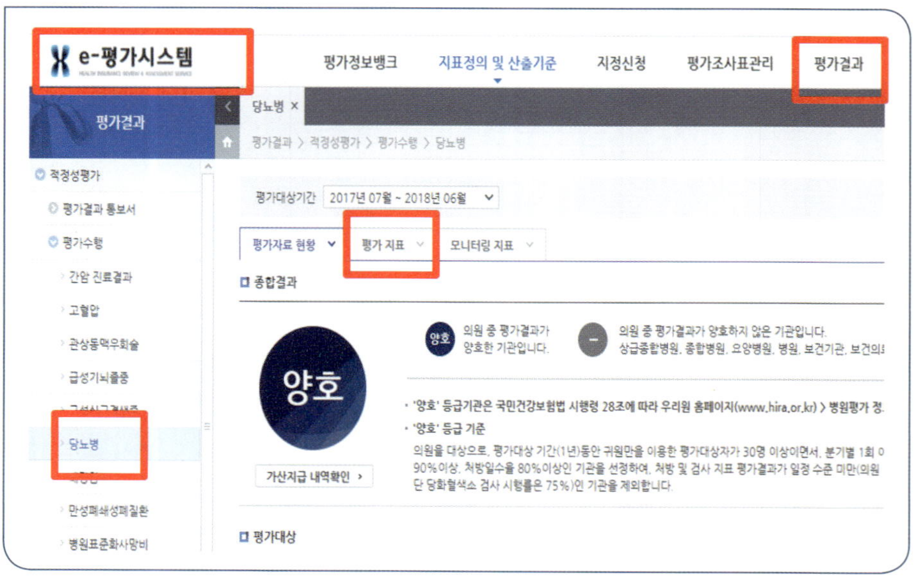

1-27 분석심사

보험청구의
기본원리

분석심사는 주제별 분석심사(항목별), 자율형 분석심사(주로 상급 종합병원)가 있고, 분석심사에 포함되지는 않지만 디지털기반의 기관별 경향심사도 분석에 기반한다.
분석심사는 비용 대비 의료의 질을 평가하는 심사로 향후 건별심사가 줄면서 대세가 될 전망이다. 하지만 의료의 질을 올리는 것은 한계가 있으므로, 결국은 비용과 행위량을 심사하는 방향으로 진행될 우려가 있다.

이 심사는 비용지표를 평가하여 등급을 나누고 의료의 질을(적정성평가 지표와 유사함) 평가하여 등급을 나눈다. 즉, 의료의 질이 낮고 비용은 높은 의료기관을 중재한다. 이때 중재의 종류에는 서면, 유선, 대면방법이 있다.
비용과 의료의 질이 평균을 벗어나서 변이구간에 해당되느냐에 따라 중점 심사대상이 될 수 있다.

의료 질 ↑, 적정비용	의료 질 ↑, 비용 ↑
정보 제공 및 모니터링 • 분기(반기)별 분석지표 결과 제공	정보 제공 및 서면, 유선, 대면 중재 실시 • 적정비용 관리 항목 정보제공 의료서비스 미개선시 심층심사
의료 질 ↓, 비용 ↓	**의료 질 ↓, 비용 ↑**
정보 제공 및 서면, 유선, 대면 중재 실시 • 적정비용 관리 항목 정보제공 의료 질 향상 필요 항목에 대한 정보 제공	정보 제공 및 서면, 유선, 대면 중재 실시 의료 질 향상 필요 항목에 대한 정보 제공 의료서비스 미개선시 심층심사

분석지표는 의학적 근거 및 청구자료 등을 활용하여 개발하고, 주제별 전문가 자문위원회 논의를 통해 선정한다. 자문위원회에는 전문학회에서 추천한 임상 전문가, 심사평가위원 등이 참여한다. 이 중에서 주제별 분석심사는 현재는 고혈압, 당뇨병, COPD, 천식, 만성신장병, 우울증 등이 시행되고 있으며, 최근 하부호흡기감염이 추가되었다.

주제별 분석심사 대상

진료	대상(주제)	종별	목표	선정사유
외래	고혈압	의원	적절한 처방 및 관리 등을 통한 합병증 및 급성 악화 예방(입원 감소 등)	질과 비용의 통합 관리 가능 항목 진료인원 및 진료비 규모가 큰 사회적 관심 항목
외래	당뇨병	의원		질과 비용의 통합 관리 가능 항목 진료인원 및 진료비 규모가 큰 사회적 관심 항목
	만성폐쇄성폐질환			
	천식			
	하부호흡기 감염			
	만성신장(콩팥)	전체	투석 전 만성신장(콩팥)병 환자의 조기 진단 및 중증(투석 및 신장이식)으로의 이환 감소	
	우울증		근거기반의 적정진료 환경(우울증조기진단활성화, 진료과정 개선)	
입원	슬관절치환술	전체	의학적 근거 기반으로 환자별 최적화된 슬관절치환술(재입원 감소)	
	견관절 질환 수술		의학적 근거 기반으로 환자별 최적화된 시행 견관절질환 수술	
	고관절 치환술		의학적 근거 기반으로 환자별 최적화된 시행 고관절치환술	
	폐렴		중증 폐렴으로 이환 감소 및 적정진료환경 조성	

* 고혈압, 당뇨병, 만성폐쇄성폐질환, 천식, 우울증, 폐렴(성인) 주제는 적정성 평가와 동일

1-28 타 병원에 입원 중인 환자의 진료와 청구

보험청구의 기본원리

입원환자는 해당 의료기관에서 모든 진료를 하는 것이 원칙이지만, 현실적으로는 병원급 자체적으로 모든 질병의 진료를 감당할 수 없고 모든 약을 구비하기도 어려워 위탁진료개념이 생겼다. 그러나 위탁진료도 임상적용이 어렵기는 마찬가지이다. 원칙적으로는 위탁받은 의료기관은 심평원에 청구해서도 안되고 처방전도 발행하면 안 된다.

1. 환자가 진료의뢰서를 가지고 내원한 경우

진료의뢰받은 의료기관에서 발생한 총 진료비를 먼저 부담하고, 나중에 입원 중인 의료기관과 비용을 분배한다. 의뢰받은 의료기관은 원칙적으로 처방전을 발행하지 않아야 하므로, 소견서에 필요한 처치나 약들을 적어서 회송하는 편이 좋다. 이때 의뢰한 의료기관(입원 중인 기관)은 입원환자 본인부담률을 적용하여 진료내역을 일괄 청구한다.

2. 환자가 입원 중인 의료기관이 발급한 진료의뢰서 없이 임의로 온 경우

대부분은 환자 또는 보호자가 입원사실을 알리지 않아서, 그냥 처방하게 된다. 그래서 현재까지는 의료기관이 불이익을 받지는 않고 있다. 물론 환자가 입원사실을 고지했다면 1번의 내용대로 처리해야 한다.

3. 한방병원 입원 중에 의뢰된 경우

의사가 고용되지 않은 한방병원이 외부로 진료의뢰한 경우는, 의뢰받은 기관이 평소에 외래 진료하는 방식으로 하면 된다. 하지만 의사가 고용되어 있다면 의뢰받은 기관은 위의 1번 2번과 동일한 방식으로 해야 한다.

4. 정신과병원 입원 중에 의뢰된 경우

의료급여 정신질환자가 정신건강의학과 의료진으로 진료가 곤란한 다른 진료과목에 해당하는 질환이 발생하였으나 해당 의료급여기관 인력·시설·장비로는 치료가 곤란하여 다른 의료급여기관으로 외래진료를 의뢰한 경우에 해당한다.

이때는 의뢰받은 의료기관이 직접 심평원으로 청구하고, 처방전발행도 가능하다.

1. 의료급여 정신질환자 진료후 청구기관: 외래진료를 의뢰받은 기관
   청구명세서의 상해외인란에 "E"표기, 명세서 여백에 다른 의료급여기관 정신질환자 진료의뢰명기
2. 수가: 외래수가로 하고, 본인일부부담금은 입원본인부담률을 적용함

1-29 요양병원에 입원 중인 환자의 진료와 청구

보험청구의 기본원리

요양병원 입원 여부는 요양기관정보마당의 '수진자자격조회'를 통하여 실시간으로 확인 가능하다. 그러므로 요양병원 입원환자의 외래진료비용은 의뢰받은 의료기관이 청구하지 않는다(건강보험법 시행규칙 16조, 별표6). 요양병원 입원 환자는 진료의뢰서 유무를 확인하고 진료해야 민원을 피할 수 있을 것이다.

1. 의뢰받은 기관은 외래진료비용을 청구할 수 없음(2008-204호 보험급여과 행정해석)

의뢰받은 의료기관에서 발생한 외래진료 비용 총액을 환자가 먼저 부담하고, 나중에 입원중인 의료기관(요양병원)과 환자가 비용을 배분한다. 비용정산방법은 환자와 의료기관이 합의하여 결정한다. 의뢰받은 의료기관은 처방전을 외부로 발급하지 않고 입원 중인 요양병원에서 원내로 받을 수 있도록 소견서를 발행하는 편이 좋고, 의뢰한 요양병원이 외래진료내역을 청구할 수 있도록 영수증세부내역서(행위수가 코드와 함께)를 환자에게 지급하는 것이 좋다. 진료의뢰서 없이 내원한 경우는 환자가 나중에 요양병원에서 비용을 정산받지 못할 가능성이 있으니 주의해야 한다.

2. 산정특례 환자가 요양병원에 입원한 상태에서 의뢰된 경우(고시 2021-257호)

요양병원 입원환자 중에서 중증/희귀/난치질환자에 대해서 산정특례 대상 상병명으로 진료의뢰한 경우에, 의뢰받은 요양기관이 직접 청구가 가능하다.

즉 처방, 수납, 청구의 모든 단계를 의뢰받은 의료기관이 직접 시행한다. 청구할 때는 명세서단위특정내역에 [MT063(의뢰한 요양기관기호/의뢰날짜)]를 기재해야 한다. 반대로 의뢰한 기관은 명세서단위특정내역에 [MT063(의뢰받은 요양기관기호/의뢰날짜)]를 기재해야 한다.

단, 산정특례 적용 대상 진료 의뢰 당일에 산정특례 외 타 상병 진료가 동시에 이루어진 경우, 타 상병 진료내역은 산정특례 제외 대상이므로 환자가 입원 중인 요양병원에서 청구해야 한다.

의뢰받은 기관이 청구할 때 명세서단위특정내역 구분코드(MT063)	12345678(의뢰한 기관번호)/20210715(의뢰한 날짜)

2. 급여·비급여와 진찰료 산정

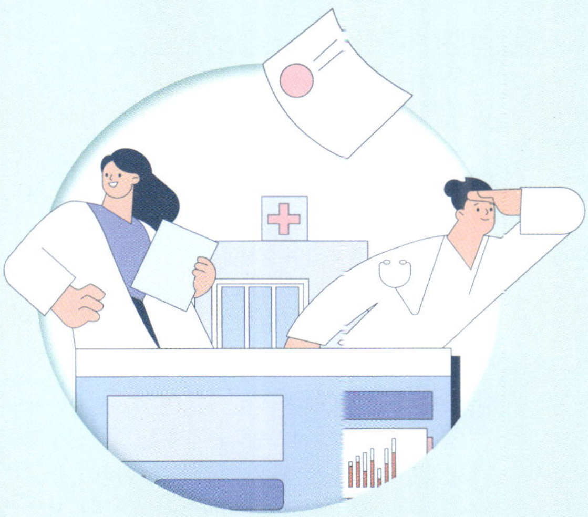

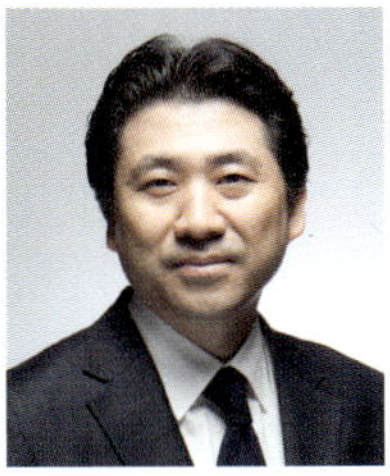

김종률

- 가톨릭의대졸업
- 김종률내과의원 개원
- 대한내과의사회 보험이사 역임
- 대한내과학회 보험이사 역임
- 대한개원의협의회 보험이사 역임
- 서울시의사회 보험이사 역임

• 급여·비급여와 진찰료 산정 •

2

Ⅰ. 급여와 비급여

Ⅱ. 검사의 급여와 비급여

Ⅲ. 진찰료 산정과 초·재진 구분

I 급여와 비급여

#

급여·비급여와 진찰료 산정

우리는 현행 건강보험 체제에서 환자를 진료하면서 교과서의 가르침대로 환자를 치료할 수 없다는 것을 매일 체험한다. 개원 초기에 진료내용을 청구한 뒤에 날아오는 엄청난 삭감통지서를 보고 자괴감에 빠지지 않은 의사는 없다. 심지어 앞으로는 의과대학에서 해리슨 교과서를 공부하지 않고, 심평원의 삭감기준집을 공부하자는 자조 섞인 말을 하는 실정이다. 10여 년을 넘게 공부하고 환자 치료를 위해 고심하는 의사들에게 '왜 그렇게 처방했냐'면서 범죄자 취급을 하고, 응당 보상해야 할 진료비용을 삭감시키는 것에 분개하면서도, 진료에 바쁜 현실 때문에 일일이 대응하지 못하는 경우를 보면 마음이 안타깝다.

심사평가원은 의사의 진료내역을 심사하고 평가하는 곳이다. 심평원의 심사 잣대가 일부 불공정한 부분이 있다면 이를 바로잡도록 노력해야 하는 것은 당연하지만, 심사기준을 올바르게 알아서 삭감에 대비하는 것도 현저의 위치에서 할 수 있는 가장 합리적 대처일 것이다.

이에 건강보험 체계의 기초가 되는 사항이지만 많은 분들이 가장 혼동하고 있는 급여와 비급여의 구분에 대하여 기술하고자 한다. 한정된 지면으로 인해 충분하게 설명하지 못한 부분이 있으므로, 부족한 내용은 제 블로그를 참조해 주시기 바란다.

닥터김의 건강보험 청진기: 네이버 블로그

급여대상 = 요양급여대상
(진찰료를 청구할 수 있는 상황)

비급여대상 = 요양급여대상에서 제외되는 사항
(진찰료를 청구할 수 없는 상황)

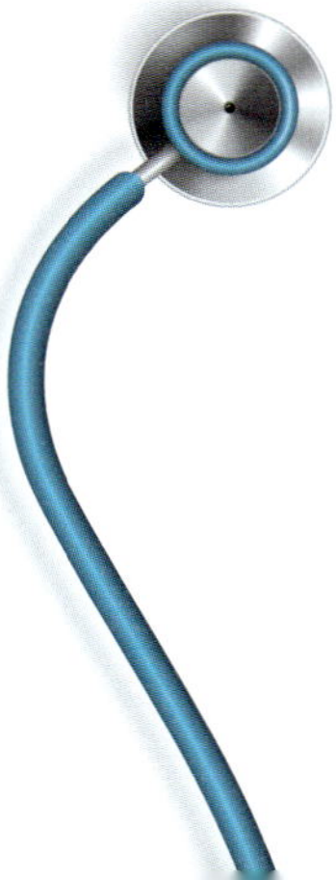

2-1 급여와 비급여의 구분

급여·비급여와 진찰료 산정

건강보험체계하에서 급여와 비급여를 구분하는 것은 상당히 중요하다. 건강보험은 요양급여의 일부만을 지원하기 때문이다. 급여와 비급여를 적절히 구별하기 위해서는 이를 나누는 명확한 기준이 있어야만 하지만, 일선 의료기관이 진료할 때는 현실적으로 구분이 매우 힘들다.
의사회가 명확한 급여기준 정립과 개선을 위해 노력하고 있으므로 앞으로는 결실을 기대해 본다.

1. 급여란 요양급여를 말한다

국가에서 시행하는 보험급여에는 '요양급여', '요양비', '부가급여', '장애인에 대한 특례', '건강검진' 등이 있다. 그중에서 요양급여는 환자의 질병·부상·출산에 대한 행위와 처방을 말한다.

우리가 '급여'라고 부르는 것은 일반적으로 '요양급여'를 지칭하며, 요양급여의 범위를 '요양급여대상'이라고 한다.

요양급여를 실시할 때는 반드시 급여·비급여목록표에 등재된 대로 시행해야 하며(급여로 등재된 행위는 급여로, 비급여로 등재된 행위는 비급여), 비급여로 등재된 행위를 제외하고는 모두 급여로 시행하는 것이 원칙이다.

2. 약품의 급여와 비급여

약품은 고시로 지정된 항목만 급여대상으로 하고 나머지는 비급여로 하는 Positive-System 형식을 가지고 있다. 따라서 급여목록에 있는 약이 비급여로 처방되는 경우는 매우 드물기 때문에, 급여목록에 있는 약은 일단은 급여로 생각하고 처방해야 한다.

3. 행위의 급여와 비급여

행위는 -비교적 기준이 분명한 약품의 경우와는 달리- 비급여 대상을 먼저 정하고 그 이외는 모두 급여대상으로 하는 Negative-System 형식을 취하고 있다.
그래서 행위의 급여·비급여 여부를 판단하기 위해서는 먼저 비급여대상과 항목을 숙지해야 한다.

급여 대상	항목	내용
급여 대상	진찰료	무조건 급여로 청구 (행위/약제의 급여 여부와 무관)
	검체/기능/영상 처치/수술 치료재료	일부본인부담(본인부담률 다양) 전액본인부담(일부 있음) 비급여(등재비급여, 기준초과비급여) 의원급에는 전액본인부담 및 비급여가 거의 없음
	약제	일부본인부담 전액본인부담 비급여

보험급여의 종류

국민건강보험법 제4장 보험급여
- 제41조 요양급여
- 제49조 요양비
- 제50조 부가급여
- 제51조 장애인에 대한 특례
- 제52조 건강검진

국민건강보험법 제4장 41조

제41조(요양급여)

① **가입자와 피부양자의 질병, 부상, 출산 등에 대하여 다음 각 호의 요양급여를 실시한다.**
1) 진찰·검사
2) 약제(藥劑)·치료재료의 지급
3) 처치·수술 및 그 밖의 치료
4) 예방·재활
5) 입원
6) 간호
7) 이송(移送)

② 제1항에 따른 요양급여(이하 '요양급여'라 한다)의 범위(이하 **'요양급여대상'**이라 한다)는 다음 각 호와 같다.
1. 제1항 각 호의 요양급여(제1항 제2호의 약제는 제외한다): 제4항에 따라 보건복지부장관이 비급여대상으로 정한 것을 제외한 일체의 것
2. 제1항 제2호의 약제: 제41조의3에 따라 요양급여대상으로 보건복지부장관이 결정하여 고시한 것

③ 요양급여의 방법·절차·범위·상한 등의 기준은 보건복지부령으로 정한다.

④ 보건복지부장관은 제3항에 따라 요양급여의 기준을 정할 때 업무나 일상생활에 지장이 없는 질환에 대한 치료 등 보건복지부령으로 정하는 사항은 **요양급여대상에서 제외되는 사항**(이하 **'비급여대상'**이라 한다)으로 정할 수 있다.

2-2 비급여대상이란 무엇일까?

행위는 negative system으로 급여여부를 결정하기 때문에, 비급여대상을 파악하는 것이 중요하다.

비급여대상인 경우는 모든 행위를 비급여로 처리하고, 비급여대상에 맞지 않는 경우에는 모두 급여로 처리해야 한다.

이때 비급여대상은 한 개의 시술행위나 서류를 지칭하기도 하고, 어떤 상황 전체를 포괄하는 의미로 사용하기도 한다. 비급여대상 기준에 해당되지 않는 경우를 비급여로 처리하면, 거의 모두 임의비급여로 판정되니 주의가 필요하다.

비급여대상의 종류

1. 업무 또는 일상생활에 지장이 없는 경우(단순피로, 여드름, 사마귀, 탈모, 발기부전, 코골음, 단순포경 등)
2. 신체의 필수 기능개선 목적이 아닌 경우(미용성형 및 후유증 치료, 시력교정술 등)
3. 예방진료로서 질병·부상의 진료를 직접 목적으로 하지 아니하는 경우(본인의 희망에 의한 건강검진, 예방접종, 멀미예방, 금연치료 등)
4. 보험급여 시책상 요양급여로 인정하기 어려운 경우(상급병실 차액료, 선택진료료, 일부 초음파검사 등)

위의 기준들이 언뜻 보면 명확해 보이지만 실제 임상에 적용함에 있어서 애매한 부분이 많아서 해석하기에 따라 급여가 될 수도 있고, 비급여가 될 수도 있는 상황이 많다. 이로 인한 급여·비급여 갈등이 자주 발생하고 있으므로 보다 명확하고 실제적인 비급여 산정기준이 필요하다.

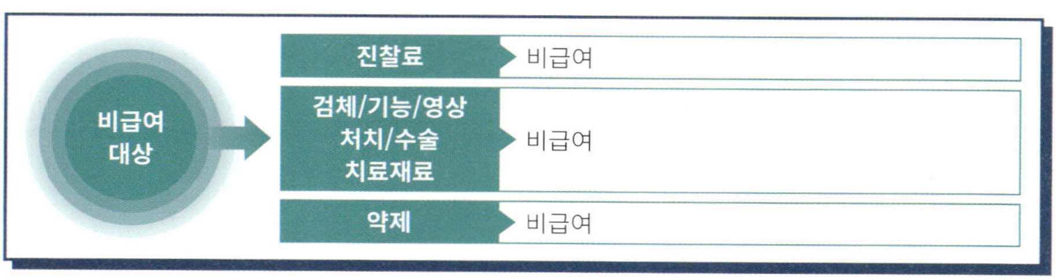

국민건강보험 요양급여의 기준에 관한 규칙 [별표 2]

• 비급여대상

1. 업무 또는 일상생활에 지장이 없는 경우
   - 단순피로 또는 권태, 여드름, 사마귀, 노인성 탈모, 코골음, 발기부전, 단순포경
2. 신체의 필수 기능개선 목적이 아닌 경우
   - 미용성형 및 후유증 치료, 시력교정술, 외모개선 목적의 각종 수술 등
3. 예방진료로서 질병·부상의 진료를 직접목적으로 하지 아니하는 경우
   - 본인의 희망에 의한 건강검진, 예방접종, 멀미예방, 금연치료, 증명서 발급목적 진료 등
4. 보험급여시책상 요양급여로 인정하기 어려운 경우
   - 보건복지부장관이 정하여 고시하는 내역, 상급병상 차액료, 친자 확인, 신의료기술 평가에 관한 규칙에 의한 비급여 등

세부 사항

1. 다음 각목의 질환으로서 업무 또는 일상생활에 지장이 없는 경우에 실시 또는 사용되는 행위·약제 및 치료재료

   가. 단순한 피로 또는 권태

   나. 주근깨·다모(多毛)·무모(無毛)·백모증(白毛症)·딸기코(주사비)·점(모반)·사마귀·여드름·노화현상으로 인한 탈모 등 피부질환[첨언: 백반(또는 백납)도 해당됨]

   다. 발기부전(impotence)·불감증 또는 생식기 선천성기형 등의 비뇨생식기 질환

   라. 단순 코골음

   마. 질병을 동반하지 아니한 단순포경(phimosis)

   바. 검열반 등 안과질환

   사. 기타 가목 내지 바목에 상당하는 질환으로서 보건복지부장관이 정하여 고시하는 질환

2. 다음 각목의 진료로서 신체의 필수 기능개선 목적이 아닌 경우에 실시 또는 사용되는 행위·약제 및 치료재료

   가. 쌍꺼풀수술(이중검수술), 코성형수술(융비술), 유방확대·축소술, 지방흡인술, 주름살제거술 등 미용목적의 성형수술과 그로 인한 후유증 치료

   나. 사시교정, 안와격리증의 교정 등 시각계 수술로서 시력개선의 목적이 아닌 외모개선 목적의 수술

   다. 관절운동 제한이 없는 반흔구축성형술 등 외모개선 목적의 반흔제거술

   라. 안경, 콘택트렌즈 등을 대체하기 위한 시력교정술

   마. 질병 치료가 아닌 단순히 키 성장을 목적으로 하는 진료

   바. 치과교정 등

   사. 씹는 기능 및 발음 기능의 개선 목적이 아닌 외모개선 목적의 턱얼굴(악안면) 교정술

   아. 그 밖에 가목부터 사목까지에 상당하는 외모개선 목적의 진료로서 보건복지부장관이 정하여 고시하는 진료

3. 다음 각목의 예방진료로서 질병·부상의 진료를 직접목적으로 하지 아니하는 경우에 실시 또는 사용되는 행위·약제 및 치료재료

   가. 본인의 희망에 의한 건강검진(법 제52조의 규정에 의하여 공단이 가입자 등에게 실시하는 건강검진 제외)

   나. 예방접종(파상풍 혈청주사 등 치료목적으로 사용하는 예방주사 제외)

다. 멀미 예방, 금연 등을 위한 진료

라. 유전성질환 등 태아 또는 배아의 이상유무를 진단하기 위한 유전학적 검사

마. 장애인 진단서 등 각종 증명서 발급을 목적으로 하는 진료

바. 구취제거, 치아 착색물질 제거, 치아 교정 및 치석제거 등

사. 불소부분도포, 치면열구전색(치아홈 메우기) 등 치아우식증(충치) 예방을 위한 진료 등

아. 기타 가목 내지 마목에 상당하는 예방진료로서 보건복지부장관이 정하여 고시하는 예방진료

4. 보험급여시책상 요양급여로 인정하기 어려운 경우 및 그 밖에 건강보험급여원리에 부합하지 아니하는 경우로서 다음 각목에서 정하는 비용·행위·약제 및 치료재료

가. 상급병상 이용료 등

나. 선별급여를 받는 사람이 요양급여비용 외에 추가로 부담하는 비용

다. 법 제51조에 따라 장애인에게 보험급여를 실시하는 보장구를 제외한 보조기·보청기·안경 또는 콘택트렌즈 등 보장구 등

라. 친자확인을 위한 진단

마. 치과의 보철및치과임플란트를 목적으로 실시한 부가수술 등

바. 「장기등 이식에 관한 법률」에 따른 장기이식을 위하여 다른 의료기관에서 채취한 골수 등 장기의 운반에 소요되는 비용

사. 「마약류 관리에 관한 법률」 제40조에 따른 마약류중독자의 치료보호에 소요되는 비용

아. 「신의료기술평가에 관한 규칙」 제3조 제10항 제2호에 따른 제한적 의료기술

자. 그 밖에 요양급여를 함에 있어서 비용효과성 등 진료상의 경제성이 불분명하여 보건복지부장관이 정하여 고시하는 검사·처치·수술 기타의 치료 또는 치료재료 등

비급여의 구분 (발생유형에 따른)

구분	내용	
등재 비급여	행위	「건강보험 행위 급여·비급여 목록표 및 급여 상대가치 점수」고시에서 '행위 비급여 목록'의 대상이 되는 행위
	치료재료	「치료재료 급여·비급여 목록 및 급여상한금액표」고시에서 '치료재료 비급여 목록'의 대상이 되는 치료재료
기준 비급여	행위	「건강보험 행위 급여·비급여 목록표 및 급여 상대가치 점수」고시에서 '행위 급여 목록'에 등재되어 있으나, 급여 기준 등에 의해 비급여로 적용되고 있는 행위
	치료재료	「치료재료 급여·비급여 목록 및 급여상한금액표」고시에서 '치료재료 급여 목록'에 등재되어 있으나, 급여 기준 등에 의해 비급여로 적용되고 있는 치료재료
	약제	「요양급여의 적용기준 및 방법에 관한 세부사항」고시에 따른 급여 등재 의약품 중 급여 기준 등에 의해 비급여로 적용받는 의약품
선택 비급여	「국민건강보험 요양급여의 기준에 관한 규칙」별표 2 비급여 대상 제1호~제3호에 해당되는 항목 및 제4호의 일부에 해당하는 항목	

* 국민건강보험공단자료 참조

2-3 요양급여대상에서 전액본인부담은 무엇일까?

급여·비급여와 진찰료 산정

진료는 급여와 비급여로 구성되어 있으므로, 진료비도 당연히 급여와 비급여로 구분된다. 비급여는 건강보험에서 지원을 해주지 않기 때문에 의료비 전부를 환자가 부담해야 한다.

반면에 요양급여는 건강보험공단과 환자가 나누어서 비용을 부담하게 되어 있으므로, 환자가 부담하는 비용의 비율에 따라 일부본인부담급여와 전액본인부담급여로 나뉜다.

일부본인부담급여란 의료비 중 일부를 건강보험이 지원하고, 환자가 나머지 부분만을 부담한다는 의미이다. 대부분의 진료가 일부본인부담급여에 해당된다. 다만 환자의 건강보험자격이나 요양기관에 따라 환자가 일부를 부담하는 비율(%)만이 달라질 뿐이다.

일반적으로 환자가 동네의원에서는 진료비의 30%를 부담하고, 병원 40%, 종합병원 50%, 상급종합병원 60%를 부담한다. 물론 입원진찰료, CT, MRI 등 검사에 따라서도 본인부담률의 차이가 있고, 환자의 질병에 따라 달라지기도 한다. 예를 들면 산정특례 질환인 암환자의 본인부담률은 5%이고, 결핵, 루프스, 신부전투석 및 류마티스 질환은 10-20%다.

이렇게 환자가 급여진료비의 일부분만을 부담하는 것이 우리나라 건강보험제도의 기본인 것이다.

그러나 급여항목으로 책정되어 있음에도 불구하고 환자가 해당 금액 전부를 부담해야 하는 규정이 있다. 이를 전액본인부담 급여라고 하며, 의료비 통제 및 보험재정 고려차원에서 환자가 급여비용 전부를 부담해야 하는 경우를 말한다.

쉽게 설명하면, 보건복지부 장관이
"나라에 돈이 없으니, 이런 경우에는 환자가 진료비 100%를 전액지불하라"고 명령한 경우에 그 비용을 환자가 다 지불하는 제도이다.

2-4 전액본인부담(행위, 약품)도 급여에 속하고, 정해진 기준이 있다

급여·비급여와 진찰료 산정

많은 사람들이 전액본인부담(행위, 약품)과 비급여가 같은 것인 줄로 오해하고 있지만, 이 두 가지는 환자가 비용을 전부 부담한다는 것만 같을 뿐이고 성격이 완전히 다르다.

비급여는 비급여 대상 기준에 의해서 급여가 안 되는 경우를 말하지만, 전액본인부담은 비급여가 아니고 급여에 해당되지만 상황에 따라서 비용 전체를 환자가 부담하는 제도이다. 과거에는 전액본인부담을 100 대 100이라고 불러왔다.

전액본인부담은 건강보험법 관련 규정과 보건복지부령에 의해서 정해진 기준에 의해서 적용된다.

비급여는 요양기관마다 다른 가격이지만, 전액본인부담(행위, 약품)은 모든 요양기관이 동일한 의료수가로 같은 비용 전체를 환자가 부담한다.

비급여행위: 치료에 꼭 필요하지 않은 행위라 보험재정에서 지원이 안 되는 행위
전액본인부담행위: 치료에 필요한 행위이나 보험재정 여건상 모든 경우의 환자에게 급여비용 지원이 어려운 행위

전액본인부담 행위와 약품

1. 건강보험이 적용되는 항목으로 건강보험이 정한 금액 전액을 본인이 부담
2. 비급여가 아니고 급여에 해당되는 범위임
3. 급여이기에 허가사항 범위 내에서 진단명을 입력하고 행위나 약품도 같이 청구되어야 하고, 당연히 진찰료, 조제료 등도 요양급여로 청구됨
4. 반드시 해당 행위가 전액본인부담 고시로 지정되어야 함
5. 삭감을 우려해 전액본인부담 고시가 없는 행위를 임의로 전액본인부담 처리할 수 없음 (주의! 급여가 안 된다고, 임의로 전액본인부담시킬 수 있는 것이 아님)

2-5 전액본인부담으로 정해진 대상

급여·비급여와 진찰료 산정

[국민건강보험법시행규칙 제16조에 의거 별도로 고시된 항목에 대하여 요양급여비용의 100분의 100을 본인이 부담하는 것을 의미]

전액본인부담제도는 보건복지부 장관의 고시로 요양급여비용의 100분의 100 전체를 환자 본인이 부담하는 제도로서, 요양급여대상에서 어느 한 가지의 행위나 약품을 처방할 때만 적용되는 것이 아니고, 환자가 해당되는 진료비 전액을 부담해야 하는 상황을 포괄하여 지칭하는 것이다.

예를 들어 보험료를 체납하여 급여가 제한되는 경우는, 일부 행위나 약품에 전액본인부담이 적용되는 것이 아니라 요양급여비 전액이 환자가 본인부담해야 되는 항목이 된다. 이때는 진찰료를 포함한 전체 비용을 환자가 전액부담하며, 진료비 청구는 청구액(공단부담금)은 0원, 본인일부부담금 항목에 요양급여비 전액으로 기재하여 심평원에 청구한다.

아래에 구체적으로 전액본인부담이 되는 상황을 정리하였다.

국민건강보험법 시행규칙 16조, 별표6, 요양급여 비용의 본인부담 항목

1. 다음에 해당하는 경우에는 그에 든 비용 총액(나목 및 라목부터 사목까지의 규정에 해당하는 비용이 있는 경우에는 그 비용을 포함한다)
   1) 가입자 또는 피부양자가 「국민건강보험 요양급여의 기준에 관한 규칙」 제2조에 따른 요양급여의 절차에 따르지 않고 요양기관을 이용한 경우
   2) 「병역법」에 따른 현역병(지원에 의하지 않고 임용된 하사를 포함한다), 전환복무된 사람 또는 무관후보생으로 군에 복무 중인 가입자 드는 피부양자 및 교도소 또는 그 밖에 이에 준하는 시설에 수용되어 있는 가입자 또는 피부양자가 요양기관을 이용한 경우
   3) 법 제53조 제3항 및 제4항에 따라 가입자 또는 피부양자가 보험료 체납으로 급여제한을 받은 기간에 요양기관을 이용한 경우
   4) 「학교폭력 예방 및 대책에 관한 법률」 제2조 제1호에 따른 학교폭력 중 학생 간의 폭행에 의한 부상 또는 질병으로 요양기관을 이용한 경우
   5) 「의료법」 제3조 제2항 제3호 라목의 요양병원 중 「장애인복지법」 제58조 제1항 제4호의 장애인 의료재활시설을 제외한 요양병원에서 입원진료를 받는 가입자 또는 피부양자가 「국민건강보험 요양급여의 기준에 관한 규칙」 제6조 제1항에 따라 요양급여를 의뢰하지 않고 다른 요양기관에서 진료를 받는 경우
   6) 법 제109조 제10항에 따라 보험급여를 하지 않는 기간에 요양기관을 이용한 경우

2. 다음에 해당하는 경우에는 보건복지부장관이 정하여 고시하는 공단이 부담하는 요양급여비용의 상한금액을 초과하는 비용
   1) 요양급여의 필요성이 의학적으로 인정되는 약제·치료재료로서 해당 약제·치료재료의 상한금액이 대체 가능한 약제·치료재료의 상한금액의 2배 이상인 경우
   2) 약제·치료재료에 대한 요양급여비용이 연간 200억 원 이상 들어 보험재정에 상당한 부담을 줄 우려가 있는 약제·치료재료의 경우
3. 다음의 어느 하나에 해당하는 보험급여 항목의 경우에는 해당 보험급여 항목의 성격, 유형 및 빈도 등을 고려하여 보건복지부장관이 정하여 고시하는 비용
   1) 보건복지부장관이 정하여 고시하는 고가의 의료장비 또는 의료용품 등을 사용하는 보험급여 항목으로서 해당 항목의 요양급여 비용이 보험재정에 상당한 부담을 준다고 인정되는 경우
   2) 대체가능한 다른 요양급여 항목에 비하여 상대적으로 보험급여 비용이 높아 보험재정에 상당한 부담을 준다고 인정되는 경우
4. 혈액성분 채집술을 위한 혈액 제공적합성검사에서 부적합으로 판정되어 혈액성분 채집술을 하지 않은 경우 든 검사비용
5. 요양기관의 과실이 없는 상태에서 가입자 또는 피부양자가 기피하여 준비된 혈액을 폐기하였을 경우의 혈액비용과 미리 채혈한 자기혈소판을 수혈하지 못한 경우 이에 든 비용
6. 「응급의료에 관한 법률」에 따라 요양기관의 구급차를 이용하여 이송되었을 경우의 이송처치료 및 응급의료수가(應急醫療酬價) 기준에서 정한 응급의료관리료 산정 대상이 아닌 환자의 응급의료관리료. 다만, 본문에 따른 응급의료관리료 산정 대상이 아닌 환자가 「공공보건의료에 관한 법률」 제12조 제2항에 따라 보건복지부장관이 정하여 고시하는 의료취약지에 위치한 「응급의료에 관한 법률」 제31조에 따라 지정된 지역응급의료기관에 내원하는 경우에는 요양급여비용 중 「국민건강보험법」 제44조에 따른 본인일부부담금을 말한다.
7. 영 별표 2 제2호에 따라 보건복지부장관이 정하여 고시하는 질병군에 대한 입원진료의 경우에는 가목에 해당하는 비용 및 사목 중 이송처치료에 해당하는 비용
8. 「호스피스·완화의료 및 임종과정에 있는 환자의 연명의료결정에 관한 법률」 제28조에 따라 호스피스전문기관으로 지정된 요양기관에서 호스피스·완화의료의 입원진료를 받는 경우에는 가목에 해당하는 비용 및 사목 중 이송처치료에 해당하는 비용

2-6 요양급여대상에서 임의비급여란?

급여·비급여와
진찰료 산정

임의비급여란 건강보험법상 환자로부터 징수 가능한 항목 이외에 추가로 비용을 징수하는 경우를 말한다.

임의비급여의 정의

1. 국민건강보험법령상 환자로부터 징수 가능한 항목은 3가지
   1) 급여에 대한 본인부담금 2) 인정된 전액본인부담 비용 3) 인정된 비급여에 대한 비용
   위의 항목 이외에 다른 사유로 환자에게 행하는 모든 비용징수행위를 임의비급여라고 함
2. 종류
   1) 급여기준에 없는 임의비급여
      가) 신의료기술 나) 식약청 허가 범위 초과
   2) 급여기준을 초과한 임의비급여
      가) 급여기준제한에 따른 임의비급여 나) 재료 별도산정 불가에 따른 임의비급여
   3) 심사 삭감을 우려한 임의비급여

인용〉 국민건강보험 법령.판례 해설 - 대한의사협회 발간

환자로부터 징수가능한 항목은 급여에 대한 본인부담금, 인정된 전액본인부담에 대한 비용, 인정된 비급여에 대한 비용 등 총 3가지이다. 이런 3가지 항목 이외에 다른 사유로 비급여로 환자에게 행하는 모든 비용징수행위를 임의비급여라고 한다(공식적인 용어는 본인부담금 과다징수라고 한다).

이런 임의비급여에는 NECA에서 통과되지 않은 신의료기술이나 식약청 허가범위 초과 치료 등 환자의 치료에 어쩔 수 없는 의학적 임의비급여도 더러 있지만, 대개는 '청구가 되지 않을 것 같아서' 또는 '청구하면 삭감이 될 것 같아서' 비급여로 처리하는 상황이다.

물론 둘 다 임의비급여이고 본인부담금 과다징수로 환수대상이다.

삭감을 우려한 임의비급여 처리는 당연히 불법인 상황이지만, 의학적으로 어쩔 수 없는 상황의 임의비급여마저도 법률적 다툼에서 불법으로 판정되고 있다. 법원은 "요양급여기준을 초과하거나 벗어나 공단에 청구할 수 없는 비용을 환자 측에 부담시켜서는 안되며, 그 치료행위가 생명을 구하기 위해 필요한 것이라고 해서 달리 볼 것은 아니다"라고 판결하고 있기 때문이다. 따라서 진료 시에 임의비급여가 생기지 않도록 주의해야 한다.

2-7 선별급여·예비급여 알아보기

급여·비급여와 진찰료 산정

정부는 보장성 강화를 위해서 그동안 비급여로 산정되던 것을 급여로 전환하고 있다. 그러나, 비급여를 급여로 전환하는 것은 막대한 보험재정이 들어가므로 급여로 바로 전환할 수 없고, 그 전 단계로 선별급여(예비급여) 제도를 만들어서 급여로 전환은 하되, 환자가 80%, 90% 등을 부담하게 해서 보험재정을 보존하면서 천천히 급여로 전환하고 있다. 예비급여는 비급여 가격을 정부가 정하고 사용 빈도와 기준까지 정하겠다는 것으로 비급여가격 통제에서 의의가 있다.

선별급여의 법률적 근거

> 국민건강보험법 시행령 제18조의4(선별급여)
>
> ① 법 제41조의4 제1항에 따른 선별급여(이하 '선별급여'라 한다)를 실시할 수 있는 경우는 다음 각 호와 같다.
>
> 1. 경제성 또는 치료효과성 등이 불확실하여 그 검증을 위하여 추가적인 근거가 필요한 경우
> 2. 경제성이 낮아도 가입자와 피부양자의 건강회복에 잠재적 이득이 있는 경우
> 3. 제1호 또는 제2호에 준하는 경우로서 요양급여에 대한 사회적 요구가 있거나 국민건강 증진의 강화를 위하여 보건복지부장관이 특히 필요하다고 인정하는 경우
>
> ② 법 제41조의4 제2항에 따른 선별급여의 적합성평가는 다음 각 호의 구분에 따른다.
> 평가주기: 선별급여를 실시한 날부터 5년마다 평가할 것

예비급여

예비급여는 기존 선별급여와 기능은 동일하나 적용 질환의 제한 없이 본인부담률 유형을 보다 다양화하여 확대 운영하는 것이다.

예비급여와 기존 선별급여와의 차이점은 기존 선별급여는 4대 중증질환 중심으로 본인부담률 50%, 80%를 적용하는 반면에 예비급여는 이를 확대하여 모든 질환 구분 없이 보장하고 본인부담률 유형을 30%(약제), 50%, 80%, 90%로 다양화하는 것이다.

실제 적용

현재는 선별급여와 예비급여를 나누지 않고 거의 같은 개념으로 사용하고 있으며, 주로 선별급여로 지칭하고 있다.

선별급여를 실제 적용하기 위해서는 '선별급여 지정 및 실시 등에 관한 기준'이라는 복지부의 고시내용을 확인해야 한다. 이 고시의 '[별표 2] 선별급여 목록'을 보면 선별급여가 적용되는 검사항목과 본인부담률의 정도가 표시되어 있다. 의료행위의 선별급여 여부와 본인부담률(50%, 80%, 90%)을 확인하려면 요양급여업무포털을 검색하거나 고

시에서 선별급여 목록을 확인해야 한다.

선별급여가 적용되는 검사항목과 본인부담률이 고시가 바뀔 때마다 변경되는 경우가 많으므로 주기적으로 내용을 확인해야 한다.

선별급여 고시 예시

갑상선 기능검사의 급여기준

1. 갑상선 기능장애가 의심되거나, 진단 및 치료를 위해 시행하는 갑상선 기능검사는 다음 중 3종 이내에 시행하는 경우 요양급여를 인정함.

- 다음 -

가. 누323가 갑상선호르몬 등 (01) Free T3

나. 누323가 갑상선호르몬 등 (04) 싸이록신(Thyroxin, T4)

다. 누323가 갑상선호르몬 등 (05) 유리싸이록신(Free T4)

라. 누323가 갑상선호르몬 등 (06) 트리오도타이로닌 (Triicdothyronine, T3)

마. 누325가 갑상선자극호르몬-[정밀면역검사]-갑상선자극호르몬(Thyroid Stimulating Hormone, TSH)

2. 상기 1.에 해당하는 갑상선 기능검사 3종을 초과하는 경우에는 「선별급여 지정 및 실시 등에 관한 기준」에 따라 본인부담률을 90%로 적용함.

(시행일 : 2023.1.1.부터 시행)

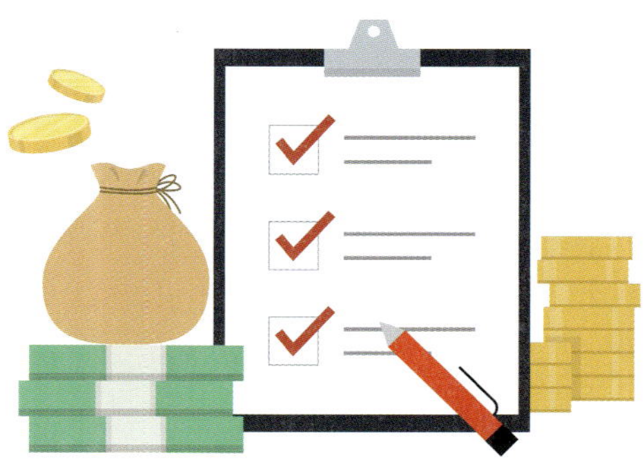

2-8 헷갈리는 급여와 비급여 (증명서 발급, 기록복사)

급여·비급여와 진찰료 산정

급여와 비급여를 구분한다는 것은 "진찰료를 산정할 수 있는가"와 유사한 의미이다. 요양급여대상이 되면 진찰료를 청구할 수 있기 때문이다.

1. 증명서 발급

건강보험요양급여규칙 및 보건복지부 고시에서는 진료의 목적이 아닌 진단서 등 각종 증명서 발급 목적으로 내원하였다면 그와 관련된 일체의 진료비용은 건강보험 적용대상에서 제외되며, 진단서 등 각종 증명서 발급비용은 환자가 부담하도록 규정하고 있다.

진찰료 산정에 관하여서는 사전에 미리 의사와의 협의을 거쳐 진단서 발급지시가 이루어져 행정적인 절차만 남은 경우라면 실제 진찰행위가 이루어지지 않았으므로 진찰료를 산정할 수 없으나, 진단서 발급이 의사의 진찰이나 면담 등을 통해 이에 대한 지시가 이루어졌다면 진찰료 등을 별도로 부과(비급여)하는 것은 가능하다.

※ 관련근거: 국민건강보험 요양급여의 기준에 관한 규칙별표 2[비급여대상]
장애인 진단서 등 각종 증명서 발급을 목적으로 하는 진료는 비급여

예시 1. 기숙사 입소

흉부X선검사 또는 직장채용을 위한 신체검사 시에 흉부X선 검사나 혈액검사비용을 급여로 청구하고(상병은 적당히 기록) 환자 부담금을 싸게 해주는 경우가 있어서 문제가 되고 있다. 방문 목적이 증명서 발급을 위한 것이므로 급여로 처리하지 않고, 반드시 비급여로 처리해야 한다.

예시 2. 작업장 혈압 소견서

작업현장에서 혈압이 높다고 내원하여, 현장 작업이 가능하다는 '의사소견서' 발급을 위해 내원하는 경우가 있다. 이때도 방문 목적이 증명서 발급을 위한 것이므로 급여로 처리해서는 안 되고 비급여로 처리하는 것이 원칙이다('의사소견서'는 환자를 다른 의료진에 전원하거나 자문을 구할 때 작성하는 것으로, 이런 경우에는 '진단서'로 발급하는 것이 타당하다).

2. 진료 기록 복사

진료의 목적이 아닌 자료복사 목적으로만 내원하였다면 그와 관련된 일체의 진료비용은 건강보험 적용대상에서 제외되며, 진료기록부 복사, 필름복사 등 환자 제공을 위한 복사 비용은 실비로 환자가 부담토록 규정되어 있다.

진료자료의 복사를 목적으로 내원한 경우 의료인의 검진이 추가로 요하지 않는 경우 진료접수절차를 거치지 않고 발급하며, 실제 진찰 행위가 이루어지지 않았으므로 진찰료를 산정할 수 없으나, 자료복사가 의사의 진찰이나 면담 등을 통해 이에 대한 지시가 이루어졌다면 진찰료 등을 별도로(비급여) 부과하는 것은 가능하다.

2-9 헷갈리는 급여와 비급여 (진료의뢰서, 의료급여연장신청서 발급)

급여·비급여와 진찰료 산정

1. 진료의뢰서만 발급 후 진찰료 산정(보건복지부 급여31510-300호, 1992. 4. 22)

요양급여의뢰서는 요양급여를 행함에 있어 적절한 요양 급여를 위하여 다른 요양기관으로 의뢰하는 경우에 담당 의사로부터 무상으로 교부된다.
그러나 환자가 2단계 진료를 받기 위하여 요양급여의뢰서(또는 의료급여의뢰서)를 발급받고자 하는 경우에도 환자는 반드시 의사의 진료를 받아야 하므로 투약 검사 등의 행위가 없더라도 요양기관에서 진료비용을 산정하고 본인일부부담금을 징수토록 결정된 바 있다.

> 의뢰서 발급 비용은 무료
> 의뢰서를 발급하기 위한 진료에 대한 **진찰료는 급여로 산정**

2. 의료급여일수 연장승인신청서 발급 시 진찰료 산정 여부

의료급여일수 연장승인신청서 발급만을 목적으로 내원하였다면, 증명서 발급목적이므로 비급여대상으로 의료급여가 적용되지 않는다.

이 때 연장승인신청서 비용은 무상이지만, 담당 의사가 환자에 대한 진료 후 연장승인에 대한 적정여부를 결정하였다면 진찰료를 산정할 수 있기 때문에, 진찰료는 비급여로 환자가 전액부담하여야 한다.

진료가 필요하여 내원 후 진료를 받고 의료급여일수 연장승인 신청서를 발급한 경우에는 앞서 이루어진 진료에 대하여 진찰료를 당연히 산정할 수 있고, 서류발급에 필요한 진찰료는 앞선 진료에서 발생한 진찰료에 포함되어 있으므로 별도로 산정할 수 없다.

해설

> 의료급여 환자가 질병에 대한 진료 없이 연장승인 신청서만 작성하러 내원한 경우에는
> 원칙적으로 진료를 비급여로 처리하여야 함.
> 그러나 급여환자에게 진료비를 비급여로 받는다는 것은 현실적으로 어려움이 있으므로
> 상황에 맞게 처리함.

2-10 헷갈리는 급여와 비급여 (예방접종 당일 진료)

급여·비급여와 진찰료 산정

1. 예방접종만을 위해 내원한 환자는 진찰료를 청구하지 않는다

예방접종만 시행하고 다른 질환에 대한 진료는 시행하지 않은 경우에는 비급여이다.

2. 예방접종을 하면서, 급여진료를 동시에 실시하는 경우에는 진찰료를 청구한다

처방, 검사 및 처치 등 급여질환의 진료후에는 진찰료를 청구한다.

반드시 처방전이 나가야만 진찰료가 청구되는 것은 아니지만, 진찰료만 청구하는 경우에는 예방접종비용과 진찰료에 대한 본인부담금을 함께 수납하는 것이 오해가 없을 것이다.

해설: 처방전 발행없이 진찰료만 청구

진찰료만 청구하게 된 이유를 설명할 수 있도록 의료기록(차트)를 보다 자세히 작성해야 하고, 진찰료에 대한 본인부담금을 수납하여야 함.
접종 후 의학적 처방이 아닌 예방 목적으로 처방하는 급여 해열제, 보호자가 요구하는 해열제 등의 처방은 급여로 인정되지 않음.

3. 무료(NIP) 예방주사 후에도 주사 이외에 확실한 진료가 이루어진 경우는 진찰료를 추가로 청구할 수 있다

NIP예방접종과 동시에 처방전 발행이나 처치 등의 진료가 있었다면 당연히 진찰료를 추가로 청구한다. 예방접종과 별도로 다른 질환에 대한 상담 진료만 있었어도 진찰료 청구가 가능하다. 그러나 이 경우에 혹시 본인부담금을 받지 않는 경우에는 진찰료를 청구하지 않는다.

해설

바우처에 의한 노인 독감무료 접종이나 NIP 무료 예방접종의 경우에 추후 공단에서 조사를 할 때, 무료접종이 있던 날에 처방전 발행이나 다른 처치 없이 진찰료만 청구된 경우를 전수조사하여서 차트복사 및 자료제출을 요구하는 현지확인을 하고 있음.

이런 문제로 NIP접종 시에는 처방전 발행이나, 다른 행위가 추가된 경우에만 진찰료를 청구하는 것이 바람직함. 설령 진찰만 있는 경우라면 환자본인부담금을 받은 경우에만 진찰료를 청구함.

2-11 헷갈리는 급여와 비급여 (국가건강검진 당일 진료)

급여·비급여와 진찰료 산정

1. 국가건강검진은 요양급여가 아니다

보험급여는 요양급여(급여대상, 비급여대상), 요양비(소모품 지원 등), 건강검진 등으로 나뉜다. 건강보험공단이 시행하는 국가건강검진은 보험급여에는 속하지만, 요양급여가 아니다.

따라서 국가건강검진에서는 급여대상, 비급여대상이란 용어가 해당되지 않으며, 건강검진을 위해 추가되는 약제 등은 전액부담(요양급여에 해당하지 않는 사항)으로 처리해야 한다.

2. 국가건강검진시 진찰료 추가 산정

현재 일반건강검진 비용에는 '건강검진 상담료 및 행정비용'으로 초진료(AA154)의 52.1%를 산정하고 있고, 암검진에는 재진료(AA254)의 60%를 산정하고 있다. 이런 점 때문에 건강보험공단은 국가검진내역 안에 진찰료가 책정되어 있다고 설명하면서 국가건강검진 시에 진찰료를 추가로 산정해 주지 않으려고 하였다.

해당 비용은 의료기관의 입장에서는 형편없는 보상수준이어서 진찰료 추가산정에 대한 요구가 있었고, 최근 수년 전부터는 검진과 별도의 의료행위가 있을 경우에는 진찰료의 50%를 인정하고 있다.

50% 추가 진찰료는 건강검진과 별도로 진찰만 이루어진 경우에는 청구할 수 없으며, 처방전을 발급하든지 「건강보험 행위 급여·비급여목록표 및 급여 상대가치점수」에 의하여 산정가능한 진료행위가 있어야만 청구할 수 있도록 규정하고 있다.

그래서 50% 진찰료를 산정하는 경우에는 반드시 JT018에 해당 사유를 기록해야 한다. 이때 JT018 항목은 '1-11장'을 참조하기 바란다.

진찰료를 산정할 수 없는 경우

1. 국가검진 당일에 어떤 질병에 대해서 처방전 없이 상담만 한 경우에는 50% 추가 진찰료를 산정할 수 없음.
2. 검진결과만 들으러 온 경우에도 진찰료를 별도 산정할 수 없음. (일반적인 진료 후에 그 결과만 상담하는 경우에는 진찰료 청구가 가능)

인정비급여는 50%진찰료 산정가능

50%진찰료는 급여 진료행위가 있어야만 인정되는 것은 아니고, 비급여라도 인정비급여 행위라면 산정이 가능함.

해설: 행위 급여·비급여목록표에 있는 행위는 급여건 비급여건 추가로 진찰료를 산정할 수 있음. 비급여 행위인 경우에도 JT018의 세부항목에서 F(행위 비급여 목록에 따라 산정 가능한 진료행위) code로 작성하여 산정하면 됨.

진찰료 추가 산정 고시

국가건강검진 실시 당일 진료 시 진찰료 산정방법[고시 제2017-249호(행위) 2018.1.1.시행]

1. 「국민건강보험법」 제52조에 의거 가입자 및 피부양자에게 실시하는 건강검진 당일 동일 요양기관에서 건강검진과는 별도로 진찰이 이루어져 진찰 이외에 (약제 처방전 발급, 「건강보험 행위 급여·비급여목록표 및 급여 상대가치점수」에 의하여 산정가능한 진료행위)가 발생한 경우 해당 진찰료는 다음과 같이 산정함.
   「건강보험 행위 급여·비급여목록표 및 급여 상대가치점수」 제1편 제2부 제1장 기본진료료[산정지침] 1. 진찰료 '가' 에 의거 초진(또는 재진) 진찰료의 50%를 산정하며, 코드는 다음과 같이 기재함. 진찰료 산정 사유에 대하여는 진료기록부에 기록하고, 「요양급여비용 청구방법, 심사청구서·명세서서식 및 작성요령」에 의하여 작성·청구토록 함.
   (가) 일반건강검진 시 질환에 대한 진찰이 이루어진 경우: 산정코드 세 번째 자리에 3으로 기재
   (나) 암검진 시 질환에 대한 진찰이 이루어진 경우: 산정코드 세 번째 자리에 5로 기재
   (다) 영유아 건강검진 시 질환에 대한 진찰이 이루어진 경우: 산정코드 세 번째 자리에 2로 기재
2. 상기 '1'항에도 불구하고 건강보험 행위 급여·비급여목록표 및 급여 상대가치점수 제1편 제2부 제1장 기본진료료[산정지침]에 의거 2개 이상의 진료과목이 설치되어 있고, 해당 과의 전문의가 상근하는 요양기관에서 건강검진 당일 검진실시 의사와 전문과목 및 전문분야가 다른 진료담당의사가 건강검진과는 별도로 질환에 대하여 진료한 경우에 한하여 초진(또는 재진) 진찰료를 산정할 수 있음.
3. 또한, 건강검진을 실시한 요양기관에서 동일 의사에게 검진 결과에 대해 다른 날 설명하는 것은 검진결과 상담에 해당되어 진찰료를 별도 산정할 수 없으나, 검진결과 단계적 정밀검사 또는 별도의 진료가 이루어진 경우에는 진찰료를 산정함.

2-12 헷갈리는 급여와 비급여 (기타)

급여·비급여와 진찰료 산정

1. 급여대상자에게 진찰 후 비급여진료(예: 초음파검사)만을 실시한 경우 진료비 산정방법은?

진찰료에 대하여는 청구액이 발생하므로 비급여를 제외한 나머지 부분(진찰료만 있을 경우에도 마찬가지임)에 대해서 진료비를 산정하고 청구한다.
(급여 65720-1194호 2001-07-27)

진찰료 산정여부는 환자 진료 후 시행된 행위가 급여인지 또는 비급여인지를 따지는 것이 아니다. 진료 후 시행한 처치나 검사, 처방이 비급여라도 방문 목적이 급여 질환인지 여부에 따라서 진찰료를 급여로 산정할지, 비급여로 산정할지가 결정된다.

* 진료 후 행위나 약제가 급여인지, 비급여인지는 아무 의미가 없음
* 방문 목적의 질환이 급여이면, 비급여 처방만 하더라도 진찰료는 급여로 청구함
* 방문 목적의 질환이 비급여이면, 급여 처방을 하더라도 비급여임

2. 환자가 외국에 체류 중일 경우 보호자가 내원하여 투약을 원할 때 보험급여 여부는?

국민건강보험법 제54조(급여의 정지) 제2호에 보험급여를 받을 수 있는 사람이 국외에 체류하는 경우 그 기간에는 보험급여를 하지 아니하도록 규정하고 있다.

따라서 환자가 여행 등으로 외국에 체류 중인 경우는 급여정지자로 관리되므로, 보호자가 내원하여 투약을 원할 때도 급여를 실시할 수 없으며, 급여로 비용을 청구할 수 없다. 따라서 전액본인부담으로도 처리할 수 없다. 상황에 따라 비급여로는 처리할 수 있다.

국민건강보험법 제54조 (급여의 정지)

보험급여를 받을 수 있는 사람이 다음 각 호의 어느 하나에 해당하면 그 기간에는 보험급여를 하지 아니한다. 다만, 제3호 및 제4호의 경우에는 제60조에 따른 요양급여를 실시한다.

1. 삭제 〈2020. 4. 7.〉
2. 국외에 체류하는 경우
3. 「병역법」에 따른 현역병(지원에 의하지 아니하고 임용된 하사를 포함한다), 전환복무된 사람 및 군간부후보생에 해당하게 된 경우
4. 교도소, 그 밖에 이에 준하는 시설에 수용되어 있는 경우

2-13 검사의 일반원칙

급여·비급여와 진찰료 산정

1. 요양급여는 가입자 등의 연령·성별·직업 및 심신상태 등의 특성을 고려하여 진료의 필요가 있다고 인정되는 경우에 정확한 진단을 토대로 하여 환자의 건강증진을 위하여 의학적으로 인정되는 범위 안에서 최적의 방법으로 실시하여야 한다.
2. 각종 검사를 포함한 진단 및 치료행위는 진료상 필요하다고 인정되는 경우에 한하여야 하며 연구의 목적으로 하여서는 아니 된다.
3. 환자의 진료 방문목적이 급여질환이라면 행위 급여목록에 등재된 행위는 일단은 무조건 급여라고 생각해야 한다.
4. 상황에 따라 전액본인부담이나 비급여로도 처방이 가능하도록 고시된 일부 행위만 전액본인부담이나 비급여 처리가 가능하다. 보험삭감이 우려되는 경우나 급여기준에 맞지 않는 경우에, 고시되어 있지 않는 검사를 임의로 전액본인부담이나 비급여로 처리할 수 없다.

요약

- 일단 급여목록에 있는 검사는 무조건 급여라고 생각하고 처방한다.
- 환자의 진료 방문목적이 급여진료인지 비급여진료인지가 중요하다.
- 환자의 진료 방문목적 자체가 급여질환이라면,
  급여로 등재된 검사를 비급여로 처방하는 경우는 없다.
- 급여기준이 안 되면 비급여로 검사하는 것이 아니고, 검사를 하지 말라는 것이다.
- 진료 방문목적 자체가 비급여대상이면 급여 검사도 비급여로 처방한다(진료비도 비급여).
- 급여목록에 있지만 상태에 따라 비급여로 고시된 검사는 총 25가지 경우뿐이다.
- 급여목록에 있지만 상태에 따라 전액본인부담 고시가 있는 검사는 총 7가지 경우뿐이다.

2-14 비급여로 검사를 처방할 수 있는 경우

급여·비급여와
진찰료 산정

1. 급여목록에 있는 검사는 무조건 급여라고 생각한다

검사는 급여목록에 등재되어 있는 급여검사와 비급여 목록에 등재된 비급여검사로 나뉜다. 무려 1,000페이지가 넘는 건강보험요양급여비용 책자를 보면, 540여 페이지의 행위 급여목록과 40여 페이지 분량의 행위 비급여목록이 있다. 이때 행위 급여목록에 등재되지 않고, 행위 비급여목록에 포함되어 있는 비급여검사는 특별한 제한 없이 비급여로 처방될 수 있다.

하지만 급여목록에 등재된 검사들은 각각의 검사에 맞는 급여기준에 따라 급여로 처방되어야 하고, 일단 급여목록에 있는 검사는 무조건 급여라고 생각하고 처방해야 한다.

일부의 검사들은 급여 목록에 등재되었다고 하더라도 상황에 따라 전액본인부담이나 비급여로도 처방이 가능하도록 고시되어 있는 경우가 있다. 이렇게 고시되어 있는 검사만이 전액본인부담이나 비급여로 변경이 가능하고, 보험삭감을 우려하여 임의로 전액본인부담이나 비급여로 변경하여 처방할 수는 없다.

2. 비급여로 검사를 처방할 수 있는 경우

"급여로 처방하면 삭감되니까 비급여로 한다."

위 문구는 보통 선생님들의 뇌리에 박혀 있는 고정 관념이다. 이것은 요양급여 기준에서 보면 위법이다.

급여가 안 되니까 비급여로 하는 것은 절대로 안 되고, 검사를 비급여로 처방할 수 있는 경우는 아래의 3가지 경우뿐이다.

검사를 비급여로 처방할 수 있는 경우

1. 급여목록에서 제외되고 비급여목록에 등록되어서 원래 비급여인 검사
   예시: 인플루엔자 A·B 바이러스 항원검사(현장검사, PCR검사), 동맥경화도검사(맥파전달속도측정) 등
2. 급여검사이지만, 방문목적이 비급여대상인 환자에서 검사를 처방하는 경우
   방문목적이 비급여인 경우는 비급여대상이므로 모든 행위가 비급여로 처방되야 함.
   예시: 본인희망에 의한 건강검진, 성형 등 비급여 진료를 위한 검사, 서류 발급 목적의 검사
3. 급여검사이지만, 상황에 따라 비급여로 검사할 수 있도록 고시된 검사를 처방하는 경우
   예시: 다음 페이지의 25개 검사 목록 참조

3. 비급여검사가 가능한 항목

* 급여목록에서 제외되어 행위 비급여 목록에 있는 검사(일부 발췌)

- 인플루엔자 A·B 바이러스 항원검사(현장검사, PCR검사)
- VLDL Cholesterol, 비타민D1, IL-2, TNF α and β, 연속혈당측정검사, 체온열검사
- 영유아발달검사(한국판덴버발달검사), 덴버발달검사, 뮌헨 유소아 기능발달검사
- 자율신경계이상검사(기립성혈압검사, 발살바법 등), 미각검사(인지 및 역치검사)
- 초음파를 활용한 뇌혈류 기능검사, 간섬유화검사
- 동맥경화도검사(맥파전달속도측정) 자궁경부확대촬영검사
- 초음파를 이용한 태아 생물리학 계수, 교합음도검사, 구취검사, 관강내초음파, 혈관내초음파 등

* 급여목록에 있지만 상태에 따라 비급여로 고시된 검사(총 25종 전체)

- 캡슐내시경검사-대장의 급여기준 이외에 비급여(24.2.29)
- SARS-CoV2 항체검사(정밀면역검사) 중 급여기준에 맞지 않는 경우 비급여(23.3.1)
- 인플루엔자 A·B 바이러스 항원과 SARS-CoV-2 항원 동시검사-간이검사 급여기준 이외에 비급여(23.2.1)
- 코로나-19 신속항원검사 급여기준 이외에 비급여(20.12.14)
- 요소호흡검사(Urea Breath Test) 급여기준 이외에 비급여
- B형간염 백신을 맞기 위하여 실시한 간염검사 비급여
- 초음파 검사의 급여기준 이외에 비급여
- 진정내시경 관리료 급여기준 이외에 비급여
- 수면다원검사 급여기준 이외에 비급여
- 산전진찰 목적으로 시행하는 검사 중 일부 비급여대상검사
- 자기공명영상진단(MRI)의 급여기준 중 비급여
- 난임 관련 진료 중 환자가 원하여 실시하는 검사는 비급여
- 눈의 계측검사를 백내장 수술 이외에 검사시 비급여
- 지카바이러스, 메르스 코로나바이러스, 뎅기 바이러스(19.7.1), 인유두종바이러스 검사기준 이외 비급여
- 다종그룹 호흡기병원체, 호흡기바이러스 검사 급여기준 이외에 비급여
- 사람유전자 분자병리검사 중에서 급여기준 이외에 비급여
- 항뮬러관 호르몬 검사 중에서 급여기준 이외에 비급여
- 형광동소 교잡반응 검사 중에서 급여기준 이외에 비급여
- 유전성 난청 다종 검사 중에서 급여기준 이외에 비급여
- 안구광학 단층촬영 검사 중에서 급여기준 이외에 비급여
- 음경해면체조영(Cavernosography) 검사 음위진단 시 비급여
- 유방감마영상의 급여기준 이외에 비급여

* 비급여 검사목록은 각 검사의 급여기준에서 비급여 고시가 있는 내용을 일일이 수작업으로 찾아서 정리한 것으로 위의 정리목록에서 빠진 검사가 있을 수는 있다.
이렇게 항목을 나열한 것은 항목을 강조하려는 것이 아니라, 아래의 검사 외에는 비급여로 할 수 없다는 점을 강조하기 위한 것이다.

2-15 전액본인부담으로 검사를 처방하는 경우

급여·비급여와 진찰료 산정

전액본인부담 검사도 모두 정해져 있다.

"급여로 처방하면 삭감되니까 100/100으로 처방한다." 이것도 일부 선생님들의 뇌리에 있는 잘못된 생각이다. 급여가 안 되니까 전액본인부담(100/100)으로 바꾸어서 처방하면 안 된다.

복지부장관의 고시로 전액본인부담하라고 지정되어 있는 것만 가능한 것이다.
전체 검사 항목 중에서 전액본인부담고시가 있는 검사는 총 7가지 경우이고, 이 외의 모든 검사는 전액본인부담 처리를 할 수 없다.

역시 이 목록도 각 검사의 급여기준에서 전액본인부담 고시가 있는 내용을 일일이 검토하여 정리한 것으로, 아래의 항목 외에는 전액본인부담이 안 된다는 점을 강조드린다.

- 코로나19 보호자·간병인 PCR(24.5.1)
- 코로나19·독감 동시 PCR 검사를 급여기준 이외에 검사하는 경우(22.4.20) (SARS-CoV-2를 포함한 호흡기 바이러스 검사)
- 코로나바이러스- 19(실시간역전사중합효소연쇄반응법) 검사를 환자가 원하는 경우(20.2.7)
- 산전진찰 목적으로 시행하는 검사 중에서 비자극검사를 급여기준 인정횟수를 초과하여 시행한 경우
- 양전자방출단층촬영비용의 일부 경우
- 페레시스공혈자검사에서 적합성 여부 검사결과 부적합인 경우
- 유전성 유전자검사를 실시하는 일부의 경우
- 장기 등 이식(뇌사자 장기이식 및 조혈모 세포이식 제외) 시 공여적합성이 확인되기 전에는 전액본인부담

2-16 헷갈리는 급여·비급여 검사 (환자가 원하는 검사)

급여·비급여와 진찰료 산정

1. 환자가 원하는 검사라고 해서 무조건 비급여는 아니다

환자가 동의를 했다 하더라도 요양급여대상을 비급여 또는 전액본인부담시키면 안 된다. 환자가 어떤 신체적 자각증상을 호소하거나, 검사실시 전에 의사의 상담을 거치게 되므로 진찰과정에서 질환이 의심된다고 의사가 판단하여 지시한 검사를 행한 경우에는 검사결과 수치의 이상유무에 관계없이 무조건 급여대상이다.

만약 검사결과가 정상이어서 상병명을 기재할 수 없을 때에는 추정 질병명을 기재하여 청구하고, 아무런 증상 및 징후 없이 본인의 희망에 의한 검사는 건강검진이므로 비급여대상이 된다.

환자가 원하는 검사 처리 요약

- 증상 및 징후가 있어서 질환이 의심되는 경우: 급여
- 증상 및 징후 없이 본인의 희망에 의한 검사: 비급여

2. 의사가 필요해서 또는 궁금해서 하는 검사는?

환자의 상태파악을 위해서 선생님이 궁금하거나, 질병의 오진을 방지하기 위해서 시행한 검사는 삭감가능성이 있더라도 비급여로 바꾸지 말고 당연히 급여로 청구해야 한다.

2-17 헷갈리는 급여·비급여 검사 (비급여 종합검진 후 추가되는 검사)

급여·비급여와 진찰료 산정

1. 본인 희망에 의한 건강검진에 이상소견 발견된 경우

건강검진은 건강보험요양급여규칙에 의거 비급여 대상이며, 보건복지부 고시 제 2003-65호(2003.11.13)에 의거 종합건강진단시 이상소견이 있어 단계적 정밀검사 또는 치료 등을 실시할 경우는 그때부터 요양급여로 적용된다.

(예: 종합건강진단 시 실시한 간기능 검사인 SGOT, SGPT 검사 결과 이상소견이 있어 r-GTP 검사를 실시하는 경우 r-GTP검사는 보험급여가 가능하다.)

2. 본인 희망에 의한 종합검진 목적의 내시경 검사 중 이상소견 발견된 경우

이때는 생검, 조직검사를 시행하더라도 종합건강검진의 선택사항으로 운영함이 타당하다고 규정하고 있다. 즉 청구할 수 없다.

3. 종합건강진단의 범위에 설정된 진찰, 검사, 진단, 처치 등의 비용은 종합진단비용에 포함되었으므로 진단결과 이상이 있는 종목에 대한 요양급여의 소급적용은 불가능하다.

〈비급여 진료로 인한 결과에 이상소견이 있는 경우〉

* 이상소견에 대한 단계적 정밀검사 또는 치료 등을 실시할 경우는 그때부터 급여로 적용함

1. 내시경 검사 도중 이상소견이 있어 생검, 조직검사를 시행는 경우
   - 종합건강검진의 선택사항으로 운영함이 타당함.
   - 내시경검사 및 추가되는 조직검사 등 비급여처리함.
   - 내시경검사를 소급하여 급여로 적용할 수 없음.
2. 용종절제 등 단계적 정밀검사 또는 치료 등을 실시할 경우
   - 그때부터 요양급여로 적용함.
   - 내시경검사는 비급여처리하되, 용종절제 추가 검사 비용만 급여처리함.
3. 비급여로 골밀도 검사를 하였으나, 검사결과가 비정상으로 나온 경우
   - 비급여로 처리한 골다공증 검사를 급여로 소급처리 할 수 없음.
   - 결과가 비정상이므로 치료 및 골밀도 추적검사는 급여로 적용할 수 있음.

비급여 검진 시 추가 검사 관련 고시

본인 희망에 의한 건강검진 실시 당일 이상소견이 있어 검사나 처치 등을 추가로 실시 시 급여기준 (2024.1.1. 시행)

본인의 희망에 의한 건강검진은 「국민건강보험 요양급여의 기준에 관한 규칙」 [별표2]에 따른 비급여 대상이나, 건강검진 목적의 나761 상부 소화관 내시경검사 또는 나766 결장경검사 중에 이상 소견이 있어 검사나 처치 등을 추가로 실시한 경우에는 다음과 같이 요양급여를 인정함.

가. 위의 내시경검사 중 나560 조직병리검사, 나854 내시경하생검, 누589가 Helicobacter pylori 검사-내시경하 등 검사를 실시한 경우는 이상소견에 대한 확진을 위한 건강검진의 일련의 과정으로 보아 요양급여로 산정하지 아니함.

나. 건강검진 목적의 내시경검사 중 폴립이나 이물 등이 발견되어 자761 내시경적 상부 소화관 이물 제거술이나 자765 내시경적 상부 소화관 종양 수술, 자767 결장경하 이물 제거술 및 자770 결장경하 종양 수술 등을 실시한 경우

1) 내시경 비용이 포함된 행위는 해당 시술료에서 내시경검사료를 제외한 나머지 금액만을 요양급여비용으로 산정함(산정코드 첫 번째 자리에 J로 기재).

2) 해당 치료(수술)와 관련하여 실시한 나560 조직병리검사 및 사용한 치료재료 등은 요양급여로 산정하며, 항목별 해당 고시에서 정한 기준에 따라 적용함.

다. 해당 내시경 검사 및 시술에 수반되는 나799-1 내시경세척·소독료는 본인의 희망에 의한 건강검진의 일환으로 보아 요양급여로 산정하지 아니함.

라. 해당 내시경 검사 및 시술에 수반되는 나799 진정내시경 환자관리료는 위 가.의 경우 비급여이나, 위 나.의 경우 요양급여로 산정 가능하며, 사용하는 약제는 식품의약품안전처 허가사항 범위 내 혹은 해당 고시에서 정한 기준에 따라 별도 산정 가능함.

2-18 헷갈리는 급여·비급여 검사 (타 병원 수술 위해 의뢰된 환자의 검사)

급여·비급여와 진찰료 산정

1. 청구 원칙

1) 요양기관에 의뢰하여 특정 검사 등을 실시토록 하는 경우는 진료를 의뢰한 요양기관에서 청구하는 것이 원칙이다.
2) 외래 진료 중에 의뢰한 경우는 다르게 할 수 있다.
   외래진료 중 타 요양기관에 진료의뢰 한 경우에는 의뢰받아 진료를 실시한 요양 기관에서도 해당 요양급여비용을 청구할 수 있다.

2. 타 병원에서 수술 전 검사를 위해 의뢰된 환자의 검사 처리

1) 타 병원 외래에서 수술 전 검사를 위해 의뢰된 경우에는 검사를 의뢰받은 의료기관에서 검사 내역을 청구하면 된다.
2) 요양급여비용 청구 시 상병명은 해당되는 상병명을 기재하고, 수술 전 검사임을 참조란 등에 명기하여 청구한다. 이때 보험급여 대상의 검사는 환자에게 전액본인부담 시키거나 임의비급여로 적용할 수 없다는 점에 유의한다.

3. 수술 전 검사의 급여 여부

1) 수술 전 검사의 급여 여부는 환자의 수술 상병이 급여냐 비급여냐 확인이 중요하다.
   환자의 수술 목적에 해당되는 상병이 급여냐, 비급여냐에 따라 수술 전 검사의 급여 여부가 결정된다.
   예를 들어 환자가 수술을 받게 된 상병이 급여(녹내장)이면 급여로 검사하고 검사한 의원에서 심평원에 청구한다. 환자가 수술을 받게 된 상병이 비급여(성형수술, 포경수술, 비만수술)인 경우는 비급여로 검사하고 환자에게 전액 청구한다.
2) 수술방법이 급여냐 비급여냐의 문제는 상관없이, 수술하고자 하는 상병이 급여냐 비급여냐를 확인해야 한다.
3) DRG 상병 여부와 상관없이 외래에서 타 병원에서 의뢰되어 수술 전 검사를 하는 경우에는 의뢰받은 병원에서 따로 청구할 수 있다.

2-19 헷갈리는 급여·비급여 검사 (기타 검사 상황)

급여·비급여와 진찰료 산정

1. 의사본인의 검사는 급여인가 비급여인가?

1) 진찰료-청구하지 않음(진찰료를 빼고 청구하는 방법은 각각의 프로그램회사에 문의)

2) 검사료-청구가 가능한 검사라면 검사비 자체는 급여로 청구한다.

외부 검사기관(수탁기관)으로 의뢰할 때는 검사료 자체만 청구 가능하며, 위탁검사관리료(검사료의 10%)는 청구할 수 없다. 실수로 청구하게 되면 검사료는 삭감 안 되고, 위탁검사관리료만 삭감된다.

반면에 원내로 검사할 때는 검사 자체를 청구할 수 없다.

(고시 제2007-139호, '08.1.1. 시행)

2. 위탁검사 예외 항목을 비급여로 바꾸어 검사하면 안 된다

※ 아래의 항목은 위탁검사 시에 검사시간의 지체 등으로 검사결과가 부정확해질 수 있어서 위탁을 금지한 항목이다.

단, D1003 PT는 2019년 1월 1일부터 24시간 이내에 검사 시행 시 위탁검사가 가능하다.

- D010001, D010002 적혈구침강속도(ESR)
- D1004 aPTT
- D1920 암모니아
- D2203 요검사중 wet smear
- D0327 체액일반검사(뇌척수액)

위 항목을 위탁검사 후 청구하면 당연히 삭감되므로, 이를 피하려고 임의비급여 처리하는 경우가 많아서 문제가 되고 있다.

1. 특정 내역의 기재가 필수인 검사

대부분의 검사는 해당되는 진단명만 기록하면 별 문제가 없으나, 일부 검사는 특정내역에 심사 참고자료를 기록해야 한다(세부 내역은 심사참고자료목록 파일 참조).

1. Helicobacter pylori 검사(누589) – 궤양 확진여부
2. 요소호흡 검사(누589라) – 3제요법 실시일자, CLO 양성결과
3. B형간염 바이러스 DNA 정량 검사(DNA Probe법)(누702) – HBsAg 검사결과, B형 간염환자 및 간경변환자, 간암환자 치료이력
4. 항산균약제감수성 검사 – 접수증 혹은 결과지
5. 호흡기류용적 검사 – 폐관련 상병 혹은 증상 및 징후
6. 경구 포도당부하 검사(나693나) – 임산부에게 실시한 경구 당부하 검사의 경우 100 g 청구 시 50 g, 75 g 실시 결과

2. 심사 사후관리제도 대상인 검사 항목

심사 사후관리제도는 요양급여비용 지급 전 심사단계에서 수진자별·진료기간별 요양기관 간 연계가 되지 않아 확인이 곤란한 건 및 재점검이 필요한 건에 대하여 요양급여비용 지급 후에 사후적으로 점검·정산하고 피드백 하는 것이다.

연 단위 또는 월 단위 등 누적관리가 필요한 항목은(13항목) 간격을 지키지 않으면 심사대상이 되니 주의해야 한다.

골밀도검사 산정횟수
헤모글로빈A1C 검사횟수
당화알부민 검사 산정횟수 점검
비타민 D검사 산정횟수 점검
비자극검사 산정횟수
베일리 영아 발달측정검사 횟수도검사 급여기준
신경인지기능검사 산정횟수 점검

* 13개의 연 단위 또는 월 단위 등 누적관리가 필요한 항목 중 검사는 7 항목

3. 동일한 검사를 혈액검체와 소변검체로 각각 청구할 경우

크레아티닌 검사를 '혈액'과 '소변'으로 동시에 실시한 경우에 같은 코드를 두 번 입력해야 한다.

이런 경우에는 줄번호단위로 작성하는 특정내역 항목 중 JT001(확인코드-진료행위에 대한 추가기술 사항 구분)에 별첨1 확인코드(예: B01-혈액, U01-소변)를 참조하여 기재하되, 확인 코드가 여러 개 발생할 경우 「/」로 구분하여 기재한다.

즉, 한 개에는 줄번호단위 특정내역 중에서 JT001을 택하여 'B01'을 기록하고

또 다른 크레아티닌 검사코드에는 역시 JT001에 'U01'을 기록하여 청구한다.

* U01 - voided random urine
  U02 - suprapubic urine
  U03 - catheterization urine
  U04 - 24 hrs urine

2-20 진찰료의 구성과 가감

급여·비급여와 진찰료 산정

1. 진찰료의 구성

현행 진찰료 산정지침상 진찰료는 기본진찰료와 외래관리료의 상대가치점수를 합하여 산정하도록 되어 있다. 기본진찰료는 초진(AA154)의 경우 155.57점, 재진(AA254)의 경우 98.03점이며, 외래관리료는 진찰료에서 기본 진찰료를 제외한 점수로 산정한다.

진찰료 중 기본진찰료는 병원관리 및 진찰권발급 등, 외래관리료는 외래환자의 처방 등에 소요되는 비용을 포함한다

* 진찰료 = 기본진찰료 + 외래관리료
(기본진찰료: 병원관리 및 진찰권발급 등)
(외래관리료: 외래환자의 처방 등)

구분	진찰료		
	기본진찰료	외래관리료	합(2024년 기준)
초진	155.57점 (14,560원, 82.7%)	32.54점 (3,050원, 17.3%)	188.11점 (17,610원)
재진	98.03점 (9,180원, 72.9%)	36.44점 (3,410원, 27.1%)	134.47점 (12,590원)

2. 진찰료의 가산

1) 야간 가산

18시(토요일은 13시)~익일 09시 또는 공휴일에는 진찰료 중 기본진찰료의 30% 가산

2) 의원급 토요일 가산

토요일 09시 후~13시 전의 진료 시 기본진찰료의 30% 가산

3) 의원급 및 병원급 심야가산

만 6세 미만의 소아에 대하여 20시~익일 07시에는 진찰료 중 기본진찰료의 200% 가산

4) 연령 가산

만 1세 미만의 소아 및 만 6세 미만의 소아에 대하여는 진찰료에 소정점수를 가산

3. 진찰료의 삭감

원외처방된 약품에서 일부 약품이 삭감: 해당 약품비만 삭감

원외처방된 약품에서 모든 약품이 삭감: 해당 약품비 삭감
진찰료 중 외래관리료 100% 추가 삭감

4. 요양급여 적정성 평가의 가감지급

약제적정성평가결과에 따라 진료비가 가감지급됨

* 가감대상금액 = 진찰료 중 외래관리료 × 질 지표별 가감률

2-21 진찰료의 소정점수에 포함되는 항목들 (별도 산정 불가)

급여·비급여와 진찰료 산정

하단에 진찰료에 포함된 항목의 예시가 나와 있다. 진찰료의 소정점수에 이렇게 많은 항목들이 포함되어 있다니 놀랄 일이다. 하지만 규정상 진찰료 안에 포함되어 있는 행위를 별도로 비급여로 산정하면 안 된다.

예를 들어 체지방측정검사, 소견서작성, 혈압측정, 알보칠도포, 시력검사 등은 진찰료에 포함되어 있으므로 별도로 비급여로 비용을 징수하면 안 된다.

간단한 처치의 진찰료 포함 여부(고시 제2000-73호, '01.1.1 시행)

> 코수술 후 처치, 인두처치, 후두처치, 간단한 귀처치(중이수술후 처치 제외), 외이도 세척, 안과처치, 안과용 드레싱, 눈세척은 산정지침 제9장 제1절 2항에 의거 제1절에 기재되지 아니한 처치 및 수술로서 간단한 처치 및 수술은 기본진료료에 포함됨.

진찰료에 포함된 항목 예시

요양급여의 적용기준 및 방법에 관한 세부사항과 심사지침

국민건강보험 요양급여의 기준에 관한 규칙 제10조에 의거 신의료기술로 신청된 항목중 이미 심사기준으로 운용되고 있는 항목

제1장 기본진료료

진찰료의 소정점수에 포함되는 항목들(별도 산정 불가)

1 [사시 기능 훈련, 약시 기능 훈련(차안법 및 시기능훈련)] (고시 제2000-73호, '01.1.1 시행)
2 (보조기 의수족처방료) (고시 제2000-73호, '01.1.1 시행)
3 (요양급여비용명세서) (고시 제2000-73호, '01.1.1 시행)
4 **(소견서, 촉탁서)** (고시 제2000-73호, '01.1.1 시행)
17 [Aseptic Technique(주사 전 준비, 주입 및 드레싱 전 준비와 관련된 멸균관리)] (고시 제2000-73호, '01.1.1 시행)
18 **(활력증후측정, 사지혈압측정)**(고시 제2000-73호, '01.1.1 시행)
19 (알보칠 도포[1회당]) (고시 제2000-73호, '01.1.1 시행)
22 (항암제 투여관리) (고시 제2000-73호, '01.1.1 시행)
23 (고용량 주입약제 관리료) (고시 제2000-73호, '01.1.1 시행)
25 (복위측정, Body Weight check) (고시 제2000-73호, '01.1.1 시행)
27 (치료용 콘택트렌즈 삽입) (고시 제2002-13호, '02.4.1 시행)
29 [주시선호검사법(유아시력측정검사); Preferential looking test] (고시 제2002-13호, '02.4.1 시행)
32 (M.S.E, Mental Status exam) (고시 제2002-13호, '02.4.1 시행)
34 **(약품식별 및 정보제공료)** (고시 제2002-69호, '02.10.1 시행)

35 (진찰권 재발행) (고시 제2002-69호, '02.4.1 시행)

40 (기초체온에 의한 배란검사) (고시 제2002-69호, '02.4.1 시행)

41 [체지방측정검사(Caliper법)] (고시 제2002-69호, '02.4.1 시행)

42 [정밀체성분측정검사(impedance법)] (고시 제2002-69호, '02.4.1 시행)

43 [전정재활운동치료; Vestibular rehabilitation therapy:전정기능장애 시 회복이 촉진되도록 환자에게 재활치료의 목표와 방법을 자세히 설명하고 선택된 방법(눈운동, 걷기운동 등)을 설명, 교육하고 연습시킴}] (고시 제2002-69호, '02.4.1 시행)

44 [비디오 보행 분석, 비디오 동작 평가(환자의 일상생활 및 동작을 비디오 카메라로 촬영하여 치료 전, 중, 후의 상태를 비교 분석한 경우)] (고시 제2002-69호, '02.4.1 시행)

45 (Hypo/Hyperthermia 장비를 이용한 체온조절) (고시 제2002-69호, '02.4.1 시행)

46 [주사약제 과민성검사(약제투여전의 피부반응검사)] (고시 제2002-69호, '02.4.1 시행)

47 [혈청제제 과민성검사(혈청제제 투여전에 실시하는 피부단자검사)] (고시 제2002-69호, '02.4.1 시행)

50 (내진진찰료) (고시 제2002-98호, '03.1.1 시행)

52 (국소약물요법; Local Delivery Therapy) (고시 제2002-98호, '03.1.1 시행)

55 (부비동 약물주입요법; Sinus Instillation Therapy) (고시 제2005-8호, '05.2.1 시행)

56 (피부병변사진촬영) 촬영료는기본진료료에 포함되므로 별도 산정하지 아니함. 다만, 필름, 사진현상 인화료 또는 칼라프린터 인화지는 별도 산정함. (고시 제2005-100호)

58 (건강위험평가; Health Risk Assessment) (고시 제2006-32호)

59 (골관절염의레케네지수; Lequesne's Index) (고시 제2009-96호, '09.6.1 시행)

67 (원외처방전 관리) (고시 제2007-139호, '08.1.1 시행)

112 [수면무호흡증후군 환자의 지속적 상기도 양압술(CPAP, Continuous Positive Airway Pressure) 치료를 위한 교육 및 처방] (고시 제2013-208호, '14.1.1 시행)

제2장 검사료

진찰료의 소정점수에 포함되는 항목들 (별도 산정 불가)

2 (시력검사) (고시 제2000-73호, '01.1.1. 시행)

3 [골반검사; Pelvic exam(복부촉진)] (고시 제2000-73호, '01.1.1. 시행)

4 (피부묘기증 검사) (고시 제2000-73호, '01.1.1. 시행)

5 (음차청력검사) (고시 제2000-73호, '01.1.1. 시행)

6 (심리평가결과 분석, 해석 및 보고서 작성) (고시 제2000-73호, '01.1.1. 시행)

10 (족장검사; Footprint Test) (고시 제2002-13호, '02.4.1. 시행)

11 [PAD test(요실금 정도 등을 파악하기 위해 운동 전후의 패드 무게를 비교)]

2-22 헷갈리는 진찰료 산정 (1일 2회 진찰료 산정)

급여·비급여와 진찰료 산정

환자가 오후에 다시 내원하는 경우 처리는?

1) 동일 상병으로 동일 요양기관에 1일 2회 이상 내원 시 진료기록부 확인하여 실제 증상의 급변등으로 내원하였음이 확인된 경우는 재진진찰료를 추가로 산정할 수 있으며, 이 경우 환자에게 투약이 필요하다고 진료담당의사가 판단한 경우에는 처방전을 발행할 수 있다. 그러나 주사제를 투여받기 위해 당일에 재내원하는 등 재내원이 예정된 경우는 재진료를 산정할 수 없다.

> 연속적인 처치 또는 치료를 위하여 1일 2회 이상 내원한 경우의 진찰료 산정방법
> (고시 제2000-73호, '01.1.1. 시행)
>
> 수진자가 내원하여 진찰한 결과 진료상 일정 기간 경과 후 연속된 처치 또는 치료(주사 또는 검사, 방사선 치료)를 필요로 하여 동일에 다시 내원하게 하였을 경우 등 **진료상 일정계획에 의하여 1일 2회 이상 내원하여 계속적인 처치 또는 치료를 한 경우에는 초진 또는 재진 진찰료는 1회만 산정함.**

2) 동일에 다른 상병으로 요양기관에 2회 내원하여 진찰한 경우에 진찰료는 처방전 발행과는 관계없이 진찰료 2회 산정이 가능하다. 이때 요양급여비용 산정 시 동일 발생한 비용은 합산하여 본인일부부담금을 산정한다.

진찰료 산정 횟수

> **• 진찰료 1회 산정해야 하는 경우**
> 1. 동일한 의사가 동시에 2가지 이상의 상병에 대해서 진찰
> 2. 동일한 상병에 대하여 2인 이상의 의사가 동일 진찰
> 3. 동일 연속적인 처치 또는 치료(주사 또는 검사 등)를 필요로 하는 일정 계획에 의하여 1일 2회 이상 내원하게 하였을 경우
>
> **• 진찰료 2회 산정하는 경우**
> 1. 동일 상병이지만 환자 증상의 급변 등으로 예정없이 다시 내원하는 경우
> 2. 진료 후 동일에 앞선 진료와는 서로 다른 상병으로 다시 내원하는 경우
> 3. 전문과목이 다른 의사가 각각 다른 상병으로 진찰한 경우

2-23 헷갈리는 진찰료 산정 (2인 이상의 전문과목과 진찰료)

급여·비급여와 진찰료 산정

1. 2인 이상 서로 다른 과 전문의가 진찰 시 진찰료 산정 [검진일 이외의 진료]

1) 진찰료 1회 산정

동일한 상병에 대하여 2인 이상의 의사가 동일한 날에 진찰을 한 경우 진찰료는 1회 산정한다.

2) 진찰료 2회 이상 산정

2개 이상의 진료과목이 설치되어 있고 해당 과의 전문의가 상근하는 요양 기관에서 동일환자의 다른 상병에 대하여 전문과목 또는 전문분야가 다른 진료담당 의사가 각각 진찰한 경우에는 진찰료를 각각 산정할 수 있다.

3) 만성환자가 다른 과목 의사에게 진료받는 경우 초진료 산정

만성질환자가 해당 상병으로 동일 요양기관·다른 날·다른 진료과목(또는 전문과목) 의사에게 진료를 받은 경우 초진료 산정 가능 여부:

초진 환자란 해당 상병으로 동일 의료기관의 동일 진료과목 의사에게 진료받은 경험이 없는 환자를 의미하므로 해당 상병으로 다른 날 다른 진료과목 의사에게 진료 시초진진찰료 산정은 가능하나, 등일 상병에 대한 진료과목 변경 필요성 등을 감안하여 판단되어야 할 것이며 요양기관의 사정(담당의사의 부재, 담당진료과목의 변경 등)으로 인한 경우 초진진찰료의 산정은 곤란할 것으로 판단된다.

2. 2인 이상 서로 다른 과 전문의가 진찰 시 진찰료 산정 [검진 당일 진료]

검진 당일 별도 진료 시 진찰료(100% 진찰료) 산정

2개 이상의 진료과목이 설치되어 있고 해당 과의 전문의가 상근하는 요양기관에서 건강검진 당일 검진실시 의사와 전문과목 또는 전문분야가 다른 진료담당의사가 건강검진과는 별도로 질환에 대하여 진료한 경우에 한하여 초진(또는 재진) 진찰료를 산정할 수 있다.

2-24 헷갈리는 진찰료 산정 (기타 상황)

급여·비급여와 진찰료 산정

1. 물리치료, 주사 등을 일시 처방 지시 후 진찰료 청구

「건강보험 요양급여 행위 급여·비급여목록표 및 급여 상대가치점수」 제1편 제2부 제1장 기본진료료 가1-나. 주6항에 의거 물리치료, 주사 등을 일시에 처방 지시하여 의사의 진찰행위 없이 매일 또는 반복하여 내원하여 물리치료, 주사 등을 시술받은 경우 또는 주사제를 처방한 당일이 아닌 다른 날에 의사의 진찰 없이 주사를 실시한 경우에는 49.09점을 산정한다.

AA222(재진진찰료-물리치료, 주사 등을 시술받은 경우: 49.09점-재진료의 36.5%)

2. 각종 검사의 결과만을 알기 위해 내원한 경우 진찰료 청구

방사선 촬영 및 각종 검사의 결과만을 알기 위하여 익일 이후 내원한 경우에도 재진 진찰료를 산정할 수 있다. (고시 제2000-73호, '01.1.1. 시행)

* 환자들이 결과만 듣는데 진료비를 받는다는 점에 이의를 제기하는 경우도 있지만, 이에 대한 명확한 규정이 있다.

3. 의사의 본인진료 시 진찰료 청구

의사가 자신의 질병을 직접 진찰하거나 투약, 치료하는 등 본인 진료 시에는 사용한 약제 및 치료재료만 실거래 가격으로 보상한다. (고시 제2007-139호, '08.1.1. 시행)

* 약제 및 치료재료: 청구한다.
  진찰료: 청구하지 않는다.
  (진찰료 없이 처방하는 방법은 차트프로그램별로 다르므로 확인이 필요하다.)

4. 보호자가 내원하여 처방없이 상담만 받는 경우 진찰료 청구

「건강보험 행위 급여·비급여 목록표 및 급여 상대가치점수」 제1편 제2부 제1장 기본진료료 나. 재진진찰료 주7항에 따라 환자가 직접 내원하지 아니하고 "진료담당의사와 상담한 후 「의료법」제17조의2 제2항에 따라 대리수령자가 처방전 및 약제를 수령한 경우에는 재진진찰료 소정점수의 50%를 산정"토록 하고 있다.

따라서 보호자가 내원하여 처방전 및 약제를 수령하지 않고, 담당의사와 상담만 시행한 경우에는 진찰료 산정이 불가하다. (보건복지부 신문고 답변 1AA-2001-602647)

AA254090: 재진진찰료-의원, 보건의료원 내 의과(대리수령자가 처방전 및 약제를 수령한 경우)

2-25 초·재진 진찰료 산정에 관계되는 규정

급여·비급여와 진찰료 산정

1. 건강보험요양급여비용

제2부 행위 급여 목록·상대가치점수 및 산정지침, 제1장 기본진료료

1. 진찰료

가. 진찰료는 외래에서 환자를 진찰한 경우에 처방전의 발행과는 관계없이 산정하며 초진환자를 진찰하였을 경우에는 초진진찰료, 재진환자를 진찰하였을 경우에는 재진진찰료를 산정한다.

(1) 진찰료는 기본진찰료(초진의 경우 AA154~AA157은 155.57점, AA100, AA109는 152.11점, AA106, AA107은 202.24점, 10100은 152.06점, 10101은 160.79점, 10102는 170.02점, 10103은 179.78점, 재진의 경우 AA254~AA257은 98.03점, AA200, AA209는 95.98점, AA206, AA207은 127.44점, 10200은 95.98점, 10201은 104.61점, 10202는 114.02점, 10203은 124.27점)와 외래관리료(진찰료에서 기본 진찰료를 제외한 점수)의 소정점수를 합하여 산정한다.

(2) 초진환자란 해당 상병으로 동일 의료기관의 동일 진료과목 의사에게 진료받은 경험이 없는 환자를 말한다.

(3) 재진환자란 해당 상병으로 동일 의료기관의 동일 진료과목 의사에게 계속해서 진료받고 있는 환자를 말한다.

(4) 해당 상병의 치료가 종결되지 아니하여 계속 내원하는 경우에는 내원 간격에 상관없이 재진환자로 본다. 또한, 완치여부가 불분명하여 치료의 종결 여부가 명확하지 아니한 경우 90일 이내에 내원 시 재진환자로 본다.

(5) 해당 상병의 치료가 종결된 후 동일 상병이 재발하여 진료를 받기 위해서 내원한 경우에는 초진환자로 본다. 다만 치료종결 후 30일 이내에 내원한 경우에는 재진환자로 본다.

(6) 치료의 종결이라 함은 해당 상병의 치료를 위한 내원이 종결되었거나, 투약이 종결되었을 때로 본다.

(7) 진찰료 중 기본진찰료는 병원관리 및 진찰권발급 등을, 외래관리료는 외래 환자의 처방 등에 소요되는 비용을 포함한다.

나. 다음 각 호의 1에 해당하는 경우에는 진찰료는 1회 산정한다.

(1) 동일 의사가 동시에 2가지 이상의 상병에 대하여 진찰을 한 경우

(2) 하나의 상병에 대한 진료 중에 다른 상병이 발생하여 동일 의사가 동시에 진찰을 한 경우(재진진찰료)

(3) 동일한 상병에 대하여 2인 이상의 의사가 동일에 진찰을 한 경우

다. 2개 이상의 진료과목이 설치되어 있고 해당 과의 전문의가 상근하는 요양 기관에서 동일 환자의 다른 상병에 대하여 전문과목 또는 전문분야가 다른 진료담당 의사가 각각 진찰한 경우에는 진찰료를 각각 산정할 수 있다.

라. 진료담당의사가 검사·방사선 진단 등을 처방지시하였으나 요양기관의 사정에 의하여 진료 당일에 검사·방사선 진단 등을 실시하지 못한 경우에는 검사·방사선 진단을 실시한 당일의 진찰료는 산정하지 아니한다.

마. 의료법 제18조에 따라 요양기관인 의료기관의 의사 또는 치과의사가 작성·교부한 처방전에 따라 요양기관인 약국 또는 한국희귀·필수의약품센터에서 조제받은 주사제를 투여받기 위해서 당해 요양기관에 당일에 재내원하는 경우에는 진찰료를 별도 산정하지 아니한다.

2. 요양급여의 적용기준 및 방법에 관한 세부사항과 심사지침

I. 행위, 일반사항, 제1장 기본진료료

가. 외래환자 진찰료

초·재진 진찰료 산정방법

1. 초·재진 진찰료 산정 시 감기와 같은 호흡기계 질환, 위염과 같은 소화기계 질환, 내과적인 질환, 질염과 같은 부인과적 질환 등은 어느 일정 기간에 완치여부가 불분명하고 치료가 단기간에 종결되었다 하더라도 다시 치료를 받을 때 그 상병이 새로운 상병인지, 재발하였는지, 치료의 중단으로 진행상태에 있었는지가 불분명하기 때문에 해당 상병의 치료가 종결된 후(해당 상병의 치료를 위한 내원일수 및 투약일수를 포함) 30일 이내에 내원하였을 경우에는 동일 상병의 계속 진료로 보아 재진 진찰료를 산정하도록 한다.
2. 또한, '편도선염'과 '감기'와 같이 그 주요 증상이나 치료과정이 유사할 뿐 아니라 일반적으로 같은 부류(상기도 감염증)의 상병으로 분류되는 경우에도 동일 상병의 계속 진료로 보아 치료가 종결된 후 30일 이내에 진찰을 행하게 되면 재진 진찰료를 산정한다.
3. 또한, 하나의 상병 치료 중 전혀 다른 상병이 발생하여 진찰을 한 경우에도 재진 진찰료를 산정하여야 하며 이 경우 진찰료는 1회만 산정한다(고시 제2001-40호, '01.7.1. 시행).

동일 상병으로 진료월을 달리하여 계속 진료 시 진찰료 산정방법

「건강보험 행위 급여·비급여목록표 및 급여 상대가치 점수」 제1편 제2부 제1장 기본진료료 [산정지침] 1. 진찰료 가. (5)의 '해당 상병의 치료종결 후 30일 이내에 내원한

경우에는 재진환자로 본다'는 규정은 감기·배탈 등 자주 재발하는 일과성 질환의 경우 환자가 다시 병원을 방문했을 대 종전 질병의 계속적인 치료를 위한 것인지 완치 후 재발한 것인지가 불분명한 경우가 많아 다툼이 예견되어, 완치 후 재발한 경우라도 30일 이내에 진찰을 행한 경우에는 재진 진찰료를 산정토록 한 것으로 모든 환자를 대상으로 30일 단위 또는 진찰 간격이 30일 이상이라는 이유로 초진 진찰료를 산정하여서는 아니된다(고시 제2018-269호, '19.1.1. 시행).

3. 보건복지부 해석

계속 진료를 받아온 상병의 종결 후 이전 상병과 인과 관계가 없는 타 상병의 진료 시 30일 이내일지라도 초진진찰료를 산정한다.

2-26 초·재진 산정원칙

급여·비급여와 진찰료 산정

수년 전 공단에서는 전국 1만 2천 의료기관을 대상으로 초·재진 산정기준 적용을 잘못하였다는 이유로, 수년이 지난 청구분에서 소급해 수십억 원의 진료비를 환수하여 물의를 일으킨 바 있다. 최근에는 심평원에서 청구분 심사 시에 아예 초·재진 산정을 확인하여 삭감지급하고 있지만, 아직도 많은 선생님들이 초·재진 산정 기준을 몰라서 환수를 당하고 당황해하고 있다.

"개원 10년이 넘었지만 아직도 초·재진 기준을 정확히 모르겠다."는 어느 선생님의 하소연은 이런 현실은 잘 반영해 주고 있다고 생각한다.

초·재진 진찰료 산정의 기본 기준은 치료의 종결을 따지는 것이다.

치료의 종결은 산정지침에 의하면 해당 상병의 치료를 위한 내원이 종결되었거나, 투약이 종결되었을 때로 본다. 여기에서 많은 사람들이(심지어 심평원에서조차) 치료의 종결을 자꾸만 질병 완치의 개념으로 혼동하여 생각한다는 것이 초·재진 진찰료 산정을 어렵게 만들고 있다.

치료의 종결이란 것은 치료의 중단, 내원의 중단을 의미하며 절대로 질병의 완치를 의미하지 않는다는 것을 기억해야 하며, 질병이 완치되지 않는다고 계속 재진이 아닌 것을 알고 있어야 한다.

치료의 종결 = 치료의 중단 = 내원의 중단 ≠ 질병의 완치

건강보험요양급여비용 – 초·재진 관련 규정

- 치료의 종결이라 함은 해당 상병의 치료를 위한 내원이 종결되었거나, 투약이 종결되었을 때로 본다.
- 해당 상병의 치료가 종결된 후 동일 상병이 재발하여 진료를 받기 위해서 내원한 경우에는 초진환자로 본다. 다만 치료종결 후 30일 이내에 내원한 경우에는 재진환자로 본다.
- 완치여부가 불분명하여 치료의 종결 여부가 명확하지 아니한 경우 90일 이내에 내원 시 재진환자로 본다.
- 해당 상병의 치료가 종결되지 아니하여 계속 내원하는 경우에는 내원 간격에 상관없이 재진환자로 본다.

2-27 치료의 종결에 따른 상병의 분류

급여·비급여와 진찰료 산정

치료의 종결에 따른 상병의 분류 및 초재진 판정 기준

1. 치료종결이 명확한 경우: 치료종결 후 내원 시 초진, 다만 30일 이내에 동일상병 재진
2. 치료의 종결여부가 명확하지 아니한 경우: 90일 이내에 내원 시 재진
3. 치료가 종결되지 아니하여 계속 내원하는 경우: 내원 간격에 상관없이 재진

1. 치료의 종결이 명확한 상병

치료의 종결이 명확한 질병은 대부분 생각하듯이 감기, 설사 등 급성질환들이다. 이런 상병들은 치료하고 투약일이 끝나면 바로 치료가 종결되고, 투약 종료 30일 이후 내원하는 경우에 초진 처리하면 되기에 별 문제가 없다.

그렇다고 급성상병만이 치료종결이 명확한 상병에 해당되는 것은 아니다. 다음에 나올 '치료의 종결 여부가 명확하지 아니한 상병' 이외에는 모두 치료종결이 명확한 상병으로 보고 초·재진을 판정한다.

2. '치료의 종결' 여부가 명확하지 아니한 상병

초·재진 산정 시 항상 문제가 되는 것은 '치료의 종결 여부가 명확하지 않아 투약 종료 후 90일 이내 내원 시 재진 처리해야 하는 상병이 무엇이냐?'이다. 이 병명을 확인하여, 이 질병으로 내원한 경우는 90일 이후 초진으로 하고, 이 질병이 아닌 경우는 30일 이후 초진처리하면 간단하다.

만성위염, 과민성대장염, 천식, 만성기관지염, 알러지비염, 골다공증, 고지혈증은 치료종결이 명확한 상병일까? 아닐까?

이에 대해 의사회에서 여러 번 심평원에 해당 상병을 직접적으로 명시해 달라고 요청했으나, 돌아온 답변은 치료 종결의 결정은 질병명으로 하는 것이 아니라 담당의사의 의학적 판단에 따른다는 원론적인 답변이었다.

그러나 초·재진 환수 시 애매한 상병으로 초진환수를 하면 법적 다툼이 있을 것이므로, 공단과 심평원에서는 내부적으로 치료종결 여부가 명확치 않은 상병으로 만성질환관리료를 산정하는 질병을 정하여 이에 대한 초진 처리가 잘못된 경우에 환수를 하고 있

다(명문화된 규정은 아니므로 언제든지 바뀔 수 있다).

만성질환관리료를 산정하는 병이라면 치료가 쉽게 종결되는 것은 아니므로 90일 이내 재진의 잣대를 들어 삭감하는 것이 법률적 다툼에서 보다 자유로울 것이기 때문이다. 그래서 매년 때가 되면 만성질환관리료 산정 질환명이 청구된 이후 90일 이내 내원 시 초진처리한 것이 삭감되고 있는 실정이다.

3. '치료의 종결'이 되지 아니하여 계속 내원으로 되는 상병

치료가 종결되지 아니한 병은 계속 재진이라고 되어 있는데, 이에 대한 상병은 일단은 고혈압, 당뇨병이라고 보아도 무방할 것이다. 그래서 고시가 발표된 처음에는 한번 고혈압 환자는 10년이 지난 뒤에 감기로 와도 재진이라는 한탄이 있었다. 그러나 실제로는 이런 상병은 없으며, 현재 심평원이나 공단도 고혈압, 당뇨병 환자에서 내원 간격에 관계없이 무조건 재진으로 처리해야 하는지에 대하여 고민이 있었고, 다른 만성질환관리료 산정 질병과 마찬가지로 투약종료 후 90일 이내 내원 시에만 재진 처리하고 있음에 주의하기 바란다.

> '치료의 종결이 명확한 상병' = 만성질환관리료를 산정하지 않는 모든 상병
> '치료종결 여부가 명확하지 않은 상병' = 만성질환관리료를 산정하는 상병
> '치료의 종결이 되지 아니하는 상병' = 이런 상병은 없음

2-28 상병 분류에 따른 초·재진 판정

급여·비급여와 진찰료 산정

1. 치료의 종결이 명확한 상병(대부븐의 상병)

진료를 받아온 상병의 투약 종료 후 30일 이후에 내원하는 경우는 초진처리한다.

- 해당 상병의 투약 종료 후, 30일 이후 동일 상병으로 내원 - 초진
- 해당 상병의 투약 종료 후, 30일 이후 타 상병으로 내원 - 초진

진료를 받아온 상병의 투약 종료 후 30일 이내 내원하는 경우에도 초진이 원칙이다. 그러나 이때 동일 상병인지 아닌지에 따라 판정이 달라진다.

- 해당 상병의 투약 종료 후, 30일 이내 동일 상병으로 내원 - 재진
- 해당 상병의 투약 종료 후, 30일 이내 타 상병으로 내원 - 초진

보건복지부 신문고 답변

> 계속 진료를 받아온 상병의 종결 후 이전 상병과 인과 관계가 없는 타 상병의 진료 시 30일 이내일지라도 초진진찰료를 산정한다.

* 이때 타 상병이 '편도선염'과 '감기'처럼 같은 부류(상기도 감염증)의 상병으로 분류되는 경우에는 같은 상병으로 보고 30일 이후에만 초진 처리한다.
예) 감기치료 후(종결 후) 15일 뒤에 편도선염(유사상병)으로 내원 - 재진
예) 감기치료 후(종결 후) 15일 뒤에 위염(다른 상병)으로 내원 - 초진

* 30일 이내 타 상병으로 내원 시 초진 규정은 실지로는 적용하기가 귀찮고, 특정내역 입력을 추가해서 청구해야 하는 문제가 있고, 만약 삭감이 되면 이의신청을 해야 하는 어려움이 있어서 대부분 의료기관이 적용하지 않는 것이 문제이다.

> '치료의 종결이 명확한 상병'
> = 만성질환관리료를 산정하는 상병 이외의 모든 상병
> = 치료종결 후 내원 시 초진, 다만 30일 이내에 동일상병 재진

2. 치료의 종결 여부가 명확하지 아니한 상병(만성질환관리료 산정 상병)

만성질환관리료 산정 상병의 투약 종료 후 90일 이후에 내원하는 경우는 초진처리한다.

- 해당 상병의 투약 종료 후, 90일 이후에 동일 상병으로 내원 - 초진
- 해당 상병의 투약 종료 후, 90일 이후에 타 상병으로 내원 - 초진

만성질환관리료 산정 상병의 투약 종료 후 90일 이내 내원하는 경우는 재진처리한다.

- 해당 상병의 투약 종료 후, 90일 이내에 동일 상병으로 내원 - 재진
- 해당 상병의 투약 종료 후, 90일 이내에 타 상병으로 내원 - 재진

* 만성질환관리료 산정 상병의 투약 종료 후 90일 이내 동일 상병으로 내원하는 경우에 재진인 것은 당연하더라도, 투약 종료 후 90일 이내는 타 상병으로 내원해도 재진임에 주의한다(2-29장 참조).

'치료의 종결 여부가 명확하지 않은 상병'
= 만성질환관리료를 산정하는 상병
= 투약종료 후 90일 이후 내원 시에만 초진

2-29 진료를 계속 중에 다른 상병의 초·재진

급여·비급여와 진찰료 산정

> 건강보험요양급여비용 – 초·재진 관련 규정
> 하나의 상병에 대한 진료를 계속 중에 다른 상병이 발생하여 동일 의사가 동시에 진찰을 한 경우 재진 진찰료를 산정한다.

상병에 대한 진료를 계속하는 중에 다른 상병이 발생하는 경우

'진료를 계속하는 중'이라는 것은 환자 치료 시 아직 투약 날짜가 종료되지 않은 상태를 말한다. 기존 질환에 대한 투약이 종료되지 않은 상태라면 계속 진료 중으로 보고 위의 규정에 의거해서 다른 상병으로 내원하더라도 재진으로 처리해야 한다.

이때 상병에 따라 '계속 진료 중인 상태'가 다름에 주의해야 한다.
보통 상병의 경우에는 투약종료가 곧 치료의 종결이므로 투약이 종료되면 진료 중인 상태가 바로 아니지만, 만성질환관리료를 산정하는 상병은 투약이 종료되어도 바로 치료가 종결되는 것이 아니고 90일까지는 계속 진료 중인 상태로 본다.

따라서 보통의 상병은 투약종료 후에 내원 시 바로 초진으로 처리할 수 있지만, 만성질환관리료 산정 상병은 투약 종료일 이후라도 90일 이내에는 계속 진료 중인 상태로 보고 재진 진찰료를 산정해야 한다.

상병에 따라 달라지는 '계속 진료 중인 상태'

- 만성질환 상병이 아닌 모든 상병: 투약 중인 기간까지만 계속 진료 중인 상태임
  → 투약 종료 후 바로 타 상병 내원 시 초진
- 만성질환관리료 산정 상병: 투약 종료 후 90일 이내까지는 계속 진료 중인 상태임
  → 투약 종료 후 90일 이후에만 타 상병 내원 시 초진

만성질환관리료 산정 상병을 기록한 환자는 주의가 필요하다

만성질환관리료 상병이 기록된 환자가 투약종료 후 90일 이내에 같은 질환으로 내원하는 경우에 재진으로 처리하는 것은 알고 있다고 해도, 투약 종료 후 90일 이내에 전혀 다른 상병으로 내원하는 경우에는 대부분의 경우에서 초진으로 산정하는 오류를 범하고 있다(대부분의 차트프로그램에서 이 문제를 해결하지 못하고 있음).

만성상병의 진료 후 90일 이내라면 아직 그 병이 계속 진료 중인 상태이므로, 만성질환

상병으로 내원하든지, 만성상병이 아닌 다른 상병으로 내원하든지 간에 무조건 재진으로 처리되어야 한다. 이 규정을 위반하는 경우가 많아서 대부분의 초·재진 삭감사례가 이 경우에 해당되므로 주의가 필요하다.

> 예) 당뇨병 환자가 30일 처방 받은 후 오지 않고 있다가 3달 뒤에 감기로 온 경우
> 선행질환인 당뇨병이 아직 종결되지 않고(투약은 종료되었고 내원하지 않는 상황이지만, 투약종료 후 90일이 안 지났으므로) 계속 진료 중인 상태이므로 다른 상병인 감기로 내원했다고 하더라도 재진임.
>
> 예) 당뇨병 환자로 당뇨병 상병을 기록한 환자가 당뇨에 대한 처방은 없었지만 2달 뒤에 위장병으로 내원한 경우에, 당뇨병 질환에 대한 처방 등이 없었다 하더라도 내원일 이후 90일 이내이므로 당뇨병 상병이 계속 진료 중인 상태로 보고 타 상병이라도 재진 진찰료로 산정함.

초·재진 산정 기준 종합

1. 만성질환 상병이 아닌 모든 상병으로 내원한 환자가 다음에 내원하는 경우

- 아직 투약 중인 상태에서는 모든 상병으로 내원 시 재진 산정
- 투약종료 후 30일 이내에 동일 상병으로 내원 시 재진 산정
- 투약종료 후 30일 이내에 다른 상병으로 내원 시 초진 산정
- 투약종료 후 30일 이후에 모든 상병으로 내원 시 초진 산정

2. 만성질환관리료 산정 상병으로 내원한 환자가 다음에 내원하는 경우

- 아직 투약 중인 상태에서는 모든 상병으로 내원 시 재진 산정
- 투약종료 후 90일 이내에 동일 상병으로 내원 시 재진 산정
- 투약종료 후 90일 이내에 다른 상병으로 내원 시 재진 산정
- 투약종료 후 90일 이후에 모든 상병으로 내원 시 초진 산정

2-30 만성질환관리료 산정 상병 기록에 주의

급여·비급여와
진찰료 산정

[만성질환관리료 산정 대상 질병(11개)]
고혈압: I10-I13, I15 당뇨병 : E10-E14 심장질환: I05-I09, I20-I27, I30-I52
대뇌혈관질환: I60-I69 정신 및 행동장애 F00-F99, G40-G41
신경계질환: G00-G37, G43-G83 간의 질환: B18, B19, K70-K77 갑상선의 장애: E00-E07
악성 신생물: C00-C97, D00-D09 만성신부전증: N18 호흡기 결핵: A15-A16, A19

* 만성질환관리료 산정 상병으로 내원한 환자가 다음에 내원하는 경우에
→ 투약종료 후 90일 이내에 내원하면 재진 산정
→ 투약종료 후 90일이 지나고 내원하면 초진 산정

1. 만성질환관리료 산정 상병 입력에 신중하자

만성질환관리료를 산정하게 되어 있는 질환의 진단명이 일단 청구된 환자가 투약종료 후 90일 이내에 오면 무조건 재진 처리되어야만 한다.

그런데 많은 사람이 만성질환관리료 산정 상병이 기록되었나를 따지기보다는 그 환자가 만성질환관리료 상병으로 당일 치료받았는지를 따지려고 해서 착오를 일으키고 있다.
또, 실제로는 그 상병 환자가 아니고 청구를 위해 임시로 기록된 상병이므로 상관이 없다고 하고, 만성질환 처리를 안 했으니 상관이 없다고 착각한다.

그러나, 그렇지 않다!

심평원 심사프로그램은 해당 환자를 만성질환으로 치료했는지를 따지지 못하고 만성질환관리료 산정 상병이 기록되어 있는지 여부만 확인할 수 있다. 따라서 실제로는 그 상병이 단순히 청구를 위해 기록된 상병이더라도 만성질환 환자로 적용(예를 들어 반정량 혈당검사를 하고 당뇨병 상병 기록)되며, 만성질환관리료 산정유무에 상관없이 병명만 입력되면 만성질환 환자로 적용하여 무조건 90일 이내 내원 시 재진이 된다.

청구된 만성 질환 상병이 주상병이든지 30번째 마지막 부상병이든지 관계없이 청구만 되었다면 적용이 되고, 만성질환 관련 약품의 처방여부와 상관없이 병명만 기록되었어도 적용된다.
또한 만성질환관리료 상병과 관계되는 약의 투약 종료일 90일이 아니라 만성질환과 관계없는 약이라도 상병이 기록된 당일 투약된 모든 약의 투약종료 후 90일 이내에는 재

진으로 처리된다. 그리고 투약 종료 90일 이내에는 만성상병으로 내원하든지 다른 어떤 상병으로 내원하든지 무조건 재진이 된다. 상병에 대한 진료 중에 다른 상병이 발생한 경우에 재진이라는 규정 때문이다.

따라서 만성질환관리료 산정 상병 입력에 신중해야 한다.

2. 만성질환관리료 산정 상병을 배제된 상병으로 처리하자

실제 만성질환자는 아니지만 청구 상의 이유 등으로 어쩔 수 없이 만성질환 상병이 필요한 경우에 몇 가지 조치를 취해서 초진점검(삭감)을 피할 수 있도록 해야 한다.

제일 중요한 것은 만성질환관리료 산정 상병을 기록하지 않는 것이다. 꼭 필요한 경우에만 만성질환 상병을 기록하고, 그 외에는 만성상병을 대체할 상병(주로 R 코드)으로 기록하도록 노력해야 한다.

만성질환관리료 산정 상병이 필요한 경우에는 만성상병을 기록하고 이를 '배제된 상병'으로 처리하는 것이다. 상병을 배제된 상병으로 처리한 경우에는 '그 병이 아니라고' 청구하는 것이므로 초·재진 점검로직에서 빠지게 된다.

3. 만성질환관리료 유사 상병은 90일 기준이 아니다

만성질환관리료를 산정하는 상병은 아니지만, 만성의 경과를 보이고 있고 완치되는 상병이 아닌 것들이 많다. 예를 들면 고지혈증, 골다공증, 천식, COPD, 과민성대장염, 알러지비염, 폐경증후군 등의 상병이다. 이런 질병은 만성질환이라는 느낌 때문에 많은 분들이 90일 이후 초진이나, 계속 재진처리해야 하는 줄로 알고 있는 분들이 많다. 그러나 만성일 것 같은 모든 상병이 만성질환관리료 산정 상병명은 절대로 아니므로, 투약 종료 후 30일 이내만 재진으로 청구하고 그 이후에는 초진처리해야 한다.

또 만성위염, 만성부비동염, 만성기관지염, 만성 두드러기 등의 상병은 이름에 만성이 들어가서 만성질환관리료 상병과 혼동될 수 있다. 그러나 이름에만 만성이 들어가는 것뿐이고, 만성질환관리료 상병과는 전혀 관계가 없다. 이런 상병들도 투약종료 후 30일 이후 내원 시 초진처리한다.

투약종료 후 30일 이내 동일 상병(or 유사 상병)으로 내원

Q1. 감기로 5월 7일 내원 후 5일 처방하였고, 치료 종결된 후 30일 이내인 6월 9일에 감기로 다시 내원

답: 해당 상병의 치료가 종결된 후 동일상병이 재발하여 진료를 받기 위해 내원한 경우에는 초진. 다만 30일 이내에 내원한 경우는 재진. 위의 경우에는 투약종료 후 30일 이내이므로 **재진**임.

투약종료 후 30일 이내 다른 상병으로 내원

Q2. 감기진료 후 3일 처방받고 내원하지 않다가 20일 후 복통으로 내원

답: 감기 진료가 완전 종결됨을 진료의가 판단하고 감기와 전혀 무관한 상병이 30일 이내에 발병한 경우라면 초진이므로 이 경우에는 **초진**임(단, 감기와 같은 호흡기계 질환 진료 후 설사 등이 병발하는 경우에는 상병명, 환자상태, 내원 간격, 투약 및 처치 내역 등을 고려하여 호흡기계 질환 치료가 종결되지 않은 것으로 판단될 때는 사례별로 재진 진찰료로 인정됨).

→ 감기치료 후(치료종결 후) 15일 뒤에 유사상병인 편도선염으로 내원 시에는 재진임.

보통 상병으로 투약종료 후 30일 이후에 내원

Q3. 갱년기 장애와 고지질혈증으로 여성호르몬 대체요법과 고지혈증약을 30일 처방받은 환자가 투약종료 후 40일 뒤에 같은 상병으로 내원

답: 만성질환관리료 산정상병이 아닌 모든 상병은 그 상병 양상과 무관하게 투약종료 후 30일 이후에는 **초진**임(이상지질혈증, 갱년기장대, 골다공증, 만성위염, 천식, COPD, 알러지비염, 골관절염 등도 무조건 투약종료 후 30일 이후에는 초진처리함).

투약종료 이내에 다른 상병으로 내원

Q4. 고지혈증약을 3개월 처방받은 뒤, 약이 아직 끝나지 않은 60일 뒤에 감기진료로 내원

답: 고지혈증약의 투약종료 후에 감기가 왔다면 초진이지만, 고지혈증이라는 선행 상병의 투약이 종료되지 않고 계속 진료 중인 상태에서 감기라는 타 상병이 발생하였을 경우이므로 **재진**임(초·재진 규정 중에서 상병에 대한 진료를 계속 중에 다른 상병이 발생한 경우에는 재진이라는 규정에 의거 재진임).

만성질환관리료 산정 상병 기록 후 내원

Q5. **감기몸살 환자에게 잠을 못 잔다고 하여 감기약 3일치와 수면제 3일치를 처방한 뒤, 이 환자가 60일 뒤에 다시 감기로 내원**

답: 단순하게 감기상병만 청구한 환자라면 60일 뒤에 감기로 내원 시 초진이지만, 이 환자는 불면증 약을 처방함. 불면증상병은(F510, G470) 만성질환관리료 산정 상병으로, 이런 상병이 청구된 환자는 무조건 투약종료 후 90일 이후에만 초진임. 따라서 위의 경우는 90일 이내이므로 **재진**임.

Q6. **만성위염, 역류성식도염, 과민성대장염, 편두통 상병으로 7일간 처방된 한 환자가 투약종료 후 60일 뒤에 만성위염으로 내원**

답: 편두통 상병은 만성질환관리료 산정 상병으로 주상병으로 처리하든지, 30번째 부상병으로 처리하든지에 관계없이 무조건 투약종료 후 90일 이후에 초진인 상병임. 따라서 위의 경우는 90일 이내이므로 **재진**임(이 경우 많은 분들이 주상병만 생각하여 만성위염도 90일 이내 내원 시 초진처리가 삭감되었다고 오해하는 경우가 많음).

Q7. **피로감을 호소하는 환자에게 간기능검사(K769), 갑상선검사(E039)를 시행하고 결과가 정상인 경우에, '배제된 상병'으로 처리하거나 다른 상병으로 변경 청구하지 않고 그냥 위의 만성상병으로 청구된 환자가 종료 후 60일 뒤에 감기로 내원**

답: 실제로 이 환자는 만성상병을 보유한 환자는 아니고, 만성질환을 감별하기 위한 검사청구 목적으로 상병을 입력했지만, 만성질환 환자로 적용한 것이므로 만성상병 환자로 분류되어 90일 이후 내원 시에만 초진이 됨. 따라서 위의 경우는 90일 이내이므로 **재진**임.

Q8. **고혈압환자가 3월에 2달치 약을 탄 후에 내원하지 않다가 약을 다 복용하고 나서 4개월 뒤인 9월에 고혈압으로 다시 내원**

답: 고혈압, 당뇨병을 포함한 모든 만성질환관리료 산정 상병은 투약종료 후 90일 이후에 내원한 경우에는 초진처리함. 따라서 위의 경우에는 비록 고혈압이라 할지라도 투약종료 후 90일 이후에 내원하였기에 **초진**임.

Q9. **고혈압약을 3월에 2개월 처방받은 뒤 내원하지 않다가 약이 다 떨어지고 60일 뒤인 7월에 감기로 내원**

답: 만성상병은 투약종료 후 90일 이내에 내원하면 재진임. 90일 이내에는 만성질환이건 단순 상

병이건 간에 무조건 재진이므로, 위의 경우에는 감기로 내원하였어도 **재진**임(고혈압 치료가 종료되지 않고 계속 진료 중에 감기라는 타 상병이 발생했으므로 재진임).

Q10. 당뇨환자가 반정량 혈당검사만 한 뒤(당뇨상병 청구), 과민성 대장염으로 약처방 30일 받은 환자가 대장약 투약종료 후 70일(당 검사 후 100일 뒤) 뒤에 감기로 내원

답: 만성상병인 당뇨병에 대한 투약 없이 장염약만 투여한 경우에, 만성상병인 당뇨병과 관련된 약의 투약종료일로부터 90일 이후 내원 시 초진으로 판단하는 줄로 착각함. 그러나 만성상병의 투약이 아니더라도 당일 투약된 모든 약의 투약종료 후 90일 기준임. 그러므로 위의 경우에는 대장약의 투여 종료일까지 따져서 90일 이내이므로 **재진**임.

Q11. 외용제·주 단위로 복용하는 약의 처방 후 내원

답: **천식환자가 세레타이드 1개(60회짜리-1달치)를 처방받은 후 40일 뒤에 내원**

세레타이드 1개는 처방된 약이 1일치로 표시되지만 내용적으로는 1달치 정도가 처방된 것이므로, 40일 뒤라면 투약 종료 후 10일 뒤에 내원한 것으로 보임. 하지만 실제 전산심사에서 환자의 투약종료일이 천식 흡입약을 처음 받은 날로부터 30일 뒤가 아니고 실제 처방한 일수 1일로 산정되므로 당일이 투약종료일이 됨. 따라서 40일 뒤에 내원하였다면 투약종료 후 30일 이후가 되어서 **초진**으로 산정 가능함(그러나 엄밀히 이야기하면 재진에 해당하므로, 30일 기준으로 적용하여 삭감되지 않는다고 하여서 무조건 괜찮을 것이라고 생각하지 말 것).

※ 흡입제, 연고, 점안액 처방 - 투약종료일은 1일째로

※ 1주일에 한 번씩 복용하는 골다공증약, 무좀약 등도 유사하게 적용됨.
(주단위로 먹는 약 4일 처방 - 투약종료일은 4일째로 계산)

2-31 만성질환관리료는 현지확인과 현지조사의 단골메뉴

(이 글은 김기범 원장이 작성)

급여·비급여와 진찰료 산정

1. 만성질환관리료(AH200)

고혈압, 당뇨병 등의 상병으로 의료기관에 지속적으로 내원하는 재진환자에게 교육·상담 등을 시행하면 만성질환관리료(AH200)를 산정할 수 있다.

물론 AH200을 산정하려면 고혈압, 당뇨병뿐만 아니라 해당 질병에 대해서 교육한 내용을 기록해야 한다. 이때 교육내용은 개인별 진료기록부에 관리내역을 기록·보관하여야 하며, 교육내용은 줄번호 특정내역(JX999)에는 기입하지 않아도 된다. 또한 일반적인 진료내용과 구별되도록 "~ 대하여 교육함"이라고 기록할 것을 권고한다.

AH200 산정이 가능한 질병

> 의원급 요양기관(보건의료원 포함)의 외래에서 진료하는 환자로서 "한국표준질병·사인분류표"에 의한 질병코드(고혈압 : I10~I13, I15, 당뇨병 : E10~E14)를 상병명으로 하는 자 및 질병코드(정신 및 행동장애 : F00~F99, G40~G41, 호흡기결핵 : A15~A16, A19, 심장질환 : I05~I09, I20~I27, I30~I52, 대뇌혈관질환 : I60~I69, 신경계 질환 : G00~G37, G43~G83, 악성신생물 : C00~C97, D00~D09, 갑상선의장애 : E00~ E07, 간의질환 : B18, B19, K70~K77, 만성신부전증 : N18)를 주상병명으로 하는 자에 한정함

2. 건강보험공단이 요양기관에 방문확인하여 거액을 환수하는 사례가 빈번하다

고혈압, 당뇨병은 상병코드 순서에 상관없이 AH200을 산정할 수 있으나, 다른 질병은 주상병일때만 산정할 수 있다. 의료기관은 한 환자에 대하여 연간 12회 이내(단, 월 2회 이내)로 산정하며, 이때 '연간'이란 일반적인 회계연도를 의미한다. 다른 전문과목의 의사가 한 명의 환자를 동일한 날짜에 각각의 상병에 대하여 지속적으로 만성질환관리 교육을 실시한 경우에는 AH200을 각각 청구할 수 있다. 이때 반드시 재진진찰료 코드가 동반청구되어야만 인정되며, 약을 처방하지 않더라도 교육만 시행하면 청구가 가능하다.

또한 환자가 직접 내원한 경우에만 산정가능하여 재진진찰료(AA254, AA250)를 산정할 때만 할 수 있다. 즉 초진이거나 비대면 진료, 보호자대리처방일때는 교육을 시행했더라도 AH200을 인정받을 수 없다.

건강보험공단은 요양기관 현지확인 시에 '만성질환관리료를 산정한 환자의 개인별 진료기록부에 만성질환자 관리내역을 기록·보관하여야 한다'는 규정에 의거해서 교육내용의 기록 유무를 확인하고 있으며, 교육내용이 확인되지 않는 경우 만성질환관리료 비용을 환수조치하고 있으니 주의가 필요하다.

2-32 만성질환관리료와 만성질환관리제는 무슨 차이인가?

(이 글은 김기범 원장이 작성)

1. 만성질환관리와 관련된 사업

1. 만성질환관리료 AH200 – 요양기관이 받는 만성질환 교육수가임
2. 만성질환관리제 AA250 – 환자의 본인부담금을 덜어주는 제도이고, 의료기관은 추가이득 없음
3. 일차의료만성질환관리사업 – 환자교육과 데이터를 통합관리하는 수가임
4. 적정성평가와 분석심사 – 요양기관이 고혈압, 당화혈색소 수치를 입력(MT056, MT057)하면, 심평원이 이를 평가하고 가산금을 지급하는 사업임
5. 이외에도 지자체 별로 각각 다양한 관리제도(건강생활장려제도)를 시행하고 있음

2. 만성질환관리제(시작일: 2012.12.1)

- 만성질환관리제는 재진진찰료의 본인부담률을 경감해주는 제도임
- 고혈압 또는 당뇨병이 주상병일때만 적용할 수 있음 – AH200와 차이점
- 만성질환관리료와 별개이며, 한 명의 환자에게 만성질환관리료와 함께 적용할 수도 있음
- 의원급 의료기관만 대상임
- 환자가 해당 의원급을 지속적으로 다니면서 관리를 받는다는 의사표시를 하면 그 내용을 진료기록부에 적고 다음번에 방문할 때부터 본인부담률을 20%로 적용함. 이때 만성질환관리제를 적용하는 방법은 진료프로그램마다 다양함
- 재진진찰료코드는 AA254이지만, 만성질환관리제를 적용하면 재진진찰료 코드가 AA250임

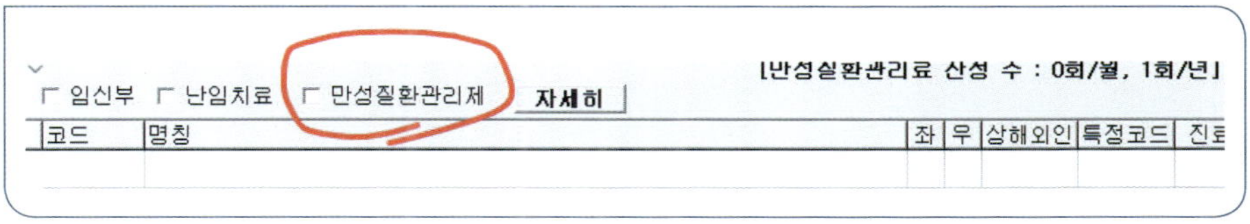

3. 일차의료만성질환관리 시범사업(일만시 사업)

- 시범사업에 참여를 신청하고, 교육을 이수한 의료기관만 산정이 가능함
- 2주기 수가코드포괄평가 및 계획수립료 IB011(1주기), IE012(2주기)
  점검 및 평가료 IB013, 환자관리료 IB023(저위험군), IB024(중위험군), IB025(고위험군)
  교육상담료 IB041, B042

3. 약제의 허가사항과 급여기준

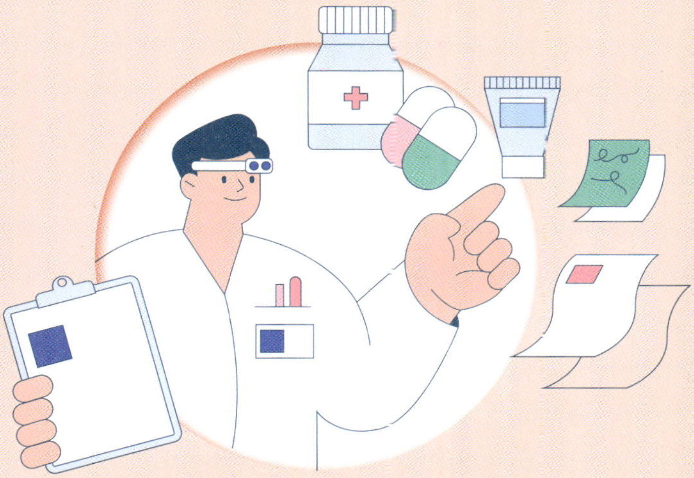

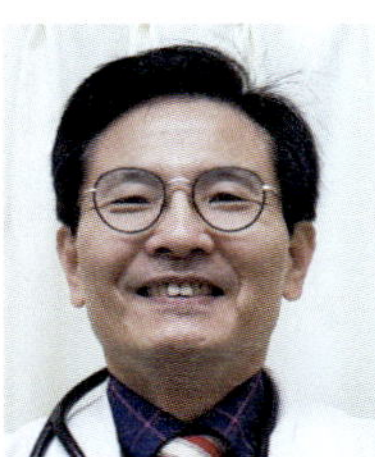

김태빈

- 1987년, 경희대학교 의과대학 졸업
- 1996 ~ , 김태빈내과의원 원장(現)
- 2024.05 ~ , 경기도내과의사회 회장(現)
- 2021.05 ~2024.04, 대한내과의사회 보험정책단 단장
- 2017.10 ~ 2018.06, 대한의사협회 상대가치연구단 위원
- 2013.11 ~ 2018.04, 대한내과학회 보험이사
- 2012.02 ~ 2016.04, 대한내과학회 표준진료지침위원회 위원
- 2010.05 ~ 2016.04, 대한내과의사회 보험이사
- 저서: 약제 삭감 줄이기

3

• 약제의 허가사항과 급여기준 •

3-1 의약품의 허가사항

약제의 허가사항과 급여기준

1. 정의

의약품의 '허가사항'은 「의약품의 품목허가 신고 심사규정」(식약처 고시) 제9조~제22조에서 정한 품목허가 및 신고항목으로 정의한다. 약제의 급여기준에서 지칭하는 '허가사항'은 좁은 의미로 주로 '효능·효과', '용법·용량', '사용상의 주의사항'이 해당될 것이다.

우리나라 의약품 허가증 기재 허가사항

분류	내용
기본정보	허가번호, 분류(전문/일반), 제품명, 품목허가권자, 허가일, 유효기간
안전성 및 유효성	효능·효과, 용법·용량, 사용상의 주의사항
제조 및 품질	성상, 원료약품 및 분량, 제조방법, 기준 및 시험방법, 포장단위, 저장방법, 사용(유효)기간, 제조원

2. 약제 허가사항의 구성

효능·효과
용법·용량
사용상의 주의사항 1. 경고 2. 다음 환자에는 투여하지 말 것 3. 다음 환자에는 신중히 투여할 것 4. 이상반응 5. 일반적 주의 6. 상호작용 7. 임부, 수유부, 가임여성, 신생아, 유아, 소아, 고령자에 대한 투여 8. 임상검사치에의 영향 9. 과량투여시의 처치 10. 적용상의 주의 11. 보관 및 취급상의 주의사항 12. 전문가를 위한 정보 13. 기타

3-2 허가사항에서의 연령 기준

(단위 : 일, 개월, 세)

명칭	한문·영명	연령
신생아	新生兒 (Term newborn infant)	출생일[1]~28일 미만
영아	嬰兒 (Infants and toddler)	28일 이상~24개월 미만[2]
어린이	Children	24개월 이상[3]~만12세 미만
청소년	靑少年 (Adolescent)	만12세 이상~만19세 미만
고령자(노인)	高齡者 (老人) (Geriatrics)	만 65세 이상

1) '출생일'이란 ICH 규정의 '0일'을 말한다(예: 2001년 1월 1일생).

2) '24개월 미만'이란 23개월과 1개월 미만의 날까지를 말한다(예: 2002년 12월 31일).

3) '24개월 이상'이란 24개월과 그 첫날부터를 말한다(예: 2003년 1월 1일).

- 유아(幼兒): 24개월 이상 만 6세 미만
- 소아(pediatric population): 신생아, 영아, 어린이, 청소년의 통칭으로서 성인과 구분되는 의미로 사용할 수 있음
- 임상시험은 통상 '의약품국제조화회의(ICH)에서 제안한 관련 가이드라인'에 따라 수행되므로 연령 검토 기준은 우선 이를 적용하고, 이 기준의 적용이 어려운 경우에는 미국 FDA, 일본의 가이드라인 및 기타 관계 법령 등을 적용

식약처 허가사항의 중요성

1) 의약품의 처방·투여 범위

의약품은 허가 또는 신고된 사항의 범위, 복지부장관의 고시 범위 또는 심평원장의 공고 범위 안에서 처방·투여하여야 한다. 이를 초과하여 사용하려고 할 때는 반드시 일정한 절차를 통한 사용 승인을 받아야 한다.

2) 요양급여의 적용기준 및 방법(제5조 제1항 관련)

의약품은 약사법령에 의하여 허가 또는 신고된 사항(효능·효과 및 용법·용량 등)의 범위 안에서 환자의 증상 등에 따라 필요·적절하게 처방·투여하여야 한다. 다만, 안전성·유효성 등에 관한 사항이 정하여져 있는 의약품 중 진료상 반드시 필요하다고 보건복지부장관이 정하여 고시하는 의약품의 경우에는 허가 또는 신고된 사항의 범위를 초과하여 처방·투여할 수 있으며, 중증환자에게 처방·투여하는 약제로서 보건복지부장관이 정하여 고시하는 약제의 경우에는 건강보험심사평가원장이 공고한 범위 안에서 처방·투여할 수 있다.

3-3 천차만별인 허가사항

약제의 허가사항과 급여기준

1. 동일성분과 동일함량의 제형이지만 허가사항이 달라 급여인정 범위가 다르다

1) 락툴로오스: lactulose concentrate 134 g/100 ㎖ (67 g as lactulose)

	전문약	일반약
구분	듀락칸 시럽	듀락칸 이지 시럽
주성분코드	180833ASY	
효능·효과	간성혼수의 치료 및 예방	변비

2) 락티톨: lactitol hydrate 1 g/g

	전문약	일반약
구분	유한 락티톨 산	포탈락 산
주성분코드	415730APD	
효능·효과	급성 및 만성 문맥계 뇌병증(간성혼수)	변비

- 동일한 성분과 동일한 함량 및 제형이지만 전문약인 듀락칸시럽과 유한락티톨산은 간성혼수에, 일반약인 듀락칸이지시럽과 포탈락산은 변비에 투여해야 한다.

3) Omega-3-acid ethyl esters 90 – atorvastatin 복합경구제

	아트맥 콤비젤 연질캡슐 5/1,000 mg	아토메가 연질캡슐 5/1,000 mg
성분	5 ㎎ as atorvastatin, omega-3-acids ethyl esters 90 1,000 ㎎	
효능·효과	관상동맥심질환(CHD) 고위험이 있는 성인 환자에서 아토르바스타틴 단일치료요법 시 LDL-콜레스테롤 수치는 적절히 조절되지만 트리글리세라이드 수치가 적절히 조절되지 않는 복합형(IIb) 이상지질혈증의 치료	관상동맥심질환(CHD) 고위험이 있는 성인 환자에서 아토르바스타틴 20 mg 단일치료 요법 시 LDL-콜레스테롤 수치는 적절히 조절되지만 트리글리세라이드 수치가 적절히 조절되지 않는 복합형(IIb) 이상지질혈증의 치료
용법·용량	식사와 함께 1일 1회 2~4캡슐을 투여	식사와 함께 1일 1회 4캡슐을 투여
복지부 고시	각 약제별 허가사항 범위 및 [일반원칙] 고지혈증치료제 '세부사항' 범위 내에서 아래와 같은 기준으로 투여 시 요양급여를 인정하며, 동 인정기준 이외에는 약값 전액을 환자가 부담토록 함 - 아래 -	

- 동일한 성분의 복합제이지만 허가사항이 상이하여 복지부 약제 고시에서도 '각 약제별 허가사항 범위에서' 다르게 인정된다.

2. 동일성분이지만 용량에 따라 허가사항이 다르다

1) Pantoprazole

제형	20 mg	40 mg
ATC코드	A02BC02	
효능 효과	• 경증의 위식도역류 질환 및 관련 증상(속쓰림, 산역류, 연하통)치료 • 역류식도염의 장기유지요법 • NSAID에 의한 위십이지장궤양의 예방	• *H. pylori*에 감염된 위·십이지장궤양의 재발 방지를 위한 항생제 병용요법 • 십이지장궤양 • 위궤양 • 중등도~중증의 역류성 식도염 • ZES 및 기타 병리학적 위산 과분비 상태
가격(예)	판토록정 20 mg® 497원/T 판토라인정 20 mg® 286원/T	판토록정 40 mg® 730원/T 판토라인정 40 mg® 720원/T

- *H. pylori* 제균요법에 허가사항이 없는 판토프라졸 20 mg 제형을 제균요법에 사용할 수 없다.
- PPI 복지부 약제 고시(제2022-268호)에서도 *H. pylori* 제균요법에 Pantoprazole 20 mg, Rabeprazole 5 mg, '에소메졸디알서방캡슐 20 mg', '에소메졸디알서방캡슐 40 mg', Esomeprazole 10 mg은 제외됨을 명시한다.
- 예를 들어 가격이 저렴한 판토라인정 20 mg 2정을 사용하여, 40 mg 제형의 적응증을 대신할 수 없다.

2) Fexofenadine(알레그라, 펙소나딘)

제형	효능·효과	용법·용량	대표 상병
30 mg	계절알레르기비염 증상 완화, 알레르기 피부질환(만성 특발두드러기)과 관련된 증상의 완화	6~11세: 1회 30 mg, 1일 2회	J30.1~J30.4 L20, L23, L50
120 mg	알레르기비염 증상 완화	성인 및 12세 이상: 1일 1회 120 mg	J30.1~J30.4
180 mg	알레르기 피부질환(만성 특발두드러기)과 관련된 증상의 완화	12세 이상: 1일 1회 180 mg	L23, L50
D*	계절알레르기비염	성인 및 12세 이상: 1회 1정 1일 2회	J30.1~J30.4

* 알레그라디정(fexofenadine hydrochloride 60 ㎎ + pseudoephedrine hydrochloride 120 ㎎)

• 알레르기 피부질환에는 180 mg, 알레르기비염에는 120 mg 제형을 사용해야 요양급여 인정된다.

3) Denosumab 주사제

제품	프롤리아프리필드시린지	엑스지바주
ATC코드	M05BX04	
조성	denosumab 60 mg	denosumab 120 mg
효능 효과	1. 폐경 후 여성 골다공증 치료 2. 남성 골다공증의 골밀도 증가를 위한 치료 3. 글루코코르티코이드 유발성 골다공증 치료 4. 안드로겐 차단요법을 받고 있는 비전이성 전립선암의 골 소실 치료 5. 아로마타제 저해제 보조요법을 받고 있는 여성 유방암의 골 소실 치료	1. 다발성 골수종 및 고형암의 골전이 환자에서 골격계 증상 발생 위험 감소. 골격계 증상은 병리학적 골절, 뼈에 대한 방사선 조사, 척수압박, 뼈수술을 말함 2. 성인 및 골 성숙이 완료된 청소년에서 절제가 불가능하거나 수술적 절제가 중증의 이환을 일으킬 가능성이 있는 골거대세포종 치료
급여기준	복지부 고시 제2025-34호, 2025-03-01	심평원 공고 제2018-210호: 2018.8.30

• Denosumab 주사제는 60 mg 제형은 골다공증에, 120 mg 제형은 항암제로 사용된다. 120 mg 제형은 항암제로서 복지부고시가 아닌 심평원장이 공고한다.

3. 일반형과 서방형에 따라 허가사항이 다른 경우

	일반형	서방형
Pregabalin	1. 성인에서 말초와 중추 신경병증성 통증의 치료 2. 뇌전증 3. 섬유근육통의 치료	성인에서 말초 신경병증성 통증의 치료
Loxoprofen	1. 다음 질환 및 증상의 소염·진통만성 류마티스관절염, 골관절염(퇴행관절염), 요통, 견관절주위염, 경견완증후군 2. 수술후, 외상후 및 발치 후의 소염·진통 3. 다음 질환의 해열·진통급성 상기도염(급성기관지염을 수반한 급성 상기도염을 포함)	다음 질환 및 증상의 소염·진통: 만성 류마티스관절염, 골관절염(퇴행관절염), 요통, 견관절주위염, 경견완증후군
Rebamipide	1. 위궤양 2. 급성위염, 만성위염의 급성악화기	급성위염, 만성위염의 급성악화기
Pelubiprofen	1. 다음 질환의 증상이나 징후의 완화: 골관절염, 류마티스관절염, 요통(허리통증) 2. 다음 질환의 해열: 급성 상기도염	다음 질환의 증상이나 징후의 완화: 골관절염, 류마티스관절염, 요통(허리통증), 급성 통증(예: 외상 후 동통, 원발월경통)

4. 동일한 성분의 서방형도 허가사항이 다른 경우

- 리리카CR서방정과 타 pregabalin 서방정의 용법/용량에서의 차이점

항목	리리카CR서방정	그 외 pregabalin서방정*
허가 나이	18세 이상	19세 이상
신기능 장애환자	CLcr≥30 mL/min에서 용량조절 투여**	안전성과 유효성이 확립되지 않음
간기능 장애환자	용량조정 필요없다	안전성과 유효성이 확립되지 않음
고령자(≥만 65세)	투여 가능(신기능저하 고령자 주의)	안전성과 유효성이 확립되지 않음

* 유한프레가발린서방정, 카발린CR서방정, 젤리프서방정, 가바뉴로서방정, 슈프레가CR서방정
** CLcr<30 mL/min 미만 또는 혈액투석을 받고 있는 환자인 경우에는 리리카캡슐을 투여한다.

5. 서로 다른 성분의 개별 단일제 병용과 고정복합제의 허가사항이 다를 수 있다

	개별 병용	고정복합제
Levocetirizine, Montelukast	알레르기성 비염 (비폐색이 주증상)	천식과 다년성 알레르기 비염을 동반한 알레르기 비염*
Aspirin, Clopidogrel	허혈뇌졸중, 심근경색 또는 말초동맥성질환, 심방세동, 급성관상동맥증후군	급성관상동맥증후군, 심방세동 환자**
Dutasteride, Tamsulosin 0.4 mg	양성 전립선 비대증의 치료	중등도~중증의 양성 전립선 비대증 증상의 치료

*몬테리진, **플라빅스에이, 클로피린, 슈퍼피린

- Levocetirizine과 Montelukast제제를 개별 병용할 때 비폐색이 주 증상인 알레르기 비염 상병으로 인정되나 고정복합제(몬테리진)는 천식 상병과 알레르기 비염 상병을 동시에 기재해야 인정된다.
- Aspirin과 Clopidogrel 고정복합제(플라빅스에이)의 경우에는 개별 약제와는 다르게 뇌혈관 및 말초동맥성질환에 적응증이 없다.
- Dutasteride와 Tamsulosin 0.4 mg 고정복합제(듀오다트)는 개별 약제들의 허가사항과는 다르게 중등도~중증 BPH에서만 인정되어 적응증이 축소된다.

6. 특허가 만료된 제품의 같은 제네릭 제품에서 허가사항이 다를 수 있다

- Dapagliflozin

Dapagliflozin의 효능·효과*	
제2형 당뇨병, 만성 심부전, 만성 신장병	다파론정, 다파원정, 다파진정, 다포진정, 다파프로정, 엑시글루정, 트루다파정, 파시가정, 포시다파정, 플로가정, 네오다파정, 다파로정, 다파릴정 등

Dapagliflozin의 효능·효과*	
제2형 당뇨병, 만성 신장병	다파그로정 등
제2형 당뇨병	다프로드정, 파시가엔정, 다파시가정, 다파칸정, 다파글루정, 디파글루정, 에이다파정, 글루다파정, 포시로정 등

* 2025년 5월 11일 현재 적응증이며, 이후 적응증이 변경될 수 있는 제품이 많을 것으로 보이므로 처방 전 식약처의 효능·효과를 확인하고 처방할 것.

- 배경: Dapagliflozin 성분의 오리지널 제품인 포시가정이 국내에서 철수함에 따라 2024-04-25 국내 허가가 취하되고, 다파엔정이 2024-04-25부터 포시가정의 적응증을 이어받았다(포시가 임상자료 허여-포시가 적응증이 다파엔정으로 이관됨). 따라서 다파엔정 10 mg은 다른 제네릭과 달리 당뇨병뿐만 아니라 만성심부전, 만성 신장병 적응증도 보유하게 되었고, 급여기준도 포시가 10 mg정과 동일하게 당뇨병과 만성 심부전에 적용되었다.
- 이후 포시가정의 시판 후 조사(PMS)가 종료되면서 다른 제네릭 제품들도 제2형 당뇨병 이외의 적응증을 추가할 수 있게 되었다. 그러나 일부 제네릭 제품들은 만성 심부전 또는 만성 신장병에 적응증이 추가되지 않은 제품이 있으니 처방 시 참고해야 한다.
- 적응증이 확대된 Dapagliflozin제제는 비당뇨 환자의 만성 심부전 환자에서 급여기준을 만족하면 요양급여 인정되지만, 만성 신장병에는 적응증이 있어도 고시에서 인정되지 않으므로 요양급여되지 않고 전액 본인부담한다.

Dapagliflozin 경구제(품명: 다파엔정10밀리그램 등) 고시 제2025-15호, 시행일: 2025-02-01
1. 제2형 당뇨병에 투여 시 [일반원칙] 당뇨병용제 "세부사항" 범위 내에서 요양급여를 인정함. 2. 각 약제별 허가사항 범위 내에서 상기 1. 이외에 비당뇨 환자에게 아래와 같은 기준으로 투여 시 요양급여를 인정하며, 동 인정기준 이외에는 약값 전액을 환자가 부담토록 함. - 아 래 - • 만성 심부전 환자(NYHA class II-IV) 1) 좌심실 박출률(left ventricular ejection fraction, LVEF)이 40% 이하인 환자로서 표준치료*를 안정적인 용량(stable dose)으로 투여 중인 경우 * 표준치료: ACE 억제제 또는 Angiotensin II 수용체 차단제 또는 sacubitril · valsartan을 베타차단제, aldosterone antagonist 등과 병용 2) 심부전의 증상 및 징후가 있으면서 좌심실 박출률(left ventricular ejection fraction, LVEF)이 40% 초과한 환자로서 다음 중 하나를 만족하는 경우 - 다 음 - 가) 좌심실 이완기능 이상/좌심실 충만압의 증가(NT-proBNP≥125 pg/mL 또는 BNP≥35 pg/mL)에 부합하는 심장 구조 또는 기능 이상의 객관적인 증거가 있는 경우 나) 12개월 이내 심부전 악화로 응급실을 방문하였거나 입원한 경우 ※ 동 약제는 다른 심부전 표준치료와 병용하여 투여함.

7. 같은 항히스타민제라 하더라도 허가사항의 범위가 다르다

세대	성분	적응증				
		코	피부	눈	천식	기타
1	Chlorpheniramine	○	○			혈관운동성 부기, 혈관운동성 코염, 코감기에 의한 재채기·콧물·기침, 약물발진
	Clemastine	○	○			맥관신경성 부종, 코감기에 의한 재채기·콧물·기침
	Hydroxyzine		○			수술 후, 신경증에서의 불안, 긴장, 초조
	Mequitazine	○	○	○		
2	Azelastine	○	○		○	
	Bepotastine	○	○			
	Cetirizine	○	○	○		
	Ebastine	○	○	○		
	Emedastine	○	○			
	Epinastine*	○	○		○	* 허가사항 범위 내 2차 인정, 천식-100/100
	Ketotifen	○	○	○	○	
	Loratadine	○	○			
	Mizolastine	○	○			
	Olopatadine	○	○			
	Oxatomide	○	○		○	음식에 의한 알레르기
2	Pemirolast*	○			○	*시럽: 만 5세 미만까지 요양급여
	Rupatadine	○	○			*허가사항 범위 내 투여 시 요양급여 인정
3	Desloratadine*	○	○			*알레르기성 비염에만 요양급여 인정
	Fexofenadine 30 mg	○	○			
	Fexofenadine 120 mg	○				
	Fexofenadine 180 mg		○			
	Levocetirizine	○	○			

*개별고시 있는 약제 및 고시 인정 범위

- 항히스타민제는 상병전산심사 적용 약제로 효능·효과에 합당한 상병으로 심사된다.

3-4 허가범위를 초과하는 약제의 사용

약제의 허가사항과 급여기준

허초의약품, 허가초과사용 의약품, 허가범위 초과 사용의약품, off-label drug

1. 정의

품목허가된 의약품을 허가된 사항 이외로 사용하는 것을 '의약품 허가초과 사용(off-label drug use)'이라고 한다. 즉 식약처에서 인정하는 효능·효과(적응증), 용법·용량 및 사용상 주의사항 이외의 사용으로 정의한다. 넓은 의미로는 허가된 적응증, 용법·용량, 사용상 주의사항을 벗어난 모든 경우를 말하고, 좁은 의미로는 허가된 효능·효과(적응증)를 벗어난 것을 뜻한다.

실제 허가외 사용 승인 범위(용법·용량 포함)를 벗어나는 경우, 추가적인 안전성 유효성 검토가 필요하다는 것이 관계기관의 입장인 것을 보면 허가 외 사용승인은 넓은 의미로 해석되고 있다고 봐야 할 것 같다.

2. 국민건강보험에서 허가범위를 초과하여 의약품을 사용할 수 있는 3가지 경우

의약품은 허가된 사항(효능·효과 및 용법·용량 등)의 범위 안에서 환자의 증상 등에 따라 적절하게 처방·투여해야 하지만 다음의 경우에는 허가된 사항의 범위를 초과하여 투여할 수 있다.

- 진료상 반드시 필요하여 '요양급여의 적용기준 및 방법에 관한 세부사항(복지부고시)'에 고시된 의약품
- 중증환자에게 처방·투여하는 약제로서 보건복지부장관이 정하여 고시하는 약제의 경우에는 심평원장이 공고한 범위 안에서 처방·투여하는 의약품
- IRB(또는 다학제적위원회)가 있는 의료기관 또는 의료 관련단체(의사협회 등)에서 '허가 또는 신고범위 초과 약제 비급여 사용 승인에 관한 기준 및 절차'에 따라 승인된 의약품

> 요양급여 대상환자에게 급여목록표에 등재된 약제의 허가를 초과하여 사용할 경우, '허가 또는 신고범위 초과 약제 비급여 사용 승인에 관한 기준 및 절차'에 따라 신청하여 승인된 경우에 비급여로 사용할 수 있다(2008년 8월 1일 시행).
>
> * 허가 또는 신고범위 초과 약제 비급여 사용승인에 관한 기준 및 절차[보건복지부 고시 제2020-140호(2020. 7. 1.)]

3. 허가 초과 사용 약제의 승인

일반약과 항암제의 비교

구분	일반약	항암제
신청대상기관	IRB(임상시험심사위원회)	다학제적위원회
승인 요건	대체가능 약제 여부, 의학적 타당성, 비용 효과성 여부	
승인 기관	식약처 승인(심평원 접수/통보)	심평원 승인(암질환심의위원회)
본인 부담	비급여	전액본인부담
사용 시점	신청 후 진료	승인 후 사용/승인 전 사용
의무, 사후관리	사용내역 제출	사용내역 제출
주요 개정일	2019-10-18	2018-07-01

IRB: Institutional Review Board

- 허가범위 초과 약제(허초 약제)는 요양기관의 신청에 의해 승인되고 있으며, 일반약제 및 항암제 모두 신청한 요양기관만 해당 약제를 사용할 수 있다(제약회사는 직접 신청 못 함).
- 일반 약제의 신청대상기관은 IRB가 설치된 병원에서, 항암요법은 다학제적위원회가 구성된 요양기관의 신청에 의해 승인되고 있다. 다만, 심평원장이 허가초과 사용승인 신청기관의 확대가 필요하다고 평가한 약제의 경우에는 IRB의 심사를 생략할 수 있다. 요양기관 내 다학제적위원회가 없는 경우는 '공용 다학제적위원회' 또는 '연계 요양기관의 다학제적위원회' 심의를 거쳐 허가초과 항암요법 사용승인을 신청할 수 있다. 단, 이 경우에는 사전승인 신청(승인 후 사용)만 가능하다.
- 승인요건은 두 약제 모두 동일하며, '대체 가능한 약제가 없는 경우 또는 대체 가능한 약제가 있으나 투여금기 등으로 투여를 할 수 없는 경우 또는 대체 가능한 약제의 투여나 대체치료법보다 비용효과적이거나 부작용이 적고 임상적으로 치료효과가 높을 것으로 기대되는 경우'가 해당된다.
- 승인기관은 일반 약제는 식약처이다. 다만 심평원이 접수를 받고 식약처가 검토 후 승인여부를 결정하고 심평원은 그 결정을 통보하는 역할을 한다. 질환의 중대성으로 신속한 심사 처리가 필요한 항암요법은 심평원의 암질환심의위원회가 식약처 역할을 한다. **허가초과 항암요법의 인정여부 및 허가초과 일반약제의 불승인 사례는 심평원 홈페이지에서 확인 가능하다.**

항암화학요법 ➜ 암질환 사용약제 및 요법 ➜ 약제기준정보 ➜ 제도·정책 ➜ 건강보험심사평가원

- 해당 약제의 본인부담 수준은 일반약제는 비급여로, 항암요법은 전액본인부담으로 결정된다.

- 진료시점은 일반 약제의 경우에는 신청 후 바로 사용할 수 있으나 불승인되면 통보를 받은 날부터 해당 약제를 사용할 수 없다(IRB 심사일로부터 15일 이내에 신청한 경우 심평원의 승인 통보 전이라도 신청 약제를 비급여로 사용할 수 있음). 항암요법의 경우 일반 약제와 달리 승인 후 처방해야 하나 일부 약제의 경우 신속하게 사용할 수 있도록 사후 승인을 인정할 수 있도록 개정되었다.
- 사후관리로서 일반 약제는 진료실적을 식약처에 통보해야 하고, 항암요법의 경우 사용내역을 분석하여 급여전환 여부를 결정한다.
- 2018년 7월 1일부터 항암제의 경우 허가초과 사용제도가 개선되어 일부 사후 승인제도가 도입되었고, 공용 다학제 위원회를 통해 다학제적위원회 미구성 기관도 신청이 가능하도록 제도가 개선되었다. 또한 기승인 요법은 별도 승인 없이 신고 후 사용이 가능하게 되었다.

  다만 불승인 다빈도 기관에 대해서는 사후승인 신청이 제한될 수 있는 제재 규정도 마련되었다.
- 2019년 10월 18일부터는 일반 약제에 대한 허가초과 사용제도도 개선되어 IRB가 미설치된 병의원급까지 대상과 절차를 준수하여 신청할 수 있도록 확대되어 의협 등 관련 단체에서도 심의가 가능하도록 개선되었다.

토막상식. 식약처 허가사항(효능·효과)에 있는 '☆'의 의미는?

스트렙토키나제·스트렙토도르나제의 효능·효과

효능효과 - PDF다운로드 XML다운로드

☆(정제)

1. 발목 수술 또는 발목의 외상에 의한 급성 염증성 부종의 완화
2. 호흡기 질환에 수반하는 담객출 곤란

☆국내임상시험결과 추가제출

콜린알포세레이트의 효능·효과

효능효과 - 변경이력

- 뇌혈관 결손에 의한 2차 증상 및 변성 또는 퇴행성 뇌기질성 정신증후군 : 기억력저하와 착란, 의욕 및 자발성저하로 인한 방향감각장애, 의욕 및 자발성 저하, 집중력감소

☆국내임상시험결과 추가제출

효능·효과 앞에 '☆'(☆국내임상시험결과 추가제출)가 있다면 이 적응증은 국내 임상시험 결과를 추가 제출해야만 인정되는 적응증이라는 의미다. 즉 국내 임상시험 결과로 효능·효과를 증명하지 못하면 해당 적응증은 삭제될 수 있다는 의미로서, 이러한 약제를 처방할 경우에는 해당 적응증이 삭제될 가능성이 높다는 것을 미리 예측하고 처방하는 것이 좋다.
스트렙토제제는 임상재평가 결과 효능 입증에 실패하여 결국 효능·효과도 소멸됐다(2024년 1월 4일 모든 적응증 삭제됨).
필자의 경험상 확실한 외국 문헌의 근거가 없다면 대개는 삭제되는 적응증이니 미리 대비하여 처방하는 것이 좋다.

cf. '약제급여 적정성 재평가'

'☆'는 식약처에서 적응증의 입증을 요구하는 임상재평가이며, 입증하지 못하면 해당 적응증이 삭제된다. 하지만 '약제급여 적정성 재평가'는 심평원에서 해당 약제 적응증에 대한 임상적 유용성(급여 적정성)을 주기적으로 선정·재평가하는 제도로서, 요양급여를 계속 유지할지 여부를 평가하는 제도이다.
따라서 식약처 허가사항의 변경 없이 평가대상 적응증에 대해서 요양급여를 인정하지 않을 수 있다.
그래도 허가사항에는 적응증으로 남아 있어 전액본인부담으로 처방할 수는 있다.
대표적인 약제로는 록소프로펜(급성상기도염), 알긴산나트륨(위·십이지장궤양, 미란성 위염, 위 생검 출혈시의 지혈), 에페리손(신경계 질환에 의한 경직성 마비), 리마프로스트(폐색성혈전혈관염) 등이 있고 해당 적응증은 전액본인부담으로 처방해야 한다.

3-5 약제 고시에 대한 이해

약제의 허가사항과 급여기준

1. 관련 법령

1) 요약

약제의 요양급여의 적용기준 및 방법어 관한 세부사항은 복지부장관의 고시로 정한다. 중증질환자에게 처방·투여하는 약제에 관한 세부사항은 건강보험심사평가원장이 정하여 공고한다.

심평원의 중증질환심의위원회에서 다루는 약제는 항암화학요법제, 항구토제, 암성통증치료제의 사용과 관련된 약제들이다.

국민건강보험 요양급여의 기준에 관한 규칙 제1조의2(요양급여 대상의 여부 결정에 관한 원칙)

보건복지부장관은 의학적 타당성, 의료적 중대성, 치료효과성 등 임상적 유용성, 비용효과성, 환자의 비용부담 정도, 사회적 편익 및 건강보험 재정상황 등을 고려하여 요양급여대상의 여부를 결정해야 한다.

국민건강보험 요양급여의 기준에 관한 규칙 제5조(요양급여의 적용기준 및 방법)

① 요양기관은 가입자 등에 대한 요양급여를 [별표 1]의 요양급여의 적용기준 및 방법에 의하여 실시하여야 한다.

② 제1항에 따른 요양급여의 적용기준 및 방법에 관한 세부사항은 의약계·공단 및 건강보험심사평가원의 의견을 들어 보건복지부장관이 정하여 고시한다.

③ 조혈모세포이식 및 심실 보조장치 치료술의 요양급여의 적용기준 및 방법에 관한 세부사항은 의약계·공단 및 건강보험심사평가원의 의견을 들어 보건복지부장관이 따로 정하여 각각 고시한다.

④ 제2항에도 불구하고 「국민건강보험법 시행령」(이하 '영'이라 한다) [별표 2 제3호 마목]에 따른 중증질환자(이하 '중증환자'라 한다)에게 처방·투여하는 약제 중 보건복지부장관이 정하여 고시하는 약제에 대한 요양급여의 적용기준 및 방법에 관한 세부사항은 제5조의2에 따른 중증질환심의위원회의 심의를 거쳐 건강보험심사평가원장이 정하여 공고한다. 이 경우 건강보험심사평가원장은 요양기관 및 가입자 등이 해당 공고의 내용을 언제든지 열람할 수 있도록 관리하여야 한다.

2) 복지부 고시 vs. 심평원 공고 예시

제품	프롤리아프리필드시린지	엑스지바주
ATC코드	M05BX04	
조성	denosumab 60 mg	denosumab 120 mg
고시 및 공고 내용	허가사항 범위 내에서 아래와 같은 기준으로 투여 시 요양급여를 인정하며, 동 인정기준 이외에는 약값 전액을 환자가 부담토록 함 - 아 래 -	만 19세 이상 유방암, 전립선암의 골전이에 아래와 같은 기준으로 투여하는 경우에 인정함 - 아 래 -
고시/공고	복지부 고시 제2025-34호, 2025-03-01	심평원 공고 제2018-210호: 2018.8.30

- Denosumab 주사제는 60 mg제형은 골다공증에, 120 mg제형은 항암제로 사용된다. 따라서 120 mg제형은 항암화학요법제로서 복지부고시가 아닌 심평원장이 세부사항을 공고한다.

2. 복지부 약제 고시

1) 약제 고시 종류

- 약제 고시는 [일반원칙] 고시와 개별 고시로 나뉜다.
  [일반원칙] 고시에는 [일반원칙] 고혈압약제, [일반원칙] 당뇨병용제 고시 등이 해당된다.
  개별 고시는 효능별 묶음 고시와 개별 약제 고시가 있다.
  효능별 묶음 고시는 항우울제, PPI경구제, H2RA주사제 고시 등이 해당된다.
  2023년 7월 기준으로 [일반원칙] 고시는 41개, 개별 고시는 대략 602개가 있다.

2) 약제 고시에서 나열 순서

- 복지부의 약제 고시는 신설 고시, 변경 고시, 삭제 고시 순으로, 일반원칙 고시부터 개별 약제 고시 순으로, 그리고 약제의 식약처 분류번호 순으로 나열된다.
- 약제 고시에는 신설 사유, 변경 사유, 삭제 사유 등이 안내되니 이를 잘 참고하면 고시된 이유를 알 수 있다.

3-6 허가사항 범위 내에서 요양급여 인정되는 고시

약제의 허가사항과 급여기준

- 허가사항과 급여기준 범위가 동일하여 급여기준을 적용하는 데 어려움이 없다.
- 허가사항 전부가 요양급여 인정되므로 전액본인부담 인정되지 않고 전액본인부담 할 수 없다.

Blonanserin 경구제(로나센정, 로나큐정 등) 효능·효과
조현병
Blonanserin 경구제(품명: 로나센정 2 mg 등) 고시 제2017-180호 시행일: 2017-10-01
허가사항 범위(조현병) 내에서 투여 시 요양급여를 인정함

Irsogladine maleate 경구제(가스론엔정, 스토원정 등) 효능·효과
1. 위궤양 2. 하기 질환의 위점막병변(미란, 출혈, 발적, 부종)의 개선: 급성위염 및 만성위염의 급성악화기
Irsogladine maleate 경구제(품명: 가스론엔정 2 mg 등, 4 mg) 고시 제2013-127호
허가사항 범위 내에서 아래와 같은 기준으로 투여 시 요양급여를 인정함 - 아 래 - 가. 위궤양 나. 하기 질환의 위점막병변(미란, 출혈, 발적, 부종)의 개선: 급성위염 및 만성위염의 급성악화기

Lamotrigine 경구제(라믹탈정 등) 효능·효과
1. 뇌전증 1) 단독요법 및 부가요법: 부분발작 및 전신 강직간대발작 2) 부가요법: 레녹스-가스토 증후군에 의한 발작 2. 양극성 1형 장애 환자에서의 우울삽화의 재발 방지
Lamotrigine 경구제(품명: 라믹탈정 등) 고시 제2019-191호 시행일: 2019-09-01
아래의 허가사항 범위 내에서 투여 시 요양급여를 인정함 - 아 래 - 가. 뇌전증 1) 단독요법 및 부가요법: 부분발작 및 전신 강직간대발작 2) 부가요법: 레녹스-가스토 증후군에 의한 발작 나. 양극성 1형 장애 환자에서의 우울삽화의 재발 방지

3-7 허가사항 범위보다 축소된 요양급여기준 고시

약제의 허가사항과 급여기준

- 허가사항 범위보다 요양급여기준 범위가 축소되어 고시된다.
- 허가사항 중 일부 적응증은 전액본인부담하는 경우가 일반적이다.
- 급여적정성 재평가 결과에 따라 허가사항은 남아 있어도 요양급여가 인정되지 않는 일부 적응증이 있으므로 급여적용에 주의가 필요하다.

Sodium alginate 경구제(라미나지액 등) 효능·효과
1. 다음 질환의 지혈 및 자각증상의 개선: 위·십이지장궤양, 미란성위염 2. 역류성식도염의 자각증상 개선 3. 위 생검 출혈 시의 지혈
Sodium alginate 경구제(품명: 라미나지액 등) 고시 제2022-268호 시행일: 2022-12-01
허가사항 범위 내에서 아래와 같은 기준으로 투여 시 요양급여를 인정하며, 동 인정기준 이외에는 약값 전액을 환자가 부담토록 함(내용액제 포함) - 아 래 - • 역류성 식도염의 자각증상 개선

- 2022년 10월 6일 급여적정성평가 결과 '위·십이지장궤양, 미란성위염 자각증상 개선'과 '위 생검 출혈시의 지혈' 적응증은 급여적정성 없음으로 평가되어 2022년 12월 1일부터 '역류성식도염의 자각증상 개선'에만 요양급여 인정되며 이외 적응증은 전액본인부담이다.
- 2022년 12월 1일부터 내용액제 [일반원칙]에서 삭제되고 sodium alginate 경구제 급여기준에 따른다.
- 라미니지츄어블정은 1.2 적응증만 가지며, '역류성식도염의 자각증상 개선'에만 요양급여가 인정된다.
- 원칙적으로 위염상병만으로는 방어인자증강제 중 1종 인정하나, 위염과 GERD 상병으로 청구되는 경우 제형이 다른 2종까지 인정되고 있다(예: irsogladine maleate정 or 무코스타정 + 라미나지액 병용 인정).

Eperisone hydrochloride 경구제(뮤렉스정, 엑소닌정 등) 효능·효과
1. 근골격계질환에 수반하는 동통성 근육연축: 경견완증후군, 견관절주위염, 요통 2. 신경계 질환에 의한 경직성 마비: 뇌혈관장애, 경직성 척수마비, 경부척추증, 수술후 후유증(뇌·척수종양 포함), 외상후유증(척수손상, 두부외상), 근위축성 축색경화증, 뇌성마비, 척수소뇌변성증, 척수혈관장애, 아급성 척수시신경병변, 기타의 뇌척수질환
Eperisone hydrochloride 경구제(품명: 뮤렉스정 등) 고시 제2022-268호 시행일: 2022-12-01
허가사항 범위 내에서 아래와 같은 기준으로 투여 시 요양급여를 인정하며, 동 인정기준 이외에는 약값 전액을 환자가 부담토록 함 - 아 래 - · 근골격계질환에 수반하는 동통성 근육연축: 경견완증후군, 견관절주위염, 요통

- 목, 어깨, 허리 부위를 제외한 부위의 상병은 인정되지 않는다(발목 관절염, 대퇴골 골절 등 조정).
- '신경계 질환에 의한 경직성 마비' 적응증은 전액본인부담한다.

3-8 허가사항 범위보다 확대된 요양급여기준 고시(콜킨정, 데놀정)

약제의 허가사항과 급여기준

- 허가사항 범위보다 급여기준 범위가 확대되어 고시된다.
- 허가사항 범위를 초과한 적응증은 요양급여 또는 전액본인부담 또는 비급여로 고시된다.
- 진료상 반드시 필요한 약제를 허가 또는 신고된 사항의 범위를 초과하여 고시한다.
- 고시에서 허가사항 범위 초과를 인정함으로써 허초 처방으로 인한 법적인 문제를 벗어날 수 있다.

1. 콜킨정

Colchicine 경구제(콜킨정, 콜키닌정) 효능·효과
급성통풍 발작의 치료 및 예방
Colchicine 경구제(품명: 콜킨정 등) 고시 제2024-155호 시행일: 2024-08-01
1. 허가사항 범위 내에서 투여 시 요양급여 함을 원칙으로 함. 2. 허가사항 범위(효능 · 효과)를 초과하여 아래와 같은 기준으로 투여 시 요양급여를 인정함 - 아 래 - 가. 베첼증후군 나. 가족성 지중해열 1) 투여대상: 가족성 지중해열의 임상증상, 혈액학적 검사, MEFV 유전자 검사 등으로 진단된 환자 2) 투여방법: 4-6세: 0.3-1.8 mg/일, 6-12세: 0.9-1.8 mg/일, 12세 이상: 1.2-2.4 mg/일 3) 평가: 3-6개월 단위로 발작 주기와 중증도로 치료효과를 평가하고, 혈구수, CRP, Serum amyloid A, 간기능, 신기능 등을 모니터링하여 지속투여 여부를 결정함.

- 통풍에만 인정되던 Colchicine 경구제가 2001-06-08부터 베첼증후군에도 고시로서 요양급여됨.
- 2024-08-01부터 가족성 지중해열에도 요양급여가 추가로 인정됨.

2. 데놀정

Bismuth 단일 경구제(데놀정) 효능·효과
위·십이지장 궤양 환자에서 헬리코박터파일로리 박멸을 위한 항생제 병용요법
Bismuth 단일 경구제(품명: 데놀정) 고시 제2022-111호, 시행일 2022년 5월 1일
1. 허가사항 범위(위·십이지장 궤양 환자에서 헬리코박터파일로리 박멸을 위한 항생제 병용요법) 내에서 투여 시 요양급여를 인정함 2. 허가사항 범위를 초과하여 아래와 같은 경우에 투여 시 요양급여를 인정함

- 아래 -

• 헬리코박터 파일로리(H.pylori) 감염이 확인된 다음의 환자에서 제균요법으로 투여하는 경우

- 다음 -

가. 저등급 MALT (Mucosa Associated Lymphoid Tissue) 림프종
나. 조기 위암 절제술 후
다. 특발성 혈소판 감소성 자반증(idiopathic thrombocytopenic purpura)
라. 위선종의 내시경절제술 후

3. 허가사항 범위를 초과하여 아래와 같은 기준으로 투여 시 약값 전액을 환자가 부담토록 함

- 아래 -

가. 헬리코박터 파일로리(H. pylori) 감염이 확인된 다음의 환자에서 제균요법으로 투여하는 경우

- 다음 -

1) 위암 가족력[부모, 형제, 자매(first degree)의 위암까지]
2) 위축성 위염
3) 기타 진료상 제균요법이 필요하여 환자가 투여에 동의한 경우

나. 헬리코박터 파일로리(H. pylori) 감염에 음성인 저등급 MALT (Mucosa Associated Lymphoid Tissue) 림프종 환자에게 제균요법으로 투여하는 경우

- 허가사항 범위를 초과하여 헬리코박터 파일로리의 제균요법에 투여하는 경우 고시로서 요양급여 또는 전액본인부담으로 사용범위를 인정한다.
- '위선종의 내시경 절제술'에 대해 전액본인부담에서 요양급여 인정으로 변경(22-05)
- 허가사항 변경(2022년 3월 10일): '위.십이지장궤양' → '위·십이지장 궤양 환자에서 헬리코박터파일로리 박멸을 위한 항생제 병용요법'으로 변경된 적응증이 반영되어 고시 변경되었다(2022년 3월 10일).
- 데놀정의 기존 적응증인 위·십이지장궤양은 삭제되었다(2022년 3월 10일).
- 헬리코박터 제균 치료 전체에 대한 확대는 이뤄지지 않아 적응증 자체는 한정되었으나 복지부 고시를 통하여 위·십이지장궤양 환자 외의 HP 제균요법은 기존처럼 유지되었다.

3-9 [일반원칙] 간장용제 급여기준에 관하여

약제의 허가사항과 급여기준

간장용제 고시 제2022-250호, 시행일: 2022-11-01

1. 허가사항 범위 내에서 투여 시 요양급여를 인정함
2. 허가사항 중 간질환에 투여하는 경우에는 아래와 같은 기준으로 투여시 요양급여를 인정하며, 동 인정기준 이외에는 약값 전액을 환자가 부담토록 함

- 아래 -

가. 대상환자

1) 투여개시 AST (Aspartate Transaminase) 또는 ALT (AlanineTransaminase) 수치가 60 U/L 이상인 경우 또는 AST 또는 ALT 수치가 40~60 U/L인 경우는 3개월 이상 40 U/L 이상으로 지속되는 경우

2) 투여 중 AST 또는 ALT 수치가 40 U/L 미만이라 할지라도 환자의 상태나 투여소견에 따라 지속투여 인정

※ 간암, 간경변 환자가 간염을 동반한 경우에도 동일한 기준 적용

나. 투여방법

1) 이담제를 포함하여 경구제 2종 이내 인정

2) '국민건강보험 요양급여의 기준에 관한 규칙 [별표1] 요양급여의 적용기준 및 방법 제3호 나목. 주사'의 조건에 적합한 경우에 한하여 비경구제 1종과 경구제 1종 인정

3. 항바이러스제와 병용투여 시 1종은 약값 전액을 환자가 부담토록 함

- 위 고시는 간장용제는 허가사항 범위 내에서 인정하나 허가사항 중 간질환에 투여하는 경우는 일정 기준(transaminase 수치)을 충족해야 요양급여가 인정된다.
- 간장용제는 약제의 종류에 따라 크게 3가지 질환군에 적응증이 있다.
  1. 간질환: 고덱스, 우루사 100 mg, 우루사 200 mg, 펜넬, 닛셀, 레가론, 유디비 등
  2. 담도질환: 우루사 100 mg, 우루사 200 mg, 씨앤유 등
  3. (담즙성)소화불량: 씨앤유
- 이 중 간질환 상병으로 투여되는 경우에는 transaminase 수치를 만족해야 하므로 해당 검사결과를 입력하고 투여하는 것이 원칙이다.

  간질환 외의 질환은 혈액검사 없이도 진단이 가능하므로 transaminase 수치 기재는 해당되지 않는다. 현재 상병전산심사가 이루어지므로 해당 질환 환자는 관련 상병을 정확히 기재하면 된다.

- 상병전산심사에서 Silymarin제제와 BDD제제는 K76.0 또는 K76.9 상병으로 인정되지 않음에 주의해야 하고, 반면 고덱스와 우루사 100 mg의 경우에는 개별 또는 두 약제의 병용 모두 K76.0 또는 K76.9 상병으로 인정되므로 급여인정기준이 가장 넓은 간장용제이다.

- Silymarin제제는 식약처 허가사항에 따라 '독성 간질환, 만성 간염, 간경변'에 처방·투여가능한 약제로 '간의 기타 질환(K76)'의 경우는 특정 분류에 속하지 않은 기타 질환으로 확인된 경우에만 사용할 수 있다. K700(알콜성 지방간) 상병에도 인정되지 않는다.

  따라서 Silymarin제제는 K71(독성 간질환), K73(달리 분류되지 않은 만성 지속성 간염), K74(간경변증), K75(기타 염증성 간질환) 상병이 타당해 보인다.

- (담즙성)소화불량에 처방하는 씨앤유캡슐의 경우 상병코드는 K30을 입력하고, 소화불량(K30) 상병은 bid (500 mg)까지, 담석증(K80) 상병은 tid (750 mg)까지 인정된다. 다만 이 적응증은 의약품재평가가 진행 중임에 대비해야 한다.

※ 주의: 비슷한 약제명을 가진 유앤씨캡슐은 다른 성분으로(UDCA+BDD) '지속적으로 SGPT 상승되어 있는 만성 지속성 간염' 적응증에 해당하는 상병을 사용할 것

- 간질환이 의심되나 간기능 검사값이 간장용제를 원한다면 전액본인부담으로 처방 가능하다(간질환 상병은 기입해야 됨).
- '이담제를 포함하여 경구제 2종 이내 인정'하므로 '고덱스 or 레가론+우루사 or 씨앤유캡슐' 등의 병용은 요양급여 인정된다. 주사제와 병용 시 경구제 1종은 요양급여 인정되고, 주사제와 경구제 2종 사용 시에는 1종은 전액본인부담 해야 한다.
- '이담제를 포함하여 경구제 2종 이내 인정'은 반드시 이담제를 포함하는 것이 아니고, 이담제를 포함한 간장용제 중 2종이 인정된다는 의미이다.

- 간염치료를 위한 항바이러스제와 병용투여 시 1종은 약값 전액을 환자가 부담토록 한다.

- 만일 항바이러스제를 투여 중인 B형 간염환자에게 동반된 담석증의 치료를 위해 이담제(예, 우루사 200 mg정)를 추가 투여할 경우에는 항바이러스제와 이담제 모두 요양급여 인정된다(이 경우 특정내역에 약제 투여대상이 되는 검사 소견을 첨부하여 심사조정에 대비할 것).

3-10 [일반원칙] 당뇨병용제 급여기준에 대하여

약제의 허가사항과 급여기준

당뇨병용제: 고시 제2025-51호, 시행일: 2025-04-01

인슐린 비의존성 당뇨병(제2형 당뇨병) 환자에게 **아래와 같은 기준으로 투여 시 요양급여를 인정하며,** 허가사항 범위이지만 동 인정기준 이외에는 약값 전액을 환자가 부담함

- 아래 -

- [일반원칙] 당뇨병용제 고시의 특징
  - 일반적인 약제 고시에서는 투여대상을 허가사항범위 내에서 정하는 데 반하여, 위 고시에서는 투여대상을 제2형 당뇨병으로 넓게 정하고 있다.
  - 반면 요양급여기준은 허가사항에 관계없이 복지부가 정한 일정한 기준을 만족하면 인정된다.
    예를 들어 고시에서 DPP-4억제제와 TZD계열의 2제 병용요법을 계열별로 인정함으로써 허가사항에는 없는 자누비아와 듀비에의 병용요법이 요양급여 인정된다.
  - 타 약제고시에서 가장 중요시되는 허가사항은 당뇨병 고시에서는 요양급여의 범위보다는 전액본인부담 약제를 정하는 데 주 역할을 한다.
    예를 들어 허가사항에 있는 포시가와 자누비아의 병용요법은 고시에서 정한 일정한 기준(인정가능 2제 요법)을 충족하지 못하여 1종은 전액본인부담으로 처방되어야 한다.
  - 동일한 효능(제2형 당뇨병 환자의 혈당조절)을 가진 약제의 다종 병용요법을 인정해 준다. 이러한 점은 [일반원칙] 고혈압약제와 유사하다.

- 당뇨병용제 병용요법의 요양급여 인정 여부의 결정은 고시에서의 인정 여부가 식약처의 허가인정보다도 중요하다(우선한다).

당뇨병용제의 2제 병용 인정

고시 인정	허가사항 인정	급여 적용	예
○	○	○	Met+경구 당뇨병용제, SU+Dapa,
○	X	○*	듀비에+아마릴, 액토스+슈가논
X	○	100/100**	자누비아+포시가, 액토스+슈글렛
X	X	X(허가초과)	듀비에+포시가, 제미글로+자디앙, 베이슨+가브스

* (병용 임상시험이 없는) 엄밀한 의미의 허가사항 초과 범위이지만 약제 고시를 통해 병용 인정됨

** 1종 전액본인부담

- 허가사항에 2제 병용요법이 있지만 고시에서 인정되지 않는 2제 조합은 5가지가 있으며, 특히 4제 병용요법에서 1종 전액본인부담으로 처방할 때 참고할 필요가 있다.

2제 병용인정 불가 조합이지만, 허가 조합으로 1종 전액본인부담하여 처방 가능한 2제 조합

DPP-4i + SGLT-2i	Sitagliptin	Dapagliflozin	1종 전액본인부담
		Ertugliflozin*	
TZD + SGLT-2i	Pioglitazone	Dapagliflozin	
		Ipragliflozin*	
DPP-4i + α-Gi	Anagliptin	α-Gi	

* Ertugliflozin과 Ipragliflozin은 국내 시장을 철수함

- 당뇨병용제의 요양급여 여부는 고시 인정기준이 식약처 허가사항보다 중요하지만, GLP-1 analogue를 경구제와 병용하여 인정기준 외 전액본인부담으로 처방할 때는 식약처 허가사항의 병용조합을 반드시 확인하고 처방해야 한다.
  - 고시인정 외 식약처 허가사항 조합인 〈트루리시티 + Metformin + SGLT-2i〉 3제 병용할 경우 SGLT-2i를 전액본인부담으로 처방해야 한다.
  - 만일 Metformin 없이 인정조합이 아닌 허가사항대로 〈트루리시티 + SGLT-2i〉 2제 병용하고 모두 요양급여로 청구할 경우에는 고가인 트루리시티가 심사조정된다(GLP-1A는 단독으로는 요양급여 인정되지 않고, 반드시 경구제 또는 기저인슐린과 병용요법만 고시에서 인정하고 있음).

  - 만일 허가사항에 없는 〈트루리시티+Metformin+자누비아〉 조합으로 요양급여 청구한다면 자누비아가 심사조정될 수 있고, 최악의 경우 허가초과 조합인 만큼 약제 전체가 인정되지 않을 수도 있다(의학적으로도 트루리시티와 자누비아 모두 인크레틴 target 치료제임).
  - 비슷한 사례로 〈트루리시티+자누메트〉 조합으로 요양급여 청구한다면 트루리시티가 심사조정될 수 있고, 최악의 경우 허가초과 조합인 만큼 약제 전체가 인정되지 않을 수도 있다.

  - 솔리쿠아는 단독 또는 Metformin 병용으로 요양급여 가능하지만, 줄토피는 반드시 Metformin과 병용투여해야 요양급여 인정된다.

3-11 약제의 허가사항과 급여기준의 관계

약제의 허가사항과 급여기준

1. 급여기준이란?

1) 정의

요양기관이 실시하는 요양급여의 방법·절차·범위·상한 및 요양급여 제외대상 등의 기준으로 「국민건강보험 요양급여의 기준에 관한 규칙」에서 정한 요양급여의 적용기준 및 방법에 관한 사항이다.

법규 명령으로서 요양기관에 대해서는 요양급여를 실시하는 기준이 되며, 급여의 적정성 여부를 심사·평가하는 기준이 된다.

2) 법적근거

- 「국민건강보험법」 제41조 제3항 및 제4항
- 「국민건강보험 요양급여의 기준에 관한 규칙」

건강보험법

제41조(요양급여) ③ 요양급여의 방법·절차·범위·상한 등의 기준은 보건복지부령으로 정한다.

국민건강보험 요양급여의 기준에 관한 규칙

제5조(요양급여의 적용기준 및 방법) ① 요양기관은 가입자등에 대한 요양급여를 [별표 1]의 요양급여의 적용기준 및 방법에 의하여 실시하여야 한다.

② 제1항에 따른 요양급여의 적용기준 및 방법에 관한 세부사항은 의약계·공단 및 건강보험심사평가원의 의견을 들어 보건복지부장관이 정하여 고시한다.

2. 허가사항과 급여기준에 따른 의약품 분류 및 본인부담률

의약품 분류(KTB Classification of Korean Drugs)

- 의약품은 등재·비등재, 식약처 허가, 급여기준 및 비급여 사용 승인 획득 여부에 따라 ①의약품 ~ ⑨의약품으로 분류할 수 있다(방문 목적이 비급여인 경우에는 투여되는 약제 역시 비급여이므로 이 경우는 제외한다).

KTB Classification of Korean Drugs

등재 여부	허가 여부	No	약어	설명	본부*
등재 의약품	허가 범위	①	LAp	등재의약품이고 허가범위내 일부본인부담 인정(급여기준)	일부
		②	LAt	등재의약품이고 허가범위내 전액본인부담 인정(급여기준)	전액
		③	LAn	등재의약품이고 허가범위내 비급여 인정(급여기준)	미정
	허가 범위 초과	④	LOp	등재의약품이고 허가범위 초과하여 일부본인부담 인정(급여기준)	일부
		⑤	LOt	등재의약품이고 허가범위 초과하여 전액본인부담 인정(급여기준)	전액
		⑥	LOa	등재의약품이고 허가범위 초과하여 비급여로 사용승인된 의약품	미정 or 전액
		⑦	LOu	등재의약품이고 허가범우 초과하여 비급여로 사용승인되지 않은 의약품	미정
비등재 의약품	허가	⑧	NA	비급여의약품이고 허가범위내 의약품	미정
	허초	⑨	NO	비급여의약품이고 허가범위 초과한 의약품	미정

* 본부: 외래 본인부담률, 중증·희귀난치 질환의 외래 본인부담률은 5% 또는 10%

** '미정'의 의미는 비급여 약제로 가격이 정해지지 않았다는 의미임(일정한 상한액이 없음)
예를 들어 변비치료제 prucalopride 성분인 레졸로정 2 mg의 경우 비급여약제로 대학병원마다 약값이 상이함(S대학병원 1,068원, Y대학병원 1,823원 등)

등재 의약품: Listed drugs – 비등재 의약품: Non-listed drugs
허가: Approval – 허가초과: Off-label
사용승인된: authorized – 사용승인되지 않은: unauthorized
비급여: non-benefit
본인일부부담: partial – 본인전액부담: total

- ①의약품의 경우 허가사항의 적응증과 급여기준과 일치하므로 급여기준 적용에 어려움이 없는 약제이다.

- ②의약품에 속하는 전액본인부담 인정 약제는 허가된 적응증 중 전액본인부담되는 적응증을 반드시 알고 있어야 급여적용에 문제가 없기 때문에 약제 급여기준에서 주의가 필요한 대표적인 약제라고 볼 수 있다. 다음과 같은 약제를 예로 들 수 있다.

약제명	허가사항(효능·효과)	요양급여 인정	전액본인부담 인정
에리우스정	알레르기성 비염 만성 특발성 두드러기	알레르기성 비염	만성 특발성 두드러기
프로맥정	위궤양 급성위염, 만성위염	급성위염, 만성위염	위궤양
라미나지액	위·십이지장궤양 미란성 위염 역류성식도염 위 생검 출혈 시의 지혈	역류성식도염	위·십이지장궤양 미란성 위염 위 생검 출혈 시의 지혈

- 하지만 ②의약품의 분류는 개별고시에서는 명시되지 않았어도 급여기준 '일반원칙'과 '효능별 묶음고시'에서 전액본인부담에 대한 고시 내용이 있을 수 있으므로 분류하기가 쉽지 않다. 예를 들면, 대부분의 진해거담제는 개별고시가 없어서 전액본인부담할 수 없을 것처럼 보이지만, 한편으로는 진해거담제 일반원칙 고시에 따라 만일 급성기관지염에 4종의 진해거담제를 처방한다면 전액본인부담이 명시된 개별고시가 없는 진해거담제라도 3종을 초과한 1종은 전액본인부담 약제에 해당할 수 있다. 당뇨병용제의 경우도 비슷하다고 할 수 있다.

- ③의약품의 경우도 허가사항에 있는 일부 적응증이 약제 고시에 의해 비급여로 해당하므로 주의가 필요하지만, 여기에 해당되는 약제가 많지 않고 급여기준보다도 내원 목적에 따라 비급여에 해당되는 약제가 많아 급여기준 적용에 크게 어려움은 없어 보인다.
  - 아보다트연질캡슐의 경우 전립선비대증에 투여할 때는 ① 또는 ②의약품이 되고, 남성형 탈모치료약으로 투여할 때는 ③의약품이 된다.
  - 파로델정의 경우 급여기준으로 ①의약품이 되거나(전액본인부담은 인정되지 않음), 단순한 모유억제를 위해 사용하는 경우에는 ③의약품이 된다.
  - 레날민정의 경우도 ①의약품이 되거나(전액본인부담은 인정되지 않음) 급여인정기준 이외에는 ③의약품이 된다.

- 이 중 허가범위 초과에 해당하는 ⑦ 또는 ⑨의약품 용도로 처방하는 경우는 신중해야 한다.

3-12 약제의 허가사항과 급여기준 적용 방법의 예시

약제의 허가사항과 급여기준

1. 메트포민

효능·효과
식이요법 및 운동요법을 통해 혈당 조절이 충분치 않은 제2형 당뇨병 환자의 치료(특히, 과체중인 당뇨병 환자) • 성인에서 이약은 단독요법 또는 다른 경구용 혈당강하제나 인슐린과 병용하여 사용할 수 있다. • 10세 이상의 소아 및 성장기 청소년에서 이약은 단독요법 또는 인슐린과 병용하여 사용할 수 있다.
Metformin 경구제(품명: 다이아벡스정 등) 고시 제2017-180호
1. [일반원칙] 당뇨병용제 '세부사항' 범위 내에서 투여 시 요양급여를 인정함 2. 허가사항 범위(효능·효과 및 용법·용량)를 초과하여 다낭성난소증후군(PCOS) 환자의 불임증 치료에 투여 시 요양급여를 인정하되, 보조생식술에 투여 시에는 「보조생식술 급여기준」 범위 내에서 요양급여를 인정하며, 비급여로 실시한 경우에는 약값 전액을 환자가 부담토록 함

- 메트포민을 당뇨병용제로 사용할 경우 ①또는 ②의약품이 될 수 있다. 또 허가범위를 초과하지만 급여기준에서 인정하므로 다낭성난소증후군 환자의 불임증 치료에 투여 시에는 ④의약품, 보조생식술에 투여 시에는 ④또는 ⑤의약품으로 분류될 수 있다.

2. Megestrol acetate(메게이스내복현탁액)

Megestrol acetate(메게이스내복현탁액)의 식약처 허가사항과 복지부 고시는 다음과 같다.

효능·효과
암 또는 AIDS 환자의 식욕부진, 악액질 또는 원인불명의 현저한 체중감소의 치료
Megestrol acetate (품명:메게이스내복현탁액 등) 고시 제2013-127호
1. 허가사항 범위 내에서 투여 시 요양급여함을 원칙으로 함 2. 허가사항 중 암환자는 아래와 같은 기준으로 투여 시 요양급여를 인정하며, 동 인정기준 이외의 암환자는 약값 전액을 환자가 부담토록 함 - 아래 - 가. 대상 : 재발성·전이성 암 환자 나. 증상 : 식욕부진, 악액질, 체중감소

- 메게이스현탁액은 재발성·전이성 암 환자의 식욕부진에 투여할 때는 ①의약품이 되어 일부본인부담하지만, 그 외 암환자의 식욕부진에 투여할 때는 ②의약품이 되어 전액본인부담해야 한다.

  만일 암 또는 AIDS 환자가 아닌 질환에 투여한다면 ⑦의약품으로 임의비급여에 해당되어 약제비가 환수될 수 있다.

- 급여등재된 약제로서 비급여 대상약제가 아니라고 해서, 만일 암 또는 AIDS 이외의 상병명으로 전액본인부담하여 청구하게 되면 약제비는 환수된다(⑤의약품에 해당되지 않음).

3. 실데나필(Sildenafil citrate)

팔팔츄정 25 mg(25 mg as sildenafil)의 효능·효과-비급여
발기부전의 치료
파텐션정 20 mg (20 mg as sildenafil)의 효능·효과
WHO 기능분류 단계 II, III에 해당하는 폐동맥고혈압(WHO Group I) 환자의 운동능력 개선
Sildenafil 경구제(품명: 파텐션정 20 mg 등) 고시 제2019-93호, 시행일: 2019-06-07
1. 허가사항 범위 내에서 [일반원칙] 폐동맥고혈압약제 '세부사항' 및 아래와 같은 기준으로 투여 시 요양급여를 인정하며, 동 인정기준 이외에는 약값 전액을 환자가 부담토록 함. - 아래 -

- 팔팔정 50 mg은 ⑧의약품에 해당하고, 파텐션정은 허가사항과 급여기준에서 ① 또는 ②의약품에 해당한다. 성분이 동일하고 용량이 비슷하다고 팔팔츄정을 폐동맥고혈압에 사용하면 비급여약제이면서 허가초과 사용에 해당하는 ⑨의약품으로 분류될 수 있다.

4. 말라론정

효능·효과
• Plasmodium falciparum 말라리아의 예방 • 급성, 비복합성 Plasmodium falciparum 말라리아의 치료
Atovaquone 250 mg, Proguanil HCl 100 mg 경구제(품명: 말라론정) 고시 제2013-127호
1. 클로로퀸(Chloroquine) 내성 지역을 다녀와 급성, 비복합성 열대열 말라리아(Plasmodium falciparum malaria)로 진단되어 치료목적으로 투여 시 요양급여하며, 동 인정기준 이외에는 약값 전액을 환자가 부담토록 함 2. 다만, 열대열 말라리아(Plasmodium falciparum malaria)의 예방 목적으로 투여 시는 비급여함

- 말라론정을 말라리아 치료제로 투여할 때는 ① 또는 ②의약품이 되고, 말라리아 예방약으로 투여할 때는 ③의약품이 된다.

  같은 말라리아 치료제인 Pyrimethamine + Sulfadoxine(팬시다정)의 경우 치료 시에는 ①의약품이 되고, 말라리아 예방약으로 투여할 때는 ③의약품이 된다.

5. 등재의약품이고 허가범위 초과하여 비급여로 사용승인된 의약품: ⑥의약품이 해당된다

- Decitabine은 '65세 미만, 집중유드화학요법에 적합하지 않은 급성골수성백혈병'에 식약처 허가사항을 초과한 요법으로 비급여 사용 승인되었다. 이때 ⑥의약품에 해당하게 된다.
- 아바스틴주(bevacizumab)를 다학제적위원회를 통하여 Exudative ARMD (age-related macular degeneration)에 허가초과 비급여승인을 받고 사용한다면 ⑥의약품에 해당하여 허가범위 초과 승인비급여로 투여할 수 있다(현재 일부 병원에서 비급여로 사용승인됨).

6. 비급여의약품이고 허가범위 내 의약품: ⑧의약품이 해당된다

- ⑧의약품에 해당되며 건위소화제(훼스탈, 베아제 등), 발기부전치료제(비아그라 등) 등이 있다.
- 비만약으로 처방되는 제니칼, 큐시미아캡슐, 삭센다주사 등도 여기에 해당한다.
- 급여목록에 등재되지 않아 급여적용되지 않는 비급여 의약품이지만 식약처 허가된 약품

7. 급여기준에 따른 본인부담률 예시: Risedronate sodium 150 mg(악토넬정 150 mg)

Q) 악토넬정 150 mg (risedronate sodium 150 mg)의 허가사항과 골다공증 급여기준이 다음과 같을 때 발생할 수 있는 본인부담률에 따라 어느 의약품에 속하나요?

효능·효과
폐경 후 여성의 골다공증 치료와 예방
[일반원칙] 골다공증치료제 복지부 고시 (일부)
1. 허가사항 범위 내에서 아래와 같은 기준으로 투여 시 요양급여를 인정하며, 동 인정기준 이외에는 약값 전액을 환자가 부담토록 함 4. 특정소견 없이 단순히 골다공증 예방목적으로 투여하는 경우에는 비급여 함

처방되는 상태에 따라 다음과 같은 3종류의 본인부담률이 발생될 수 있다.

①의약품: 요양급여 또는

②의약품: 전액본인부담 또는

③의약품: 비급여

Q) 골다공증치료제는 골다공증의 치료와 예방에 있어 3가지 본인부담을 가지는 것을 알 수 있다. 그렇다면 골다공증이 아닌 골감소증에도 위와 같은 기준이 적용될까?

A) 골감소증이라는 상병코드는 없기 때문에 T-score가 -2.5를 초과한 경우 골다공증(의증) 코드(M80, M81, M82)를 사용하거나 M83(성인골연화증), M85(골밀도 및 구조의 기타 장애) 코드 등을 사용하여 칼슘/비타민D복합제를 처방하고 있다.

만일 악토넬정 150 mg을 요양급여로 사용하다가 T-score가 -2.5를 초과했으나 이 약제를 지속하여 투여하고 싶다면, 골다공증 코드로 처방하여 전액본인부담으로 적용해야 할 것이다. 엄밀한 골다공증 진단에서 벗어났다고 골다공증 코드가 아닌 M85코드를 기입하고 전액본인부담으로 청구했다면 심사조정될 것이다. 악토넬정 150 mg은 '폐경 후 여성의 골다공증 치료와 예방'에 적응증이 있는 것이므로 급여기준 상 골다공증 외의 상병으로는 전액본인부담이나 비급여로 처방할 수 없다.

3-13 주사제의 행위료 청구

약제의 허가사항과 급여기준

1. 주사제 행위료의 산정지침

(1) 주사 시 사용된 주사재료대(1회용 주사기, 1회용 주사침, 나비침, 정맥내유지침, 수액세트, 혈액 Bag 등)와 수혈에 소요된 약제 및 재료대는 소정점수에 포함되므로 별도 산정하지 아니한다. 다만, 다음의 경우에는 '약제 및 치료재료의 비용에 대한 결정기준'에 의하여 별도 산정한다.

(가) 치료적 성분채집술에 사용된 약제 및 재료대(요양기관이 대한적십자사혈액원 등으로부터 성분채집에 의한 혈액성분제제를 구입한 경우 포함)

(나) 조혈모세포이식 시 사용된 골수, 말초혈액, CD34+Collection Kit, Cryo Bag, TCR α/β Depletion Kit

(다) 적혈구수집기(Cell Salvage)를 이용한 자가수혈에 사용된 재료대

(라) 기타 장관이 별도로 인정한 약제 및 치료대

(2) 제1절 주사료를 산정하는 경우 만1세 미만의 소아에 대하여는 주사료 소정점수의 50%를, 만1세 이상 만 6세 미만의 소아에 대하여는 주사료 소정점수의 30%를 가산한다(산정코드 첫 번째 자리에 만 1세 미만은 1, 만 1세 이상~만 6세 미만은 6으로 기재). 다만, 피하 또는 근육내주사(마-1), 생물학적제제주사(마-4), 수액제주입로를 통한 주사(마-5-1), 항암제 피하내주사(마-15-가), 항암제 근육내 주사(마-15-마), 급속항온주입(마-16)은 그러하지 아니한다.

소아 주사제 가산

만 1세 미만 소아	소정점수의 50% 가산	산정코드 첫 번째 자리 1
만 1세 이상~만 6세 미만	소정점수의 30% 가산	산정코드 첫 번째 자리 6

피하 또는 근육내주사(마-1), 생물학적제제주사(마-4), 수액제주입로를 통한 주사(마-5-1), 항암제 피하내주사(마-15-가), 항암제 근육내 주사(마-15-마), 급속항온주입(마-16)은 가산 제외된다.

2. 주사행위료 분류 (일부 행위료만 발췌함. 모든 행위료는 '건강보험요양급여비용' 책자 참고)

분류번호	코드	분류	점수[1]
마-1	KK010	피하 또는 근육내 주사 Subcutaneous or Intramuscular Injection 주 : 외래는 1일 1회, 입원은 1일 2회 이내만 산정한다. 다만, 응급을 요하거나 진료상 반드시 필요한 경우에는 예외로 한다.	15.63
마-2	KK020	정맥내 일시주사[1일당] Intravenous Injection	22.32
마-3		동맥주사 Intraarterial Injection	
	KK031	가. 폐동맥기시부, 대동맥궁 및 복부대동맥 등 심부동맥의 경우 for Artery of Internal Organ	183.30
	KK033	나. 기타의 경우 Others	111.11

분류번호	코드	분류	점수[1]
마-4		생물학적제제 주사[반응시험포함]	
	KK045	마. 파상풍항독소	43.84
마-5		정맥내 점적주사[1병 또는 포장단위당] Continuous Intravenous Injection	
	KK059	주 : 1. 정맥내유지침을 사용한 경우 개당 5.42점을 산정한다.	
	KK058	2. 정밀 지속적 점적주입을 위해 Infusion Pump를 사용한 경우에는 기기당 27.08점을 1일 1회 산정한다.	
	KK057	3. 목표혈당을 설정하여 인슐린을 자동 점적 주입하는 경우 27.08점을 1일 1회 산정한다.	
	KK056	안전정맥내유지침을 사용하여 관리하는 경우 13.39점을 산정한다.	
	KK051	가. 100 mL 미만	19.75
	KK052	나. 100 mL~500 mL	34.08
	KK053	다. 501 mL~1,000 mL	41.46
마-5-1	KK054	수액제 주입로를 통한 주사 IV Side Injection 주 : 외래는 1일 1회, 입원은 1일 2회 이내만 산정한다.	15.18
마-9	KK090	관절강내 주사(Intraarticular Injection)	166.83
마-15		항암제 주입(Chemotherapeutic Administration)	

1) 요양기관이 환자 진료에 사용한 치료재료에 대한 비용보상은 이미 진료행위료 수가에 포함되어 보상 완료된 것으로 간주하나, 예외적으로 별도 보상 인정되는 경우는 상대가치점수에서 별도 정했거나, 복지부장관이 인정한 경우 등이다.
예) 의료행위가 아닌 치료재료인 정맥내유지침(KK059)은 상대가치점수가 있어 별도 인정된다.

• 자주 사용하는 주사제 횟수 인정 정리

분류번호	코드	분류	인정 횟수
마-1	KK010	피하 또는 근육내주사	외래 1일 1회, 입원 1일 2회 (응급 또는 진료상 반드시 필요시 예외)
마-2	KK020	정맥내 일시주사[1일당]	1일 1회
마-5	KK051-3 KK056-9	정맥내 점적주사 [1병 또는 포장단위당]	Infusion Pump를 사용 시 기기당 1일 1회, 인슐린을 자동 점적 주입 시 1일 1회, 정맥내유지침, 안전정맥유지침 인정
마-5-1	KK054	수액제 주입로를 통한 주사	외래 1일 1회, 입원 1일 2회

3-14 주사제의 급여기준

약제의 허가사항과 급여기준

1. 주사 시 사용된 주사재료대(1회용 주사기, 1회용 주사침, 나비침, 정맥내유지침, 수액세트, 혈액Bag 등)와 수혈에 소요된 약제 및 재료대는 소정점수에 포함되므로 별도 산정하지 아니한다. 다만, 정맥내유지침을 사용한 경우에는 정맥내유지침 청구 시 정맥내점적주사료(KK051~KK053, KK152~KK154)가 반드시 함께 청구되어야 심사조정되지 않는다.
   별도산정 가능한 주사재료대: 정맥내유지침(KK059, 개당 5.42점), Infusion Pump(KK058, 기기당 27.08점) 인슐린자동점적주입(KK057, 1일 1회 27.08점), 안전정맥내유지침(KK056, 13.39점)

2. 수액제 주입로를 통한 주사(KK054)의 경우, 외래는 1일 1회, 입원은 1일 2회 산정한다.
   * 생리식염수 수액 라인에 3WAY 등을 연결하여 약제를 주입하는 경우: KK054로 산정

3. 정맥으로 수액투여, 수액로를 통한 주사와 근육주사시 수기료 3가지도 인정(수액료 인정되는 경우) - (정맥내점적주사료, 수액제 주입로를 통한 주사행위료, 피하근육주사수기료)
   * 정맥내일시주사(KK020)는 정맥내점적주사와 같은 날에 시행한 경우에는 수액제주입로를 통한 주사료(KK054)만 산정한다(수액제 주입로가 확보된 경우에는 KK020이 아닌 KK054로 산정한다). 삭감 우려 등으로 약제 없이 수액제 주입로를 통한 주사행위료를 청구하면 심사조정될 수 있으므로, 만일 비급여 수액주사로 인한 주입로의 경우 사유를 기입하고 KK054를 청구하면 된다.
   * 수액에 주사제를 mix하여 투여한 경우 mix행위료는 인정되지 않으며, 주사제를 IV side 한 경우만 KK054를 산정한다.

4. 마취약제 주사 시 사용한 1회용 주사기 및 주사침 등의 재료대가 마취료 소정점수에 포함되어 별도 산정 불가

5. 물리치료와 국소주사 등을 동시 시행 시 인정기준(고시 제2011-10호, 2011.2.1. 시행): 외래진료 시 물리치료와 국소주사 등(관절강내, 신경간내주사, 신경차단술 등)을 동시에 실시한 경우, 동일 목적으로 실시된 중복진료로 보아 주된 치료만 요양급여로 적용하고, 1종은 환자가 전액을 본인이 부담한다.

6. 주사제는 원내투약이 원칙이다. 진료상 응급의 경우 약제의 일시적인 공백상태로 불가피한 경우에는 원외처방이 가능하고 청구 시 그 사유를 기재해야 한다.
인슐린 등 자가주사제인 경우는 원외처방이 가능하다.

7. 착오청구 사례

- 주사 시 수액제 주입로를 통한 주사(1,630원)를 시행하고 정맥내 일시주사(2,400원)로 착오 청구
- 혈액투석기 주입로를 통해 조혈제 등 주사 시 수액제 주입로를 통한 주사(KK054)를 시행하고 정맥내 일시주사(KK020)로 청구
- 외래 두드러기 환자에서 덱사메타손 주사와 페니라민 주사 IM하면 주사수기료는 1회만 산정한다.
  - 근육주사는 외래 1일 1회, 입원 1일 2회 인정된다.

8. 정맥내유지침의 인정기준

> 주사 시 사용된 주사재료비용 및 수혈 시 사용된 재료비용은 관련된 행위비용에 재료비용이 포함되어 별도로 비용청구를 할 수 없으나, 다음의 관련 주사행위에 사용된 정맥내 유지침의 경우는 상대가치점수 5.42점에 해당되는 비용을 요양기관에서 청구할 수 있음
>
> \- 다음-
>
> ㉠ 정맥내 점적주사(마-5)
> ㉡ 항암제 정맥내 점적주사(마-15-다)
> ㉢ 급여기준 「정맥내주사로 확보(Keep Vein open) 시 진료수가 산정방법(고시 제2000-73호)」에 의거하여 환자 치료상 수액제 주입 없이 정맥으로 하루에 여러 번 주사약물을 투여해야 하는 경우 일정기간 동안 정맥주사로를 확보하기 위하여 정맥내유지침을 사용한 경우

- 정맥내유지침은 치료재료에 해당되면서 상대가치점수(개당 5.42점)가 산정된다. 하지만 종별가산은 되지 않아 2란이 아닌 재료 1란으로 청구한다.
- 단순히 정맥내일시주사료(KK020) 행위만 있을 경우 KK059는 인정되지 않는다.

9. 정맥내주사로 확보(Keep Vein Open) 시 진료수가
(수액제 주입 없이 정맥내 주사로 확보 시 진료수가 산정방법)

정맥내주사로 확보(Keep Vein Open) 시 진료수가 산정방법, 고시 제2015-99호, 2015.6.15. 시행

> 환자 치료상 수액제 주입없이 일정기간 동안 정맥내유치침으로 정맥내주사로를 확보(Keep Vein Open)하고 하루에 수회의 약물을 투여하는 경우의 진료수가 산정 방법을 다음과 같이 함.
>
> \- 다음 -
>
> 가. 정맥내주사로 확보(Keep Vein Open) 시
> (1) 수기료: 마2 정맥내 일시주사로 산정.
> (2) 재료대: 5.42점(정맥내유지침)을 추가로 산정.
> 나. 확보된 주사로를 통한 약물 주입 시: 마5-1 수액제 주입로를 통한 주사로 산정.

- 정맥주사로를 확보한 당일에는 정맥내일시주사료(KK020)와 정맥내유지침(KK059)을 산정하고 다음 날부터 수액제주입로를 통한 주사료(KK054)를 산정한다.
- 헤파린캡을 확보한 당일은 그곳으로 통하여 IV side해도 KK020을 산정한다.
- 헤파린캡은 별도 산정할 수 없다.
- 착오청구 사례
  - 주사 시 수액제 주입로를 통한 주사(15.18점)를 시행하고 정맥내 일시주사(22.32점)로 착오 청구
  - 혈액투석기 주입로를 통해 조혈제 등 주사 시 수액제 주입로를 통한 주사(KK054)를 시행하고 정맥내 일시주사(KK020)로 청구

3-15 주사제의 급여적용 실전 예시

약제의 허가사항과 급여기준

1. 주사제 청구

1) 실투여량 청구가 원칙이나, 앰플주사제는 일부 투여한 경우도 1앰플 청구 가능
2) 1바이알을 두 사람 이상에게 나누어 주사하였으면, 그에 상응하는 약가를 산정 청구할 것
3) 1바이알 중 부분량을 한 사람에게 주사하고 나머지 양을 보관상 문제 등으로 부득이하여 폐기한 경우에는 Ample제제와 마찬가지로 1바이알의 약가를 산정할 수 있다.

(심평원 답변: 주사제 사용 후 보관상의 문제 등으로 부득이하게 잔량을 폐기할 경우, 청구 시 명세서 참조란에 그 사유를 기재하면 관련 부서에서 종합적으로 판단하여 심사될 수 있음)

2. 급여 수액제의 청구

포도당이나 하트만 같은 수액제는 탈수 등 의학적으로 필요하면 급여로 인정되므로 비급여 또는 전액본인부담으로 산정하지 말 것

급여로 주사할 때는 반드시 정맥내점적주사료 및 정맥내유지침을 함께 청구할 것

3. 원내주사제 삭감 시 주의할 사항

원내주사제가 삭감되면 주사약값과 주사행위료는 물론이고 외래환자 의약품관리료도 함께 삭감되므로, 주사제 삭감 이의신청 시 의약품관리료도 빠뜨리지 않고 청구해야 한다.

cf. 처방약 전체가 삭감될 경우에는 진찰료의 일부인 외래관리료가 함께 삭감되고(이의신청 시 함께 신청해야 됨) 조제관련 약국행위료도 추가로 삭감됨을 주의해야 하며, 일부 약제가 삭감되면 외래관리료는 삭감되지 않는다.

4. 전액본인부담 주사제의 주사수기료

이 경우 주사수기료는 요양급여로 산정하는 것이 원칙이다.

예 1) 골다공증주사, 철분주사, 데노간 주사 등을 요양급여 외 전액본인부담으로 투여할 때 주사수기료, 점적주사용 주사액 및 정맥내유지침은 요양급여로 산정한다(단, 이때 사용하는 생리식염수 또는 5% 포도당 주사액는 급여등재되어 있고 '주사제의 용해희석제'라는 허가사항이 있는 주사용액이어야 함).

예 2) 단백아미노산제제(영양제)를 허가사항 범위 내 급여기준 외 전액본인부담할 경우 주사수기료는 비급여한다.

5. 파상풍 관련 주사

1) 외상(녹슨 금속이나 애완견에 의한) 환자에서 파상풍 항체주사(하이퍼테트주, 테타불린주)는 급여, Td주사는 비급여
2) 항체주사는 근육주사지만 주사수기료는 KK010이 아닌 KK045(파상풍항독소 주사수기료)로 청구할 것
3) 청구 방법: '상처부위 상병 + 주사제값 + 주사수기료(KK045)'로 청구(JX999에 사유기재 없어도 전산심사 인정되지만 가능하면 기재할 것)
4) 항체주사 비급여 처리는 진료비 확인 민원사례 다발 항목이므로 주의할 것

6. 주사제 요양급여의 적용기준 및 방법

「국민건강보험 요양급여의 기준에 관한 규칙」 '[별표1] 요양급여의 적용기준 및 방법 일반원칙 3. 약제의 지급 나. 주사'에 의하면 주사는 (1) 경구투약을 할 수 없는 경우, 경구투약 시 위장장애 등의 부작용을 일으킬 염려가 있는 경우, 경구투약으로 치료효과를 기대할 수 없는 경우 등에 한하거나 (2) 동일 효능의 내복약과 주사제는 병용하여 처방·트여하여서는 아니 되며, 다만 경구투약만으로는 치료효과를 기대할 수 없는 불가피한 경우에 한하여 병용하여 처방·투여할 수 있음

7. 주사료 청구 예시

1) 외래에서 급성신우염으로 발열과 탈수가 있어 5%D/W 500 mL IV하고 아미카신주사를 N/S 100 mL에 mix하여 IV side 주사하고 해열진통제를 IM했을 경우 주사수기료 청구는?
   - KK052(정맥내 점적주사) + KK054(수액제 주입로를 통한 주사) + KK010(피하 또는 근육내주사)
   - KK059은 정맥내유지침을 사용한 경우 산정
   - 수액제에 mix한 약제(아미카신주사)의 mix 수기료는 인정하지 않는다.
   - 사용된 수액과 주사약제는 모두 청구 가능하다.
2) 수술로 입원 중인 환자에서 1일동 5%D/W 3개, 이 수액에 NaCl과 KCl을 각각 2앰플을 믹스하여 점적주사하고, 발열로 데노간주사제를 N/S 125 mL에 믹스하여 수액주입로를 통해 2회 주사하고, 항생제를 수액주입로를 통해 3회 주사하였을 경우 주사수기료 산정은?
   - KK052, 3회 + KK054, 2회 (KK059은 정맥내유지침을 사용 시 산정)
   - 정맥내 점적주사(수액제)는 병이나 포장단위당 개수로 산정한다.
   - 수액제 주입로를 통한 주사료는 입원은 1일 2회 인정한다.
   - 수액제에 mix한 약제(NaCl, KCl, 데노간주사)의 mix 수기료는 인정하지 않는다.
   - 사용된 수액과 주사약제는 모두 청구 가능하다

3-16 약국 약제비 본인부담 차등제 (약국 요양급여비용총액의 본인부담률 산정특례)

약제의 허가사항과 급여기준

1. 약국 약제비 본인부담 차등제란

> 약국 약제비 본인부담 차등제는 고혈압, 감기 등 의원 또는 병원에서 진료가 가능한 비교적 가벼운 질환에 대해 상급종합병원 또는 종합병원 외래진료를 받는 경우에 약국 약제비에 대한 환자 부담을 높게 적용하여 의원 또는 병원 이용을 유도함으로써 의료전달체계를 개선하기 위한 제도임
> 약국 약제비 본인부담 차등적용 질병으로 상급종합병원 또는 종합병원 외래진료 후 처방전을 발급받아 약국에서 조제 받는 경우 약제비 총액의 10~20%를 환자가 더 부담하게 됨(차등적용 질병의 약국 약제비본인부담률은 상급종합병원 50%, 종합병원 40%, 의원 및 병원 30% 적용)

1) 경과: 2011년 11월 1일 진료분부터 고혈압, 감기, 소화불량 등 52개 상병에 대하여 시행하였고, 2018년 11월 1일 진료분부터는 결막염, 중이염 등 48개 질환이 추가된다. 2022년 3월 1일부터는 105개 상병으로 늘어났다(고시 제2021-362호).

2) (특정기호) 약국 요양급여비용총액의 본인부담률 산정특례 대상에 해당되는 차등적용 질병은 특정기호 'V252', 'V352'와 'V452'로 구분하며, 「본인일부부담금 산정특례에 관한 기준」 제6조 [별표6] 제2호에 따른 적용제외 대상은 'V100'으로 기재한다.

2. 약제비 본인부담 차등적용 예외 규정

1) 「본인일부부담금 산정특례에 관한 기준」 제6조 [별표6] 제2호에 해당하는 경우
   ① 특정기호가 V252인 대상 중 E11.9, E12.9, E13.9, E14.9 상병에 해당하는 경우로서 인슐린을 처방(인슐린 단독요법 또는 인슐린과 경구용 치료제의 병용요법)받거나 투여 중인 경우
   ② 특정기호가 V352인 대상 중 다음의 어느 하나에 해당하는 경우
   - A04.4, B00.8, G53.8, J41 상병으로서 6세 미만의 소아인 경우
   - 종합병원(단, 상급종합병원 제외)으로 요양급여를 의뢰한 경우
     - 이 경우 요양급여 의뢰는 「국민건강보험 요양급여의 기준에 관한 규칙」제6조에 의한 것이며, 산정특례 대상에서 제외하는 기간은 요양급여의뢰서가 해당 종합병원에 접수된 날로부터 90일까지로 한다.

2) 「국민건강보험법 시행령」 제19조 제1항 관련 [별표2] 본인일부부담금의 부담률 및 부담액 제1항 다목 3)에 따라 약국 요양급여비용총액의 본인부담률 산정특례 대상에서 제외되는 경우
   : 읍·면 지역 소재 종합병원에서 발행한 처방전, 보훈병원 의사 또는 국가보훈처의 진료 위탁에 의한 처방전

3. 적용범위

1) 차등적용 질병은 상급종합병원 또는 종합병원 외래 진료 시 발급된 원외처방에 의한 약국 조제 시에만 적용하며, 입원환자 또는 의약분업 예외 환자에 대해서는 적용하지 아니한다.

2) 차등적용 질병과 타 질병(복합질병)으로 진료 후 처방받은 경우

① 동일의사에게 동시에 진료를 받는 경우

- 차등적용 질병이 주상병, 타 질병이 부상병일 경우: 약국요양급여비용 총액의 40~50%를 환자가 부담한다.
- 타 질병이 주상병이고, 차등적용 질병이 부상병일 경우: 약국요양급여비용 총액의 30%를 환자가 부담한다.

② 진료과목이 다른 의사에게 각각 진료를 받은 경우

- 차등적용 질병에 대해서는 약국요양급여비용 총액의 40~50%를 환자가 부담한다.
- 타 질병에 대해서는 약국요양급여비용 총액의 30%를 환자가 부담한다.

3) 중증·희귀난치성 질환자 산정특례 대상 질병과 차등적용 질병 후 처방받은 경우

암질환 담당의사에게 암 진료와 같이 감기 등 약제비 차등적용 질병에 대한 진료를 동시에 받은 경우에는 '중증질환자 산정특례 대상에 적용하고 있는 본인부담률'에 따라 약국 요양급여비용총액의 5%를 환자가 부담한다.

그러나, 암질환 담당의사에게 암 진료를 받고, 진료과목이 다른 의사에게 감기 등 약제비 차등적용질병에 대한 진료를 받은 경우에는 약국 약제비 본인부담 차등적용을 받아야 한다.

① 동일의사에게 동시에 진료를 받는 경우

중증·희귀난치성 질환자 산정특례 대상 및 차등적용 질병에 대해서는 약국요양급여비용 총액의 5~10%를 환자가 부담한다.

② 진료과목이 다른 의사에게 각각 진료를 받는 경우

- 차등적용 질병에 대해서는 약국요양급여비용 총액의 40~50%를 환자가 부담한다.
- 중증·희귀난치성 질환자 산정특례 대상 질병에 대해서는 약국요양급여비용 총액의 5~10%를 환자가 부담한다.

4. 기타

1) 차등적용 질병으로 외래수술을 받거나 입원진료 후 퇴원한 환자가 차등적용 질병으로 당일 외래진료를 받는 경우에는 약국 요양급여비용 총액의 40~50%를 환자가 부담한다.

2) 차등적용 질병으로 상급종합병원이나 종합병원에 내원한 외래환자가 '응급증상 및 이에 준하는 증상*'에 해당되는 경우에는 약국 요양급여비용 총액의 30%, 그렇지 않을

경우에는 약국 요양급여비용 총액의 40~50%를 환자가 부담한다.

* 「응급의료에 관한 법률」 시행규칙 [별표 1]에 해당되는 증상

3) 의료급여수급권자를 대상으로 의료전달체계 합리화를 위해 2015년 11월 1일부터는 '경증질환 약국 약제비 본인부담 차등제도'가 시행된다. 따라서 의료급여수급권자가 상급종합병원이나 종합병원에 경증질환으로 내원하는 경우 발생하는 약제비 본인부담은 정액제(500원)에서 정률제(3%)로 변경된다. 단 3% 금액이 500원 미만인 경우 환자본인부담금은 500원으로 적용한다.

5. 적용대상 질병

1) 「본인일부부담금 산정특례에 관한 기준」 제6조 [별표 6]에 해당하는 질병이 약국 본인부담률 차등 적용대상 질병(이하 '차등적용 질병'이라 한다)이며, 동일한 4단 질병분류기호에 해당하는 질병이 2개 이상인 경우 [별표 6]에 포함되어 있지 않더라도 해당질병은 모두 적용대상이다.

> **예시)** B35.1의 대표 질병명인 '손발톱백선'만 질병목록에 포함되어 있으나 '손발톱백선'과 4단 질병코드가 동일한 '피부사상균손발톱염', '손발톱진균증'도 차등적용 질병임

예외) '기타 두드러기(L50.8)'는 '만성 두드러기(L50.80)', '재발성 주기성 두드러기(L50.81)', '기타 두드러기(L50.88)'로 세분화되어 있고, 이 중 '만성 두드러기(L50.80)'는 2022년 3월 1일부터 약제비 차등적용대상질환에서 제외됐다.

2) 대상질환 목록은 본인일부부담금 산정특례에 관한 기준 [별표 6] 또는 복지부 고시 제2021-362호를 참고

토막상식.

업코딩(Upcoding)의 묘기?

> 상병코드 I10.9는 '단순고혈압'으로 본인부담률 산정특례 대상이지만, I11.0은 '고혈압성 심장병'으로 산정특례 대상이 아니다.
> 일부 대형병원에서는 경증환자비율 상승에 따른 불이익을 피하기 위해서 약국 약제비 본인부담차등제 대상질환이 아닌 유사질환으로 진단명을 변경하는 소위 '업코딩'을 유혹받고 있다.

헷갈려요? 산정특례대상 질환 vs. 약국 요양급여비용총액의 본인부담률 산정특례 대상

> 산정특례 제도는 진료비 부담이 높은 희귀 및 중증난치질환 등 환자의 본인부담률을 경감해 주는 제도임
> 반면 약제비 본인부담 차등적용 제도는 비교적 가벼운 질환에 대해 상급종합병원 또는 종합병원 외래진료를 받는 경우 약국 약제비에 대한 환자 부담을 높게 적용하는 제도임

3-17 Fibrate제제와 오메가-3 제제 병용요법

약제의 허가사항과 급여기준

Q) Fibrate계열 1종과 오메가-3 제제 1종 병용요법이 급여 인정될까요?

A) '순수 고LDL-콜레스테롤혈증과 순수 고중성지방혈증'에 해당하는 '복합형 고지혈증'일 경우 fibrate계열 제제와 omega-3제제의 각 1종 병용 투여는 급여인정 가능

해설)

1) 이 경우 fibrate계열 제제는 LDL-C 저하를 목적으로, omega-3제제는 TG 저하 목적으로 투여되어야 하며 혼합성 고지혈증(E78.2) 상병을 기재할 것

리피딜슈프라의 효능·효과
원발성 고지혈증: 고콜레스테롤혈증(IIa형), 고콜레스테롤혈증과 고트리글리세라이드혈증의 복합형(IIb형), 고트리글리세라이드혈증(IV형)

고지혈증치료제 고시 제2014-34호
가. 순수 고저밀도지단백콜레스테롤(LDL-C)혈증 해당 약제: HMG-CoA 환원효소억제제, 담즙산제거제, **Fibrate계열 약제** 중 1종 나. 순수 고트리글리세라이드(TG)혈증 해당 약제: Fibrate계열, Niacin계열 중 1종 다. 고LDL-C 및 고TG혈증 복합형 해당 약제: LDL-C 및 TG에 작용하는 약제별로 각각 1종씩 인정

2) [일반원칙] 고지혈증치료제 고시에 '고LDL-C 및 고TG혈증 복합형(혼합형 고지혈증이 여기에 해당함)에는 LDL-C 및 TG에 작용하는 약제별로 각각 1종씩 인정함'으로 명시되어 있다.

3) 리피딜슈프라의 효능·효과에 LDL-c이 높은 고콜레스테롤혈증(IIa형)도 명시된다.

4) [일반원칙] 고지혈증치료제 고시에 순수 고TG혈증의 경우 해당 약제에는 omega-3 제제는 언급되지 않았으므로, omega-3제제는 별도의 개별고시를 참고하여 급여기준을 적용해야 한다.

5) 이미 LDL 저하 목적으로 statin을 사용 중인 환자의 경우에는 fibrate와 omega-3 중 1종만 TG 저하 목적으로 요양급여하고 1종은 전액본인부담해야 된다.

Omega-3-acid ethyl esters 90 경구제(품명:오마코연질캡슐 등) 고시 제2015-18호
허가사항 범위 내에서 아래와 같은 기준으로 투여 시 요양급여를 인정하며, 동 인정기준 이외에는 약값 전액을 환자가 부담토록 함 - 아래 - 가. 순수 고트리글리세라이드(TG)혈증 또는 고LDL-C 및 고TG혈증 복합형의 경우로서, 적절한 식이요법을 함에도 불구하고 다음 중 어느 하나에 해당하는 경우 인정함 - 다음 - 1) 혈중 TG≥500 mg/dL인 경우 1일 4 g까지 인정 2) 위험요인* 또는 당뇨병이 있는 경우: 혈중 TG≥200 mg/dL일 때 기존 유사 대체 약제 (Fibrate 또는 Niacin계열) 사용 시 부작용이 예상되는 경우 1일 4 g까지 인정 나. 순수 고TG혈증의 경우에는 단독요법으로 인정하며, **복합형의 경우에는 '고지혈증치료제 일반원칙'에 명시한 LDL-C 및 TG에 작용하는 약제별로 각각 1종씩 인정**

6) 순수 고TG혈증의 경우 TG 감량목적으로 fibrate계열 제제와 omega-3제제의 병용은 1종만 요양급여 인정된다.

3-18 대상포진에서 항바이러스제와 함께 처방된 신경병증성 통증 치료제

약제의 허가사항과 급여기준

Q) 대상포진에서 항바이러스제와 함께 처방된 신경병증성통증 치료제(가바펜틴, 프레가발린)가 삭감되나요?

A) 과거 심사조정된 사례가 있었으나 현재는 적절한 상병코드를 넣으면 인정되고 있다. 이때 대상포진 상병과 더불어 G53.0(대상포진후 신경통) 상병코드를 반드시 넣어야 한다.

해설)

1) Pregabalin일반형과 서방형 모두 대상포진후 신경통 상병코드로 처방가능하다.
   (註) 대상포진 급성기에 항바이러스제와 동시에 투여할 경우 G53.0 상병코드와 더불어 대상포진 상병은 B02.9(합병증이 없는 대상포진)보다는 B02.2(기타 신경계통 침범을 동반한 대상포진)으로 청구하는 것을 권하고 싶다.
2) TCA 중 Amitriptyline HCl, Nortriptyline HCl, Imipramine HCl은 허가사항에는 없으나 복지부고시(제2018-18호)에 의해 '신경병증성 통증'에 고시 인정되고 있어 대상포진후 신경통에도 인정된다.
3) 대상포진 후 신경통에 가바펜틴 또는 프레가발린의 투여기간에 대한 제한은 없다.

3-19 고산병 예방약 처방

약제의 허가사항과 급여기준

Q) 고산병 예방을 위한 acetazolamide(아세타졸정®) 처방은 어떻게 하나요?

A) 예방진료로서 질병·부상의 진료를 직접 목적으로 하지 아니하는 경우에 실시 또는 사용되는 행위·약제 및 치료재료는 비급여대상에 해당하므로, 고산병을 예방할 목적으로 내원할 경우에는 진찰료는 비급여 대상이다. 따라서 투여되는 약제의 경우에도 비급여로 처방해야 한다.

해설)

1. Acetazolamide 성분 약제는 국내에서 아세타졸정만이 시판되고 있다.

아세타졸정의 효능/효과
울혈심부전에 의한 부종, 녹내장의 완화, 뇌전증, 폐기종에서의 호흡성 산증의 개선

2. 급여기준상 아세타졸은 개별고시가 없으므로 허가사항대로 처방해야 되는 약제이다.

- 국내 허가사항에는 급성 고산병에 대한 적응증은 없으나, 이는 비급여 행위이다.
  이에 대해 심평원은 "고산병의 예방에 투여하는 것은 허가를 초과하는 부분으로 사료되며, 요양급여 대상환자에게 급여목록표에 등재된 약제의 허가를 초과하여 사용할 경우, '허가 또는 신고 범위 초과 약제 비급여 사용 승인에 관한 기준 및 절차'에 따라 신청하여 승인된 경우에는 비급여로 사용할 수 있다. 다만, 「국민건강보험법」 제41조 혹은 「국민건강보험 요양급여의 기준에 관한 규칙」 [별표2]에 의거하여 요양급여에서 벗어난 사항에 대한 부분은 건강보험법령에서 적정 사용에 대해 특별한 판단을 하지 않고 있습니다."로 답변하고 있다(참고로 미국 FDA에서는 급성 고산병의 예방과 치료에 대한 적응증이 있음).

3-20 은행엽건조엑스

약제의 허가사항과 급여기준

Q) 은행엽건조엑스(ginkgo leaf dried extract)의 급여 상병을 알려주세요.

A) I73.9(간헐성 파행증), H81.4(중추성 현훈증), 치매(F00, F01) 상병이 급여인정되는 대표 상병이다.

Ginkgo biloba extract 경구제 급여기준

복지부고시 Ginkgo biloba extract 경구제(품명: 타나민정, 기넥신에프정 등) 고시 제2025-34호, 시행일: 2025-03-01	
허가사항 범위 내에서 아래와 같은 기준으르 투여 시 요양급여를 인정하며, 동 인정기준 이외에는 약값 전액을 환자가 부담토록 함. - 아 래 - 가. 인지기능 장애를 동반한 치매(알츠하이더형, 혈관성)에 인지기능 개선목적으로 투여한 경우 · Ginkgo biloba extract제제를 아세틸콜린분해억제제(아리셉트, 레미닐, 엑셀론 등)나 Memantine제제(에빅사 등), Donepezil + Memantine 복합경구제(디엠듀오정 등)와 병용 시 1종은 본인 일부부담하고, 투약비용이 저렴한 약제의 약값 전액은 환자가 부담함. 나. 중추성 어지러움에 투여한 경우 다. 간헐성파행증	
대표 상병	
말초동맥 순환장애	I70.22(간헐성 파행을 동반한 사지동맥의 죽상경화증) I73.9(간헐성 파행) E1X.50 (X=0~4)(간헐성 파항을 동반한 제2형 당뇨병)
중추성 어지러움	H81.4(중추기원의 현기증, Vertigo of central origin)
치매	F00(알츠하이머병에서의 치매) F01(혈관성 치매)

1. 고시 history

- 2008년 5월 1일 고시 신설 시행: '인지기능 장대를 동반한 치매(알츠하이머형, 혈관성)에 인지기능 개선 목적으로 투여한 경우'에 고시에서 요양급여를 인정한다(2008년 1월 30일 고시, 5월 1일 시행).
- 2009년 12월 1일 중추성 어지러움(뇌혈관부전 또는 뇌순환장애로 인한 중추성 어지러움 - cerebral insufficiency)에 투여한 경우에도 급여 확대 인정된다.
- 2013년 4월 1일 간헐성파행증에도 요양급여 확대가 인정되어 현재까지 이 세 가지 적응증이 고시 인정된다.

2. 중추성 어지러움의 급여 인정 조건

약제를 '중추성 어지러움'에 투여하기 위한 별도의 검사를 실시할 필요는 없다.

- 진단 시 과거에 실시한 검사(CT, MRI 등) 결과가 있거나
- 진료의사가 임상적으로 'cerebral insufficiency로 인한 어지러움'으로 진단한 경우에 급여 인정된다.
- 'Cerebral insufficiency로 인한 어지러움' 이외의 어지럼증은 전액본인부담 대상이다.
- 뇌경색 상병(I63)으로는 인정되지 않는다.

3. 전산심사 사례

- 비정형 또는 혼합형 알츠하이머병에서의 치매 상병으로 donepezil과 병용투여된 은행엽엑스제는 전액본인부담이다.
- 이명 상병으로 투여된 타나민정은 전액본인부담(고시 요양급여 인정범위 외 허가사항 내 투여)
- F06.7 또는 G31.1 상병으로 글리아티린제제를 이미 투여하고 있는 경우에 간헐성파행이 동반된다면 Ginkgo biloba extract 경구제를 간헐성파행 상병을 추가하고 요양급여로 병용투여할 수 있다.

4. 용량에 따라 상이한 허가사항 및 급여인정 기준

제형	40 mg, 80 mg, 120 mg 제형	240 mg 제형
효능/효과	① 말초동맥 순환장애(간헐성 파행증)의 치료 ② 어지러움, 혈관성 및 퇴행성 이명(귀울림) ③ 이명(귀울림), 두통, 기억력 감퇴, 집중력장애, 우울감, 어지러움 등의 치매성 증상을 수반하는 기질성 뇌기능장애의 치료	집중력 저하, 기억력 감퇴, 현기증(동맥 경화 증상)과 같은 증상이 동반되는 정신 기능 저하
용법/용량	성인 ① 말초동맥 순환장애, 어지러움, 이명(귀울림): 은행엽건조엑스로서 (1회 40 mg 1일 3회) 또는 (1회 80 mg 1일 2회) 경구투여한다(먹는다, 복용한다). ② 기질성 뇌기능장애: 은행엽건조엑스로서 (1회 40-80 mg 1일 3회) 또는 (1회 120 mg 1일 2회) 경구투여한다(먹는다, 복용한다). 연령, 증상에 따라 적절히 증감한다.	성인 은행엽건조엑스로서 1회 240 mg, 1일 1회 1정 복용한다. 식사와 관계없이 복용할 수 있다.
급여 상병	I70.22, I73.9, E1X.50 (X=0~4) H81.4 F00 F01	F00 F01

- 40 mg, 80 mg, 120 mg제형은 동일한 허가사항을 가진다.

- 240 mg제형은 비급여인 약제(기넥신)와 급여되는 약제(징코필)가 있으며, 타 용량과 허가사항이 다르다: 집중력 저하, 기억력 감퇴, 현기증(동맥 경화 증상)과 같은 증상이 동반되는 정신 기능 저하
  따라서 치매상병으로 처방해야 된다.
- 말초동맥순환장애, 어지러움, 이명 상병과 기질성 뇌기능장애 상병에서의 허가된 용량은 상이하다.

5. 간헐성파행증 상병

1) I73.9 간헐성파행증(Intermittent claudication)
2) E1X.50(X=0~4) (간헐성 파행을 동반한 제2형 당뇨병)*
   E11.50 간헐성 파행을 동반한 제2형 당뇨병(Type 2 DM, with Intermittent claudication)
   E10.50, E11.50, E12.50, E13.50, E14.50
3) I70.22(간헐성 파행을 동반한 사지동맥의 죽상경화증)

3-21 Pregabalin 전액본인부담 상병

약제의 허가사항과 급여기준

1. Pregabalin(일반형)의 환자 전액본인부담 상병코드

- Pregabalin 서방형 경구제 고시가 신설됨에 따라 서방형과 구분하기 위하여 기존의 pregabalin 경구제를 'pregabalin일반형 경구제'로 명칭을 변경했다.
- Pregabalin 서방형 경구제는 일반형과는 달리 일부 적응증(성인에서의 말초 신경병증성 통증의 치료)에 한정하여 적응증을 가진다. 복지부고시에서 서방형은 DMN와 PHN에서만 요양급여가 축소 인정된다.

다음 질환에서의 신경병증성 통증 상병에는 전액본인부담한다.

상병명(국문)	상병명(영문)	상병코드
뇌졸중 후 통증	Central post stroke pain	I69.000~69.019*
신경근병증	Radiculopathy	M54.10~54.19*
경추통	Cervicalgia	M54.20~54.29*
좌골신경통	Sciatica	M54.30~54.49*
요통	Low back pain	M54.50~54.59*
척추증	Spondylosis	M47.10~47.99*
척추협착	Spinal stenosis	M48.00~48.09*
상세불명의 신경통 및 신경염	Neuralgia and neuritis, unspecified	M79.20~79.29*
손목터널증후군	Carpal tunnel syndrome	G56.0
발목터널증후군	Tarsal tunnel syndrome	G57.5
삼차신경통	Trigeminal neuralgia	G50.0
환지통(통증을 동반한 환상지증후군)	Phantom limb syndrome with pain	G54.6
단단통(절단 잘린끝의 기타 및 상세불명의 합병증)	Other and unspecified complications of amputation stump	T87.6
다발성 경화증	Multiple sclerosis	G35
기타 상지의 단일신경병증	Other mononeuropathies of upper limb	G56.8
기타 하지의 단일신경병증	Other mononeuropathies of lower limb	G57.8

* 증상병/부위별로 세분화되어 있음

Pregabalin(서방형)의 환자 전액본인부담 상병코드

2. Pregabalin(서방형)의 환자 전액본인부담 상병코드

병변 부위	병명	상병코드
뇌신경	**삼차신경통**[1]	**G50.0**
해당 부위	통증을 동반한 환상지증후군	G54.6
해당 부위	단단통(절단잘린끝의 기타 및 상세불명의 합병증)	T87.6
상지 단일신경병증 (Mononeuropathies of upper limb, G56)	**손목터널증후군**	**G56.0**
	정중신경의 기타 병변	G56.1
	척골신경의 병변	G56.2
	요골신경의 병변	G56.3
	팔의 기타 단일신경병증	G56.8
	팔의 상세불명 단일신경병증	**G56.9**
하지 단일신경병증 (Mononeuropathies of lower limb, G57)	좌골신경의 병변	G57.0
	이상감각성 대퇴신경통	G57.1
	대퇴신경의 병변	G57.2
	외측오금신경의 병변	G57.3
	내측오금신경의 병변	G57.4
	발목터널증후군	**G57.5**
	발바닥신경의 병변	G57.6
	다리의 기타 단일신경병증	**G57.88**
	다리의 상세불명 단일신경병증	G57.9
기타 단일신경병증 (Other mononeuropathies, G58)	늑간신경병증	G58.0
	다발성 단일신경염	G58.7
	기타 명시된 단일신경병증	G58.88
	상세불명의 단일신경병증	**G58.9**

병변 부위	병명	상병코드
신경뿌리병증 (Radiculopathy, 54.1)	신경뿌리병증을 동반한 경추간판장애[2]	M50.1
	신경뿌리병증을 동반한 요추 및 기타 추간판장애(G55.1)	**M51.1**
	신경뿌리병증, 척추의 여러 부위	M54.10
	신경뿌리병증, 후두환축부	M54.11
	신경뿌리병증, 경부	M54.12
	신경뿌리병증, 경흉추부	M54.13
	신경뿌리병증, 흉추부	M54.14
	신경뿌리병증, 흉요추부	M54.15
	신경뿌리병증, 요추부	**M54.16**
	신경뿌리병증, 요천부	M54.17
	신경뿌리병증, 천추 및 천미추부	M54.18
	신경뿌리병증, 상세불명의 부위	M54.19
복합부위통증증후군 (Complex regional pain syndrome Type I & II, G56, G57, G58, M89.0)	복합부위통증증후군 II형(작열통)	G56.4
	다리의 복합부위통증증후군 II형	G57.80
	기타 복합부위통증증후군 II형	G58.80
	다발성 복합부위통증증후군 II형	G58.81
	복합부위통증증후군 I형, 여러 부위	M89.00
	복합부위통증증후군 I형, 어깨 부분	M89.01
	복합부위통증증후군 I형, 위팔	M89.02
	복합부위통증증후군 I형, 아래팔	M89.03
	복합부위통증증후군 I형, 손	M89.04
	복합부위통증증후군 I형, 골반 부분 및 대퇴	M89.05
	복합부위통증증후군 I형, 아래다리	M89.06
	복합부위통증증후군 I형, 발목 및 발	M89.07
	복합부위통증증후군 I형, 기타 부분	M89.08
	복합부위통증증후군 I형, 상세불명 부분	M89.09

1) 삼차신경은 말초신경계에 해당되나 삼차신경통의 원인이 중추신경계의 이상으로 초래된 경우에는 해당되지 않을 수 있음

2) 추간판장애의 경우에는 신경뿌리병증(Radiculopathy)이 동반된 경우에 한함

3-22 인데놀 처방

약제의 허가사항과 급여기준

Q) 면접, 공연, 발표에 대비하여 떨림, 불안 등을 줄이기 위한 인데놀 처방은 어떻게 해야 하나요?

A) 허가사항(효능·효과) 이외에도 복지부 고시 인정으로 요양급여로 처방가능하다.

해설)

Propranolol HCl 경구제 (품명: 인데놀정 등)

복지부고시 Propranolol HCl 경구제(품명: 인데놀정 등) 고시 제2018-18호, 변경 2018년 2월 1일
허가사항 범위 내에서 투여 시 요양급여 함을 원칙으로 하며, 허가사항 범위(효능·효과 등)를 초과하여 아래와 같은 경우에도 요양급여를 인정함. - 아래 - 가. 진전(Tremor) 나. 불안과 관련된 증상(정위불능증 등) 다. 편두통 예방
효능·효과
1. 기외수축(상실성, 심실성), 발작성빈맥의 예방, 빈맥성심방세동, 발작성심방세동, 동빈맥, 협심증, 고혈압, 비후성대동맥판하협착증, 크롬친화서 포종 2. 갑상샘중독증의 보조요법

1) 질의와 관련된 허가범위 상병: 상세불명의 빈맥(R00.0), 두근거림(R00.2)

2) 허가범위 초과 상병

가. 진전: R25.1

나. 불안과 관련된 증상(정위불능증 등): F41.X

다. 편두통 예방: G43.X (2018-02부터 추가 인정됨)

3-23 에보프림 처방

약제의 허가사항과 급여기준

Q) 에보프림 캡슐을 당뇨병성 신경염에 자유롭게 처방하고 싶어요.

A) 개별고시가 없으므로 허가사항 범위에서 투여 가능하다.

해설)

에보프림 연질캡슐[evening primrose oil 450 ㎎ (40 ㎎ as γ-linolenic acid)]

1) 효능/효과: 아토피습진으로 인한 가려움 완화, 당뇨신경병증.

2) 용법/용량

> 1. 아토피습진으로 인한 가려움 완화
>
> 성인 및 13세 이상: 달맞이꽃종자유로서 1회 1,800-2,700 mg(감마리놀렌산으로서 160-240 mg)을 1일 2회 경구 투여한다.
>
> 1-12세: 이 약으로써 1회 900-1,800 mg(감마리놀렌산으로써 80-160 mg)을 1일 2회 경구 투여한다.
>
> 1세 미만의 영아는 투여하지 않는다.
>
> **2. 당뇨신경병증**
>
> 성인: 이 약으로써 1회 1,800-2,700 mg(감마리놀렌산으로써 160-240 mg)을 1일 2회 경구 투여한다.
>
> 연령, 증상에 따라 적절히 증감한다.

3) Thioctic acid와 병용가능

4) 대표 상병코드

당뇨신경병증	G59.0 당뇨병성 단일신경병증(Diabetic mononeuropathy)* G63.2 당뇨병성 다발신경병증(Diabetic polyneuropathy)* G99.0 당뇨병성 자율신경병증(Diabetic autonomic neuropathy)* 당뇨병성 신경염 상병4 단위와 5단위 숫자 .40, .41, .42, .48에 해당되는 E10-E14
아토피습진	L20.0 베스니에가려움발진(Besnier's prurigo) L20.8 기타 아토피성 피부염(Other atopic dermatitis) L20.9 상세불명의 아토피성 피부염(Atopic dermatitis, unspecified)

※ 소아용 에보프림 연질캡슐 900 mg 제형은 당뇨신경병증에는 적응증이 없고, 12세 이하 소아의 '아토피습진으로 인한 가려움 완화' 적응증만 가지므로 당뇨신경병증에는 처방하지 말 것

3-24 디스토시드 처방

약제의 허가사항과 급여기준

Q) 디스토시드를 처방하려면 검사가 필요하나요? 검사하지 않고 민물고기 섭취력만 있으면 비급여로 처방해야 하나요?

A) 전산심사 중인 약제이다. 검사가 반드시 필요하지 않으며 임상소견이나 병력 등을 참고하여 투여대상으로 의심된다면 해당 상병을 기재하면 된다.

개별고시가 없는 약제이다. 비급여 또는 전액본인부담이 가능한 약제로 고시되지 않았으므로 전액본인부담 또는 비급여로 처방할 수 없다. 약제분류 ①의약품에 해당한다.

다만 상병에 따른 용법·용량을 준수하여 처방해야 한다. 간흡충 1일 3회 1일간, 폐흡충 1일 3회 2일간 투여한다.

디스토시드정 600 mg (Praziquantel)

효능·효과

간흡충, 폐흡충 및 주 혈흡충 감염의 치료

용법·용량

1) 간흡충 치료 : 1회 체중 kg당 25 mg을 1일 3회 1일간 투여
2) 폐흡충 치료 : 1회 체중 kg당 25 mg을 1일 3회 2일간 투여
3) 아프리카 주 혈흡충 치료 : 1회 체중 kg당 40 mg을 단회 투여 또는 20 mg씩 나누어 2회 투여

상병코드

B65.8: 기타 주혈흡충증(Schistosomiasis)
B66.1: 간흡충증(Clonorchiasis)
B66.4: 폐흡충증(Paragonimiasis)

체중(kg)	정제수(1x25 mg/kg 경우)
22~26	1
27~33	1 1/4
34~38	1 1/2
39~44	1 3/4
45~50	2
51~56	2 1/4
57~62	2 1/2
63~68	2 3/4
69~75	3

체중(kg)	정제수(1x20 mg/kg 경우)
20~25/26	3/4
26/27~33	1
34~41	1 1/4
42~48	1 1/2
49~56	1 3/4
57~63	2
64~70	2 1/4
71~78	2 1/2
79~81	2 3/4

3-25 약을 한 처방전에 몇 개까지 처방할 수 있을까?

약제의 허가사항과 급여기준

Q) 약을 한 처방전에 몇 개까지 처방할 수 있을까?

A) 처방전에 처방가능한 약의 개수에 대한 제한은 없다.
따라서 약 개수가 많다고 직접적으로 처방약이 심사조정되지는 않는다.
그러나 평가와 심사에서 다소 불리할 수 있다.

약제급여적정성평가에서의 가감지급

1) 56차 평가지표(56차: 2023년 1-12월 심사 완료분)에는 다음과 같은 3지표가 산출된다.

약품목수	전체 상병 처방건당 약품목수
	6품목 이상 처방비율

2) 평가결과는 가감지급 사업에 활용되며, 급성상기도감염 항생제처방률, 주사제처방률(외래) 그리고 6품목 이상 처방비율 3가지 지표가 대상이다.

평가결과 활용 (가감지급)	**가감대상금액** • 진찰료 중 외래관리료 × 질 지표별 가감률 **가산 기준** • 항생제 처방률 (성취·향상기관) 1~5% 가산 - 슬라이딩스케일 모형에 따른 취득점수 산출 + 외래 PCI 1.0 이하 • 주사제 처방률과 6품목 이상 처방비율 (우수기관) 1~2% 가산 - 두 분기 연속 1등급 + 전체 상위 25백분위수 이내 + 전년도 동일반기·해당반기 연속 외래 PCI 0.6 이하 (개선기관) 0.5~1% 가산 - 전년도 동일반기 비교 2등급 향상 + 전체 상위 50백분위수 이내 + 전년도 동일반기 비교 외래 PCI 감소 + 외래 PCI 2.0 미만 **감산 기준** • 항생제 처방률 (감산기관) 5% 감산 - 급성상기도감염 항생제 처방률 70%이상 + 외래 PCI 1.0 이상 • 주사제 처방률과 6품목 이상 처방비율 (감산기관) 1~2% 감산 - 두 분기 연속 9등급 + 지표연동대상기관 + 외래 PCI 전년도 동일 반기·해당반기 연속 1.5 이상

(출처: 2023년도 요양급여 적정성 평가 계획 안내, 심사평가원)

약제 다품목처방은 2020년까지는 선별집중심사 항목으로 선정되었다가 2021년부터는 항목에서 제외되었다. 약제 다품목처방 기준은 성인 12품목 이상, 18세 이하는 9품목 이상이다.

집중심사대상 항목으로 선정되었어도 심사조정은 되지 않고 지표만 개별의원에 통보된다.

3-26 타 병원에서 처방된 주사제 투여

약제의 허가사항과 급여기준

Q) 타 병원에서 처방된 주사제의 투여를 원하는 경우 어떻게 청구하나요?

A) 환자의 해당 상병 기재하고 진찰료와 주사수기료를 산정 가능하다. 특정내역에 관련내용을 기록하면 된다.

해설)

1. 질병치료 목적으로 타 병원에서 처방된 주사를 의사가 진찰하고 주사한 경우 진찰료와 주사수기료를 산정가능하다. 이때 해당 환자의 상병을 기재하고 줄번호 특정 내역(JX999)에 "타 병원에서 처방받은 주사제를 확인하고 진찰 후 투여함" 등으로 기재하고 청구한다. 이때 주사약제 mix 투여를 위해 생리식염수가 사용되었다면 함께 청구 가능하다.
   - 매일 주사 맞기 위해 내원하여 의사의 진찰 행위 없이 주사만 실시한 경우는 AA222(재진료의 36.5%)를 산정하고, 매일 진찰 행위가 이루어졌다면 재진료(AH254 등)를 그대로 산정한다.
2. 대학병원에서 다제내성 폐결핵으로 처방받은 주사제(스트렙토마이신) 또는 췌장암 치료 중 호중구감소로 호중구축진제(류코스팀주사)를 환자가 직접 병원으로 가지고 와 주사를 맞는다면, 진찰 후 진찰료와 KK010(피하근육주사료)를 청구한다. 이때 특정내역(JX999)에 "대학병원에서 췌장암 치료 중 백혈구감소증으로 처방받아 환자가 가져온 약제를 진찰 후 주사함"으로 기재한다.
   이때 상병은 내원 환자의 상병을 입력한다.
   - A15 세균학적 및 조직학적으로 확인된 호흡기결핵
   - C25 췌장의 악성신생물
3. 환자가 불임 또는 기타 치료 목적으로 주사만을 맞기 위해 내원하는 경우:
   환자의 진료가 급여·비급여 대상여부에 따라 달라지며, 급여 대상으로 환자를 진료하고 주사를 투여한 경우에는 관련 진찰료 및 주사 수기료 등을 요양급여로 산정할 수 있다.
   * 특정 내역에 타 병원 불임치료 주사제임을 메모 기재, 상병코드는 N978, N979(여성 불임)를 기입
   - N97.8 기타 요인에서 기원한 여성불임 Female infertility of other origin
   - N97.9 상세불명의 여성불임 Female infertility, unspecified

3-27 비급여 수액제에 추가로 투여된 급여 주사제 청구

약제의 허가사항과 급여기준

Q) 구토 증상으로 비급여 영양수액제를 투여하는 환자의 증상 개선을 위해 맥페란 주사를 영양수액제 주입로를 통한 정맥주사할 때 청구 방법은?

A) KK054(수액제 주입로를 통한 주사, IV Side Injection)를 산정하여 맥페란 주사약 값과 함께 청구한다.

- 주사행위료는 실시한 행위대로 청구한다.
  급여수액제가 없다고 하여 심사조정될까 봐 KK054 대신 상대가치점수가 더 높은 KK020으로 청구하면 안 되고 실제 이루어진 행위료를 청구해야 한다.
- 사전점검 프로그램에서 급여수액제가 없기 때문에 산정오류로 나올 수 있지만 급여수액제가 없이 산정된 사유를 특정내역에 기입한 후 청구해야 한다.
- KK054로 청구해야 할 행위를 KK020(정맥내 일시주사)로 청구하는 요양기관를 대상으로 [정맥내 일시주사] 부당청구 예방형 자율점검을 실시한 바 있다. 이 자율점검에는 허가사항과 다른 수기료로 착오 산정된 건도 점검한다(예를 들어 근육주사로만 허가된 주사액을 정맥내 일시주사료 행위로 착오 청구되는 건의 점검).
- 급여 대상 환자인 경우 비급여인 아세트아미노펜 주사제 line에 급여 덱사메타손 주사제를 IV side injectiong한 경우에도 마찬가지로 KK054와 덱사메타손 주사 약값을 함께 청한다(이때 비급여 아세트아미노펜 주사제의 주사행위료인 KK052는 비급여이므로 청구할 수 없다).

3-28 편두통 치료제(Triptans)

약제의 허가사항과 급여기준

Q) 편두통 치료제 triptan은 처방일수가 많으면 삭감된다?

A) 전산심사되는 약제로 상병명을 잘 기입하고 투여하면 인정된다.
다만 투여 기간과 용량은 아래 내용을 참고할 것.

해설)

1. 처방 용량

- 한 달 기준으로 통상 1~2팩을 처방하고 편두통 상병코드를 기입하면 심사조정되지는 않는다.
- 알모그란정(4정/팩)을 제외하고 국내에서 판매되는 나머지 4종의 트립탄은 6정/팩 단위이다.
  알모그란정은 한 달 최대 8정(2팩)까지 처방 가능하나, 허가사항에 따라 15세 이상 청소년은 한 달 4정까지 가능함에 주의한다.

2. 장기 처방할 때 참고사항

(1) 3달 동안 한 달에 10일 이상 트립탄을 복용하면 약물과용두통으로 진단하는 점, 이 경우 예방요법을 고려해야 한다.

(2) "트립탄과 같은 급성기 편두통약제는 일주일에 2일 이하로 제한하여야 한다."는 지침 내용을 고려할 때, 1일 최대용량 기준으로(통상 2정), 1달 9일(총 18정)을 초과하는 처방은 주의할 필요가 있다.
(단, 알모그란정은 허가사항에 "30일 동안 평균 4회 이상의 편두통 치료에 대한 이 약의 안전성은 확립되지 않았다."로 명시되어 있으므로 19세 이상에서는 8정/달 이내로 처방해야 한다. 또 허가사항에 "15세 이상의 청소년: 편두통 발현 시 이 약 1정을 복용한다."로 되어 있으므로 15~18세의 청소년에서는 4정/달까지 투여해야 심사조정을 피할 수 있으며 허가사항에 입각한 처방이라고 할 수 있다.)
특히 장기 투여 환자의 경우에는 환자의 편두통 발작 횟수 및 1회 투여 용량 등을 기록하고, 1주에 2회를 초과하지 않는 범위, 그리고 약물과용두통(한달 9일 초과 복용)이 아닌 용량 범위 내에서의 처방임을 명세서에 기재하면 심사조정에서 유리할 수 있으며 이의신청할 때도 이를 참고할 필요가 있다.

3. 약제 비교: Selective serotonin receptor agonist (Triptans)

성분	용량[1]	최대용량[2]	작용발현[3]	반감기	연령	재투여[4]	대표 약제(정)
Sumatriptan	50	300 (6T~4T)	0.3~0.5 (0.5~1)	2~2.5	18~64	2시간 이후	이미그란, 마이그란
Almotriptan	12.5	25 (2T)	0.5~2 (1)	2~4	15~64	2시간 이후	알모그란
Frovatriptan	2.5	5 (2T)	2~3 (2)	25~26	18~64	2시간 이후	미가드
Naratriptan	2.5	5 (2T)	1~3	5~6	18~65	4시간 이후	나라믹, 나그란구강붕해정
Zolmitriptan	2.5	10 (4T~2T)	0.75 (2.5~3)	3	18~64	2시간 이후	조믹

1) (mg) 2) 1일 최대용량(허가사항-고시) 3) 시간 4) 증상재발 시 재투여 시간

- 알모그란은 15세 이상, 그 외 트립탄은 18 (~65)세 이상에서 처방 가능하다.
- 65세 이상에서는 처방하지 않는다(나라믹은 66세 이상 금기).
- 특이 허가사항으로 Sumatriptan은 생리주기 관련 편두통, Almotriptan은 청소년 편두통이 있다.
- Sumatriptan은 허가사항에서는 최대 300 mg/일까지 가능하나 고시에서 200 mg/일까지 인정하고, Zolmitriptan은 허가사항에서는 최대 10 mg/일까지 가능하나 고시에서 5 mg/일까지 인정한다.

4. 상병코드

(1) 편두통 치료제 고시에서 언급된 트립탄 투여 대상은 다음과 같은 무조짐편두통의 특성을 거의 그대로 반영하고 있다는 점
"무조짐편두통은 4~72시간 지속되는 발작이 반복적으로 나타나는 두통질환이다. 이는 편측으로 박동 양상을 보이고 중등도 또는 심도의 통증 강도를 보이며, 일상의 신체 활동에 의해 악화되고 구역·구토 또는 빛공포증과 소리 공포증이 동반되는 것이 전형적인 특성이다."
(2) "80% 이상의 편두통 환자들은 조짐증상이 없는 무조짐편두통이다"는 점

(1)과 (2)를 통하여 가장 많이 사용될 수 있는 상병은 G43.0이라고 볼 수 있다. 물론 조짐편두통이라면 G43.1, 무조짐편두통과 조짐편두통의 구분이 애매하다면 G43.9를 고려할 수 있겠다.

4. 현지조사와 현지확인 사례

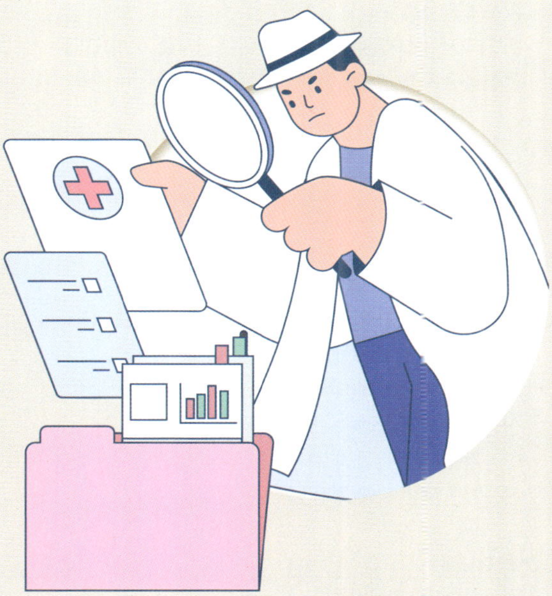

4

I 현지조사

현지조사와
현지확인 사례

정의

보건복지부 장관의 지시에 따라 요양기관이 지급받은 요양(의료)급여비용 등에 대해 세부진료 내역을 근거로 사실관계 및 적법 여부를 확인·조사하고, 그 결과에 따라 부당이득 환수 및 행정처분 등을 수반하는 행정조사

심평원이 발행한 요양급여 청구 부당사례 모음집에 여러 사례를 인용하여 작성한다.

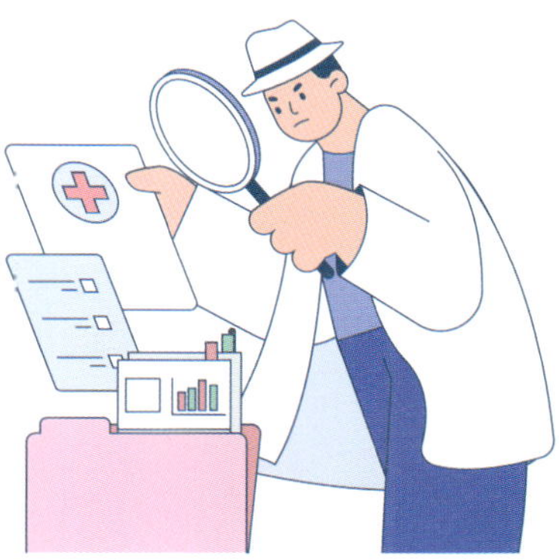

4-1 현지조사의 유형

현지조사와
현지확인 사례

1. 정기조사

부당청구 개연성이 높다고 판단(지표점검, 외부의뢰 등)되는 요양기관을 대상으로 실시하는 일반적·통상적 현지조사

1) 지표점검

(1) 지표연동자율개선제

(2) 부당청구감지시스템

(3) 본인부담금 과다징수 다발생 기관 점검 등으로 부당청구 개연성 판단

2) 외부의뢰

(1) 국민건강보험공단 및 건강보험심사평가원의 급여사후관리[1)]

(2) 민원제보

(3) 타 행정기관의 수사 등의 과정에서 요양(의료)급여비용의 부당청구가 확인되거나 인지되어 보험급여내역 전반에 대해 행정조사를 실시할 필요가 있는 경우

2. 기획조사

건강보험 제도개선 및 올바른 청구문화 정착을 위해 제도 운영상 개선이 필요한 분야 또는 사회적으로 문제가 제기된 분야에 대해 실시하는 현지조사

※ 기획조사 실시 전 조사 분야 및 조사 시기 사전 예고

1) 복지부 현지조사가 진행되는 가장 빈번한 사례는 국민건강보험공단의 '현지확인'(급여사후관리의 일환임) 결과 허위부당청구가 발견되어 공단 측에서 복지부에 현지조사를 의뢰하는 경우이다. 현지확인과 현지조사는 명칭이 유사하여 혼동하는 경우가 많은데, 적절한 대응을 위해서는 이 둘에 대한 명확한 구분이 필요하다. 이에 대해서는 다음 페이지의 '토막상식. 현지확인 vs. 현지조사'에서 자세히 설명한다.

3. 긴급조사

거짓·부당청구 개연성이 높은 요양기관 중 증거인멸·폐업 등의 우려가 있는 기관 또는 사회적으로 문제가 제기되어 긴급하게 조사가 필요한 기관 등을 대상으로 실시하는 현지조사

4. 이행실태 조사

건강보험 및 의료급여 업무정지처분 기간 중 당해 처분을 편법적으로 회피할 우려가 높은 요양기관 혹은 불이행이 의심되는 요양기관 등에 대해 처분의 사후 이행 여부를 점검하기 위해 실시하는 조사

1. 시행 주체 및 명칭

국민건강보험공단이 주체가 되어 실시하는 조사를 '현지확인'이라고 하고, 보건복지부가 주체가 되어 실시하는 조사를 '현지조사'라고 한다. 이렇듯 주체가 다르고, 명칭 또한 일견 비슷해 보이나 '확인'과 '조사'로서 분명히 다름을 알 수 있다. 통상 '실사'라는 이름 아래 둘을 명확히 구분하지 않고 '공단 실사'와 '복지부 실사'라고 부르기도 하는데, 앞으로는 '공단 현지확인'과 '복지부 현지조사'라고 정확히 구분해서 부르기로 하자.

둘을 혼동하는 이유 중의 하나는 복지부 현지조사 단계에서도 공단 직원과 심평원 직원이 함께 출동하는 경우가 많기 때문이다. 복지부 현지조사는 공단/심평원 직원 외에 복지부 공무원도 함께 나온다는 것이 공단 현지확인과의 차이이다. 공단/심평원 직원의 협조를 받기는 하지만 복지부 공무원도 나온 이상 복지부의 행위로 보는 것이다.

2. 강제성에 있어서의 차이

공단은 국민들로부터 건강보험료를 징수하여 요양기관에 요양급여를 지급하는 국민건강보험의 보험자로서, 행정기관인 복지부와는 달리 행정청은 아니다. 따라서 공단은 복지부와는 달리 행정청으로서의 강제적인 조사 권한[1]은 존재하지 않는다.

그러한 이유로 공단 현지확인은 요양기관의 자발적인 협조를 전제로 한다. 공단 현지확인을 받지 않겠다고 선언(현지확인 거부)하더라도 그 자체로는 법적으로 직접적인 불이익이 없다. 다만 이러한 경우 공단은 복지부에 현지조사를 의뢰하게 될 뿐이다.[2]

이에 반해 복지부 현지조사는 강제적인 조사에 해당하고, 현지조사를 거부하거나 방해하는 경우 최대 1년까지 업무정지 행정처분을 받을 수 있다.

1) 요양기관에 대한 조사 권한에 관하여는 국민건강보험법 제97조 제2항에서 규정하고 있는데, "보건복지부장관은 요양기관에 대하여 요양 · 약제의 지급 등 보험급여에 관한 보고 또는 서류 제출을 명하거나, 소속 공무원이 관계인에게 질문하게 하거나 관계 서류를 검사하게 할 수 있다."고 하여 그 권한이 복지부에만 있을 뿐이라는 점(공단에는 없음)을 분명히 하고 있다.

2) 결과적으로는 강제력이 있는 현지조사로까지 이어진다는 점에서 '자발적인 협조를 전제'는 의미가 없는 것이 아닌가라는 의문이 있을 수 있다. 하지만 공단 현지확인 절차가 불공정 내지 부당하다(과거에는 그러한 경우가 더러 있었으나 최근에는 확실히 개선된 상황)고 생각될 경우가 있을 수 있는바, 그 절차를 거부할 선택지가 있다는 것은 확실히 인지할 필요가 있다.

3. 현지확인과 현지조사의 구분

이상에서 살핀 바와 같은 이유로 현지확인이냐 현지조사냐를 정확히 구분하는 것은 해당 절차에 대한 적절한 대응을 위한 첫 단추가 된다. 이하에서는 이 둘을 구분하는 간단하고도 명확한 기준을 제시할 것이다.

각 조사가 진행되는 방법은 세 가지 정도로 나뉜다. 첫째는 서면으로만 조사가 진행되는 경우이고, 둘째는 방문하여 조사를 하되 사전에 공문으로 통지서를 보내주는 경우(통지와 더불어 사전 자료제출을 요청하는 경우가 많다)이며, 셋째는 사전에 아무런 통지 없이 불시에 방문하여 조사를 하는 경우이다.

첫째와 둘째의 경우에는 날아온 공문을 통해 현지확인과 현지조사를 구분할 수 있다. 공문의 발송 주체가 '보건복지부장관'이거나 '보건복지부 XXXX'인 경우에는 그 절차는 복지부 현지조사이다. 공문의 발송 주체에 '국민건강보험공단'이라는 문구가 포함된 경우[3]에는 그 절차는 공단 현지확인이다.

셋째의 경우는 인력확인 등을 위해 불시에 방문 조사가 필요한 경우에 이루어지는데, 방문한 조사 담당자가 보건복지부 소속 공무원증을 제시하거나 보건복지부장관 명의의 조사명령서를 제시하는 경우는 복지부 현지조사에 해당한다. 그러므로 요양급여와 관련하여 조사 담당자가 방문한 경우에는 조사의 근거가 되는 문서 내지 증표의 제시를 요구하여(대부분 조사 담당자가 먼저 제시한다) 이를 꼼꼼하게 확인할 필요가 있다.

4. 공단이 현지확인 결과 복지부에 현지조사를 의뢰하는 경우

앞에서 현지확인을 거부하는 경우 공단은 해당 요양기관에 대한 현지조사를 복지부에 의뢰한다고 설명하였다. 현지확인 절차 과정에서 공단의 자료제출 요청에 대해 정당한 사유 없이 2회 이상 제출을 거부할 경우에도 현지확인 거부로 보아 현지조사 의뢰의 대상이 된다.

그 외에도 현지확인 결과 '월평균 부당청구 건수가 5건 이상이면서 부당금액 및 부당비율이 행정처분 대상인 경우'에는 공단이 복지부에 현지조사를 의뢰한다. 행정처분 대상이 되는 최

3) 대부분 '국민보험공단 XX지사'로 표시된다.

소 기준은 아래와 같다.[4)]

행정처분대상에 해당되는 부당금액 및 부당비율

월평균 부당금액	부당비율
20만 원 이상~25만 원 미만	2% 이상
25만 원 이상~40만 원 미만	1% 이상
40만 원 이상	0.5% 이상

※ 요양기관은 월평균 부당금액이 20만 원 미만, 부당비율이 0.5% 미만일 경우 의뢰대상이 되지 않음

4) 행정처분의 더 구체적인 기준은 '제6장 서류와의 전쟁/행정처분'에서 상세히 다루기로 한다.

4-2 현지조사의 흐름도

현지조사 계획수립 및 실시

↑

현지조사 대상기관 선정

보건복지부

- 지표연동자율개선제 미개선기관
- 부당청구감지시스템 선정기관
- 본인부담금 과다징수 기관

- 제도운영상 또는 사회적 문제가 된 분야
- 건강보험 재정손실이 우려 되는 분야
- 긴급조사가 필요한 기관
- 행정처분 불이행 의심기관

↑

심사평가원

- 요양급여비용 심사 및 평가결과 부당청구 개연성이 높은 기관
- 자료제출을 요구하였으나 미제출한 기관
- 민원제보 기관 등

공단

- 진료받은 내용 신고 및 진료받은 내용 문의결과 부당청구 개연성이 높은 기관
- 자료제출을 요구하였으나 미제출한 기관
- 요양기관 관련자 신고기관
- 민원제보 기관 등

대외기관

- 국민권익위원회, 검찰 등에 확인 혹은 인지된 부당청구 의심기관 등
- 보장기관에서 의뢰된 기관

4-3 업무처리 절차

부당청구 인지

건강보험심사평가원
- 심사·평가과정에서 부당청구 의심기관
- 지표연동자율개선제 미개선기관, 부당청구감지시스템 선정기관 등

국민건강보험공단
- 진료받은 내용 안내 등의 과정에서 부당청구 의심기관
- 요양기관 관련자 신고기관

보건복지부
- 대외기관(권익위, 검찰 등) 의뢰, 민원 제보기관
- 제도 운영상 또는 사회적 문제가 된 분야

현지조사

대상 선정
- 현지조사의 실효성·시급성·조사여건 등을 감안하여 적정 수의 조사대상 기관 선정
- 선정심의위원회 심의대상 정기조사, 기획조사
- 선정심의위원회 제외대상 보건복지부장관이 심의 제외(요양기관 관련자 신고 등)로 판단하는 경우

조사 실시
- 서면조사
  - 보건복지부장관 주관으로 심사평가원이 자료를 제출받아 서면으로 조사 실시
- 현장조사
  - 보건복지부장관 주관으로 심사평가원, 공단의 인력지원을 받아 현장에 나가 조사

정산
- 현지조사 결과를 근거로 건별 정산(부당금액 집계)
- 행정처분내역 산출

의견 청취
- 요양기관에 처분 사전통지(행정절차법)
- 처분예정내용에 대한 요양기관 의견 검토

행정처분심의위원회
- 의견제출 건 중 법령 위반행위의 동기 목적·정도 등을 처분에 고려할 필요가 있다고 보건복지부장관이 인정한 건에 대하여 심의

행정처분
- 건강보험법상 업무정지(1년 이내) 또는 과징금 부과(부당금액의 2-5배)

사후관리

타 법 위반 통보
- 의료법, 약사법 등 관계법령 위반자는 보건복지부 담당 부서에 통보

고발 및 공표
- 서류 제출명령 위반, 거짓보고나 거짓서류 제출, 검사·질문을 거부, 방해 또는 기피, 거짓청구 등의 경우 형사고발
- 행정처분을 받은 건강보험 거짓청구 요양기관 명단 공표
  (거짓청구금액 1천5백만 원 이상 또는 거짓청구금액비율 20% 이상인 기관)

이행실태 점검
- 업무정지 처분 불이행 의심기관에 대한 이행실태조사
- 요양기관 양도·양수에 따른 업무정지 처분 효력승계 여부 확인 조사

행정쟁송
- 행정심판, 행정소송

4-4 현지조사 결과에 따른 7가지 처분

현지조사와
현지확인 사례

1. 업무정지

월평균 부당청구금액과 부당청구비율에 따라 업무정지 기간이 산출된다.

1) 국민건강보험법상 요양기관 업무정지
2) 의료급여법상 의료급여기관 업무정지

2. 과징금

요양기관이 원하는 경우 1.의 각 업무정지처분을 과징금으로 갈음할 수 있다. 과징금 액수의 구체적인 기준은 아래와 같다.

1) 과징금은 업무정지 기간이 10일인 경우에는 총부당금액의 2배
2) 10일을 초과하여 30일까지에 해당하는 경우에는 총부당금액의 3배
3) 30일을 초과하여 50일까지에 해당하는 경우에는 총부당금액의 4배
4) 50일을 초과하는 경우에는 총부당금액의 5배르 산정

3. 환수

1) 국민건강보험공단은 부당청구에 해당하는 금액에 대한 환수 절차를 진행하며
2) 의료급여에 대한 부당청구에 대해서는 지자체장이 환수 절차를 진행한다.

4. 위반사실공표

1) 업무정지, 과징금 등 행정처분을 받은 요양기관으로 관련 서류를 위조·변조하여 요양급여비용을 거짓으로 청구한 금액이 1,500만 원 이상인 경우
2) 요양급여비용 총액 중 거짓으로 청구한 금액의 비율이 10분의 2 이상인 경우

5. 형사고발

1) 거짓청구가 발견되어 면허정지처분의 대상인 경우
2) 현지조사를 거부·기피·방해하거나 자료제출명령을 위반한 경우
3) 업무정지처분기간 중에 요양급여 행위를 행한 경우

6. 면허취소 또는 면허정지

부정한 방법으로 진료비 또는 약제비를 거짓청구하여, 형사고발 등의 결과 집행유예 이상의 형이 확정되는 경우에는 면허취소 행정처분이 내려지며, 그 외에는 1년 이내의 범위에서 면허정지 행정처분이 내려질 수 있다.

7. 거짓청구로 인한 면허정지 기간 동안의 의료업 금지

거짓청구로 인하여 면허정지 처분을 받은 자를 개설자로 둔 의료기관은 개설자의 면허정지 기간동안 의료업을 할 수 없다. 이러한 의료업의 금지는 과징금으로 갈음할 수도 없다.

II 거짓청구

#
현지조사와
현지확인 사례

진료비 청구의 원인이 되는 진료행위가 실제 존재하지 않았으나 관련서류의 위조·변조 등 부정한 방법으로 진료행위가 존재한 것처럼 가장하여 진료비 등을 청구하는 행위를 '거짓청구'라고 한다. 통상적으로 '허위청구'라는 용어가 사용되는 경우가 더 많으나, 정확한 법률상 용어는 '거짓청구'이므로 이하에서는 '거짓청구'라는 용어만 사용하겠다.

'거짓청구'와 구분해야 하는 용어로 '부당청구'가 있다. 모든 거짓청구는 부당청구에 포함된다. 거짓청구와 부당청구 사이의 관계에 대해서는 '4-III. 부당청구'에서 자세히 살피기로 한다.

- 요양기관 행정처분 감면기준 및 거짓청구 유형(보건복지부 고시 제2022-198호, 2022년 8월 25일)

1. 입원일수 또는 내원일수를 부풀려 청구한 경우
2. 비급여대상 비용을 전액 환자에게 부담시킨 후 이를 다시 요양급여대상으로 청구한 경우
3. 실제 실시 또는 투약하지 않은 요양급여행위료, 치료재료비용, 및 약제비를 청구한 경우
4. 의료행위 건수를 부풀려 청구한 경우
5. 면허자격증 대여나 위·변조를 통해 요양기관에 실제 근무하지 않은 인력을 근무한 것처럼 꾸며서 청구한 경우
6. 무자격자의 진료나 조제 등으로 발생한 비용을 청구한 경우

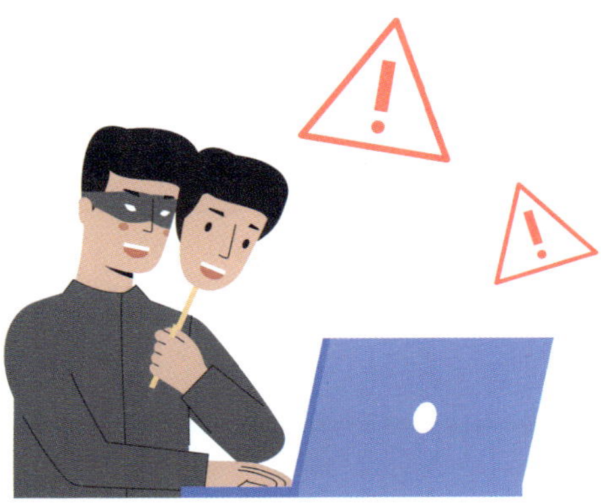

4-5 거짓청구 사례
(입·내원일수 거짓 및 증일청구)

현지조사와
현지확인 사례

실제로 내원하여 진료를 받은 횟수를 초과하여 실제 내원하지 않은 날에도 내원하여 진료받은 것으로 진료기록부를 거짓으로 기록하고 진찰료 등을 거짓청구한 사례

1. 고령환자에서 처방약의 개수가 너무 많아, 한번 내원하였는데 발행날짜를 다르게 처방전을 2장 발행

해설: 환자가 다른 날에 각각 실제로 내원하여 정상적인 진료가 이루어졌고, 해당 일에 맞춰서 처방전이 발행되었으면 문제가 되지 않을 것이다. 하지만 내원하지 않은 날에 진찰료를 증일 청구하였다면 거짓청구가 된다.

2. 실손 보험 가입자의 실손 보험 일일 지급 한도를 넘지 않도록 실제 검사는 1일에 이루어졌으나, 이를 분리하여 각기 다른 날에 내원하여 검사를 시행한 것으로 청구

해설: 환자의 편의를 위해서 이루어진 경우도 있으나, 상황에 따라 거짓청구는 물론이고 보험회사를 통해 보험사기의 공범이 되고 형사고소 피의자까지 될 수 있다.

3. 해당 환자가 해외 출국하여 실제 진료를 받지 않았음에도 내원하여 진료받은 것으로, 진료기록부를 거짓으로 기록한 후 진찰료 등을 청구

해설: 보호자 대리 처방의 조건이 성립되지 않아, 이를 피하기 위해서 출국한 환자가 실제 내원한 것으로 기록되어 청구되는 사례도 있다. 특히 출국한지 얼마 안 되어서 출국 사실이 실시간으로 조회되지 않는 경우에 발생하는 경우가 있다.

4. 청구한 수진자의 실제 내원이 없음에도 약국에서 수진자의 인적 정보 등이 기재된 원외 처방전 발급요청 명단을 받고, 의사가 진료기록부를 허위로 작성한 후 진찰료 및 원외처방전 발급 등을 요양급여비용 청구

해설: 거주지가 타 지역인 경우에 수진자정보조회를 통하여 나중에 발각된다.

유사사례

1. 실제 내원한 적이 없는 일정 지역의 수진자 명단을 사무장으로부터 전달받아 실제 내원한 것처럼 진료기록부를 거짓으로 기록한 후 진찰료 등을 청구한 사례
2. 원장의 친인척의 인적사항을 이용하여 내원하지 않은 친인척이 내원 및 진료한 것처럼 진료기록부를 거짓으로 꾸며 요양급여를 청구한 사례

5. 실제로는 '기타 명시된 치핵(K648)' 상병으로 입원하여 당일 치핵근치술(Q3013)과 결장경검사(E7660) 등을 실시하고, 5일간 입원 치료한 수진자에 대하여 내원하지 않은 수술 전날 '과민대장증후군(K588)' 등의 상병으로 외래 진료한 것처럼 진료기록부를 거짓으로 기록한 후, 진찰료(AA254)와 결장경검사(E7660) 등을 요양급여비용 청구

해설: '기타 명시된 치핵(K648)' 상병으로 입원하는 경우 포괄수가제(DRG) 적용을 회피한 사례

4-6 거짓청구 사례
(비급여 대상 진료 및 청구 후 요양급여비용 이중청구)

비급여 진료비용 전액을 수진자에게 부담시킨 후 요양급여비용 이중청구

1. 본인 희망검진으로 내원한 수진자에게 그 비용을 비급여로 환자에게 전액 징수하였음에도 '상세불명의 위십이지장염(K299)' 등의 상병으로 내원하여 진료받은 것으로 진찰료 및 검사료 등을 요양급여비용 이중청구

2. 비급여 대상인 모공, 안면홍조 등의 피부관리를 위해 2일간 내원한 수진자에게 부분 혈관 레이저 등을 시술하고, 그 비용을 비급여로 환자에게 전액 징수하였음에도 '장미색잔비늘증(비강진)(L42)' 상병으로 내원하여 진료받은 것으로 진찰료를 요양급여비용 이중청구

3. 인플루엔자(독감) 접종을 위해 내원한 수진자에게 진찰 및 인플루엔자(독감) 접종을 실시하고, 그 비용을 비급여로 환자에게 전액 징수하였음에도 '소화불량(K30)' 상병으로 내원하여 진료받은 것으로 진찰료를 요양급여비용 이중청구

해설: 인플루엔자(독감) 접종을 비롯한 국가예방접종의 경우에는 접종 내역이 질병관리청에 보고되고, 추후 이를 공단이 넘겨받아 확인되는 경우가 많다. 따라서 접종일에 해당 진료 후 단순 진찰료 청구로만 종결되는 경우에는 해당 진료에 대한 의무기록작성도 중요하지만 실제 진찰료 수납 등의 객관적 근거(수납장부 또는 카드결제내역)가 반드시 있어야 한다.

또한 이러한 단순 진찰료 청구 사례는 추후 공단이 해당 내역에 따른 사유를 기록한 의무기록사본제출을 요구하는 경우가 흔하다. 따라서 가급적 예방접종 당일에 단순 진찰료 청구는 지양하는 것이 불필요한 자료 제출업무를 줄일 수 있다.

4. 예방 접종 당일에 접종 이후 발생할 수 있는 발열, 통증 등의 예방 목적으로 해열진통제를 처방한 경우

해설: 이 경우에는 비급여대상인 예방접종과 관계되는 처방이므로, 급여약이더라도 비급여로 처방해야 하며 진찰료도 청구가 불가능하다.

5. 채용검진 당일 진찰료 청구

국민건강보험 요양급여의 기준에 관한 규칙 [별표 2]에 대한 비급여 대상

다음 각목의 예방진료로서 질병·부상의 진료를 직접목적으로 하지 아니하는 경우에 실시 또는 사용되는 행위·약제 및 치료재료

1. 본인의 희망에 의한 건강검진
2. 예방접종
3. 멀미 예방, 금연 등을 위한 진료 등

6. 단순 비만 진료를 목적으로 내원한 수진자에게 진료 후 그 비용을 비급여로 환자에게 전액 징수하였음에도 '상세불명의 고혈당증(R739)' 상병으로 내원하여 진료받은 것으로 진찰료 및 검사료 등을 요양급여비용 이중청구

7. 실제로는 비급여대상인 라식수술에 포함되는 수술 전 검사를 실시하고, 수술 비용 및 수술 후 관리비용을 포함하여 수진자에게 전액을 비급여로 징수한 후 '근시(H521)', '규칙난시(H5221)' 등의 상병으로 진료받은 것으로 진찰료, 검사료 등을 요양급여비용 이중청구

8. 실제로는 미용목적의 검버섯을 제거하고, 그 비용 3만 원을 전액 비급여로 수납 후 '상세불명의 피부의 양성 신생물(D239)' 등의 상병으로 진찰료 및 피부양성 종양적출술(간단한 표재성)(N0141)을 요양급여비용 이중청구

토막상식 2. 비급여 대상의 사례

1. 증상이나 의학적 필요성 없이 시행하는 초음파검사
2. 본인의 희망에 의한 건강검진 목적의 검사(의무기록상 "~원해서" 등의 문구가 들어간 후 시행한 검사)
   - 간염 등 감염병 관련 항체
   - 암표지자 검사
3. 금연치료(보험급여 중에서 요양급여대상은 아니지만, 건강브험공단에서 치료비를 지원함)
   - 금연치료 지원사업
4. 여행을 위한 예방접종
5. 각종 채용검진 목적의 검사(채용목적으로 시행한 잠복결핵IGRA 검사)

국민건강보험 요양급여의 기준에 관한 규칙[별표 2]

1. 다음 각목의 질환으로서 업무 또는 일상생활에 지장이 없는 경우에 실시 또는 사용되는 행위·약제 및 치료재료

- 단순한 피로 또는 권태, 주근깨·다모(多毛)·무모(無毛)·백모증(白毛症)·딸기코(주사비)·점(모반)·사마귀·여드름·노화현상으로 인한 탈모 등 피부질환
- 발기부전(impotence)·불감증 또는 생식기 선천성기형 등의 비뇨생식기 질환
- 단순 코골음, 질병을 동반하지 아니한 단순포경(phimosis), 검열반 등 안과질환

2. 다음 각목의 진료로서 신체의 필수 기능개선 목적이 아닌 경우에 실시 또는 사용되는 행위·약제 및 치료재료

- 미용 목적의 성형수술과 그로 인한 후유증치료
- 시력개선의 목적이 아닌 외모개선 목적의 수술
- 외모개선 목적의 턱얼굴(악안면) 교정술, 외모개선 목적의 반흔제거술
- 시력교정술, 단순히 키 성장을 목적으로 하는 진료

3. 다음 각목의 예방진료로서 질병·부상의 진료를 직접목적으로 하지 아니하는 경우에 실시 또는 사용되는 행위·약제 및 치료재료

- 본인의 희망에 의한 건강검진, 예방접종, 멀미 예방, 금연 등을 위한 진료
- 유전성질환 등 태아 또는 배아의 이상유무를 진단하기 위한 유전학적 검사
- 장애인 진단서 등 각종 증명서 발급을 목적으로 하는 진료

4. 보험급여 시책상 요양급여로 인정하기 어려운 경우 및 그 밖에 건강보험급여원리에 부합하지 아니하는 경우로서 다음 각목에서 정하는 비용·행위·약제 및 치료재료

- 상급병상, 장애인에게 보험급여를 실시하는 보장구를 제외한 보조기·보청기·안경 또는 콘택트렌즈 등 보장구, 친자확인을 위한 진단
- 장기이식을 위하여 다른 의료기관에서 채취한 골수 등 장기의 운반에 소요되는 비용
- 마약류중독자의 치료보호에 소요되는 비용(급여로 변경 고려 중)
- 신의료기술

4-7 거짓청구 사례

[실제 진료(투약)하지 않은 행위 등을 청구]

1. '조기발병 알츠하이머병에서의 치매(F000)' 등의 상병으로 내원한 수진자가 실제로는 인성검사·간이정신진단검사(F6216), 치매척도검사(GDS)(F6221)를 실시한 사실이 없으나 해당 검사료를 요양급여비용 청구

2. '좌골신경통, 상세불명의 부위(M5439)' 등의 상병으로 내원한 수진자가 실제로는 당검사-반정량(C3710)을 실시한 사실이 없으나 검사내역 진료기록부 기록 후 요양급여비용 청구

3. '식도염을 동반한 위-식도 역류병(K210)' 등의 상병으로 내원한 수진자에게 상부소화관내시경검사를 시행하며, 히스판주(670604055)를 투여하지 않았으나 전산 프로그램상 내시경검사 청구 시 히스판주와 주사 수기료가 자동으로 입력되게 설정하여 수진자에게 본인부담금 징수 및 요양급여비용 청구

해설: 주사를 투여했는지 여부를 일일히 확인할 수는 없을 것이다. 하지만 주사제 등 의약품의 구입 내역은 도매상, 제약회사 등에서 보고가 이루어지므로, 구입 내역과 실제 사용량에서 차이가 나면 소명 자체가 어렵다.

4. '좌골신경통을 동반한 요통, 요천추부(M5447)' 상병으로 내원한 수진자에게 수기(手技)치료-도수치료만 실시하였으나 실제 시행하지 않은 표층열치료(심층열동시)(MM015)와 경피적전기신경자극치료(TENS)(MM070)를 시행한 것으로 진료기록부에 기록 후 요양급여비용 청구

해설: 심평원이 의료기관 내부에서 의료행위가 일일이 이루어졌는지 여부를 청구 시에 바로 확인할 수는 없지만, 퇴사한 직원에 의한 내부자 고발이나 현지조사를 통해 나중에 확인이 가능하다.

5. '재발성 우울장애, 현존 중증도(F331)' 상병 등으로 진료받은 수진자에게 실제로는 수진자 가족이 내원하지 않았고 정신요법료(가족치료)를 실시하지 않았음에도 청구

6. '기타 알레르기 비염(J303)' 등의 상병으로 외래진료 후 원외처방전을 발행한 수진자에게 입원하여 진료한 것처럼 낮병동 입원료(AF400), 하비갑개점막하절제술(O1022), 코수술(비-간단)에 사용한 BURR, SAW 등 절삭기류(N0051012)를 청구

4-8 거짓청구 사례 (무자격자가 실시한 의료행위에 대한 검사료, 이학요법료, 처치료 및 약제비 청구)

현지조사와
현지확인 사례

아래에서 언급된 사례 등은 직원의 퇴사 시 등 내부자 고발 등에 의해서 확인되는 경우가 많다. 무자격자가 실시한 의료행위는 국민건강보험법으로 거짓청구에 해당할 뿐만 아니라, 의료법위반이 되므로 의사면허증 자격정지와 업무정지로 연결될 수 있는 중요한 사안이다.

1. 일정 기간 임상병리사를 채용하지 않은 상태에서 의사나 임상병리사가 아닌 간호사 또는 간호조무사가 심전도검사(E6541)를 직접 시행하고, 요양급여비용 청구[1)]

2. 방사선사가 근무하지 않은 기간 동안, 방사선사 자격이 없는 원무과장이 방사선영상진단 촬영 후 요양급여비용 청구

3. 상근하는 물리치료사가 없는 기간 동안 무자격자가 물리치료 실시 후 요양급여비용 청구

4. 단순재활치료료 재활저출력레이저치료(MM085)는 재활의학과, 정형외과, 신경외과, 신경과, 외과, 흉부외과 또는 마취통증의학과 전문의가 상근하여야 하며 해당 전문의 또는 전공의의 처방에 의해 산정할 수 있으나 가정의학과 전문의가 재활저출력레이저치료(MM085)를 처방 후 요양급여비용 청구

5. 부목(splint)은 환자의 신체에 직접적인 시술을 가하는 것으로서 전문성을 요하는 행위이므로 의사가 직접 시행하여야 하나, 의사가 아닌 간호조무사가 야간 진료실에서 부목-단하지(하퇴로부터 족부까지) 처치를 시행하고, 요양급여비용 청구

1) 2009년 대법원 판례에서 의사의 지도하에 시행된 심전도는 인정함. 즉 의사가 지켜보는 상태에서 조무사가 심전도를 시행하는 것은 가능

의료기사의 업무 범위

〈의료기사는 종별에 따라 다음 각 호의 업무 및 이와 관련하여 대통령령으로 정하는 업무를 수행한다.〉

1. 임상병리사: 각종 화학적 또는 생리학적 검사
2. 방사선사: 방사선 등의 취급 또는 검사 및 방사선 등 관련 기기의 취급 또는 관리
3. 물리치료사: 신체의 교정 및 재활을 위한 물리요법적 치료
4. 작업치료사: 신체적·정신적 기능장애를 회복시키기 위한 작업요법적 치료
5. 치과기공사: 보철물의 제작, 수리 또는 가공
6. 치과위생사: 치아 및 구강질환의 예방과 위생 관리 등

4-9 거짓청구 사례 (의료행위 증량 청구)

현지조사와 현지확인 사례

1. '상세불명의 윤활막염 및 힘줄윤활막염' 상병으로 내원한 수진자에게 양측 수근골을 동시에 촬영하고, 수근골 1매를 1x1회로 청구하여야 하나 수근골 1매를 2x1회로 증량하여 요양급여비용 청구

해설: 양쪽을 촬영하더라도 한번 샷으로 한 판에 찍으면 1매로 인정한다. 예전에 필름을 사용할 때는 2매를 현상하므로 문제가 된 적이 없었으나, 최근에는 필름 없이 촬영하다 보니 청구오류가 발생할 수 있다.

2. 수관절(G640~), 수골(G650~), 족관절(G740~), 족골(G750~) 등을 촬영함에 있어 양측(동일면)을 한 샷으로 동시(1매) 촬영하였으나 양측을 각각 촬영한 것으로 촬영매수를 증량하여 요양급여비용 청구

III 부당청구

건강보험법령에서는 '속임수나 그 밖의 부당한 방법'이라 표현하고 있는데 통상 법령에서 사용하는 '부당'의 의미는 속임수를 쓰는 등 적극적으로 법질서를 위반하는 행위뿐만 아니라 소극적으로 법령상의 기준을 위반하는 행위까지 포함한다.

전자는 'II. 거짓청구'에서 살핀 바 있는 '거짓청구'를 의미하므로 모든 거짓청구는 부당청구에 포함됨을 알 수 있다.

후자인 법령상 기준위반은 건강보험법령에서 정한 요양급여기준, 진료수가기준을 위반하여 요양급여를 실시하고 그 비용을 청구하는 것이다. 청구자의 고의까지는 없는 경우라서 '착오청구'라고 부르는 경우도 있다. 고의가 없이 한 행위이므로 행정처분의 대상이 되는 것은 부당하다는 의미에서 '착오청구'라는 용어를 사용하는 경우가 있는데, 고의가 없다고 하여 부당청구에 대한 각종 불이익(행정처분)을 피할 수는 없다. 고의는 없었기 때문에 거짓청구로서의 불이익은 피할 수 있었다고 이해하는 것이 억울함이 덜할 것이다. 이하에서는 거짓청구에는 속하지 아니하는 부당청구를 '단순부당청구'라고 부르기로 한다. 거짓청구와 부당청구의 관계를 벤 다이어그램으로 나타내면 아래와 같다.

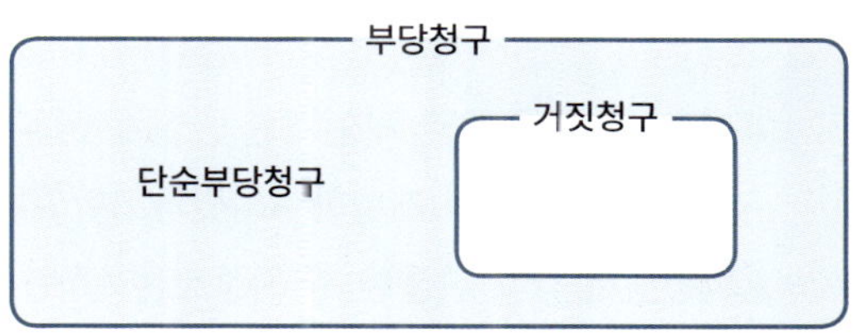

'4-4장'의 7가지 처분 중에서, 단순부당청구의 경우에는 1. 내지 3.까지의 처분이 내려지고, 거짓청구의 경우에는 여기에 더해 4. 내지 7.의 처분까지 추가된다. 1. 내지 3.까지의 처분은 금전적인 불이익은 있되 신분상의 불이익까지는 가해지지 않는데(고의가 아님을 고려한 것이다), 4. 내지 7.의 불이익은 불명예를 겪음에서 나아가 형사처벌은 물론 면허취소까지 가능하며 무조건적인(과징금 갈음도 불가능한) 의료업 금지까지 적용된다. 이러한 점을 고려할 때 공단 현지확인이나 복지부 현지조사 절차에서는 단순부당청구를 넘어서는 허위청구가 인정되는 것은 피해야 할 것이며, 평소에도 거짓청구로 오인될 여지가 있는 진료 및 청구는 절대적으로 피하여야 할 것이다. 이러한 의미에서 어떤 행위가 거짓청구인지에 대해 'II. 거짓청구' 부분을 다시 한 번 읽어보기를 권한다.

4-10 산정기준 위반 사례 (기본진료료)

현지조사와 현지확인 사례

1. 물리치료 관련 재진진찰료 산정

총 5일 내원한 수진자에 대해 3일은 의사의 진찰행위 없이 물리치료만 실시하였음에도 재진진찰료(AA254) 100%를 산정 후 요양급여비용 청구

2. 환자 가족이 내원하여 약제수령 또는 처방전을 발급한 경우 재진진찰료 산정

보호자만 내원하여 진료 의사와 상담 후 약제를 수령하였으므로 재진진찰료 50%를 산정·청구하여야 함에도 모두 환자가 직접 내원하여 진료받은 것으로 재진진찰료 100%를 요양급여비용 청구

3. 촉탁의 진료 후 재진진찰료 산정

1) 사회복지시설 입소자를 의료기관 소속 촉탁의가 시설에 방문하여 진료 후 원외처방전을 교부하였으나 직접 환자가 내원하여 진료한 것으로 재진진찰료 100%로 산정하여 요양급여비용 청구
2) 요양기관 동일 건물에 위치한 요양시설의 시설입소자를 촉탁의가 시설에 방문하여 진료하였으나, 환자가 직접 의원에 내원하여 진료한 것으로 재진진찰료 100%로 산정 후 요양급여비용 청구
3) 실버타운 촉탁의로서 동 시설에 월 2회 정기 방문하여 진료 후 원외 처방전을 교부하였으나 환자가 직접 내원하여 진료한 것으로 재진진찰료 100%로 산정 후 요양급여비용 청구

4. 복수면허 의료인 개설기관 진찰료 산정

복수면허 의료인이 개설한 A의원과 B한의원은 내원한 수진자에게 같은 날 B한의원과 A의원에서 각각 진찰한 후 진찰료는 1회만 요양급여비용으로 산정하고, 그 외 진찰료는 비급여로 적용해야 함에도 진찰료 2회를 요양급여비용 청구

5. 검진 당일 진찰료 산정

공단 암 검진과 별도로 진료한 상병에 대해 진찰 및 검사한 후 진찰료의 50%를 산정하여야 하나 진찰료 100%를 요양급여비용 청구

4-11 산정기준 위반 사례 (방사선 관련)

현지조사와 현지확인 사례

1. 판독소견서 작성·비치하지 않은 경우

견관절 2매(G3302)를 촬영한 후 판독소견서를 작성·비치하지 않아 촬영료 등(소정점수의 70%)만 산정해야 함에도 100%로 요양급여비용 청구

2. 영상의학과 전문의 판독 가산 산정 기준 위반

1) 타 전문의 판독
영상의학과 전문의가 판독소견서를 작성하지 않고 타 진료과의 전문의가 진료 기록부에 판독소견을 기록한 후 판독료(소정점수) 10%의 가산료를 산정 후 요양급여 비용 청구

2) 미근무, 비상근 인력에 따른 부당청구
영상의학과 전문의를 상근 근무한 것으로 신고하였으나 실제로는 주 3회 근무하였고, 자택에서 PC로 전송받은 영상자료를 판독하여 등 병원 방사선과 영상의학실장에게 전송하는 방법으로 비상근 재택근무를 하였음. 타 영상의학과에 의뢰하여 판독하는 등 영상의학과 전문의가 상근하지 않은 기간에도 상근한 것으로 신고하고, 방사선영상진단료 소정점수의 10%를 가산하여 요양급여 비용 청구

3. 영상 저장 및 전송 시스템(Full PACS) 부당청구

영상의학과 전문의가 상근한 것으로 신고하였으나, 실제로는 주 2일만 근무하여 비상근 근무임에도 영상저장 및 전송시스템(Full PACS)에 대한 요양급여비용 청구

4-12 산정기준 위반 사례 (투약 및 주사료)

현지조사와 현지확인 사례

정맥내 일시 주사료 산정

혈액투석을 받기 위해 내원한 수진자에게 에포카인프리필드주를 이미 확보되어 있는 수액제 주입로를 통하여 주사하였음에도 정맥내 일시주사(1일당)를 실시한 것으로 요양급여비용 청구

외래환자의 주사행위료 정리

종류별로 주사행위료가 하루에 한 번씩만 가능하고, 필요시 각각의 행위를 병용할 수 있음(자세한 내용은 '3-13. 주사제의 행위료 청구' 파트 참고)

행위(상대가치점수)
1. 피하 또는 근육주사 : KK010 (15.63)
2. 수액(100~500 mL) : KK052 (34.08) +KK059 (정맥내유지침 코드, 5.42)
3. 수액로를 통한 주사 : KK054 (15.18)
4. 정맥내 일시주사 : KK020 (22.32)

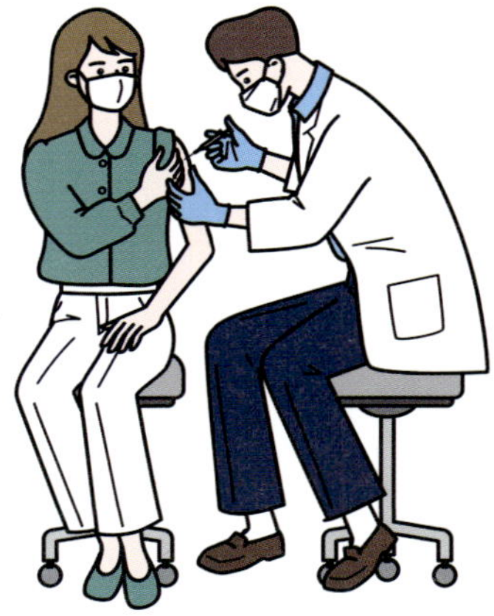

4-13 산정기준 위반 사례 (처치 및 수술료)

현지조사와 현지확인 사례

1. 하기도 증기흡입치료 산정

1) '급성후두염(J040)' 등의 상병으로 내원한 수진자에게 실제로는 상기도 증기흡입치료(MM303)를 실시하고, 하기도 증기흡입치료(M0045)를 실시한 것으로 요양급여 비용 청구
2) '상세불명의 급성 인두염(J029), 상세불명의 알레르기비염(J304)' 등의 주상병으로 내원한 수진자에게 생리식염수만을 사용하여 상기도 증기흡입치료(MM303)를 실시하고, 하기도 증기흡입치료(M0045)로 요양급여비용 청구

해설: 심평원이 청구 시마다 일일이 의료기관 내부의 의료행위를 확인할 수는 없음. 하지만 기관지확장제의 구입 내역은 도매상, 제약회사 등에서 보고가 이루어지므로, 구입 내역과 실제 사용량에서 차이가 생겨서 사후에 확인 가능함. 직원들의 교육이 이루어지지 않거나, 묶음 처방에 따른 청구오류로 흔히 발생함.

2. 결장경하 종양 수술 산정

건강검진 목적으로 내원한 수진자에게 결장경 검사를 시행하며 발견된 폴립을 절제한 후 해당 시술료[결장경하 종양수술-폴립절제술(Q7701)에서 내시경 검사료를 제외한 차액인 결장경하 종양수술-폴립절제술(건강 검진 당일 소화기내시경하시술)(Q7701800)을 산정하여야 하나 결장경 검사료 등이 포함된 수가인 결장경하 종양수술-폴립절제술(Q7701)로 요양급여비용 청구

해설: 본인희망에 의한 검진 중 발견된 용종의 용종절제술 코드 – Q7701J00
공단검진 중 발견된 용종의 용종절제술 코드 – Q7701800

3. 인·후두소작술 산정

'급성 후두인두염(J060)' 등의 상병으로 내원한 수진자에게 국소마취 시행 후 기본진료료 소정점수에 포함되는 행위인 알보칠을 도포하고 인·후두 소작술(Q2260)을 시행한 것으로 요양급여비용 청구

4. 혈액투석의 야간·공휴 가산 산정

혈액투석을 실시한 수진자에 대하여 그 중 응급진료가 아닌 예정된 일정에 의한 18시~09시 또는 공휴일에 받은 혈액투석이었음에도 혈액투석소정점수의 50%를 가산 후 요양급여비용 청구

5. 신경차단술

반드시 조영제를 사용해야만 급여로 청구할 수 있는 행위를 조영제 없이 청구

4-14 산정기준 위반 사례 (약제 치료재료)

현지조사와 현지확인 사례

1. 의약품 증량청구

해설: 의약품 구매내역은 이를 공급한 제약회사 및 도매상에서도 공급량을 보고하기에 구입량과 사용량(청구량)에서 차이가 발생할 수 있다. 아울러, 앰플 제제의 주사제는 실제 1앰플을 다 사용하지 않고 이에 못 미치는 용량을 사용한 경우(예를 들어 0.5앰플)에도 나머지 남은 잔량을 폐기하는 경우 1앰플을 올림 처리하여 1앰플로 청구할 수 있다. 앰플 제제를 분주하는 경우에는 분주 과정 등에서 생길 수 있는 오염 문제를 고려해야 한다.

1) 덱사메타손주 1앰플을 수진자 2인에게 나누어 분할 투여하고, 수진자 1인당 1앰플씩 투여한 것으로 요양급여비용 청구
2) 리보스타마이신주 1 g을 멸균주사용수 20 mL에 섞어 수진자 2인에게 0.5 g씩 나누어 분할 투여하고, 수진자 1인당 1바이알씩 투여한 것으로 요양급여비용 청구

2. 혈액 투석액의 증량청구

1) '만성신장병(5기)(N185)' 등의 상병으로 14일간 내원한 수진자에게 실제로는 혈액 투석액 A액(헤모비덱스 0.1% 1호액, 헤모트레이트비 1호) 0.42통을 사용 후 0.56통으로, 혈액 투석액 B액(헤모트레이트비 2호) 0.44통을 사용 후 0.59통으로 증량하여 요양급여비용 청구
2) '만성신장병(N185)' 등의 상병으로 내원한 수진자에게 혈액 투석액 '프레졸(에이액)'을 실제 5 L (1회당)만 사용하고, '프레졸(에이액)' 10 L (1회당) 사용한 것으로 증량하여 요양급여비용 청구

4-15 산정기준 위반 사례 (행위료 의약품 등 대체청구)

현지조사와
현지확인 사례

1. 의약품 대체청구

해설: 의약품 구매내역은 이를 공급한 제약회사 및 도매상에서 공급량 및 공급금액을 별도로 보고하고 있다. 또한 동일 성분의 제제라도 의약품 상한가에서 차이가 발생할 수 있다.

따라서 매 의약품 구매 시마다 그 구매내역과 구입금액(상한액)을 반드시 확인하고, 구입내역 및 구입금액(상한액)에 맞춰 차트 프로그램에 정확히 등록해서 차액이 발생하지 않도록 하는 것이 필요하다.

도매상을 통해 구매하게 되는 경우, 간혹 의약품 수급 상황 등이 좋지 않을 때 동일 성분의 다른 약품으로 변경하여 입고되는 경우가 있을 수 있다. 따라서 구매내역 확인 및 이를 담당하는 직원이 인지할 수 있도록 교육하는 것이 중요하다.

1) '만성신장병' 상병으로 내원한 수진자에게 혈액투석액 '바이카트산(64660163)'을 사용하고, 혈액투석액 중 가격이 고가인 '케이바이카트 677402240)'로 요양급여비용 청구

2) '상세불명의 폐렴(J189)' 상병으로 내원한 수진자에게 '유니온반코마이신주 500 mg (665502641)'을 투여하고, '휴메딕스반코마이신염산염주 500 mg (683100801)'으로 요양급여비용 청구

2. 검사료 대체청구

'상세불명의 알츠하이머병에서의 치매(F009)' 등의 상병으로 총 14회 내원한 수진자에게 인성검사-간이정신진단검사(MMSE)(F6216, 상대가치점수 155.13점)를 9회 실시하였으나, 지각 및 기억력검사(F6230, 상대가치점수 235.43점)로 요양급여비용 청구

3. 마취료 대체청구

'티눈 및 굳은살(L84)' 상병으로 내원한 수진자에게 티눈 제거술을 실시하면서 시술료에 포함된 표면·침윤마취를 시행하고, 정맥마취-부위(국소) 마취(L0102)로 요양급여비용 청구

4-16 산정기준 위반 사례 (의약품 비용 과다징수)

현지조사와 현지확인 사례

해설: 주사제의 경우 심사조정(삭감)이 발생하기도 하고, 주사제 사용 비율을 낮추기 위해서 임의비급여로 청구한 사례이다. 해당 진료 행위가 급여이므로, 반드시 주사제도 급여로 청구해야 한다.

주사제가 삭감될까 우려하여 비급여로 바꾸어 처방하면 의약품비용 과다징수가 된다.

〈약품 허가사항의 중요성〉(자세한 내용은 '3장' 참고)

의약품은 약사법령에 의하여 허가 또는 신고된 사항(효능·효과 및 용법·용량 등)의 범위 안에서 환자의 증상 등에 따라 필요·적절하게 처방·투여하여야 한다. 다만, 안전성·유효성 등에 관한 사항이 정해져 있는 의약품 중 진료상 반드시 필요하다고 보건복지부장관이 정하여 고시하는 의약품의 경우에는 허가 또는 신고된 사항의 범위를 초과하여 처방·투여할 수 있으며, 중증환자에게 처방·투여하는 약제로서 보건복지부장관이 정하여 고시하는 약제의 경우에는 건강보험심사평가원장이 공고한 범위 안에서 처방·투여할 수 있다.

아울러, 급여대상 약제가 아닌 비급여 의약품의 경우, 허가 또는 신고된 사항의 범위 안에서 투약하는 경우, 원내주사제의 경우 원내 게시한 금액이 맞춰 비급여로 징수가 가능하다.

1. '기타 만성 부비동염(J328)' 등의 상병으로 진료받은 수진자에게 요양급여 대상인 제일덱사메타손주사액(650500301), 케토신주(649802851) 등을 투여 후 요양급여로 청구하지 않고, 1,000원~3,000원씩 전액 본인부담으로 과다징수
2. '급성 방광염(N300)' 등의 상병으로 진료받은 수진자에게 요양급여대상인 항생제 세프악손주 500 mg (648501651)을 수액제 씨제이 0.9%, 생리식염주사액 100 mL (640001071)에 혼합하여 투여 후 요양급여비용으로 청구하지 않고, 15,000원 전액 본인부담으로 과다징수
3. 급여기준을 초과하여 급여대상 약제를 사용하는 경우 그 비용을 별도 산정할 수 없으나 '두통(R51)' 등의 상병으로 진료받은 수진자에게 요양급여대상인 리피션 20% 주(정제대두유)(678900091)를 허가사항 외로 투여하고, 그 비용으로 60,000원을 비급여 징수
4. 급여기준을 초과하여 급여대상 약제를 사용하는 경우 그 비용을 별도 산정할 수 없으나, '기타 계절성 알레르기비염(J302)' 등의 상병으로 내원한 수진자에게 비타민제의 급여대상인 소모성 질환이나 비타민 결핍증에 해당되지 않음에도 수진자의 요구에 의해 '삐콤헥사주(2 mL)(642100710)'를 허가사항 외로 투여한 후 주사제 및 관련 수기료를 비급여 징수

4-17 산정기준 위반 사례 (수가고시 행위료 부당징수)

현지조사와 현지확인 사례

1. 위탁 검사에서 제외되는 검사료 부당징수

'상세불명의 뇌경색증(I639)', '뇌경색증의 후유증(I693)' 등의 상병으로 입원한 수진자에게 위탁 검사인 직접빌리루빈정량(C3721), HDL콜레스테롤(C2420) 등의 임상 검사 후 이를 요양급여비용으로 청구하지 않고, 법정 본인부담금 외에 별도로 위탁검사 관리료 및 위탁검사료를 수진자로부터 전액 징수하였으며 위탁대상에서 제외되는 검체검사인 활성화부분트롬보플라스틴시간(B1530)도 위탁검사를 하고, 검사료 전액 별도 징수

위탁할 경우에 삭감되는 검사

1. D010001, D010002 적혈구침강속도(ESR)
2. D1004 aPTT
3. 기타 - D1920 암모니아, D2203 요검사중 wet smear, D0327 체액일반검사(뇌척수액)

Prothrombin time은 2019년 1월 1일부터 **24시간 이내에 검사 시행 시** 위탁이 가능함
소변검사는 위탁이 가능한데, 건강검진의 단백뇨 검사는 위탁이 불가능함에 주의

2. 수가고시 행위료(기준액 이상 등) 부당징수

다른 물리치료와 병행하여 실시한 이온삼투요법(1일당)(MX121)의 경우 환자가 전액본인부담하도록 하고 있으나, '중수지골(관절)의 염좌 및 긴장(S6360)' 등의 상병으로 내원한 수진자에게 건강보험수가(2016년 3,650원/2015년 3,550원)가 아닌 비급여로 1회당 20,000원씩 징수

해설: 전액본인부담급여도 요양급여이다.
전액본인부담급여란 환자가 요양급여수가 전액을 부담하고, 건강보험공단으로 0원을 청구하는 것(즉, 투여한 내역을 심평원에 보고하는 것임). 이것은 요양기관이 환자에게 행위의 정해진 가격만큼을 부담시키도록 함으로써, 과도한 징수를 예방하려는 목적이므로 전액본인부담급여로 지정된 행위를 비급여로 바꾸면 안 된다.

4-18 산정기준 위반 사례 (재료대 비용 부당징수)

현지조사와
현지확인 사례

어떤 행위에는 기본적으로 포함된 치료재료가 있다. 쉬운 예로 상부위장관내시경을 할 때 마우스피스 가격을 별도로 받지 않고, 근육주사를 놓을 때 주사실린지 가격을 별도로 받지도 않는다.

마찬가지로 폴립절제술도 출혈지혈술과 헤모클립 비용이 포함되어 있으므로 별도 비용을 산정할 수 없고, 결장내시경을 시행할 때 일회용바지 비용을 부담시킬 수도 없는 것이다.

1. 결장경하 종양수술-폴립절제술(Q7701) 시행 후 출혈 예방목적 등을 위해서 관련 행위료에 포함되어 그 비용을 별도 산정할 수 없는 치료재료(HEMOCLIP)를 사용하고, 그 비용을 전액본인부담금 징수
2. 결장경 검사 시 관련 행위료에 포함되어 그 비용을 별도 산정할 수 없는 치료재료(결장경용 환의)를 사용하고, 그 비용을 비급여로 1만 원씩 징수
3. 상부소화관내시경검사 시행 시 관련 행위료에 포함되어 그 비용을 별도 산정할 수 없는 산소를 공급하고, 그 비용을 비급여로 1만 원씩 징수

해설: 해당 수술의 행위정의 안에 치료재료가 포함되어 있다면 별도로 비용을 산정할 수 없다.

1. 경막외신경차단술(LA222) 등을 실시하고, 신경차단술 행위료에 포함된 치료 재료(epidural needle)의 일부 비용을 본인부담금 징수
2. 수술 시 소정 수술(시술)료에 포함되거나 급여기준을 초과하여 별도 산정할 수 없는 봉합사 또는 청구 가능한 정맥 내 유치침(마-5-주1 및 마-15-다-주1), 헤모박 등을 사용하고, 전액본인부담금 징수
3. 상세불명의 백내장, 오른쪽(H2690) 등의 상병으로 2회 입원하여 백내장 및 수정체 수술(S5119)을 받은 수진자에게 질병군별 포괄수가(DRG)에 포함되어 별도 산정할 수 없는 안대비용 1만 원 별도 징수

4-19 산정기준 위반 사례 (기타 등)

1. 신의료기술 결정신청 없이 시행한 처치료 부당징수

1) '현존 반달연골의 찢김(S832)' 등의 상병으로 내원하는 수진자에게 내원일마다 동일 부위(병변)에 신의료기술로 결정되지 아니한 자가혈(또는 자가혈청)을 이용한 증식치료와 라이넥 주사를 시행하고, 그 일부를 전액본인부담금 징수
2) 아토피피부질환으로 내원한 수진자에게 신의료기술평가 결과 안정성·유효성을 득하지 않은 FSL (Full Spectrum Light, 광선조사기) 장비를 이용한 레이저(광선) 치료 후 그 일부를 전액본인부담금 징수

2. 정신요법료 본인부담금 과다징수

'중증도 우울에피소드(F321)' 등의 상병으로 내원한 수진자에게 진찰, 투약 및 개인정신치료[심층분석요법(NN012)] 등을 시행한 후 개인상담 명목으로 법정본인부담금을 초과하여 12만 원씩 본인부담금 과다징수

3. 물리치료사 가산 부당청구

1) 비상근(1일 5시간, 주 30시간)으로 근무하는 물리치료사를 상근으로 신고하여 물리치료를 실시하고, 요양급여비용 청구
2) 물리치료사 2인을 신고하였으나, 실제로 물리치료사 1인이 물리치료를 실시하고, 1일 30명을 초과한 환자는 근무하지 않은 물리치료사가 실시한 것으로 입력 후 이학요법료를 요양급여 청구

4. 요양기관 외 시설에서 시행한 의료행위

1) 주요시설 변동 사항의 변경허가를 받지 않고, 치료실, 낮병동 등을 설치하여 진료하고 요양급여비용 청구
2) 변경신고하지 않은 체형교정센터에서 물리치료를 실시한 후 요양급여비용 청구

5. 질병군 수술(치핵수술 등) 당일 시행한 결장경 검사료 등 산정기준 위반

'기타 합병증을 동반한 내치핵(I8418)' 등의 상병으로 내원한 수진자에게 치핵근치술(Q3013)과 결장경검사(E7660)를 같은 날 시행하였음에도 결장경검사(E7660)는 다른 날에 시행한 것으로 하여 진찰료와 검사료 등을 요양급여비용 청구

(건강보험공단이 발행한 검진기관 현지확인제도 안내 및 환수사례집을 인용함)

4-20 검진기관 현지확인이란?

현지조사와
현지확인 사례

1. 정의

국민건강보험공단은 검진기관이 「건강검진기본법」 제16조에 따른 검진기관의 지정취소 등의 사유 및 실시기준에 정한 사항을 위반하여 부당한 방법으로 건강검진을 실시하였거나 실시하는지를 확인하기 위하여 검진기관 또는 출장검진 현장을 방문하여 확인

2. 현지확인 유형

1) 신규 지정 변경 확인 - 검진기관이 제출한 지정신청서, 검진기관 현황 등 변경신고서를 접수받아 지정기준 및 신고한 변경내용의 적합 여부를 방문하여 확인
2) 정기확인 - 당해 연도 정기확인 대상 기준에 따라 선정된 검진기관의 지정기준과 「건강검진 실시기준」 준수 여부 확인
3) 출장검진 확인 - 출장검진기관이 관할 보건소에 신고한 내용에 따라 검진기관 지정기준과 「건강검진 실시기준」 준수 여부 확인
4) 수시확인 - 민원발생, 제보 등으로 검진기관을 방문하여 민원내용 확인
5) 부당검진 조사 확인 - 부당검진 개연성이 높은 검진기관을 대상으로 검진내역이 지정기준 및 「건강검진 실시기준」 위반 또는 부당검진 등 확인

3. 검진비용 환수

수검자가 검진받은 내역의 적합여부를 조사하여 검진기관이 검진 관련 제규정을 위반하거나 속임수 또는 그 밖의 부당한 방법으로 청구된 검진비용으로 확인된 경우 해당 검진비용의 전부 또는 일부를 환수

4. 검진기관 위반사항 통보 및 행정처분

국가건강검진 수행 과정에서 발생한 위반사례를 관할 지자체(보건소)로 통보하여 지정취소 및 업무정지 등의 처분을 통한 부당검진 재발 방지 및 검진 질 관리 제고

4-21 검진기관의 권리구제 제도

1. 권리구제의 목적

검진기관이 행정기관으로부터 위법 또는 부당한 처분에 의하여 자신의 권리 또는 이익을 침해당하였을 경우 처분에 대한 재검토를 요청하는 제도

2. 의견서

(내용) 공단·지자체 처분의 사전통보 내용에 이의가 있는 경우 의견서 제출

(기한) 환수예정통보 또는 처분예정통지를 받은 날로부터 15일 이내

※ 기관 또는 사안별로 기한의 차이가 있을 수 있다.

(제출) 현지확인을 실시한 공단 본부, 지역본부, 지사 또는 지자체(보건소)

3. 이의신청

(내용) 공단의 검진비용환수 처분에 이의가 있는 경우 이의신청을 할 수 있다.

(기한) 처분이 있음을 안 날부터 90일 이내, 처분이 있은 날로부터 180일 이내

(제출) 국민건강보험공단 이의신청위원회

4. 심판청구

(내용) 공단의 이의신청 결정에 이의가 있는 경우 심판청구를 할 수 있다.

(기한) 이의신청 결정처분을 받은 날로부터 90일 이내

(제출) 공단 또는 건강보험 분쟁조정위원회(보건복지부)

5. 행정심판

(내용) 지자체(보건소)의 행정처분에 이의가 있는 경우 행정심판 청구

(기한) 처분이 있음을 안 날부터 90일 이내

(제출) 지자체 행정심판위원회

6. 행정소송

(내용) 공단의 처분, 이의신청, 심판청구에 이의가 있는 경우 행정소송 제기

(기한) 처분이 있음을 안 날부터 90일 이내

※ 행정심판청구를 거친 경우 재결서 정본을 송달받은 날로부터 90일 이내

(제출) 서울행정법원(서울) 또는 해당지방법원(그 외 지역)

4-22 검진기관 환수사례 (검진기관 지정기준 위반)

현지조사와 현지확인 사례

1. 검진기관 지정기준(인력) 미달

1) 방사선사, 임상병리사 퇴사로 검진기관 지정기준 위반상태에서 건강검진 실시
2) 검진의사 퇴사 후 신규의사가 일반건강검진교육을 이수하지 않은 상태로 건강검진 실시
   해설: 암검진은 별도의 이수 교육이 필요하지 않음
3) 구강검진기관에서 대진의사가 구강검진 교육을 이수하지 않고 검진 실시
4) 그 외 법에서 정하는 인력기준에 미달한 상태로 건강검진을 실시

※ 내원검진만을 실시하는 의원이 연간 일평균 검진인원 15인 미만인 경우 임상병리사 및 방사선사를(위·대장조영, 유방암, 폐암 제외) 두지 않을 수 있음

2. [출장검진] 검진기관 지정기준(인력) 미달

1) 출장검진 검진의사(치과의사) 1인당 일일 검진인원(100명)을 초과하여 출장검진 실시
2) 출장검진 의사 또는 검진인력이 없는 상태로 출장검진 실시
3) 그 외 법에서 정하는 인력기준에 미달한 상태로 건강검진을 실시

3. 방사선영상촬영 부적정 장비 및 시설 사용

1) 방사선촬영장비 정기검사 결과 부적합 장비를 사용하여 촬영을 실시
2) 방사선촬영장비 정기검사 기한을 초과하여 검사하였으며, 검사 누락기간 동안 방사선 촬영을 실시함
   ※ 정기검사는 최초검사일로부터 3년 주기로 실시하며, 검사일 전후 31일간 검사 가능
3) 방사선방어시설 성적서상의 구조도 또는 방사선장비(성능↑) 변경 후 방어시설 재검사를 실시하지 않음

4. 검체위탁 기관의 원심분리기 장비 미구비

1) 검체검사를 위탁하는 의원급 검진기관이 사용하던 원심분리기 장비가 고장난 이후 장비를 수리하지 않고 전혈검체 그대로 수탁기관으로 검사위탁
   해설: 원심분리를 하지 않는 경우 혈당 수치가 감소, 용혈에 의한 위양성 등 혈액검사 결과에 영향을 미칠 수 있음
2) 출장검진기관이 원심분리기를 구비하지 않고 출장검진을 실시한 후 전혈검체를 원내로 가져와서 원심분리 실시

4-23 검진기관 환수사례 (검진기관 검사방법 위반)

현지조사와 현지확인 사례

1. 검진인력의 업무범위를 벗어난 검사

- 일반·암검진 진찰·상담 및 판정을 의사가 아닌 다른 검진인력이 실시
- 구강검진 진찰·상담 및 판정을 치과의사가 아닌 다른 검진인력이 실시
- 간초음파 촬영 또는 판독을 의사가 아닌 방사선사가 실시
- 자궁경부세포검사 및 검체 채취를 의사가 아닌 임상병리사, 간호사 등이 실시
- 방사선영상 판독을 영상의학과전문의가 아닌 의사가 실시
- 혈액검사를 임상병리사 또는 의사가 아닌 다른 검진인력이 실시
- 방사선촬영(골밀도 포함)을 방사선사 또는 의사가 아닌 다른 검진인력이 실시
- 신체계측을 검진인력이 아닌 행정인력이 실시

2. 혈액검체 검사방법 및 위탁기준 위반

1) 건강검진 시 채취한 혈액검체를 방치한 채로 2시간이 초과한 이후 원심 분리를 실시하였으며, 채취 후 24시간이 초과하여 검사

2) 분변잠혈검사 검체를 냉장 보관하지 않거나, 채취 후 24시간이 초과한 후 검사

3) 혈액검체를 외부로 위탁한 후 수탁기관에서 검체 채취 후 24시간을 초과 후 검사

※ B형간염 항원항체, C형간염 항체, AFP검사는 적절한 검체처리 및 보관에 대한 규정이 지침에 있고, 이를 준수하는 경우 예외를 인정함(검체 보관기간: 냉동 10일, 냉장 5일)

※ 국민건강보험법에 따라 보험료 경감을 위해 정한 도서, 벽지의 경우 가장 가까운 뭍으로 이송하는 시간은 제외함

3. 방사선영상촬영(조영촬영, 유방촬영 포함) 검사에 대한 일반의사의 영상판독

건강검진에서 진행되는 영상촬영은 영상의학과전문의가 판독하거나 영상의학전문의가 있는 외부기관으로 위탁하여야 한다. 그러므로 영상의학과 전문의 판독결과가 나오기 전에 다른 전문의 또는 일반의사가 영상판독을 한 후 검진에 대한 최종판정을 하고 우편발송하면 안 된다.

4. 요단백 검사방법 위반

- 요검사지를 2등분하거나, 유효기간이 지난 요검사지를 사용하여 검사
- 요검사를 받는 수검자에게 요컵이 아닌 요시험지를 직접 배부
- 요컵에 받은 소변을 버리고 남은 소변으로 검사하거나 기저귀의 소변을 묻혀서 검사
- 요채취 후 원내에서 또는 위탁 후 수탁기관에서 2시간을 초과한 이후 검사 완료

※ 요단백검사는 위탁이 불가능함

5. 세포검사 검체 고정 방법 위반

세포병리검사의 경우 검체를 도말한 후 즉시 95% 에틸알코올 용기에 담거나 분무형 고정액을 뿌려 고정하여 검체를 의뢰하여야 한다.

해설: 기준 농도에 미달하는 에탄올을 사용하거나 세포고정용 스프레이가 아닌 헤어스프레이를 사용하여 검체를 고정

6. 유효기간이 지난 시약 등 의료기기 사용

1) 의료기관은 변질·오염·손상되었거나 유효기간·사용기한이 지난 의약품을 진열하거나 사용하지 말아야 함
2) 국민건강보험법 요양급여 기준에 관한 규칙 제5조 제1항 [별표 1] 8. 의료장비 가항에 따라 의료기기법 제2조 제1항에 해당하는 의료기기를 사용할 경우, 같은 법 제6조 및 15조에 따라 식품의약품안전처장의 제조 또는 수입허가를 받거나 신고한 것에 한하여 그 허가 또는 신고된 범위에서 사용하도록 규정함
   ※ 허가된 사용방법이나 유효기간 등을 준수하여 사용

7. 내시경 소독방법 위반

1) 내시경 소독 기준에 맞지 않는 소독제를 사용
   해설: 의료기관 사용 기구 및 물품 소독 지침에 [별표 1] 멸균 및 소독방법의 높은 수준의 소독에 해당하는 소독제 성분 및 방법 등을 준수하여야 함
2) 내시경 소독제 각 제품에 명시된 교체기간이나 횟수 등을 초과하여 사용
   해설: 내시경기구는 높은 수준의 소독이 필요하며, 각 제품의 사용방법을 준수하여야 함

8. 내시경 검사 포셉 재활용 및 멸균 미실시

1) 내시경 조직검사 시 일회용 포셉을 재사용하여 검사를 실시
   ※ 일회용 포셉은 재사용 불가
2) 재사용 포셉을 사용하면서 멸균을 실시하지 않은 채로 재사용내시경 소독방법 위반

4-24 검진기관 환수사례 (건강검진 미실시 항목 청구)

현지조사와 현지확인 사례

1. LDL콜레스테롤 검사방법 미준수

트리글리세라이드 400 mg/dL인 수검자에 대해, LDL수치(실측값 입력 항목)를 실측하지 않고 계산값을 입력하여 검사를 하지 않은 상태로 검사비용을 청구

해설: LDL콜레스테롤 수치는 총콜레스테롤, HDL콜레스테롤, 트리글리세라이드 수치로 계산하되, 트리글리세라이드가 400 mg/dL 이상일 경우 실측하여야 한다.

2. 용종제거술 실시와 동시에 조직검사 비용 청구

용종제거술 실시 후 급여비용으로 용종제거술을 청구하고 조직검사 없이 검진비용으로 조직검사 비용을 중복하여 청구

해설: 포셉을 이용하여 조직검사 없이 용종제거만 한 경우, 검진의 개념이 아닌 치료의 개념으로 해석되어 요양급여 비용으로 청구하여야 한다.

3. 검진의사 국외 출국 중 검진청구

의사 없이 검진을 실시한 후 검진일자를 무단으로 수정하거나 교육이수를 하지 않은 다른 의사가(또는 대진의) 검진을 실시함

해설: 검진의사가 국외 출국으로 부재중일 경우, 교육을 이수한 다른 검진의사나 대진의가 검진을 실시하여야 한다.

※ 검진일자(검진의) 및 판정일자(판정의)를 확인하여 실제 검진 실시 여부를 확인

4. 분변잠혈검사를 실시하지 않은 채로 대장내시경 청구

대장내시경 및 대장이중조영검사의 경우 분변잠혈검사 결과 양성인 수검자에 대해서만 실시하여야 한다.

해설: 분변잠혈검사 음성이거나 검사를 실시하지 않은 수검자의 검사결과를 양성으로 거짓으로 판정하여 대장내시경 검사를 실시한다.

※ 수검자가 대장내시경을 원하더라도 절차를 지켜 검진을 실시하여야 한다.

4-25 검진기관 환수사례 (Full PACS 관련)

현지조사와
현지확인 사례

1. 영상촬영 Full PACS 수가 청구

Full PACS 청구를 위해서는 다음과 같은 조건을 갖추어야 하나 조건 미달

해설: 영상의학전문의가 상근하는 기관으로 모든 환자에게 필름 없이 운영되어야 한다.
판독용 모니터 2대 이상, 조회용 모니터 외래진료과목별 1대 이상, 각 병동별 1대 이상

※ (조회용 모니터) 한 병동이 여러 층에 걸쳐 있는 경우 최소한 각 층별로 1대 이상

2. PACS 시스템은 구축되어 있지만 영상의학과전문의가 상근하지 않는 기관

3. 판독용 모니터 또는 조회용 모니터 기준에 미달된 상태로 Full PACS로 청구

4. Full PACS를 사용하면서도, 수가가 더 높은 필름 방식으로 청구

5. Full PACS조건에는 부합하지만 일부 영상 판독을 외부 영상의학과전문의에 위탁하여 청구

※ 외부로 위탁한 영상에 대해서는 Full PACS로 청구할 수 없다.

6. 실제 검사방법과 달리하여 영상촬영 비용 청구

- 흉부촬영을 필름으로 촬영 시 사이즈에 따라 14*14 또는 14*17를 착오하여 청구
- 영상처리방식에 따라 필름, CR/DR, Full PACS를 착오하여 청구
- 골밀도장비 종류에 따라 QUS/PDEXA/DEXA/PQCT/QCT를 착오 청구
- 영상을 외부로 위탁하는 경우 수탁기관이 Full PACS 기준에 충족하더라도 비용은 위탁 기관 기준으로 청구하여야 함

4-26 검진기관 계도사례

현지조사와
현지확인 사례

1. 혈압측정 검사방법 미준수

혈압측정 결과 수축기압 120 mmHg 이상 또는 이완기압 80 mmHg 이상인 경우 2분 이상의 간격을 둔 후 재측정을 하여야 한다.

해설: 기준혈압 이상 결과에서 재측정을 실시하지 않거나 검진기관 임의로 설정한 기준(ex: 140 mmHg, 90 mmHg) 이상일 경우에만 재측정을 실시하는 경우가 있다.

2. 건강검진 결과 기록지 서명 대신 날인

검진기관은 결과기록지에 각 항목을 바짐없이 작성하고 문진(판정)의사가 최종 확인하여 서명을 하여야 하며, 날인이나 직인은 인정되지 않는다.

해설: 다만, 전자서명법에 따른 전자서명이 기재된 전자문서로 보관할 경우 종이의무기록에 직접 서명할 필요는 없다.

3. 검진이력 및 장비 변경신고 누락

검진기관은 인력, 시설 또는 장비가 변경된 경우 검진기관 현황 등 변경신고서를 작성하여 변경된 날로부터 15일 이내에 신고하여야 한다.

해설: 단순 변경신고 누락은 소급하여 적용할 수 있지만, 실제로 인력, 시설, 장비가 미달한 기간은 검진을 실시할 수 없다.

4. 특정 검사만을 실시하는 검진기관

위암검진 및 대장암검진을 지정받기 위해서는 필수적으로 내시경 장비를 갖추어야 하며 내시경검사가 기본검사이지만, 위암검진을 위장조영검사로만 실시하거나, 대장암검진에서 분변검사만 실시하고 내시경검사는 실시하지 않는 경우

5. 정당한 사유 없이 국가건강검진 실시를 거부

업무정지에 기준에 해당할 수 있으므로 해당 검진유형을 지정취소하거나, 검사를 실시할 수 없는 사유를 정확히 설명하고 해당 검사를 받을 수 있는 근처의 다른 검진기관을 안내하는 등 불편을 최소화할 수 있는 방안을 마련하도록 계도

5. 국가건강검진의 시작과 끝

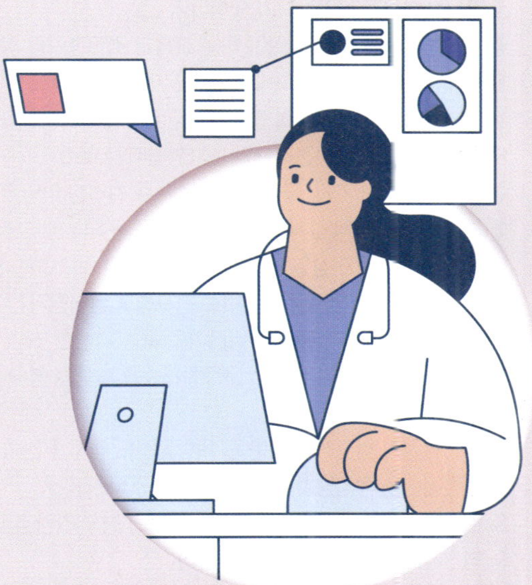

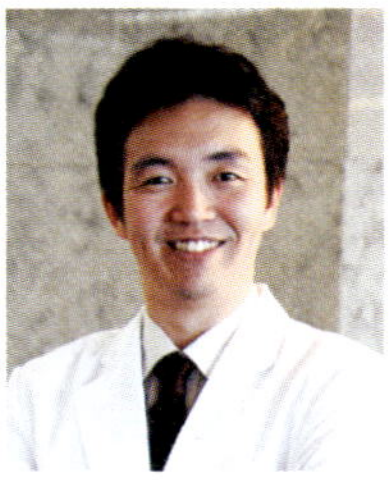

이창현

- 서울대학교 의과대학 졸업/의학박사
- 서울대학교병원 인턴/레지던트/소화기내과전임의
- 서울대학교병원 강남센터 교수
- 미국 스탠퍼드 의과대학 유전체 및 정밀의학 연구소 연수
- 서울행복내과의원 원장(현)
- 대한내과의사회 의무 및 검진이사(현)
- 대한위대장내시경학회 학술이사(현)
- 한국건강검진학회 총무이사(현)
- 경기도내과의사회 정책이사(현)
- 대한비만학회 개원이사(현)

5

5-1 국가건강검진을 시작하려면?

국가건강검진의
시작과 끝

Case 1.

국내 유수의 대학병원 소화기 펠로우를 하던 내과의사 A군, 가업자리로 봐두었던 상가의 임대 계약을 마치고 기대에 들떠 있다. 빨리 개업해서 내시경을 하고 싶다는 열망에 쌓여 있는 A군, 과연 암검진 위내시경은 언제부터 할 수 있을까?

Point! 의료기관 개설허가를 받은 후 공단지사에 검진기관 지정신청해야 한다

2019년을 기준으로 국가건강검진은 이미 전체요양기관의 41.1% (23,030개소)에서 시행하고 있으며 의원급 건강검진 시행기관도 8,899개소에 달한다. 이제, 일차의료기관들에게 국가건강검진은 선택이 아닌 생존을 위한 필수사항이다.

개업을 준비하는 원장님들은 개업과 동시에 국가검진 및 암검진을 시행하고 싶어 한다. 하지만, 현실은 그렇게 녹록하지 않다. 국가검진기관이 되려면 의료법이 아닌 건강검진기본법 제14조에 따른 별도 지정을 받아야 한다. 건강검진기본법 제14조 제1항은 검진기관을 '「의료법」 제3조에 따른 의료기관 및 「지역보건법」 제10조에 따른 보건소(보건의료원 포함)로써 보건복지부장관의 지정을 받아야 함'으로 규정하고 있다.

국가건강검진을 시행하기 위해서는 먼저 의료기관 개설허가를 받아야 한다. 의료기관 개설허가를 받은 후에 신청기관의 소재지를 관할하는 공단지사에 검진기관지정신청서 및 서류를 구비하여 검진기관으로 지정신청을 해야 한다.

위암 검진기관, 대장암 검진기관, 간암 검진기관 및 폐암 검진기관은 일반검진기관으로 지정을 받거나 지정을 받으려는 검진기관만이 지정받을 수 있다(시행규칙 제4조 제1항). 즉 일반검진을 하지 않으면서 위암검진이나 간암검진만 하는 것은 불가능하다.

유방암과 자궁암검진은 일반검진기관이 아니어도 지정이 가능하다. 대장암검진기관은 2차검진인 대장내시경이 있어야만 지정 가능하다. 따라서, 대장암 1차검진인 대변검사만을 시행하는 것은 불가하다.

일반검진기관을 지정신청하기 전에 건강검진 사이버연수원(https://life.el.or.kr/)에서 의사교육 - 일반건강검진 교육을 꼭 수료해야 하며 폐암 검진을 제외한 나머지 암검진은 신청 전에 꼭 들어야 하는 교육은 없다.

검진기관 지정신청 시 신청서류 및 구비서류

	필요서류
공통서류	검진기관 지정신청서(건강검진기본법 시행규칙 별지 제1호 서식) 1부 1. 검진인력·시설 및 장비현황 1부 2. 검진인력 자격과 채용관계 증명서류 1부
추가서류 (해당하는 기관만 제출)	3. 진단용 방사선 발생장치 검사성적서, 방사선 방어시설 검사성적서, 진단용 방사선 발생장치 신고증명서 사본 각 1부(일반검진, 유방암 검진, 조영촬영장치를 구비한 위암 및 대장암, 폐암검진기관) 4. 교육수료증(일반검진기관, 영유아검진기관, 구강검진기관, 폐암검진기관) ※ 교육수료증은 공단 검진기관의 교육이수 명단 확인으로 갈음(별도 제출서류 없음) 5. 임상병리사 및 방사선사를 두지 않는 의원급 내원 검진기관 : '일일 수검건수 15건 미만'으로 검진을 실시하겠다는 확약서(특정 서식 없음) 6. 유방촬영기기 또는 전산화단층촬영장치(CT)에 대한 특수의료장비 등록증명서 및 특수의료장비품질관리 검사성적서 사본 각 1부(유방암검진기관, 폐암검진기관) 7. 방사선 장비 공동이용 기관 : 양측 요양기관 대표자와 요양기호가 확인된 장비 공동이용 계약서(특정 서식 없음) 8. 자동차등록증 사본 1부(출장검진기관) 9. 출장검진차량 리스계약서 사본 1부(검진차량을 리스한 경우에만 제출)

공단에 검진기관신청이 접수되면 신청서 접수일로부터 7일 이내에 서류심사 및 현지확인 절차를 거치게 된다. 내시경실이나 방사선 장비 등이 정상적으로 운영이 되고 인력과 장비 등의 신고 및 허가가 끝난 뒤, 공단의 현지확인 절차를 거쳐 검진기관으로 지정받을 수 있다.

공단에서 확인을 마치면 지역보건의료정보시스템을 통해 검진기관 지정신청서 및 공단의 확인의견서를 시, 군, 구로 보내게 되며 보건소는 3일 이내 처리하여 검진기관 지정서를 발급한다.

참고자료 1.
검진기관 지정신청서

[별지 제1호서식] (앞쪽)

<table>
<tr><td colspan="3">검진기관 지정신청서</td><td>처리기간
10일</td></tr>
<tr><td>의료기관명</td><td></td><td>요양기관 기호</td><td></td></tr>
<tr><td>개설자(대표자)</td><td></td><td>생년월일</td><td></td></tr>
<tr><td>소재지</td><td colspan="3">(전화:)
□□□-□□□(팩스:)</td></tr>
<tr><td>지정신청 내용</td><td colspan="3">□ 일반검진기관 □ 영유아검진기관 □ 구강검진기관
□ 암검진기관
(□ 위암 □ 대장암 □ 간암 □ 유방암 □ 자궁경부암)
□ 출장검진기관
(□ 일반검진 □ 위암 □ 대장암 □ 간암 □ 유방암
□ 자궁경부암 □ 구강검진)</td></tr>
<tr><td colspan="4">「건강검진기본법」 제14조 및 같은 법 시행규칙 제5조제1항에 따라 검진기관 지정을 신청합니다.

년 월 일

신고인 : 기관장 직인

국민건강보험공단 귀하</td></tr>
<tr><td colspan="4">구비서류
1. 검진인력·시설 및 장비현황 1부
2. 검진인력 자격과 채용관계 증명서류 1부
3. 진단용 방사선 발생장치 검사성적서, 방사선 방어시설 검사성적서, 진단용 방사선 발생장치 신고증명서 사본 각 1부(해당하는 기관만 제출합니다)
4. 자동차등록증 사본 1부(해당하는 기관만 제출합니다)
5. 유방촬영기에 대한 특수의료장비 등록증명서 및 특수의료장비 품질관리 검사성적서 사본 각 1부(해당하는 기관만 제출합니다)
6. 교육수료증(영유아검진기관, 일반검진기관 중 보건복지가족부장관이 정하여 고시하는 건강검진을 실시하는 기관 또는 구강검진기관의 지정을 신청하는 경우에만 제출합니다)</td></tr>
</table>

210㎜ × 297㎜[일반용지 60g/㎡(재활용품)]

참고자료 2.
검진기관 지정서

[별지 제2호서식]

<table>
<tr><td colspan="4">제 호
검진기관 지정서</td></tr>
<tr><td>의료기관명</td><td></td><td>요양기관 기호</td><td></td></tr>
<tr><td>소재지</td><td colspan="3">(전화:)
□□□-□□□(팩스:)</td></tr>
<tr><td>지정내용</td><td colspan="3">
<table>
<tr><td rowspan="2">구분</td><td rowspan="2">일반검진</td><td colspan="5">암검진</td><td rowspan="2">영유아 검진</td><td rowspan="2">구강</td></tr>
<tr><td>위암</td><td>유방암</td><td>대장암</td><td>간암</td><td>자궁 경부암</td></tr>
<tr><td>내원</td><td></td><td></td><td></td><td></td><td></td><td></td><td></td><td></td></tr>
<tr><td>출장</td><td></td><td></td><td></td><td></td><td></td><td></td><td>／</td><td></td></tr>
</table>
</td></tr>
<tr><td rowspan="2">개설자(대표자)</td><td rowspan="2"></td><td>생년월일</td><td></td></tr>
<tr><td>면허번호</td><td></td></tr>
<tr><td colspan="4">「건강검진기본법」 제14조 및 같은 법 시행규칙 제5조제4항에 따라 검진기관으로 지정합니다.

년 월 일

특별자치도지사 · 시장 · 군수 · 구청장 직인</td></tr>
</table>

210㎜ × 297㎜ [일반용지 60g/㎡ (재활용품)]

토막상식 1. 일일 건강검진 인원수 15인의 의미

의원급의 경우 일일 건강검진 인원수 15인 미만의 경우 임상병리사나 방사선사를 두지 않고 검진의사가 그 업무를 대행해도 된다. 이때 중요한 '일일 건강검진 인원수 15인 미만'이란 일반검진뿐 아니라 하루에 건강검진을 받는 실제 인원수이다. 한 사람이 대장암검진 대변검사 하나만 받아도 한 명으로 인정되며, 일반검진, 위암검진, 간암검진, 유방암검진, 대장암검진을 모두 다 받아도 한 명이다. 따라서 임상병리사가 없는 기관의 경우 대장암 검진 대변검사 시행에 각별히 주의할 필요가 있다. 또한, 임상병리사의 장기 해외 출국이나 출산휴가 등의 장기부재 시에는 대체인력을 뽑아 인력을 맞춰두는 것이 안전하다.

5-2 검진을 그만두고 싶어진다면?
- 검진기관 지정 취소방법

국가건강검진의 시작과 끝

> **Case 2.**
> 5대 암 검진기관을 운영하던 A원장은 최근 여자부원장이 다른 곳에 개업하면서 퇴사하게 되어 자궁암 검진을 그만두려고 하고 있다. 인터넷으로 검진기관 지정 취소를 신청할 수 있을까?

Point! 검진기관 지정취소는 온라인으로 할 수 없으며 요청서를 보건소에 직접 제출해야 한다

일반적인 검진기관 변경신고는 건강관리업무포털 시스템(https://sis.nhis.or.kr/)을 이용하여 온라인으로 신청이 가능하지만, 검진기관의 지정을 취소하는 경우는 절차가 다르다.

자진 지정취소의 경우에도 검진기관은 지정취소 요청서(건강검진기본법 시행규칙 별지 제3호 서식)를 작성하여 관할 보건소에 제출해야 한다. 검진기관이 업무정지 및 지정취소사유에 해당하여 행정처분 절차가 진행되는 경우에는 자진 지정취소할 수 없다.
검진기관 지정취소 요청서를 제출할 때 검진기관 지정서를 같이 제출해야 하기 때문에 검진기관 지정서를 평상시에 잘 관리하는 것이 필요하다. 검진기관 지정서가 없는 경우 분실/미제출 사유서를 제출해야 한다.

암검진의 경우 독자적으로 지정취소를 신청할 수 있으나 일반검진기관 지정취소 시 건강검진기본법 시행규칙 제4조 '위암, 대장암, 간암, 폐암 검진기관은 일반검진기관으로 지정된 경우만 가능' 규정에 따라 위암, 대장암, 간암, 폐암 검진기관도 자동적으로 지정취소된다는 점을 주의해야 한다.

참고자료 3.
검진기관 지정취소 요청서

[별지 제3호서식] <개정 2019 .7. 1.> (앞쪽)

<table>
<tr><td colspan="4">검진기관 지정취소 요청서</td></tr>
<tr><td>의료기관명</td><td></td><td>요양기관 기호</td><td></td></tr>
<tr><td>개설자(대표자)</td><td></td><td>생년월일</td><td></td></tr>
<tr><td>소 재 지</td><td colspan="3">(전화:)
□□□-□□□(팩스:)</td></tr>
<tr><td>지정 철회
내용</td><td colspan="3">□ 일반검진기관 □ 영유아검진기관 □ 구강검진기관
□ 암검진기관
(□ 위암 □ 대장암 □ 간암 □ 유방암 □ 자궁경부암 □ 폐암)
□ 출장검진기관
(□ 일반검진 □ 위암 □ 대장암 □ 간암 □ 유방암
□ 자궁경부암 □ 구강검진)</td></tr>
<tr><td>지정 철회
사유</td><td colspan="3"></td></tr>
<tr><td colspan="4">「건강검진기본법 시행규칙」 제6조에 따라 위와 같은 사유로 검진기관 지정취소를 요청합니다.

년 월 일

신고인 : 기관장 직인

특별자치도지사 · 시장 · 군수 · 구청장 귀하</td></tr>
<tr><td colspan="4">구비서류: 검진기관 지정서</td></tr>
</table>

210㎜ × 297㎜[일반용지 60g/㎡(재활용품)]

참고자료 4.
검진기관지정서
분실사유서

국가건강검진기관 지정서 분실사유서

기 관 명 (요양기관번호)		검진기관 분류 (영유아,암,구강 등)	
개 설 자		생년월일	
소 재 지	(우:)		
연 락 처			

○ 분실사유(육하원칙에 의거 기재)

상기 기재사실은 사실과 다름없으며 분실로 인한 민사·형사 등 일체의 법적 책임을 본인이 질 것이며, 차후 분실된 지정서를 회수했을 때에는 지체 없이 반납할 것을 서약합니다.

20 . . .

위 신고자 : (인)

****시장귀하**

5-3 검진기관 현지확인이란?

국가건강검진의 시작과 끝

Case 3.

개원한 지 2년 된 A원장, 이제 외래도 내시경도 어느 정도 안정기에 접어들었다고 느끼고 있다. '이런 안정감도 잠시 공단에서 검진기관 현지확인을 나오겠다는 공문이 팩스로 들어왔다. 자료 제출 목록도 엄청나게 많다.' 검진기관 현지확인은 꼭 협조해야 하는 걸까?

Point! 검진기관 현지확인을 거부하는 경우 복지부 현지조사 대상이 되므로 거부하지 말자

'검진기관 현지확인'은 검진기관의 인력, 시설 및 장비 등 지정기준 준수 여부, 건강 검진 실시기준에 정한 검진 절차 및 방법 준수 여부, 검진 비용 청구 및 민원 내용의 사실 여부 등을 검진기관에 방문하여 확인하는 절차다. '현지확인 조사자'는 건강검진기본법 제27조(위임 및 위탁)에 따라 '국민건강보험공단'이 담당한다. 검진기관 현지확인은 아래 표와 같이 목적에 따라 다양한 종류로 나뉜다.

검진기관 현지확인 종류별 조사대상 기간

종류		주요 내용	조사대상기간
정기 확인	정기점검	지정기준과 관련규정 준수여부 등 확인	3년
	집중점검	지역본부 자체계획에 따라 검진기관을 선정 방문하여 부실검진내용을 집중 확인	3년
	합동점검	본부에서 현안 및 중점사항 관련하여 검진기관을 선정, 지역본부 및 지사와 함동으로 방문하여 현지 확인	3년
출장검진 확인		출장검진 기관이 관할 보건소에 신고한 내용에 따라 검진기관 지정기준과 관련 규정준수 여부 확인	당일
수시 확인		민원발생, 제보 등으로 검진기관을 방문하여 민원내용 확인	해당기간
부당검진 조사		부당검진 개연성이 높은 검진기관을 대상으로 검진내역의 지정기준 및 관련 규정 위반 여부, 또는 부당검진 등 확인	3년

정기점검도 있기 때문에 검진기관 현지확인 공문을 받았다고 해서, 뭔가 문제가 생겼다는 의미는 아니다. 하지만, 정기확인과 부당검진조사 모두 3년간의 조사대상기간을 갖고 하기 때문에 현지확인공문 및 조사대상 기간만으로 구별은 안 된다. 또한, 요구하는 자료의 양이 3년으로 방대하고 공무원의 시각에서 서류 및 장부를 위주로 보기 때문에 철저하게 준비하는 것이 필요하다.

참고자료 5. 현지확인 공문

"투명하고 책임지는 업무처리, 부패 ZERO 청렴공단"

국민건강보험공단

수신자: [redacted] 귀하

(경유)

제목 : 검진기관 현지확인 실시 협조 요청

1. 귀 기관의 무궁한 발전을 기원 합니다.
2. 관련근거
   가. 「건강검진기본법」 제16조 제1항, 같은 법 시행령 제10조 제1항 내지 제2항
   나. 「장애인 건강권 및 의료접근성 보장에 관한 법률」 제7조 및 같은 법 시행규칙 제2조 내지 제3조
   다. 「건강검진실시기준」 제14조 제1항, 「암검진실시기준」 제13조 제1항
   라. 건강검진 운영세칙 제11조
3. 우리공단에서는 검진기관의 검진인력 · 시설 및 장비기준 충족여부, 검진시행의 적정성 및 비용 청구의 사실 여부 등을 확인 하고, 검진관련 행정절차 안내 및 기타 제도개선 등 건의사항을 수렴하기 위하여 검진기관 현지확인을 실시하고자 하오니 적극 협조하여 주시기 바랍니다.

가. 방문인원 : 2 명

나. 방문일시 : 2023.10.18

다. 확인범위 : 2021 ~ 2023 년도 건강검진자료 등. 끝.

* 일정에 따라 사전 연락 후 방문일시가 변경될 수 있습니다

국민건강보험공단 [redacted]

담당: [redacted] 팀장: [redacted] 부장: [redacted]
협조자:
시행: (전) 2023.09.22 접수
우 13591 경기도 성남시 분당구 황새울로360번길 19 /http://www.nhis.or.kr
전화: [redacted] 전송: [redacted] /공개

경기도 [redacted]

[redacted] 귀하

13612

자료 제출 목록

(제출기간: 2021.1.1.~ 현재까지)

연번	요청 서류	제출 여부	비고
1	위탁업체 계약서(검체, 영상)		
2	검체·검사 위탁 관리대장(인수인계대장)		
3	병리(조직) 조직검사 결과지		
4	진단용 방사선 발생장치 및 특수의료장비 (검사 성적서, 방어시설 성적서)		
5	영상 위탁 대장		
6	영상 판독소견서 (흉부, 간초음파)		
7	검진 장비 점검표 및 지침서 등		
8	문진표(일반, 암)		
9	검진결과기록지(일반, 암)		
10	< 세금계산서 > 1. 검체·영상 위탁업체 지급내역 2. 내시경 소독제 구입내역 3. 대장내시경 전처치재료 구입내역 4. 일회용 포셉, 세척 솔 등 구입내역		
11	일일 내시경(위, 대장) 접수 대장		
12	내시경 세척·소독관리 대장		
13	내시경 소독제품 설명서		
기타 확인 사항(공단)			

※ 전산으로 확인 가능할 경우 출력할 필요 없이 전산으로 확인합니다.

※ 필요시 현장에서 추가 자료를 요청할 수 있습니다.

2023. . .

확인자 (서류 제출자) (인)

국민건강보험공단 [redacted]

개원한 원장님 입장에서 현지확인 공문을 받게 되면 일단 짜증이 나는 것이 인지상정이다. 위의 현지확인 공문을 보면 알겠지만 개원할 때 작성하고 검진기관 신청할 때 제출했던 수탁업체 및 영상판독업체와의 계약서까지 요구하는 등 워낙 자료의 요구량이 많고, 3년치 세금계산서 및 검사판독지 등 미리 대처하지 않았다면 쉽게 준비하기 어려운 내용도 있다.

하지만, 무엇보다 이런 식으로 자료를 요구하면서 일일이 확인하면 먼지 안 날 기관이 있겠나 하는 생각이 들기 때문일 것이다. 주변 원장이나 지역의사회, 관련 학회(내과의사회 실사위원회) 쪽의 도움을 청해서 먼저 경험한 분들의 경험담을 듣고 짜증을 가라앉히면서 하나하나 자료를 준비해 보도록 하자.

일반적으로 현지확인에서 자주 확인하는 사항은 아래와 같다.

1. 인력: 신고인력과 동일한지, 주 32시간 고용이 되는 상근 직원인지
2. 각종 장부: 검진평가 시 제출하는 장부 등
3. 검진장비 변동 신고 여부
4. 건강검진 검체검사 의뢰서 작성 여부(검체채취일 및 시간과 검사의뢰일 기재로 24시간 이내 검사 여부 확인)

참고자료 6.
자궁암검진기관에 요구한 현지확인 자료제출 목록

자료 제출 목록

연번	요청 서류	제출기간	제출 여부	비고
1	내부 정도관리 대장	2023.1.1. ~ 현재까지		제외
2	검체·검사 위탁 관리대장(인수인계대장)	2023.1.1. ~ 현재까지		
3	방사선 방어시설, 진단용 방사선 발생장치 및 특수의료장비 검사 성적서	2017.1.1 ~ 현재까지		제외
4	영상 판독소견서(흉부, 유방, 간초음파)	2023년도 일부분		
5	문진표, 일반검진 및 암검진 결과기록지(청구완료분)	2023년도 일부분		
6	분변잠혈검사(정성법) 결과대장	2023.1.1. ~ 현재까지		제외
7	출장검진 신고 내역	2019.1.1. ~ 현재까지		해당 없음
8	내시경 소독제 구입내역(세금계산서 등)	2022.1.1. ~ 현재까지		
9	내시경 소독제품 설명서	2023년도 사용분		
10	일일 내시경(위, 대장) 접수 대장	2022.1.1. ~ 현재까지		
11	내시경 세척·소독관리 대장	2022.1.1. ~ 현재까지		
12	EO가스 멸균 사용 관리대장	2022.1.1. ~ 현재까지		제외
13	자궁경부세포검사 브러쉬 구입내역(세금계산서 등)	2022.1.1. ~ 현재까지		
14	산부인과용 진료대 품목코드 관련 서류 (A01010 확인 가능한 구입내역서 등)	현재 등록 장비		제외
15	기타 확인 사항(공단)			

※ 전산으로 확인 가능할 경우 출력할 필요 없이 전산으로 확인합니다.
※ 필요시 현장에서 추가 자료를 요청할 수 있습니다.

2023. . .

확인자 (서류 제출자) (인)

국민건강보험공단 ■■■■

5. 내시경실

- 병리/포셉 등 장부
- 소독액(거래명세서, 유효기간, 교체주기) 및 소독장부
- 내시경소독액 스트립 사용 여부
- 내시경세척솔 – Reusable 인지
- 응급구조장비 확인 – 유효기간도 확인해 두자
- 소독 시 안전보호장구 착용 여부

참고자료 7.
검진기관 현지확인 안내

"투명하고 책임지는 업무처리, 부패 ZERO 청렴공단"

검진기관 현지확인 안내

검진기관 현지확인이란?

검진기관의 인력·시설 및 장비 등 지정기준 준수 여부, 건강검진실시기준에 정한 실시절차와 검사방법 준수 여부, 검진비용 청구 및 민원내용의 사실 여부 등 국가건강검진의 신뢰도에 영향을 미치는 사항을 확인합니다.

□ 관련 근거

○ 국민건강보험법 제96조 및 건강검진기본법 제22조
○ 건강검진기본법 제16조(검진기관의 지정취소 등) 및 같은 법 시행령 제10조(검진기관의 지정취소 등), 같은 법 시행규칙 제5조(검진기관의 지정절차 등), 제13조(검진기관의 지정취소 등)
○ 건강검진실시기준 제14조(검진비용의 환수 등), 암검진실시기준 제13조(검진비용의 환수 등)
○ 장애인 건강권 및 의료접근성 보장에 관한 법률 제7조(장애인 건강검진사업) 및 같은 법 시행규칙 제2조(장애인 건강검진기관 지정 기준 및 절차), 제3조(검진기관 지정취소 등)
○ 건강검진운영세칙 제11조(검진기관 현지확인)

□ 현지확인 사항

○ 인력.시설 및 장비기준 충족여부(출장검진기관 확인업무 포함), 검진 시행 및 비용청구의 사실여부, 검진관련 민원내용의 사실여부, 그 밖에 건강검진기본법 제16조 제1항 각 호 및 영 제10조 제1항, 장애인 건강권 및 의료접근성 보장에 관한 법률 시행규칙 제3조 각 호의 사유에 해당하는 지 여부
○ 기타 제도개선 등 건의사항 수렴, 검진관련 행정절차 안내

□ 현지확인 결과 사후조치

○ 건강검진기본법 제16조 위반사항: 검진비용 환수 및 시·군·구에 위반사항 통보
○ 기타 검진시행 관련 제규정 미준수: 검진비용 환수, 시정조치, 위반사항 통보 등

참고	
	○ 공단의 처분에 이의가 있을 경우 이의신청을 할 수 있습니다. ↳ 제출처: 국민건강보험공단 이의신청위원회 (강원도 원주시 건강로 32 (반곡동)) Fax 033-749-6306 ↳ 기 간: 처분이 있음을 안 날부터 90일 이내, 처분이 있은 날 부터 180일 이내 ※ 이의신청을 거치지 않고 바로 행정소송을 제기할 수도 있습니다.
	○ 부패.불친절 사례를 홈페이지(www.nhis.okr.kr)로 신고하여 주시면 시정하겠습니다. ↳ 부패 신고: 홈페이지/민원여기요/신고센터/청탁금지위반신고 ↳ 불친절 신고: 홈페이지/민원여기요/ 상담문의/칭찬해요.속상해요

○ 검진기관명(기관기호): ______________ (   )

본인은 상기 검진기관 대표자로서 현지확인 목적, 사유 및 확인결과 사후조치 시행에 대하여 충분한 설명을 듣고 이해하였으며 자료제출 등 공단의 현지확인 업무에 협조함을 확인합니다.

20 . . .

대표자 (서명)

국민건강보험공단

전화 **팩스**

담당자 소속: 성명:

6. TG 400 이상인 경우 LDL 실측 여부 - 24시간 이내 측정에서 2024년부터 일주일 이내 측정으로 변경되었다.
7. 대장암 1차 판독 주체 - 임상병리사 또는 의사
8. 단백뇨 검사 2시간 이내 검사 여부 및 판독 주체 - 임상병리사 또는 의사
9. 대장암검진에 적절한 장정결제를 잘 처방하였는지
10. 일회용의료기기의 유효기간이 지나지 않았는지

최근 현지확인에서 요구하는 항목이 점점 증가하고 있으며, 급기야 자궁경부세포검사

브러쉬 구입내역(세금계산서)까지 요구하는 사태가 벌어졌다. 자궁경부세포검사는 면봉이 아닌 브러쉬로 채취해야 하나 인터넷에서는 아직도 자궁경부세포검사용 면봉이 버젓이 판매되고 있는 것도 현실이다. 소모품업체나 인터넷에서 주문할 때 각별히 주의해야 한다. 또한, 검사용브러쉬의 유효기간이 지난 것이 적발되어 자궁경부암 전체 금액환수는 물론 행정처분까지 받은 회원분이 있다. 일회용 의료기기의 유효기간 확인도 매우 중요하다.

내시경 세척액의 경우 교체주기가 맞는지 장부와 세금계산서를 교차확인하기 때문에 장부와 세금계산서를 잘 구비해 두도록 하자. 세척액의 유효농도가 잘 유지되는지 확인하는 스트립도 세금계산서를 미리미리 받아두도록 하자. 내시경의 겸자공을 세척할 때 사용하는 세척솔도 일회용품을 재활용하면 현지확인에서 지적사항이 된다. 세척솔도 소독하여 사용할 수 있는 재활용품이 있으니 미리미리 구매하여 계산서를 받아두도록 하자.

산부인과용 진료대 품목코드 역시 이전에 수술대에서 자궁경부암 검사를 하다 적발된 사례가 있어 추가되었다. PAP smear용 진료대를 구입할 때 품목코드도 확인하도록 하자.

예시로 제시한 두 가지 현지확인 서류를 보면 알겠지만 지사마다 약간씩 요구하는 서류가 다르다. 주변의 원장님들에게 우리 지사의 현지확인 성향을 확인해 보는 것도 도움이 된다.

토막상식 2. 현지확인은 꼭 동의해야 하나?

'검진기관 현지확인 안내'라고 하여 현지확인을 나와서 사인을 요구하거나 나오기 전에 FAX로 사인을 요구하기도 한다. 읽어 보면 현지확인 및 사후조치시행에 대해 동의한다는 내용으로 전혀 사인하고 싶지 않은 내용이다. 현지확인은 동의하지 않아도 되나 현지확인을 동의하지 않는 경우 복지부의 현지조사를 의뢰하게 되며, 복지부의 현지조사를 거부하는 경우 1개월의 업무정지처분이 내려지게 되므로, 현지확인을 받는 것이 훨씬 좋은 옵션이다. **폐업 예정이 아니라면 현지확인은 거부하지 말자.**

5-4 검진기관 현지확인에서 위반사항이 발견되는 경우 처벌 규정은?

Case 4.

2019년에 LDL콜레스테롤 1건을 실측하지 않고 6,460원 착오청구 1건을 한 B의료기관이 업무정지 90일을 받게 되었다. 당시 LDL 콜레스테롤 실측 여부에 대한 조사결과 195개 기관에서 482건, 313만 원이 부당청구로 간주되어 환수되었으며 대부분의 기관에 업무정지처분이 내려졌다.

Point! 현재는 고시사항을 위반하여 검진비용을 청구한 경우 부당비율 및 연평균 부당청구액에 따라 등급을 구분하여 업무정지행정처분이 내려진다. 처분을 위한 등급표는 아래 참고자료를 확인해 보자

공단검진에서 환수가 이뤄지는 경우 단순한 환수로 끝나지 않고 행정처분이 이뤄지는 경우가 많다. 공단 자료제출 및 현지확인 시 각별히 주의해야 하는 이유이다. 2019년 당시 적용된 처벌 규정은 TG 400 이상인 경우 LDL콜레스테롤을 실측해야 한다는 규정을 위반한 '지정받은 사항을 위반하여 업무를 행한 경우'였으며, 이 경우 1차 위반 시 업무정지 3개월의 행정처분이 내려진다. 위반행위가 고의나 중대한 과실이 아닌 경우 처분기준의 2분의 1 범위에서 감경할 수 있으나, 기준이 3개월 행정처분이기 때문에 B의료기관은 일반검진 및 암검진 업무정지 45일의 처분을 받았다. 이 당시 위암/대장암/간암검진기관은 일반검진기관이어야 한다는 조항에 따라 일반검진뿐 아니라 위암/대장암/간암검진도 같이 업무정지 처분이 내려졌다.

과도한 처분이라는 의료계의 공분이 일어 신문기사에도 나고 이슈화되었으며, 이후 시행규칙이 개정되어 위반 정도에 따라, 즉 부당비율 및 연평균 부당청구액에 따라 업무정지 행정처분이 단계적으로 이뤄지게 되었다.
2020년 이후로는 연평균 부당청구액이 소액인 경우 1차 위반 시 업무정지 처분이 면제되었다. 하지만 1년 이내에 다시 적발되면 업무정지 10일의 가중처벌이 이뤄지므로 적발된 사항은 반드시 수정하도록 하자

참고자료 8. 검진기관의 지정취소 및 업무정지 기준(제10조 제3항 관련)

건강검진기본법 시행령 [별표] 〈개정 2020. 9. 8.〉

1. 일반 기준

가. 위반행위의 횟수에 따른 행정처분의 가중된 처분기준은 최근 1년간(법 제15조에 따른 검진기관의 평가에서 가장 낮은 등급을 연속하여 받은 경우는 제외한다) 같은 위반행위로 행정처분을 받은 경우에 적용한다. 이 경우 기간의 계산은 위반행위에 대하여 행정처분을 받은 날과 그 처분 후 다시 같은 위반행위를 하여 적발된 날을 기준으로 한다.

나. 가목에 따라 가중된 부과처분을 하는 경우 가중처분의 적용 차수는 그 위반행위 전 부과처분 차수(제1호에 따른 기간 내에 행정처분이 둘 이상 있었던 경우에는 높은 차수를 말한다)의 다음 차수로 한다.

다. 위반행위가 둘 이상인 경우에는 다음의 기준에 따른다.

1) 위반행위가 모두 제2호 나목 2)에 해당하지 않는 경우: 둘 이상의 위반행위에 해당하는 각각의 처분 기준이 다른 경우에는 그중 무거운 처분 기준에 따른다. 다만, 둘 이상의 처분 기준이 모두 업무정지인 경우에는 각 처분 기준을 합산한 기간을 넘지 않는 범위에서 무거운 처분 기준의 2분의 1까지 가중할 수 있되, 가중하는 경우에도 총업무정지기간은 6개월을 초과할 수 없다.

2) 위반행위 중 제2호 나목 2)에 해당하는 행위가 있는 경우: 둘 이상의 위반행위에 해당하는 각각의 처분 기준이 다른 경우에는 그중 무거운 처분 기준에 따른다. 다만, 제2호 나목 2) 외의 위반행위가 둘 이상인 경우로서 각각의 처분 기준이 모두 업무정지인 경우에는 제2호 나목 2) 외의 위반행위에 대해서만 1)의 단서에 따른 기준을 적용하여 처분하되, 제2호 나목 2)의 위반행위로 인한 업무정지 기간이 더 긴 경우에는 그에 따라 처분한다.

라. 업무정지 기간 중 업무를 한 경우 또는 업무정지를 최근 2년간 3회 받은 자가 다시 업무정지 사유에 해당하게 된 경우에는 지정취소 처분을 할 수 있다.

마. 행정처분권자는 동기·내용·횟수 및 위반의 정도 등 다음에 해당하는 사유를 고려하여 그 처분 기준을 감경할 수 있다. 이 경우 업무정지 처분은 그 처분 기준의 2분의 1 범위에서 감경할 수 있고, 지정취소인 경우에는 3개월 이상의 업무정지 처분으로 감경할 수 있다.

1) 위반행위가 고의나 중대한 과실이 아닌 사소한 부주의나 오류로 인한 것으로 인정되는 경우
2) 위반의 내용·정도가 경미하여 검진대상자에게 미치는 피해가 적다고 인정되는 경우
3) 위반 행위자가 처음 해당 위반행위를 한 경우로서, 2년 이상 국가 건강검진을 모범적으로 해 온 사실이 인정되는 경우
4) 위반 행위자가 해당 위반행위로 인하여 검사로부터 기소유예 처분을 받거나 법원으로부터 선고유예의 판결을 받은 경우
5) 위반 행위자가 국가건강검진이나 지역사회의 발전 등에 기여한 경우

2. 개별 기준

가. 법 제16조 제1항 제1호부터 제5호(이 영 제10조 제1항 제1호에 해당하는 경우는 제외한다)까지에 해당하는 경우의 기준

위반행위	근거법령	지정취소 및 업무정지 기준		
		1차 위반	2차 위반	3차 이상 위반
1) 거짓이나 그 밖의 부정한 방법으로 지정을 받은 경우	법 제16조 제1항 제1호	지정취소		
2) 법 제14조 제2항에 따른 검진기관 지정기준에 미달하게 된 경우	법 제16조 제1항 제2호	업무정지 3개월	업무정지 6개월	지정취소

위반행위	근거법령	지정취소 및 업무정지 기준		
		1차 위반	2차 위반	3차 이상 위반
3) 지정받은 사항을 위반하여 업무를 행한 경우	법 제16조 제1항 제3호	업무정지 3개월	업무정지 6개월	지정취소
4) 국가건강검진 실시 결과를 거짓으로 판정한 경우	법 제16조 제1항 제4호	업무정지 6개월	지정취소	
5) 「의료법」에 따른 의사 또는 치과의사가 아닌 자가 진찰 · 판정을 한 경우	법 제16조 제1항 제4호	지정취소		
6) 「의료법」 또는 「의료기사 등에 관한 법률」에 따른 업무의 범위를 위반하여 건강검진을 실시한 경우	법 제16조 제1항 제4호	업무정지 6개월	지정취소	
7) 국가건강검진이라는 사실을 정확히 알리지 아니하고 검진대상자를 유인하여 검진을 한 경우	법 제16조 제1항 제5호	업무정지 3개월	지정취소	
8) 정당한 사유 없이 국가건강검진 실시를 거부한 경우	법 제16조 제1항 제5호	업무정지 1개월	업무정지 3개월	업무정지 6개월
9) 정당한 사유 없이 법 제15조에 따른 검진기관의 평가를 거부한 경우	법 제16조 제1항 제5호	업무정지 3개월	지정취소	
10) 법 제15조에 따른 검진기관의 평가에서 가장 낮은 등급을 연속하여 받은 경우	법 제16조 제1항 제5호			
가) 법 제15조에 따른 검진기관의 평가에서 가장 낮은 등급을 두 번 연속하여 받은 경우		업무정지 3개월		
나) 법 제15조에 따른 검진기관의 평가에서 가장 낮은 등급을 세 번 연속하여 받은 경우		지정취소		
11) 정당한 사유 없이 법 제22조에 따른 관련 자료의 제출이나 의견 진술을 거부한 경우	법 제16조 제1항 제5호	업무정지 1개월	업무정지 2개월	업무정지 3개월

나. 제10조 제1항 제1호에 해당하는 경우의 기준

1) 관련 서류를 속임수 등 부정한 방법으로 작성하여 검진 비용을 청구한 경우: 지정취소

2) 법 제24조에 따라 보건복지부장관이 정하여 고시한 사항을 위반하여 검진 비용을 청구한 경우

가) 1차 위반 시의 기준: 다음 표에 따른 업무정지

(단위: 일)

연평균 부당청구액	부당비율				
	1% 미만	1% 이상 2% 미만	2% 이상 3% 미만	3% 이상 4% 미만	4% 이상 5% 미만
10만 원 미만			7	10	20
10만 원 이상 ~ 50만 원 미만		7	10	20	30

연평균 부당청구액	부당비율				
	1% 미만	1% 이상 2% 미만	2% 이상 3% 미만	3% 이상 4% 미만	4% 이상 5% 미만
50만 원 이상 ~ 100만 원 미만	7	10	20	30	40
100만 원 이상 ~ 200만 원 미만	10	20	30	40	50
200만 원 이상 ~ 350만 원 미만	20	30	40	50	60
350만 원 이상 ~ 650만 원 미만	30	40	50	60	70
650만 원 이상 ~ 1,000만 원 미만	40	50	60	70	80
1,000만 원 이상	50	60	70	80	90

비고

1. 연평균 부당청구액은 조사대상 기간(5년 이내의 범위에서 보건복지부장관이 정하는 기간을 말한다) 동안 검진기관이 법 제24조에 따라 보건복지부장관이 정하여 고시한 사항을 위반하여 공단에 청구한 검진 비용(이하 '부당청구액'이라 한다)을 부당청구액이 발생한 연도 수로 나눈 금액으로 한다.
2. 부당비율은 (부당청구액/부당청구액이 발생한 연도마다 검진기관에 지급된 건강검진비용 총액) × 100으로 산출한다.
3. 연평균 부당청구액 및 부당비율은 법 제14조에 따라 지정받은 검진기관의 구분에 따라 각각 산출한다.
4. 부당비율이 5%인 경우에는 부당비율이 4% 이상 5% 미만인 경우의 업무정지기간에서 3일을 가산하고, 부당비율이 5%를 초과하는 경우(소수점 이하의 부당비율은 올림한다)에는 초과 1%마다 업무정지 기간을 3일씩 가산하되, 가산하는 경우에도 총업무정지 기간은 180일을 넘을 수 없다.

나) 2차 위반 시의 기준: 가)에 따라 산정된 업무정지 기간에 10일을 가산한 기간으로 하되, 가산하는 경우에도 총업무정지기간은 180일을 넘을 수 없다.

다) 3차 이상 위반 시의 기준: 가)에 따라 산정된 업무정지 기간에 20일을 가산한 기간으로 하되, 가산하는 경우에도 총업무정지기간은 180일을 넘을 수 없다.

토막상식 3. 눈물 없이 볼 수 없는 LDL콜레스테롤 검사의 역사

이후 B의료기관은 행정심판(강행심 2019-550 판결)을 통해 업무정지 15일로 축소되었으며 이후에는 일반검진 업무정지 시 암검진도 같이 정지되는 것이 아니라 일반검진만 업무 정지되는 것으로 수정되었다. 판결문을 살펴 보자.

'청구인의 위반 사실은 일반 검진 검사항목인 LDL 콜레스테롤 검사를 실측정하지 않은 것으로, 이 사건 청구인에 대한 건강검진 업무정지 처분은 일반 건강 검진 업무에 한해 업무정지 처분을 함이 타당할 것으로 판단된다. ……(중략)…. 청구인이 처음 위반행위를 하였으며 그간 건강검진 업무를 성실히 수행해 온 점을 감안할 때 이 사건 처분이 청구인에게 가혹하여 비례의 원칙에 위반된다는 취지의 청구인의 주장은 일부 이유 있으므로, 피청구인이 청구인에게 한 이 사건 처분을 일반 건강검진 업무정지 15일 처분으로 변경하는 내용으로 이 사건 재결을 하는 것으로 결정한다.'

보건소의 행정처분이 너무 억울하다는 생각이 들면 지역의사회 또는 내과의사회, 관련학회로 연락하여 자문변호사와 함께 행정심판을 진행해보는 것도 후배들을 위해 나쁘지 않다.

5-5 검진비용 환수 및 행정처분 절차는?

국가건강검진의 시작과 끝

검진비용 환수는 건강보험공단이 담당하며 행정처분은 관할 보건소가 담당한다. 즉 환수기관과 행정처분기관이 다르기 때문에 공단직원이 공단현지확인에서 사실확인서에 사인만 하면 환수 이외에 별일 없을 거라고 이야기하는 것을 믿으면 안 된다.

행정처분은 앞의 '검진기관의 지정취소 및 업무정지 기준'에 따라 이뤄지니 정확하게 계산해 보고 사실확인서에 사인하도록 하자.

1. 검진비용 환수 절차

수검자가 검진받은 내역의 적합 여부를 조사하여 검진기관이 검진 관련 제규정을 위반하거나 속임수 또는 그 밖의 부당한 방법으로 청구된 검진비용으로 확인된 경우 해당 검진비용의 전부 또는 일부를 환수

환수절차

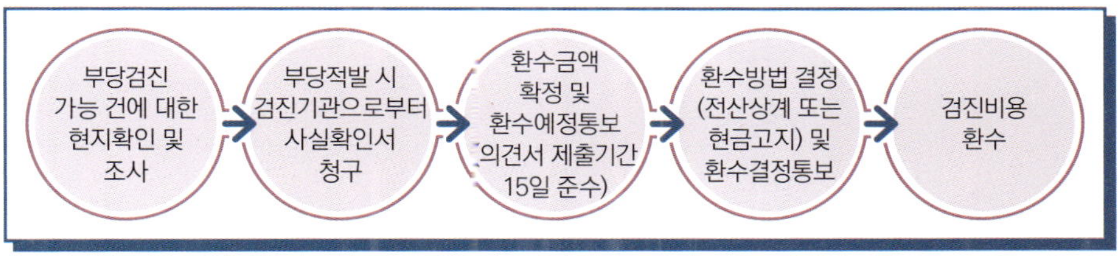

2. 검진기관위반사항 통보 및 행정처분

국가건강검진 수행 과정에서 발생한 위반사례를 관할 지자체(보건소)로 통보하여 지정취소 및 업무정지 등의 처분을 통한 부당검진 재발 방지 및 검진 질 관리 제고

위반사항 통보 및 행정처분 절차

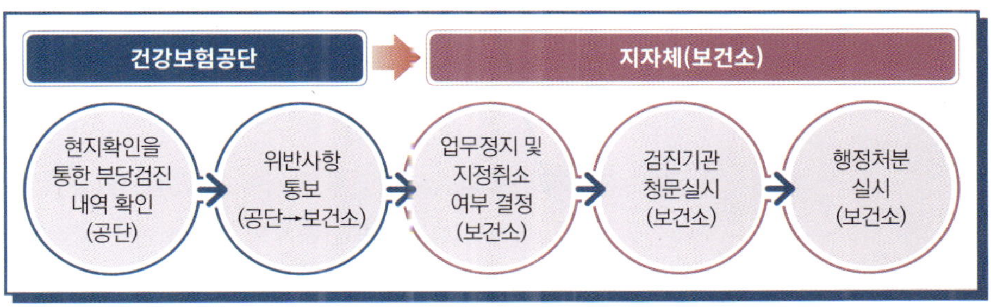

행정처분에 대한 이의신청이나 행정소송에도 기한이 있기 때문에 억울한 부분이 있다면 가능한 빨리 변호사의 자문을 받아야 한다.

5-6 검진당일/결과상담 시 진료비는 받을 수 있을까?

국가건강검진의 시작과 끝

원칙적으로 검진 당일에는 검진 진찰료(50%)가 있어서 추가 진찰료를 받을 수 없었다. 하지만, 검진당일 진찰료 환수에 대한 소송을 통해 대법원판결(2011두16025)을 받아내 검진 당일에 진찰료(50%)를 받을 수 있게 개정되었다.

보건복지부 고시 제2012-38호(2012.3.27)를 보면 진찰 이외에 의사의 처방(약제 처방전 발급, '건강보험 행위 급여·비급여 목록표 및 급여 상대가치점수'에 의하여 산정가능한 진료행위)이 발생한 경우 진찰료를 산정할 수 있으며, 국민건강보험법에 따른 건강검진 실시 당일 별도의 진찰료를 산정하는 경우 해당 사유코드를 입력하도록 되어 있다.

진찰료 산정 사유코드

구분	코드
원외처방전 발급	A
원내직접조제(경구, 외용제, 주사제 등)	B
이학요법	C
처치 및 수술	D
검사	E
「건강보험 행위 급여·비급여 목록표 및 급여상대가치점수」 제1편 제3부 행위 비급여 목록에 따라 산정 가능한 진료행위	F
A부터 F까지에 해당하지 않는 사유	G

몇 가지 케이스를 통해 진찰료 청구 가능 여부를 판단해 보자.

Case 5. 일반건강검진 당일에 시행한 비급여 갑상선초음파는 진찰료를 청구할 수 있을까?

갑상선초음파는 일부 급여기준을 만족하는 경우를 제외하고 비급여로 시행되기 때문에 '건강보험 행위 비급여 목록표'에 의해 산정가능한 진료행위에 해당하며 비급여라 하더라도 F로 사유를 넣고 진찰료 청구가 가능한 검사이다. 하지만 건강검진 당일에 하는 경우 본인희망에 의한 건강검진 목적이 아닌 검사라는 점이 명백해야 진찰료를 청구하는 것이 가능할 것이다. 따라서, 저자의 주관적인 견해로는 검진 당일에 시행하는 비급여 초음파는 증상이 명백한 경우가 아니라면 진찰료 50%를 받기보다는 진찰료를 받지 않는 것이 정신건강에 좋다고 생각한다.

Case 6. 대장암검진 대변검사를 하면서 비급여 장정결제를 처방하는 경우 진찰료를 청구할 수 있을까?

검진당일에 대장내시경을 하는 경우 사전 진료내역이 필요하다. 대부분 장정결제를 처방하며 진료내역을 기록하지만, 최근 비급여 장정결제를 많이 사용하면서 다른 약제 처방 없이 비급여 장정결제를 처방받을 때 대변검사를 같이 제출하는 경우가 많아지고 있다. 이 경우 진찰료 산정은 가능할까? 장정결제를 처방할 때 진찰료를 청구하지 않으면 오히려 위암검진과 같이 시행하는 대장내시경에 문제가 발생할 수 있다. 의무기록에 대장내시경을 해야 하는 이유를 잘 기술하고 진료비를 청구하면서, 'A부터 F까지에 해당하지 않는 사유' G에 체크한 후 '비보험 장정결제 처방'이라고 사유를 적어주도록 하자. 물론 건강검진 목적의 대장내시경이라면 장정결제 처방도 비급여이며 진찰료를 청구하면 안 된다.

Case 7. 대장암 2차 장정결제를 처방하는 경우 진찰료를 청구할 수 있을까?

암검진 진찰료는 '상담료 및 행정비용'이 모두 포함된 가격이다. 검진 결과 설명은 진찰료 청구가 불가하며, 2차 검진인 대장내시경 검사 상담료도 1차 대장암검진 상담료에 모두 포함되어 있다. 따라서 타 병원에서 대장암검진을 하고 양성결과지를 가져온 경우라 하더라도 대장암 2차 대장내시경 장정결제만 처방할 때는 진찰료를 청구할 수 없다. 단, 타 병원에서 대장암검진 대변검사를 하고 내원한 경우에는 대장암 2차 대장내시경 시 암검진 상담료 및 행정비용을 1회 청구 가능하다.

대장암검진 시 상담료 및 행정비용: 1회만 청구가능

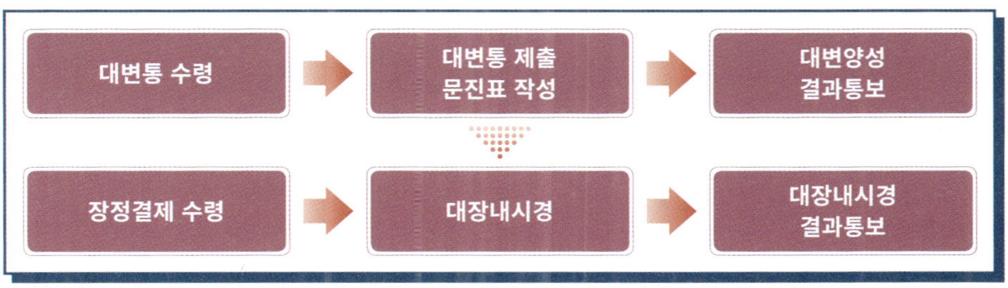
대변통 수령
대변통 제출
문진표 작성
대변양성
결과통보
장정결제 수령
대장내시경
대장내시경
결과통보

Case 8. 위암검진위내시경에서 조직검사 후 주는 sodium alginate 청구 가능할까?

Sodium alginate(라미나지, 알지드 등)는 식약처 허가사항에 '위생검 출혈 시의 지혈'을 갖고 있으나, 2022년 11월부터 역류성 식도염의 자각증상 개선 이외에는 약값 전액을 환자가 부담하도록 변경되었다. 위암검진 조직검사 후 지혈을 위해 제공되는 sodium alginate는 급여기준에 다라 환자 본인부담 100:100으로 처방가능하나, 진료비는 검진에 연결된 행위인지 지혈을 위한 행위인지에 따라 논란의 여지가 있다. 안전하게 위장약을 같이 처방해주도록 하자.

Case 9. **대장암검진 대장내시경에 사용한 진경제(Scopolamine butylbromide) 청구 가능할까?**

위암검진에는 진경제인 atropine과 buscopan이 포함되어 있다. 하지만 대장암검진에는 진경제가 포함되지 않아 진경제를 따로 청구하면서 진찰료 청구를 해볼까 하는 호기심이 생길 수 있다. 히스판주(Scopolamine butylbromide)의 경우 '소화관의 엑스선 및 내시경검사의 전처치'라는 식약처 허가사항이 있기 때문에 대장암검진 대장내시경에서 사용은 가능하다. 하지만, 검진 목적의 전처치 약제이므로 환자나 공단으로 청구는 불가할 것으로 판단된다. 당연히 진료비 청구도 안 된다. 단, 대장암검진 대장내시경 중 용종이 발견되어 대장내시경 용종절제술이나 점막절제술(Q7701800, Q7703800)을 같이 시행하는 경우에는 진료비 청구도 가능하고 진경제 청구도 가능하며, 수면비도 보험적용이 가능하다. 하지만, 이 경우에도 내시경세척비용은 검진내시경에 포함된 것으로 보아 청구 불가이다. 참고하자.

Case 10. **일반검진 결과지를 보고 우울증 '해당'이라며 문의하러 내원한 환자, 진료비 청구 가능할까?**

	실시대상자 여부	결과		
B형 간염	☐ 해당 ■ 비해당	표면항원		☐ 일반 ☐ 정밀( )
		표면항체		☐ 일반 ☐ 정밀( )
		☐ 항체 있음 ☐ 항체없음 ☐ B형 간염 보유자 의심 ☐ 판정보류		
우울증	■ 해당 ☐ 비해당	■ 우울증상이 없음(0~4점) ☐ 가벼운 우울증상 (5~9점) ☐ 중간 정도 우울증 의심 (10~19점) ☐ 심한 우울증 의심 (20~27점)		
인지기능 장애	☐ 해당 ■ 비해당	☐ 특이 소견 없음(0~5점) ☐ 인지기능 저하 의심 (6점 이상)		
골밀도 검사	☐ 해당 ■ 비해당	측정 부위	T-점수	☐ 정상 ☐ 골감소증 ☐ 골다공증
노인신체 기능검사	☐ 해당 ■ 비해당	☐ 정상 ☐ 신체기능저하		
노인기능 평가 (문진)	☐ 해당 ■ 비해당	낙상		☐ 정상 ☐ 낙상 고위험자
		일상생활 수행능력		☐ 정상 ☐ 일상생활 도움 필요
		예방접종		☐ 인플루엔자 접종 필요 ☐ 폐렴구균 접종 필요 ☐ 접종 필요 없음
		배뇨장애		☐ 정상 ☐ 배뇨장애 의심

건강검진 결과만을 듣기 위해 내원한 경우 진료비를 청구하면 안 된다. 위의 사례처럼 실제 우울증이 아니라 실시대상자에 해당한 것이지만 우울증인 줄 알고 내원한 경우 건강검진 결과 상담에 해당하기 때문에 진료비를 청구하면 안 된다.

Case 11. 타 병원 건강검진에서 간수치가 높다고 결과지를 가져온 환자

동일한 기관에서 시행한 건강보험 검진결과에 대하여 설명 및 상담이 이뤄지는 경우 진찰료를 청구할 수 없다. 하지만, 간수치 이상으로 추가적인 피검사(HBsAg/Ab)가 이뤄지거나 약제 처방을 하는 경우에는 당연히 질병에 대한 진찰이므로 급여적용이 가능하다. 다만, 이때는 재진 진찰료를 적용해야 한다. 문제는 타 기관에서 시행한 건보공단 검진결과에 대하여 설명 및 상담만 이루어질 때이다. 이상소견에 대한 추가검사나 약처방을 하는 경우에는 당연히 진찰료를 청구할 수 있으나, 검진 결과에 이상이 없고 어려운 문구나 결과를 설명해 주기만 했다면 진찰료 청구는 어렵다.

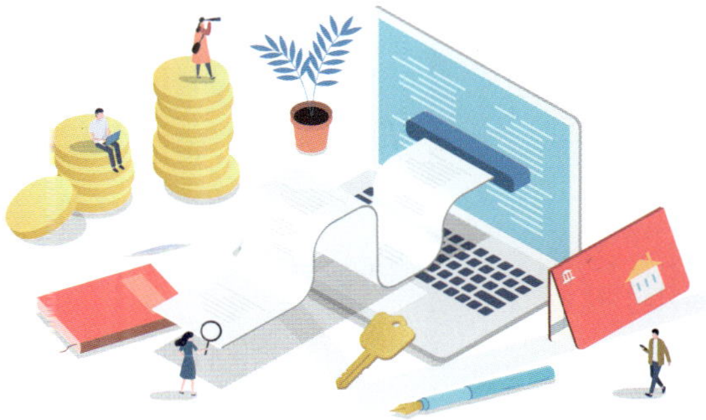

5-7 검진기관 평가 소개 및 준비 방법

국가건강검진의 시작과 끝

Case 12.

개원한 지 3년 차를 맞은 A원장. 4주기 검진평가 대상이 되었다는 공문을 팩스로 받게 되었다. 아직 개원한 지 3년밖에 안 되었는데 4주기 검진평가를 받는다니! 이건 어떤 경우란 말인가?

Point! 검진평가는 미흡을 면하는 것이 가장 중요하다. 평가지침서가 어렵다면 한국건강검진학회 학술대회에서 진행되는 평가대비 강의를 듣도록 하자

검진기관평가는 3년에 한 번씩 병원급과 의원급을 구분하여 주기적으로 실시된다. 4주기 의원급 검진평가는 2022년 시행되었으며, 5주기 의원급 검진평가는 병원급과 같이 2025년 1월 1일로 기준일이 확정되었다. 의원급과 병원급의 검진평가는 같은 기준을 통해 이뤄지기 때문에 의원급에게 조금 가혹할 수도 있다고 느껴질 수 있다. 하지만, 검진 질관리/평가는 시대적인 흐름이기 때문에 빨리 받아들이고 준비하도록 하자.

토막상식 4. 의원급 검진기관 평가

근거: 건강검진기본법 제10조 및 제15조 같은 법 시행규칙 제7조 내지 제12조

목적: 검진기관의 검진수행과 관련된 인력, 시설, 장비 등의 검진 준비, 과정, 결과의 모든 측면에서 지속적인 건강검진의 질 향상을 도모하기 위한 평가

시기: 병원급 이상과 의원급으로 구분하여 3년간 순차 실시

검진평가 전에 의원급 검진기관 평가 지침서가 나오게 되며 4주기까지는 관심이 있다면 1년 전부터 병원급 평가 지침서를 참고하여 미리미리 준비할 수 있는 기회가 있었다. 하지만, 5주기 검진평가부터 의원급과 병원급이 동시에 시행되어 의원급 의료기관에게는 다소 불리해졌다.

검진평가에서 가장 중요한 것은 미흡기관을 면하는 것이다. 미흡은 60점 미만인 경우 해당하게 되며, 1차 미흡평가를 받게 되면 사후관리 후 수시평가를 다시 받게 된다. 60점 정도는 누구나 맞을 수 있지 않을까 생각하지만, 생각보다 미흡 비율이 높으며 항목에 따라 대상 의료기관의 10% 넘게 미흡 판정을 받는 분야도 있다.

미흡기관이 되는 경우 사후관리를 받게 되고 이후 수시평가가 시행되는데, 지난 3주기 평가에서는 코로나로 사후관리 및 수시평가를 시행하지 못해 4주기 평가로 수시평가를 대체하였다. 또한, 4주기 평가 역시 의료농단사태로 사후관리 및 수시평가를 시행하

참고자료 8. 3주기 검진평가 결과통보서

명실상부한 국민행복, 글로벌 건강보장 리더
국민건강보험공단

수 신 : 의원장 귀하

제 목 : 3주기 의원급 검진기관평가 결과 통보

가. 귀 기관의 무궁한 발전을 기원합니다.

나. 검진건수에 따른 규모별 맞춤형 평가 실시로 국가건강검진의 질 향상을 도모하고자 실시한 3주기 의원급 검진기관평가 결과를 붙임과 같이 통보하오니, 검진기관 자체적 질 관리 업무에 참고하시기 바랍니다.

○ 평가개요
- 법적근거 : 「건강검진기본법」 제15조(검진기관평가)에 따라 3년 주기로 실시
- 대상 : 지정유지 중인 검진기관
- 방법 : 연간 검진인원(300명)에 따라 2개 그룹*으로 구분·평가
  * 1그룹(300명이상, 서면조사+방문조사), 2그룹(300명 미만, 필수 교육이수 여부)
- 결과 : 1그룹(우수, 보통, 미흡), 2그룹(이수, 미이수)
  ※ ('최우수' 기관) 평가결과 상위 10% 이내, 모든 평가분야별 결과 '우수'인 경우 선정

○ 결과공개
- 공개범위
  * 대국민 : 검진유형별 · 평가분야별 등급 공개 … 국민건강보험(건강iN) 홈페이지
  * 검진기관 : 검진유형별 · 평가분야별 점수 및 등급 공개(평가문항별 세부결과 포함)
- 결과확인 : 건강관리포털(sis.nhis.or.kr) > 검진기관평가 > 최종평가결과조회

○ 문의사항 : 관할 지역본부 또는 지사로 문의

붙임: 3주기 의원급 검진기관평가 결과 1부. 끝.

국민건강보험공단 이사장

3주기 의원급 검진기관평가 결과

기관기호		기관명	내과의원

검진유형 및 평가분야	평가점수	등급	비고
■ 일반검진	88.10	보통	
- 일반분야			
- 진단검사의학분야			
- 영상의학분야			
- 출장분야			
■ 영유아검진			
■ 구강검진			
■ 위암검진	88.10	보통	
- 영상의학분야			
- 내시경학분야			
- 병리학분야			
- 출장분야			
■ 대장암검진	90.10	우수	
- 영상의학분야			
- 진단검사의학분야			
- 내시경학분야			
- 병리학분야			
■ 간암검진	88.20	보통	
- 영상의학분야			
- 진단검사의학분야			
- 출장분야			
■ 유방암검진	84.00	보통	
- 영상의학분야			
- 출장분야			
■ 자궁경부암	96.80	우수	
- 병리학분야			

※ 1그룹: 우수(90점 이상), 보통(60점 이상 ~ 90점 미만), 미흡(60점 미만) / 2그룹: 필수교육 이수, 미이수
- 1그룹 중 평가결과 상위 10% 이내이고, 모든 평가분야별 결과 '우수' 등급인 경우 '최우수' 등급 부여 (단, 영유아검진 및 구강검진 제외)

지 못해 5주기 평가로 수시평가가 대치된다. 이 수시평가에서도 연속 미흡평가를 받게 되면 2번 연속 최하위 등급 평가를 받은 기관이 되어 3개월 업무정지 처분이 내려진다.

3/4주기 미흡기관 수시평가 및 행정처분

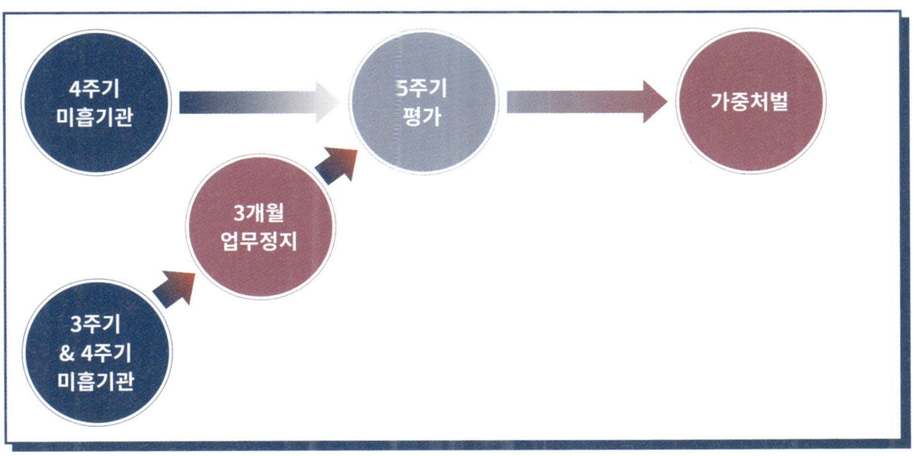

검진평가 미흡기관 처벌규정

위반행위	관련근거	지정취소 및 업무정지 기준		
		1차 위반	2차 위반	3차 위반
10. 정당한 사유 없이 법 제15조에 따른 검진기관의 평가를 거부한 경우	법 제16조 제1항 제5호	업무정지 3개월	지정취소	
11. 법 제15조에 따른 검진기관의 평가에서 가장 낮은 등급을 연속하여 받은 경우	법 제16조 제1항 제5호			
가. 법 제15조에 따른 검진기관의 평가에서 가장 낮은 등급을 **두 번 연속하여 받은 경우**		**업무정지 3개월**		
나. 법 제15조에 따른 검진기관의 평가에서 가장 낮은 등급을 **세 번 연속하여 받은 경우**		**지정취소**		

세 번 연속으로 최하위 등급을 받게 되면 지정취소 조치를 받게 된다. 검진기관평가 미흡으로 인해 지정이 취소된 검진기관은 지정이 취소된 날부터 2년 이내에는 검진기관으로 재지정 받을 수 없다(건강검진기본법 제16조 제2항).

토막상식 5. 4주기 검진평가 뒷이야기

4주기 검진평가를 보면 대상기관 4,070개 기관 중에서 임상병리실을 운영하는 자체검사 기관이 1,270개, 전체위탁기관이 2,800개로 전체 위탁기관이 더 많다. 임상병리사 없이 피검사를 수탁으로 맡기는 전체 위탁기관의 경우, 원장님들이 진단검사의학분야의 평가에 대해 무관심해서 자료 제출조차 미흡한 기관들이 많다는 것이 문제다. 이번 4주기 검진평가에서도 진단검사의학분야가 가장 많은 미흡비율을 보였다.

진단검사의학분야 평가지침서를 읽어보면 내부정도관리, 외부정도관리, 참고값 설정 등 요단백검사만 원내에서 시행하는 우리 기관이 왜 이런 서류와 자료를 갖춰야 하는지 쉽게 납득되지 않는 것은 사실이다. 하지만, 미흡을 면하는 것이 평가의 목표이며 진단검사의학분야의 경우 1년마다 받아야 하는 교육과 지침서만 갖추더라도 60점을 넘어 미흡기관을 면할 수 있다는 점을 리마인드하고 서류를 갖춰서 제출하도록 하자.

원장님들이 간과하는 진단검사의학분야 검진평가의 문제는, 진단검사의학분야에서 미흡 등급을 받게 되면 일반검진뿐 아니라 AFP검사가 포함된 간암 검진과 Stool OB가 포함된 대장암 검진도 같이 미흡 등급을 받게 된다는 점이다. 즉, 진단검사의학 분야에서 2번 연속 미흡을 받게 된다면 **일반검진만 업무정지가 이뤄지는 것이 아니라 간암검진과 대장암검진도 3개월 업무정지 위험에 빠지게 된다.**

평가 항목이 이해되지 않고 짜증나더라도, 다운받은 지침서를 원장님이 직접 읽어보고 제목이나 기관명이라도 의원 이름에 맞게 수정하여 제출하는 것이 진단검사분야 미흡 등급을 피하는 데 가장 중요하다. 전체 수탁기관의 경우 매년 암센터의 질관리 온라인 교육만 받고 지침서만 잘 갖춰 놓아도 미흡은 면할 수 있다. 꼭 챙겨 보자!

5-8 검진기관 지정을 위해 받아야 하는 교육과 검진평가를 위해 받아야 하는 교육

Case 13.

검진 개설을 위해 신청을 준비한 A원장. 암센터 온라인 교육센터에서 다양한 암검진 교육을 받았지만, 개설 현지확인을 위해 방문한 공단직원은 일반건강검진 교육 수료여부만 확인하고 갔다. 암검진 교육은 언제 필요한 것일까?

Point! 검진기관을 지정신청하기 전에 건강검진 사이버연수원(https://life.el.or.kr/)에서 '의사교육 - 일반건강검진 교육'을 꼭 수료해야 한다

검진기관을 지정신청하기 전에 건강검진 사이버연수원(https://life.el.or.kr/)에서 '의사교육 - 일반건강검진 교육'을 꼭 수료해야 한다. 지금은 교육을 수료하지 않으면 공단 사이트에 등록이 되지 않아 앞으로 재발가능성은 없지만, 2018년 일반건강검진과 생애 전환기 건강검진이 통합되면서 바뀐 일반건강검진교육을 이수하지 않고 출장검진을 시행한 사례가 있었다. 해당 검진기관은 2020년 현지확인을 통해 적발되어, 4,400만원 환수처분을 받았지만 행정소송(2021구합2124)에서 원고 승소하였다.

"C의원은 검진기관으로 지정된 후 5년 이상 별다른 위반행위 없이 건강검진을 시행해 왔고, D 씨가 종전 교육만을 받고 건강검진을 실시함으로써 D 씨가 얻을 수 있는 이익도 없다. 검진 담당의사가 받는 교육은 4시간의 온라인 교육을 통해 이수할 수 있는 것으로, D 씨는 공단 연락을 받고 바로 교육을 이수했다. 따라서 위반 사실은 사소한 부주의나 오류로 인한 것으로 인정돼 그 불법성의 정도가 크지 않다. D 씨는 종전 교육을 수료했고, 종전 교육과 현행 교육에 포함된 교육 과목 내용이 크게 다르지 않은 것으로 보인다. D 씨가 이수한 종전 교육 내용과 실제 건강검진을 시행한 내용 등에 비춰 보면 그 검진비용 전액을 환수하는 것은 과다할 뿐만 아니라 형평에도 어긋난다."

국립암센터의 검진교육(https://neweducation.ncc.re.kr/)은 암검진 검진기관평가를 위해서 받아야 하는 교육이다. 대부분 3년에 한 번만 받으면 되나, 진단검사의학분야의 경우 매년 받도록 규정되어 있는 교육이 있으므로 검진평가 시 주의하도록 한다. 특히 검진평가에서 교육은 기본점수를 주는 부분으로 여겨지지만 검진평가 인정기간 내에 꼭 받아야 점수를 받을 수 있기 때문에 검진평가일정이 발표되면 잘 챙겨야 한다. 5주기 검진평가를 앞두고 제시된 다음의 표를 참조해서 미리미리 교육을 받아두도록 하자.

참고자료 9. 5주기 검진기관평가 평가분야별 교육관련 평가문항

일반검진

평가문항	배점	교육대상	인정기간	인정교육 내용
일반 분야				
4.1.1. 최근 3년 이내에 검진의사는 주기적으로 일반건강검진 교육을 이수하였다	3점	검진의사	최근 3년	• 일반건강검진교육 또는 일반건강검진교육_보수교육 (국가건강검진 사이버연수원: http://life.nhis.or.kr)
4.1.2. 최근 3년 이내에 검진의사 이외에 공단에서 실시한 검진기관 검진인력(의료기사) 전문교육과정을 수료한 직원이 있다	3점	임상병리사 또는 방사선사	최근 3년	• 공단에서 실시하는 전문교육(집합교육, 온라인교육) – (집합교육) 임상병리사 방사선사 교육 – (온라인교육) 국민건강보험공단 운영 온라인교육 중 임상병리사 전문교육 및 방사선사 전문교육 ※ 국가건강검진 사이버연수원: http://life.nhis.or.kr
진단의학분야(암검진 공통)				
1.1.1. 검사실 담당자는 적합한 면허를 가진 의사 또는 임상병리사이며, 매년 검진 및 검사실 품질관리 관련 교육을 이수하고 이에 대한 기록을 보관한다	8점	의사 임상병리사	최근 1년	• 국가건강검진 항목과 관련된 보수 교육 및 질 향상 교육만 인정 – (학회 보수교육) 대한진단검사의학회, 대한임상검사정도관리협회, 대한임상병리사협회 – (온라인교육) 국립암센터 국가 암검진 질향상 교육 (① 품질관리개요와 검체관리, ② 내부·외부 정도관리와 시약 및 장비관리, 암센터교육은 2가지 모두 이수)
1.1.2. 검사실 업무를 담당하고 있는 임상병리사가 근무하고 있다	2점	• 평가기준일 현재 공단에 검진인력으로 등록된 임상병리사 확인		
영상의학분야				
1.1.1. 상근하는 방사선사가 있다	2점	• 평가기준일 현재 공단에 검진인력으로 등록된 방사선사 확인		
1.2.1. 최근 3년 이내에 검진기관에서 촬영하는 검사자(방사선사)는 흉부촬영 표준검사방법 교육을 이수하였는가? ※ 방사선사가 없는 경우에는 의사가 교육 대상	2점	방사선사	최근 3년	• 공단에서 운영하는 '온라인 교육'만 인정 → '흉부촬영 표준검사 방법과 방사선 안전관리' 교육 ※ 국가건강검진 사이버연수원: http://life.nhis.or.kr

암검진

평가문항	배점	교육대상	인정기간	인정교육 내용
내시경분야				
1.1.1. 적어도 1년 이상의 지도하 내시경 수련을 받은 전문의 또는 위내시경 및 대장내시경 시술 경험이 있는 의사가 내시경 검사를 시행하고 있는가?	15점	• (위내시경) 소화기내시경 세부 전문의 인증서(15점), 대한위대장내시경학 회의 내시경인증의 인증서 또는 500건 이상 내시경 증빙서류(13점) • (대장내시경) 소화기내시경 세부 전문의 인증서(15점), 대한위대장내시경 학회의 내시경인증의 인증서 또는 150건 이상 내시경 증빙서류(13점)		

평가문항	배점	교육대상	인정기간	인정교육 내용
1.1.2. 최근 3년 동안 내시경 의사 인력이 최소 12시간 이상의 내시경 관련 연수교육을 이수하는가? ※ 공단에 등록된 내시경 의사 전체 교육시간 평균(내시경 의사 1인 최대 12시간까지만 인정)	12점	의사	최근 3년	• 대한소화기내시경학회, 대한위대장내시경학회가 인정하는 내시경 질 관리 관련 연수교육 → 1일 최대 6시간 인정 • 국립암센터 '국가암검진 질 향상' 온라인 교육 → 3시간 인정
1.1.3. 최근 3년 동안 내시경 간호 인력이 내시경 질 관리 교육에 참여하는 비율이 얼마나 되는가? ※ 공단에 등록된 검진 간호인력 중 50% 이상 교육을 참여한 경우 만점	3점	간호사	최근 3년	• 대한소화기내시경학회, 대한위대장내시경학회가 인정하는 내시경 질 관리 관련 연수교육 • 국립암센터 '국가암검진 질 향상' 온라인 교육
1.5.8. 최근 3년 이내에 내시경 시행의사와 소독 실무자가 내시경 소독 교육을 이수하는가?	4점	의사 소독실무자	최근 3년	• 오프라인 교육 – (의사) 대한소화기내시경학회·대한위대장내시경학회 및 지회 교육, 국립암센터 내시경 소독교육 – (소독실무자) 대한소화기내시경학회·대한위대장내시경학회 및 지회 교육, 대한소화기내시경간호학회 소독교육 • 온라인 교육 (2022년 교육만 인정) – (의사, 소독실무자) 대한소화기내시경학회, 대한위대장내시경학회, 국립암센터 소독 교육
영상의학분야(간초음파)				
1.2.1. 최근 3년 이내에 검진기관에서 검사를 시행하는 의사는 간초음파 검사방법에 관한 교육을 이수하였는가?	2점	의사	최근 3년	• 국립암센터 '국가암검진 질 향상' 온라인 교육 → 간초음과 정도관리와 표준검사법 • 대한의사협회 평점이 인정되는 전문학회 간초음파 검사방법 교육 → 연수강좌 제목에 간초음파, 복부 초음파 필수 표시
영상의학분야 (유방촬영)				
1.1.1. 특수의료장비 운용 인력으로 등록된 검사자(방사선사)가 실제 운용 인력과 동일한가?	2점		제출한 유방촬영검사를 실시한 방사선사 면허증 사본	
1.1.2. 특수의료장비 운용 인력으로 등록된 영상의학과 전문의가 판독자인가?	2점		제출한 영상을 판독한 영상의학과 전문의 자격증 사본	
1.2.1. 최근 3년 이내에 검진기관에서 촬영하는 방사선사는 올바른 유방촬영 검사방법에 관한 교육을 이수하였는가?	2점	방사선사	최근 3년	• 국립암센터 '국가암검진 질 향상' 온라인 교육 → 유방촬영의 정도관리와 임상영상 • 그 외 전문학회에서 실시한 유방촬영 검사방법 교육
1.2.2. 최근 3년 이내에 판독하는 영상의학과 전문의는 전문 학회에서 주관하는 유방 판독에 관한 전문 교육을 이수하였는가?	2점	의사	최근 3년	• 국립암센터 '국가암검진 질 향상' 온라인 교육 → 유방촬영 판독 자가학습 • 대한의사협회 평점이 인정되는 전문학회 유방촬영 판독 교육 → 연수강좌 제목에 유방촬영 판독 필수 표시

평가문항	배점	교육대상	인정기간	인정교육 내용
병리학분야(병리과 없음)				
1.1.3. 최근 3년 동안 국립암센터에서 시행하는 병리학검사 관련 국가암검진 질 향상 교육을 이수하였는가? ※ 의사와 검사실담당자 모두 교육 대상	10점	의사 검사실 담당자	최근 3년	• 국립암센터 '국가암검진 질 향상' 온라인 교육 - 위·대장암검진 조직검사 온라인 교육 → 위암 및 대장암만 지정된 검진기관 - 자궁경부암검진 세포검사 온라인 교육 → 자궁경부암만 지정된 검진기관 - 위·대장암검진 조직검사 및 자궁경부암검진 세포검사(통합) 온라인 교육 → 위암 및 대장암과 자궁경부암 모두 지정된 검진기관

[참고사항] 수탁기관 정보는 자가웹 입력(기본정보)사항으로 평가 점수의 30%를 차지 … 부정확하거나 미입력 시 '0'점 처리

- (제1 수탁기관) 검진기관과 직접 계약한 수탁기관(조직 + 세포)
- (제2 수탁기관) 제1 수탁기관에서 재위탁한 수탁기관(조직 + 세포) → 검체의 진단이 이루어지는 수탁기관을 말함

[예시] 국민내과의원에서 병리검체 진단과 관련하여 보험병리과의원과 계약하였고, 건강병리과의원에서 해당 검체의 병리진단이 이루어졌다면, 국민내과의원은 위탁기관, 보험병리과의원은 제1 수탁기관, 건강병리과의원은 제2 수탁기관(재위탁기관)

토막상식 6. 진단검사의학 및 병리학분야 교육의 중요성

진단검사의학분야 질관리교육은 매년 듣도록 되어 있으며 점수가 8점에 해당된다. 진단검사의학분야에서 8점을 잃어버린다면 미흡에 한걸음 더 다가가게 된다. 검진평가 스케줄이 나온다면 꼭 챙겨서 듣도록 하자. 병리학분야 질관리교육을 이수했는지 여부는 10점의 가장 큰 점수를 가지고 있으므로 위암/대장암/자궁암 검진을 시행하고 있다면 암센터 온라인 교육을 꼭 듣도록 하자.

토막상식 7. 내시경질관리 평점은 대한위대장내시경학회에서도 가능하다

검진평가에서는 내시경하는 모든 원장이 3년 내에 질관리 평점 12점을 받아야 하며, 소속된 의료기관 의사들의 질관리 평점을 12점 만점으로 평균을 내서 평가하기 때문에, 한 명의 의사라도 질관리 평점이 부족하면 검진평가 점수에서 4~8점이 감점된다. 펠로우를 마친 소화기내시경전문의라면 개업 초기나 봉직 시작 시 내시경학회에 잘 가지 않게 되고 전문의 연장 평점만 관리하려고 하는데, 이 경우 검진평가 시점에서 질관리 교육 평점 미달사태가 발생하게 된다. 질관리 교육평점은 검진평가 기간 안에 이수해야 하기 때문에 문제를 인지한 이후에는 메꾸기가 쉽지 않다. 새로 부임한 의사 선생님들에게 대한위대장내시경학회에 가서 평점을 따라고 꼭 안내하자.

토막상식 8. 유방암검진평가의 불가항력적인 요소

유방암검진의 교육의 경우 판독해 주는 영상의학과 전문의가 교육을 이수했는지, 특수장비 운용인력으로 등록된 영상의학과 전문의가 판독하는지에 따라 각각 2점이 좌우된다. 내과원장의 입장에서는 불가항력적인 부분이라 약간 짜증이 나겠지만 총 4점에 불과하니 크게 개의치 말자. 제출하는 사진을 잘 골라서 미흡을 면하는 것이 가장 중요하다. 사진을 잘 고르는 법은 한국건강검진학회의 학술대회를 참조해 보자.

토막상식 9. 5주기 검진평가에서 교육인정기간

의원급 검진평가의 평가기준일은 항상 6월 1일이었으나 이번 5주기에는 병원급과 같이 시행하면서 5개월이 당겨져서 1월 1일이 되었다. 한국건강검진학회와 대한내과의사회는 갑작스럽게 평가기준일이 당겨져 회원들의 교육이수평점에 문제가 발생하는 것을 방지하기 위해 4주기 평가와 겹치는 기간에 이수한 교육을 복수인정해달라고 주장하여 인정받았다. 즉 2022년 1월 1일부터 5월 31일 사이에 받은 교육도 인정이 가능하다. 단 최근 3년의 인정기간을 갖는 교육에 한하며 2년이나 1년마다 받아야 하는 교육은 해당되지 않는다.

5-9 함정카드를 피해 가자. 국가검진에서 자주 걸리는 다양한 실사례 10가지

1. 계륵 같은 요단백검사, 간호조무사가 판독하다 걸리면?

Case 14.

코로나 시기 개원하여 이제 좀 검진을 하나 생각했던 E원장, 검진기관 현지조사를 받던 중 "공단검진 소변검사 판독을 누가 하나요?"라는 공단직원의 질문에 간호조무사가 "그런 건 제가 하는데요."라고 대답해서 큰 곤경에 빠졌다. 요단백검사는 과연 누가 판독해야 하며, 위반 시 처벌수위는 어떨까?

결론: **원장의 의사면허정지 사유다. 임상병리사가 없다면 꼭 의사가 판독해야 한다.**

요단백검사는 꼭 원내검사로 2시간 이내 시행하도록 규정되어 있다. 외부수탁으로 검사할 수 없는 항목이다 보니 임상병리사를 두고 있지 않은 전체 수탁기관에서 자주 적발되고 검진평가에서도 문제를 일으키는 경우가 많다.

요검사의 판독주체는 상근직 의사나 임상병리사이다. 간호조무사가 판독하다 적발되는 경우 의료법 및 의료기사법 위반이 되기 때문에 검진기관 정지뿐 아니라 의료법 위반에 따른 형사처벌도 받게 된다.

임상병리사를 오전 파트로만 구인하게 되는 경우, 주 32시간 근무라는 상근규정을 채우지 못해 문제가 되는 경우가 있다. 32시간 근무시간에 맞춰 직원을 구인하고 최저임금을 준수해서 근로계약서를 작성하도록 하자.

2. 중성지방 400 이상일 때 LDL 실측을 하지 않으면?

Case 15.

환자의 피검사 결과를 팩스로 제출하라는 공문을 받은 F원장님. 검사 결과를 보니 TG 400 이상인 환자들이 TG>400인지 확인하려는 것 같아 FAX로 제출하였다. 일주일 뒤 TG 400 이상인 경우 LDL 실측값이 측정되지 않았다고 행정처분이 내려진다는 연락을 받았다.

Case 16.

원내에서 검사실을 운영하는 G원장님, 검진기관 현지조사에서 중성지방 400 이상인 경우 LDL 측정을 어떻게 처리하냐는 질문에 LDL 실측은 시약의 가격이 비싸고 케이스가 적어 다음날 외부 수탁을 맡긴다고 답했다. 사실확인서를 받아간 공단직원이 행정처분을 내리겠다는 연락을 했다. 이유는?

Case 17.

G원장님의 병원에 다시 현지확인을 나온 공단직원, 지난번에 적발한 검사 건 이후 올해 검사분에 대해 다시 적발하여 가중처벌을 하겠다고 통보받았다. **나누기 적발로 가중처벌이 되는 것은** 합당한가?

결론: **2024년부터 LDL실측검사 기간이 일주일로 연장된다.**

'중성지방 400 이상인 경우 LDL콜레스테롤 실측' 규정은 중성지방이 400 이상으로 나오는 경우 LDL콜레스테롤이 채혈 후 24시간 이내에 실측이 이뤄져야 한다는 2단계의 복잡하고 까다로운 규정이다. 이미 많이 알려져 있기는 하지만, 부원장이 바뀌거나 임상병리사/입력담당 직원이 바뀌는 경우 실수가 발생하고 다양한 환수 및 행정처분 사태가 매년 벌어지고 있다. 대한내과의사회와 한국건강검진학회는 진단검사의학재단의 협력하에 보건복지부 및 건강보험공단과의 협의를 통해 2024년 건강검진부터 LDL콜레스테롤 실측 기간을 일주일로 연장하는 데 성공하였다.

Case 15번처럼 공단에서 자료제출요청이 오는 경우 여러 가지 확인을 해보고 제출해야 한다. 아무 생각 없이 제출하는 경우 단순환수에서 그치지 않고 현지조사나 행정처분까지 이어지는 경우가 많다. 외부 수탁기관에 맡기는 경우 TG 400 이상이면 자동으로 LDL콜레스테롤을 계산하도록 로직을 걸어두는 것이 좋다. 직원들이 검진오더로 넣지 않고 일반오더로 추가하는 경우가 생길 수 있으므로, 일반 진료에서 나오는 검사 오더도 TG 400 이상이면 자동으로 LDL콜레스테롤을 계산하도록 설정을 권장한다.

Case 16처럼 원내검사를 시행하면서 LDL실측을 외부 수탁으로 맞기는 경우에도 검사가 채혈 후 24시간 이내에 이뤄지도록 수탁업체에게 부탁하거나, LDL실측도 원내에서 24시간 이내에 해야 했다. 비록 시약값이 비싸지만 적발되어 행정처분을 당하는 스트레스에 비하면 아무것도 아니라고 할 수 있다. 2024년부터 LDL실측치 검사를 일주일 안에 할 수 있도록 시행규칙이 개정되었다. 검진을 하다가 억울함이 느껴진다면 학회 및 의사회에 적극적으로 제보하고 도움을 구하자. 나만 억울한 일을 당하는 것은 아니다.

Case 17의 경우 1년 사이 2차 적발이 되면서 가중된 행정처분을 받게 되어 통보받은 케이스이다. 1년 이내의 2차 적발 시 가중 처벌되어 무조건 10일의 업무정지가 가산되어 내려진다. 하지만, 검진기관의 지정취소 및 업무정지 기준을 확인해 보면 위반행위에 대하여 행정처분을 받은 날과 그 처분 후 다시 같은 위반행위를 하여 적발된 날을 기준으로 한다고 규정되어 있으므로, 경고를 받기 전의 위반 행위에 대해서는 가중 처분을 피할 수 있다. 실제로 보건복지부의 유권해석을 얻어 부당한 업무정지를 면할 수 있었다. 한국건강검진학회와 대한내과의사회 실사위원회의 공동대처로 부당한 업무정지를 피할 수 있었던 케이스이다.

3. 검진 당일 대장내시경은 급여로 청구해도 안전한가?

> Case 18.
>
> 위내시경을 받으면서 대장내시경을 같이 예약하고 싶다는 환자를 만난 A원장, 같이 예약을 잡아 주긴 했지만 나중에 삭감을 당하는 것은 아닌지 걱정이 되었다. 과연 검진 당일 대장내시경은 급여로 청구 가능한가?

결론: 증상에 대한 사전진료내역이 있다면 안전하다

위암검진으로 위내시경을 실시할 때 환자본인이 원해 대장내시경을 같이 시행하는 경우 위암검진은 검진으로 청구가능하며 대장내시경 비용은 비급여 대상으로 전액 본인부담이 원칙이다. 하지만, 증상이 있는 경우 당연히 급여로 대장내시경을 받을 수 있다. 검진 당일 대장내시경의 급여에 대한 명확한 기준이 없어 논란이 있던 중 2016년 검진 당일 대장내시경의 급여기준이 정해졌다.

'고시 제2017-265호, 이상소견이 있어 건강검진 실시 당일 검사나 처치를 추가로 시행시 수가산정방법'을 보면 국민건강보험법 제52조에 의거 건강검진 실시 당일에 건강검진 실시 기준에 해당되지 않는 나766 결장경검사를 추가로 시행할 경우에는 동 검사를 시행하여야 할 증상 등이 사전 진료한 내역을 통해 진료기록부상 확인되는 경우에 요양급여비용으로 산정할 수 있다고 명시하였다.

즉, 검진 당일 대장내시경을 급여로 시행하기 위해서는 대장내시경 전에 사전진료가 필요하며, 사전진료 시 대장내시경이 필요한 증상기재 및 진단코드가 작성되어야 한다. 대부분의 검진기관에서 장정결 하제를 처방할 때 대장내시경이 필요한 증상 및 상황을 적고 적절한 진단코드를 넣는다면 검진 당일이라도 시행한 대장내시경이 삭감되는 걱정을 할 필요는 없을 것이다.

4. 대장암검진 전처치재료는 비급여로 사용 가능한가?

> Case 19.
>
> 대장암검진 대변검사 양성으로 대장암검진 대장내시경을 받으려는 환자들에게 비급여 장정결제인 오라팡이나 원프렙을 처방했던 X원장님, 최근 검진기관 현지조사에서 적발이 되었다.

결론: 2024년 대장암검진 대변양성인 수검자부터는 비급여 장정결제를 사용하고 장정결제 금액을 청구하지 않을 수 있다

오라팡, 수프렙미니나 원프렙 같은 좋은 비급여 장정결제가 많이 나와있고 환자들에게도 인지도가 높다. 하지만 2023년까지 공단검진 대장내시경에 허가되어 있는 장정결제는 종류가 정해져 있고, 이 외의 장정결제는 사용이 불가하며 대장암검진대장내시경 기본금액에 장정결제가 포함되어 청구을 안 할 수도 없었다.

대장암검진에서 사용할 수 있는 장정결제 (2023년 기준)

1. 4 L: 성분코드 312900APD: 코리트산
2. 2 L: 성분코드 616300APD: 쿨프렙산, 에스콜론산 등
3. 354 mL: 성분코드 634700ALQ: 수프렙액, 수클리어액, 이노프리 솔루션액, 크리프렙 액
4. 45.26 g: 성분코드 634700APD: 수클리어산, 이노쿨산
5. 1 L: 성분코드 682600APD: 플렌뷰산
6. 1 L: 성분코드 676300APD: 크린뷰올산

장정결제 중에서 오라팡, 원프렙, 수프렙미니 등의 비급여 제품은 물론이거니와 피코솔루션이나 세이프렙 같은 급여제품도 사용할 수 없는 경우가 있었다. 대변검사를 제출하기전 대장암검진에 사용할 수 없는 장정결제를 처방했더라면 환자에게 반납하도록 지시하고 상기 장정결제를 추가하는 등 다양한 편법이 이뤄지기도 했다.

대한내과의사회와 한국건강검진학회는 대장암검진 2차대장내시경에서 '장정결제 청구 안 함' 옵션을 넣을 수 있도록 노력하였고 2024년 대장암검진 수검자부터는 비급여 장정결제를 사용하고 대장내시경(기타)으로 장정결제 금액을 청구하지 않을 수 있게 되었다. 2024년에도 비급여 장정결제를 사용하고 장정결제 금액을 공단에 청구하게 되면 허위청구로 처벌받게 되므로 대장암 2차 대장내시경을 청구하는 경우에는 원장님들의 각별한 주의가 필요하다.

5. 대장암 2차 내시경검진 시 용종절제술을 시행한 경우 수면비와 내시경세척료는 보험으로 청구 가능할까?

결론: **세척료는 불가, 수면비는 가능**

검진대장내시경에 내시경세척료가 포함되어 있기 때문에 내시경세척료(EA010)를 다시 청구하면 안 된다. 즉 검진 당일 대장내시경 폴립절제술(Q7701800)이나 검진 당일 대장내시경 점막절제술(Q7703800)의 경우 내시경 세척료는 청구불가이다.

하지만 일부 사전 점검 프로그램에서 부수술로 청구되는 결장경하내시경폴립절제술-제2의 수술(Q7701001)이나 결장경하내시경점막절제술-제2의 수술(Q7703001)에 내시경소독료가 청구가능하다고 알림을 보내 잘못된 청구가 이뤄지는 경우가 있으니 각별히 주의해야 한다. 이는 검진기관에서 종합검진세트로 시행하는 대장내시경에서도 같이 적용되는 사항이다.

하지만 대장암검진 2차 대장내시경에서 대장내시경 폴립절제술이나 점막절제술이 이뤄진 경우 수면비는 보험으로 청구가능하다.

6. 대장암검진 업무정지 처분 시 위암검진도 정지 처분이 되는가?

> **Case 20.**
>
> 대장암검진 시 대장내시경 비용을 중복 청구하여 200만 원 정도 환수처분을 받게 된 A원장, 연평균 3억 정도 암검진 비용을 청구하는 A원장은 1% 미만의 환수금액으로 20일 미만의 업무정지를 예상하였으나 대장암검진 청구 금액이 적어 60일의 암검진 업무정지에 해당한다는 이야기를 들었다. 대장암 검진비용만으로 부당금액 비율을 계산하는 것이 맞는지, 이 경우 암검진 전체가 업무정지에 해당하는 것이 맞는지 문의해 왔다.

암검진의 업무정지 부당비율계산 및 검진정지 처분은 각각의 암검진에 독립적으로 적용된다. 대장내시경 관련 부당청구가 발생한 경우 대장암검진비용 총액으로 기준을 잡아 계산한다. 대신, 대장암검진에서 업무정지처분을 받더라도 대장암검진만 정지되며 다른 위암/간암/일반검진은 가능하다.

대장암검진의 환수조치는 대장암검진의 총금액이 작아 적은 금액으로도 비율이 높아 업무정지 처분이 나오는 경우가 많다. 대장암검진의 청구가 복잡하고 착오청구가 쉽게 발생할 수밖에 없는 상황이라는 점을 감안할 때 주의해야 할 부분이다. 특히 대장내시경 용종절제술이나 점막절제술을 같이 하는 경우 포셉이나 병리 등의 청구에 좀 더 주의를 기울여야 한다.

대한위대장내시경학회에서는 전문과목에 상관없이 일정 수준 이상의 내시경 스킬과 케이스를 보유하고 있다면, 인증의를 발급해 주고 있으며 검진관련 질관리 평점을 획득할 수 있다. 또한, 청구방법도 강의하고 있다. 검진 의료기관이라면 매년 학회에 참석해서 내시경 질관리 평점도 받고 내시경 청구에 대해 리마인드하는 일석이조의 시간을 갖도록 하자.

7. 일반검진을 정지당하면 위암검진도 하지 못하나?

암검진기관 지정기준을 보면 위암/대장암/간암검진기관의 경우 신청자격이 일반검진기관이다. 따라서 일반검진에서 업무정지처분이 내려지는 경우 위암/대장암/간암검진도 시행하지 못하는 막대한 피해가 있었다. 하지만, 2019년 LDL콜레스테롤 사태에서 행정소송(강행심 2019-550 판결)을 통해 일반검진업무와 암검진업무가 분리되어 정지되도록 개정되었다. 따라서 일반검진이 정지되어도 위암검진은 가능하다.

하지만, 일반검진기관이 취소되는 경우 암검진기관도 취소되게 되므로 주의해야 한다.

8. 검진평가에서 진단검사의학분야 미흡인 경우 간암검진 평가는 어떻게 되나?

진단검사의학분야의 경우 간암검진/대장암검진/일반검진분야가 통합되어 같이 평가된다. 따라서 진단검사의학분야가 미흡판정을 받으면 일반검진뿐 아니라 간암검진 및 대장암검진도 같이 미흡으로 평가되게 된다. 각별히 주의해야 할 사항이다.

9. 검진자료는 몇 년이나 보관해야 하나?

Case 21.

너무 많은 서류에 지친 A원장. 개원 5년 차가 넘어가면서 검진환자들의 자료가 너무 많이 쌓여서 걱정이다. 과연 검진자료는 어떤 서류를 몇 년이나 보관해야 하는 것일까? 전자보관을 해도 가능할까?

검진서식은 도장이 아닌 자필 서명 또는 전자 서명이 필수적이다. 공단사이트의 개선조치로 공단에 사인을 등록한 경우 환자에게 발송되는 결과통보지에는 사인이 자동으로 출력되서 나온다. 하지만 결과기록지에도 꼭 판정의사 본인의 자필서명이나 전자서명이 필요하며 도장은 인정되지 않는다. 전자서명 없이 PACS나 차트프로그램에 검진결과기록지나 위내시경이나 간초음파의 검사 결과지를 작성하는 것은 위반행위로 단속될 수 있다.

5년 보관: 문진표, 검진결과기록지, 방사선사진(영상물) 및 판독소견서, 검체검사 의뢰서, 검체검사 결과지 등

3년 보관: 건강검진 결과통보서 발송대장(전산으로 갈음 가능), 내시경 세척 및 소독관리대장

10. 검진기관평가 방문조사는?

Case 22.

최근 검진 현지확인을 받은 A원장, 검진평가 중간결과발표와 동시에 방문조사 공문을 받았다. 현지확인을 받았는데 또 방문조사라니. 방문조사와 현지확인은 같은 것인가?

방문조사는 현지확인과 달리 청구에 관한 부분이 아닌 검진기관평가지침서에 의해 이뤄지는 검진기관평가의 연장선상이다. 하지만 방문조사에서 받은 점수는 이의신청을 할 수 없이 확정되는 점수이고, 방문조사에서만 확인하는 자료들이 있으므로 미리미리 준비하도록 한다.

검진기관평가에서 방문조사는 평가대상의 5% 정도 내외에서 이뤄지며 검진기관을 방문하여 서면조사 서류들을 확인하게 된다. 일반검진의 일반분야 및 구강검진/출장검진은 공단 평가관리반에서 심사하게 되며, 진단검사의학 분야, 병리학 분야, 내시경학 분야는 해당 전문학회의 교수님들이 심사위원으로 방문하여 심사하게 된다.

방문조사 전에 방문조사통보서가 발생되는데 방문조사의 평가분야뿐 아니라 평가대상 선정사유가 표시되어 있다. 대개의 경우 평가결과 미흡 또는 교육 미이수 기관, 웹이력 및 근거자료의 신뢰성 의심기관, 해당 분야 검진비용 환수경력, 현지확인 시 부적정 또는 주의지적기관, 내시경스코프 수에 비해 내시경검사 건수가 많은 기관, 검진건수 상위기관, 출장검진 지정기관 등의 사유들이 있다.

방문조사의 경우 서류심사와는 다른 점수가 나오게 되며 방문조사에서 받은 점수는 이의신청이 불가하므로 서류제출에 좀 무심하였더라도 준비에 노력을 기울이는 것이 필요하다.

참고문헌

- 2023 건강검진실시안내, 국민건강보험
- 2022 신규지정 검진기관안내서, 국민건강보험

1. 왜 향정신성의약품이 마약류로 관리되는가?

2000년 7월 마약법, 대마관리법, 향정신성의약품 관리법이 통합되어 마약류관리에 관한 법률이 만들어지면서 향정신성의약품도 마약류로 취급받게 되었다. 향정신성의약품의 과다한 규제에 대해 여러 차례 이의 제기가 있었지만 쉽게 받아들여지지 않는 이유는 우리나라의 마약류 관리법은 약물의 origin을 중시 여기기 때문이다. 특히, 히로뽕으로 알려져 있는 '메스암페타민'이 암페타민 계열로 마약이 아니라 향정신성의약품에 해당하기 때문에, 향정신성의약품의 규제완화를 주장해도 번번이 무산되고 있다. 아편이나 몰핀 같은 opioid 약물이나 대마가 아닌 신종 마약들도 향정신성의약품으로 분류되고 있기 때문에 향정신성의약품에 대한 규제가 점점 강화될 예정이다.

2018년 마약류 통합관리시스템이 가동되면서 모든 향정신성의약품의 처방내역이 식품의약품안전처로 보고되고 있다. 향정신성의약품을 포함한 마약류의 허가사항 이외 사용을 하게 되면 현행범으로 잡힐 수밖에 없는 구조로 사용에 각별한 주의가 필요하다. 특히 2023년 12월부터 매달 의료용 마약류 오남용 조치기준을 벗어나 처방한 의사에게 마약류 처방내역을 문자로 알려주는 알림톡을 발송한다고 하니 사용에 더욱 더 주의하여 불필요한 고생을 피하기 바란다.

또한 마약류의 의료인 셀프처방에 대한 규제가 강화되고 있으며, 오남용심의위원회에도 자주 올라오고 있다. 수면제나 프로포폴, 식욕억제제의 자가처방은 피하도록 하자.

2. 수면제 처방 시 주의사항

1) 졸피뎀의 경우 오남용 주의 의약품으로 미성년자에게 처방하면 안 되며 4주 이내(28일) 처방해야 한다. 중복처방 시 오남용 의심을 받게 되므로 주의하자.
2) 트리아졸람은 21일 이내로 단기처방해야 한다.
3) 이 외 벤조디아제핀계 약물의 경우 1회 처방당 30일 이내로 처방해야 하며, 총 치료기간은 3개월을 넘기지 않고 3개월 이상의 장기간 투여가 필요하다고 판단될 경우 정기적으로 환자의 상태를 재평가한 후 처방해야 한다.

졸피뎀 안전사용 기준(주요 내용)

- 불면증 치료 시 비약물적 치료를 우선하고, 그 효과가 충분하지 않을 경우 약물 사용
- 성인 불면증 치료 목적으로 투약하며, 하루 10 mg(속효성), 12.5 mg(서방형) 초과 처방하지 않도록 한다.
- 남용과 의존성 위험 증가로, 사용 기간은 4주(28일) 이내여야 한다.

- 28일 단기 처방 후 추가 처방이 필요하다 판단될 시 재평가 후 추가 처방 가능하며, 이 경우도 28일 이내 단기처방 후 재평가한다.
- 18세 미만 소아 투여 금지
- 폐성심, 만성폐쇄성 폐질환, 기관지 천식 및 뇌혈관장애의 급성기 등 호흡 기능이 저하된 경우 투여하지 않는 것이 원칙이다.

3. 마약류 식욕억제제 처방 주의사항

지난 정권에서는 리라글루타이드 3.0 mg (삭센다) 주사를 강남주사라고 하여 단속하더니, 이번 정권에서는 향정신성 식욕억제제를 마약으로 취급하면서 단속하고 있다. 그 사이 삭센다는 비대면 진료를 통해 처방을 확대하여 1.5배 이상 성장세를 보였고, 결국 품귀현상이 다시 발생했다. 마약류 식욕억제제 단속의 씁쓸한 뒷면이다.

펜터민, 펜디메트라진, 마진돌, 디에틸프로피온은 단기사용으로 허가받은 마약류 식욕억제제로, 4주 이내 단기 처방하며 최대 3개월 이내로 사용해야 한다. 3개월 이후에 대한 조항이 없기 때문에 사실상 사용을 하지 않는 것이 안전하겠다.

마약류 식욕억제제 중에서는 펜터민/토피라메이트 복합제(큐시미아)가 장기처방에 대한 허가를 받은 상태이므로 장기간 사용이 필요하다면 장기사용이 가능한 약제를 사용하도록 하자. 오남용 의심으로 경찰에 고발되면 매우 귀찮은 일이 발생한다.

식약처의 실사가 이뤄지는 경우 진료기록에서 환자의 BMI로 정말 비만인지를 확인하게 된다. 미용 목적으로는 마약류 식욕억제제를 사용하지 말도록 하자. 또한, 일정 기간 동안 처방한 마약류 식욕억제제의 총 개수를 문제 삼기 때문에 하루에 한 알만 먹는 약제를 처방하는 것이 그나마 안전하다.

의료용 마약류 식욕억제제는 어린이 및 청소년에게 사용하지 않는다고 되어 있다. 법무부 장관이 청소년에게 마약을 접하게 하면 구속수사하겠다고 선언한 바 있기 때문에 미성년자에게 마약류 식욕억제제를 처방하여 불필요한 고생을 하지 않도록 하자. 실제로 중학생에게 지방흡입시술 후 식욕억제제를 처방한 의사가 지방흡입시술이 아니라 식욕억제제 처방 때문에 식약처 단속대상이 된 바 있다.

마약류식욕억제제 안전사용기준(주요 내용)

- 비약물적 치료(식사치료 등)를 우선적으로 시행
- 비만 치료 목적으로 사용(BMI 30 이상, 고혈압. 당뇨 등 위험인자가 있는 환자는 BMI 27 이상) (미용 목적 처방·사용 금지)

• 4주 이내 단기처방, 최대 3개월 이내 사용, 단기처방 후 목표체중 감량이 있고 추가처방이 필요하다 판단될 시 재평가 후 증량

4. 마약류 투약내역 조회 서비스 의무화법과 마약류 쇼핑 방지 정보망

민주당 강선우 의원이 대표발의한 '마약류 관리에 관한 법률 개정안'이 2023년 5월 25일 국회본회의를 통과함에 따라 마약류 취급업자가 마약류를 처방할 때 환자의 투약내역을 확인하도록 의무화하고 있으며, 이를 위반하는 경우 1회 경고, 2회 20만 원, 3회 100만 원의 과태료가 부과된다.

마약류 투약내역은 마약류쇼핑방지정보망을 통해 확인하게 되는데, 확인한 기록이 모두 남아 손쉽게 확인여부를 체크할 수 있게 되어 있다. 즉, 마약류통합관리시스템(NIMS)을 통해 처방내역이 전수 조사되고, 마약류쇼핑방지정보망을 통해 확인내역이 전수조사되기 때문에 CCTV 앞에서 신호위반을 하는 수준으로 손쉽게 적발해 낼 수 있는 사항이다.

2024년 6월 14일부터 시행되며, 환자의 투약이력 확인 대상 마약류는 펜타닐에 한정될 예정이나 매번 그렇듯 대상약물이 확대될 예정이다.

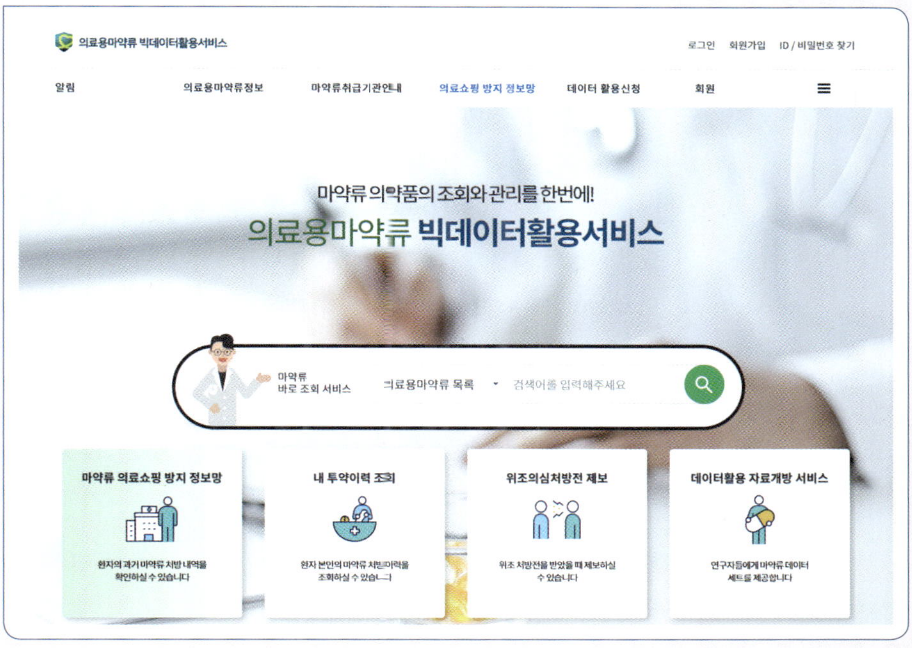

의료용 마약류 빅데이터 활용 서비스 홈페이지(https://data.nims.or.kr)에서 회원가입을 해

야 하며, 의사랑에 의사개인인증키를 등록하면 홈페이지를 거치지 않고 단축버튼으로 손쉽게 확인할 수 있도록 되어 있다.

의사랑 프로그램 화면 예시

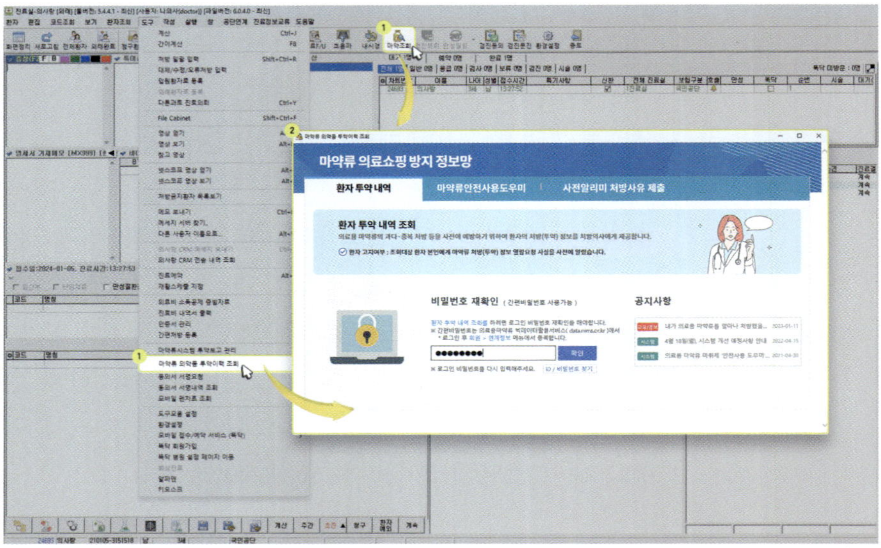

마약류 관리에 관한 법률 제11조 4 제2항을 보면 마약류 통합정보 제공가능에 '마약류취급의료업자가 마약 또는 향정신성의약품의 과다·중복 처방 등 오남용을 방지하기 위하여 투약내역을 요청하는 경우'가 있으며, 단서 조항으로 '이 경우 마약류취급의료업자는 환자에게 열람요청 사실을 사전에 알려야 한다'고 명시되어 있다. 즉, 마약류 쇼핑방지 정보망을 통해 환자의 투약이력을 열람하는 경우, 환자에게 열람요청 사실을 사전에 알려야 하기 때문에 DUR처럼 자동으로 조회되도록 만들 수는 없다. 법 개정 전까지는 환자고지 여부를 클릭하고 비밀번호를 입력하는 현재의 방식대로 유지될 가능성이 높다. 식품의약품안전처에서 법 시행 전까지는 진료차트에서 자동팝업기능을 개발하겠다고 하였으니 기다려 보자.

의사랑 프로그램 화면 예시

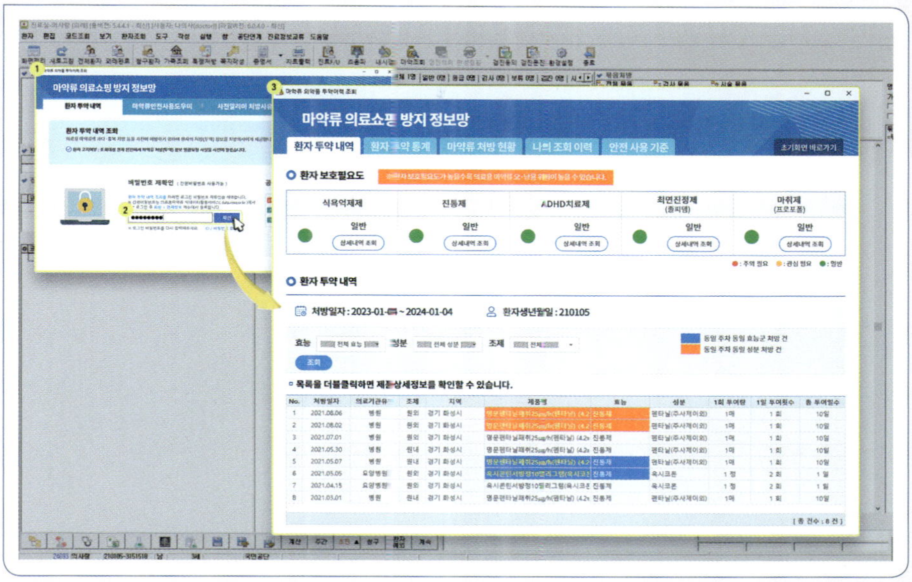

마약류 의료쇼핑 방지 정보망을 통해 환자의 과거 1년간 투약이력을 조회해 볼 수 있으며, 당연하지만 오남용이 의심되는 경우 투약하면 안 된다.

6. 서류와의 전쟁/행정처분

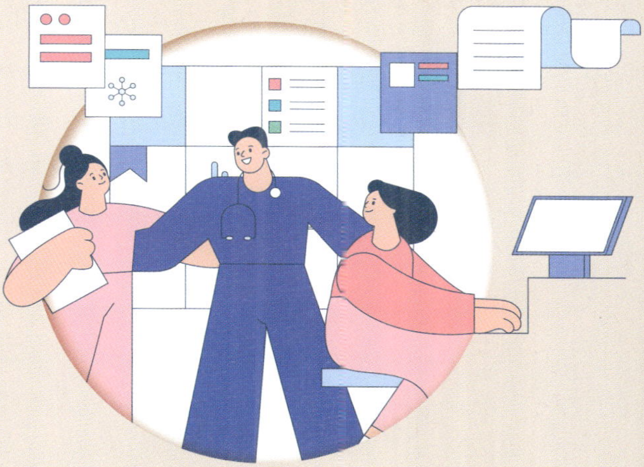

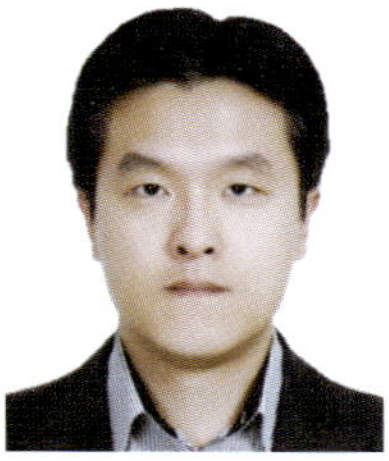

이동길

- 서울대학교 전기공학부 졸업
- 영남대학교 법학전문대학원 졸업
- 대한내과의사회 고문변호사
- 대한의원협회 전문위원
- 바른의료연구소 연구위원
- 법무법인 로베리 구성원 변호사

6

Ⅰ. 서류와의 전쟁

Ⅱ. 행정처분

I 서류와의 전쟁

\#

서류와의 전쟁/
행정처분

의료기관의 운영은 환자에 대한 의료행위가 무엇보다 우선이겠으나, 한편으로는 서류와의 전쟁과 행정처분이다. 특히 원장이 행정적인 부분까지 챙겨야 하는 1차 의료기관의 경우에는 더더욱 그러하다. 이번 장에서는 각종 서류의 생성(작성) → 보관 → 파기의 과정을 살필 것이며, 생성 이후 파기 이전 단계에서 환자나 제3자에 대한 전달(열람, 복사, 제출)에 대해서도 알아보겠다.

1. 문서의 생성/보관

먼저, 생성하여야 하는 문서[1]에는 어떠한 종류가 있는지를 살핀다. 어떤 문서를 생성하여야 한다는 것은 이것을 생성하지 않으면 나중에 문제가 생길(곤란함을 겪을) 여지가 있다는 것이다. 그러면 그 '나중'이라는 시점까지 문서가 보관이 되어 있어야만 문서를 생성했었다는 것을 입증할 수 있다. 생성만 해놓고 보관은 하지 않는다면 필요한 시점이 되었을 때 생성을 했었다는 사실도 인정받을 수 없기 때문에 결국 문서의 생성(작성)은 보관과 따로 떼어서 살필 수도 없다.

자료 생성 의무 유무가 문제되는 경우 - 수술실 CCTV

자료의 생성 의무가 없다면 보관의무도 없는 것은 당연하다. 생성 의무가 있는지 여부부터 문제되는 대표적인 경우가 수술실 CCTV이다. 2023년 9월 25일부터 시행되는 개정 의료법에 따르면, "전신마취 등 환자의 의식이 없는 상태에서 수술을 시행하는 의료기관의 개설자는 수술실 내부에 CCTV를 설치하여야 하고, 환자 측이 요청하는 경우 수술 장면을 촬영하며, 그 촬영 영상을 30일 이상 보관하여야" 한다.

개정법 시행을 앞두었을 당시 수많은 의원급 의료기관들이 수술실에 CCTV 설치를 해야 하는지에 대해 혼란이 있었다. 특히 환자의 의식이 없는 상태에서 시행되는 수면내시경 검사를 하는 의원들에서 특히 그러하였다.

결론부터 이야기하면, 일반적인 의원급 의료기관에서는 CCTV 설치를 할 필요가 없다. 복지부는 개정 의료법 시행을 목전에 둔 2023년 8월에 「수술실 폐쇄회로 텔레비전 설치·운영 기준(가이드라인)」을 발표하였다. 수면마취도 '환자의 의식이 없는 상태'에는 해당한다고 하였으나, 설치가 의무화되는 장소인 '수술실'은 의료법 시행규칙에 따른 요건을 만족하는 수술실에 국한된다고 안내하였다. 의료법 시행규칙 [별표 4]에 따르면 수술실에는 공기정화설비를 갖추고 내부 벽면은 불침투질로 해야 하고, 적당한 난방, 조명, 멸균 수세, 수술용 피복, 붕대 재료, 기계 기구, 의료가스, 소독 및 배수 등 필요한 시설을 갖춰야 한다. 콘센트 높이는 1 m 이상 유지하고 호흡장치의 안전관리 시설을 갖춰야 한다. 수술실에는 기도 내 삽관유지장치, 인공호흡기, 마취 환자의 호흡감시장치, 심전도 모니터 장치를 갖춰야 한다. 이러한 모든 요건을 갖춘 수술실에 대해서만 CCTV 설치 의무가 있다는 것이다.

1) 디지털 파일을 포함한다. 전자차트 및 PACS가 대세를 이루는 현실에서 대부분의 문서는 디지털 파일의 형태로 되어 있기에 이하에서는 문서라 함에는 당연히 디지털 파일을 포함한다. 종이 등 실물이 필요한 경우에는 따로 종이문서라거나 수기장부라고 따로 지칭할 것이다.

대부분의 의원급 의료기관에게 있어 수술실에 CCTV를 설치하는 것이 의무는 아님은 알게 되었다. 그렇다면 의료기관이 필요하다고 판단하여 CCTV를 설치하는 것은 가능한지 여부도 궁금할 것이다. 이에 대해서는 「개인정보보호법」과 관련된 사항으로 '6-1장 의료법과 개인정보보호법'에서 살피기로 한다.

2. 생성/보관이 필요한 문서

그렇다면 어떤 문서들을 생성/보관하여야 하는가? 가장 먼저 떠오르는 문서는 진료기록부이다. 진료기록부 이외에도 환자 명부, 처방전, 수술기록, 검사결과, 사진 및 영상(PACS), 진단서 부본 등도 의무기록으로서 보관해야 한다. 의무기록의 작성(생성) 및 보관에 대해서는 '6-2장 의무기록 보관'을 통해 상세히 살피기로 한다.

문제는 의무기록에는 해당하지 않지만 보관이 필요한 문서들이 많다는 것이다. 세무와 관련한 회계자료를 보관하여야 하고, 노무와 관련하여서도 근로계약서 등 보관할 문서들이 있다.[2)] 그 외에 본인부담금 수납대장, 마약/향정 관련 장부, 의약품/의료기기 거래기록, 환자들이 제출한 각종 동의서들도 보관할 필요가 있다.

3. 보관이 필요한 이유

각종 서류들을 보관해야 하는 이유에는 크게 두 가지가 있다.

첫째, 일정 기간 동안 보관하는 것 자체를 의무로 규정하고 있는 경우가 있다. 이 경우에는 해당 서류를 보관하지 않을 경우 그 자체로 불이익이 주어진다. 예를 들어, 의무기록을 보관하지 않을 경우 면허정지 행정처분을 받게 되고, 전신마취가 필요한 중대한 수술에 관한 동의서[3)]를 보관하지 않을 경우에 과태료 부과 대상에 해당한다.

둘째, 환자나 관공서와 법적인 다툼이 발생한 경우에 의사(의료기관) 자신에게 과실이 없다거나 위법한 행위를 하지 않았음을 입증하기 위한 증거가 필요하기 때문이다. 예를 들어, 중대한 수술이 아닌 수술의 경우에는 동의서를 보관하지 않아도 과태료 부과가 되는 것은 아니지만, 나중에 수술 결과가 좋지 못했을 때에도 환자가 작성했던 동의서를 보관하고 있다면 의사 측에서 설명의무를 다하였고 각종 위험에 대해서 환자 측

2) 하지만 세무·노무의 경우 의료기관만이 아니라 모든 업종에 공통되는 것인바, 이 책에서는 다루지 않을 것이다. 대신 법정의무교육에 대해서는 워낙에 질문도 빈번하고 잘못 알고 있는 경우도 많기에 마지막 부분에서 다루기로 하였다.

3) 이에 대한 자세한 사항은 '6-4장 보호자 대리처방'을 통해 설명할 것이다. 보호자 대리처방과 관련하여 제출받는 '처방전 대리수령 신청서'는 환자 측으로 받는 확인서라는 측면에서 동의서와 유사한 성질을 가지는바, '6-4장 보호자 대리처방' 바로 다음인 '6-5장 의무기록 사본발급'에서 살피기로 한다.

도 동의를 하였다는 것을 입증할 수 있을 것이다. 후술하겠지만 법정의무교육도 결국에는 서류의 보관 문제라고 할 수 있다. 교육을 했는지 여부가 문제가 될 때 그것을 어떻게 확인할 것인가? 이때에도 교육을 했음을 입증할 수 있는 서류를 보관하고 있는지가 문제된다.4) 남는 것은 사진밖에 없다는 말을 흔히들 하는데, 병의원 운영과 관련하여서도 남는 것은 결국 서류밖에 없다고 하겠다. 이 챕터의 제목인 '서류와의 전쟁/행정처분'이 괜히 하는 말이 아니다.

많은 경우의 서류 보관은 위 두 가지 필요를 모두 충족한다. 대표적으로 진료기록부가 그러하다. 진료기록부는 보관하지 않으면 면허정지를 받는 서류이기도 하지만, 의사에게 법적인 문제가 발생하였을 때 나를 보호해 주는 증거이기도 하다.[5]

4. 문서의 전달

의료기관에서 보관하고 있는 서류에 대해서 환자 측이나 공공기관에서 열람이나 복사를 신청하는 경우가 있다. 나아가 전달 자체를 목적으로 없던 서류를 만들어 달라고 하는 경우도 존재한다.

전자는 의무기록 열람·복사신청이 문제되는 경우이다. 환자 본인이 신청을 하는 경우에는 의문이 없다. 그냥 복사해서 주면 되기 때문이다. 문제는 환자의 대리인이 신청을 하는 경우와 공공기관에서 공문으로 요청하는 경우이다. 여기에 대해서는 '6-5장 의무기록 사본발급'과 '6-6장 공공기관 공문 대처'를 통해 별도로 살피기로 한다.

후자는 환자가 진단서, 소견서, 진료확인서 등의 발급을 요구하는 경우이다. 여기에 대해서는 '6-7장 진단서·소견서·진료확인서 발급'을 통해 상세히 살피기로 한다.

'6-5장 의무기록 사본발급'이나 '6-7장 진단서·소견서·진료확인서 발급'과 관련하여 발급비용도 하나의 문제가 되는데, 유사성이 있는 비급여 비용 고지도 '6-8장 비급여 비용 고지 등'을 통해 별도로 설명할 예정이다.

---

4) 이와 관련하여서는 '6-10장 법정의무교육'을 통해 설명할 것이다.

5) 물론 양날의 검이라서 내가 공격받는 근거가 되기도 한다. 그러므로 추후에 법적인 책임 문제가 발생하지 않도록 진료기록부를 최대한 충실하게 작성할 필요가 있다. 이 책의 메인 내용인 건강보험 요양급여 청구와 관련하여서도, 청구 단계에서는 공단에 진료기록부를 제출하지는 않기에 당장에 중요하지 않다고 생각할 수도 있겠으나, 요양급여 사후관리에 해당하는 공단 현지확인이나 복지부 현지조사 단계에서는 진료기록부를 얼마나 충실히 작성하였는지에 따라 부당청구 여부가 갈리는 경우가 많다.

5. 문서의 파기

각 환자에 대한 진료기록부조차도 본질적으로는 개인정보에 해당하기 때문에 언젠가는 파기하여야 할 수 있다. 이와 관련하여서는 '6-2장 의무기록 보관'에서 살펴볼 것이다. 한편 의료기관이 폐업을 하거나 양도양수에 의해 의사가 변경되는 경우, 원래 보관하던 의사 입장에서는 자료를 전부 파기하는 것이 편할 수도 있겠으나 환자 보호를 위해 함부로 파기할 수는 없다. 특히 양도양수의 경우, 양수인 입장에서는 환자에 대한 의무기록 및 개인정보들을 함께 인수하는 것을 당연히 기대하고 의료기관을 양수한 경우가 많다. 그렇다면 이 경우 그 서류들을 어떻게 처리해야 할 것인지가 문제된다. 이를 '6-9장 폐업이나 양도 시의 서류 이관'을 통해 간단하게나마 살펴볼 것이다.

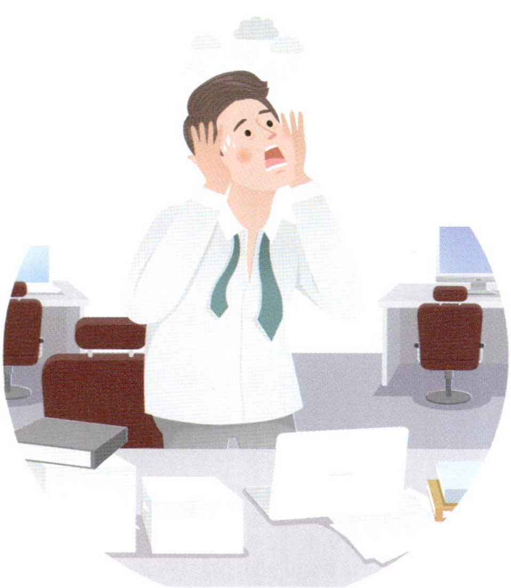

6-1 의료법과 개인정보보호법

서류와의 전쟁/
행정처분

1. 의료법과 개인정보보호법의 관계

의사 등의 의료인은 의료행위 과정에서 환자의 가장 민감한 개인정보인 건강에 대한 정보를 취급하게 된다. 그렇다면 의료법과 개인정보보호법 둘 다 적용이 되는 것인가? 다행히도 개인정보보호법에는 다른 법과 충돌이 되는 경우에는 개인정보보호법에 우선하여 다른 법이 적용되도록 규정하고 있다. 의료법에 환자의 개인정보에 대한 규정이 있으면 그것이 우선하고, 의료법에 규정이 없는 경우에만 보충적으로 개인정보보호법이 적용된다.

의료법과 개인정보보호법의 관계를 가장 잘 설명할 수 있는 예를 들어 본다. 경찰서에서 가끔씩 수사협조공문이 오는 경우가 있는데('6-6장 공공기관 공문 대처' 항목에서 상세히 살필 예정이다), 첫째 사례는 환자의 진료기록부를 복사해 달라는 공문이고, 둘째 사례는 환자의 주소와 전화번호를 알려달라는 공문이라고 하자. 첫째 사례에서는 경찰서의 협조 요청을 들어줄 수가 없다. 의료법 제21조에 따르면 경찰서라고 하더라도 압수수색영장이 있어야만 진료기록부의 제공이 가능하기 때문이다. 둘째 사례는 협조 요청을 들어줄 수 있다. 둘째 사례의 협조 요청은 진료기록부 등의 열람·복사 요청이 아니므로 의료법 제21조가 적용되지 않는다. 따라서 개인정보보호법이 적용될 수 있고, 개인정보보호법 제18조 제2항에 따르면 범죄의 수사에 필요한 경우 개인정보를 제공할 수 있기 때문이다.

2. CCTV 설치

소위 CCTV법이라고 불리는 개정 의료법 시행 이후라고 하더라도 '의료법 시행규칙에 따른 수술실'이 아니면 CCTV 설치가 의무화되는 것은 아니라고 서론에서 이미 살펴본 바 있다. 그러면 CCTV 의무화 대상은 아닌 장소, 예를 들어 내시경 검사실의 경우, 의료기관의 선택에 의해 CCTV 설치할 수는 있는 것인가? 결론부터 말하면 그렇지 않다.

개인정보보호법 제25조에 의하면 탈의실 등 개인의 사생활을 현저히 침해할 우려가 있는 장소에는 '고정형 영상정보처리기기(=CCTV)'를 설치·운영할 수 없다. 내시경 검사실은 탈의실 이상으로 사생활을 침해할 우려가 있는 장소에 해당하므로 개인정보보호법에 따르면 CCTV 설치·운영이 금지되는 장소이다. 앞서 살핀 바와 같이 의료법 규정과 개인정보보호법 규정이 충돌하는 경우에는 의료법 규정이 우선하므로, 의료법상 CCTV 설치 의무화 대상인 경우에는 개인정보보호법보다 우선하는 의료법에 따라 CCTV 설치·운영이 가능하다.

하지만 내시경 검사실은 의료법 적용의 대상이 아니므로 개인정보보호법에 우선하는 법이 없는 이상 다시 개인정보보호법으로 돌아간다. 따라서 CCTV 설치·운영이 불가능하다. 그러면 분쟁 예방[1]을 위한 녹화가 불가능한가 하면 그건 또 아니다. 환자의 개별적인 동의를 얻은 후에 녹화를 할 수 있다. 개인정보보호법에 의하면 범죄예방 등의 필요성이 인정되는 경우에는 CCTV를 설치할 수 있고, 이 경우 CCTV에 촬영되는 사람들의 개별적인 동의 없이도 안내판 설치만으로 영상을 녹화할 수 있다. 내시경 검사실이나 미용 시술실은 범죄예방 필요성이 있더라도 사생활 침해 우려 때문에 일방적인 CCTV 설치·운영은 안 되고, 그때그때 개별적인 동의가 필요한 것이다.

3. 녹음·녹화

의료기관을 운영하다 보면 타인의 건강과 생명을 다루는 업무의 특성상 여러 가지 법적인 분쟁에 휘말리게 된다. 휴대전화를 비롯한 전자기기가 보편화되면서 법적 분쟁에 있어 가장 강력한 증거가 되는 것은 녹음·녹화 자료이다. 차량 블랙박스가 처음 나왔을 때 광고를 생각해 보라. '내 차 안의 변호사!'라는 카피 문구는 감탄을 자아낸다. 필자도 변호사이지만 잘 녹음된 대화 내용 하나가 열 명의 변호사보다 나은 것이 사실이다.

우리 법은 미국법과 달리 타인 간의 대화[2]를 녹음하는 것(이것은 도청에 해당)이 아니라면 몰래 하는 녹음도 불법이 아니다. 따라서 환자가 진료실에 들어와서 의사와의 대화를 몰래 녹음하는 경우는 전혀 불법이 아니다.[3] 그렇다면 의사도 환자와의 대화를 녹음해도 될까? 이 물음은 답하기 애매하다.

다수 환자의 진료 내용을 녹음하는 것은 개인정보보호법 위반이고, 특정 환자의 진료 내용을 따로 녹음하는 것은 위반이 아니라는 것이 정확하다. 왜 환자는 녹음하는 것이 불법이 아닐까? 환자는 업무를 목적으로 다른 사람의 개인정보를 수집·이용하는 '개인정보처리자'가 아니기 때문이다. 의사가 다수 환자의 진료 내용을 녹음한다면 이는 '개

1) 피해자의 일관된 진술만으로도 증거가 될 수 있는 성추행 사건 등에 있어서 자신의 무고함을 입증하기 위해서 시술 과정을 녹화하고자 하는 의사들이 많으며, 미용시술이 많은 병의원의 경우 실제로도 시술 장면을 녹화하는 사례가 늘고 있다.

2) 예를 들어 10명이 대화를 하는데 나는 거의 듣기만 하면서 말은 안했다고 해도 내가 그 대화 모임에 들어가 있는 이상 나머지 9명의 소리를 녹음하더라도 불법이 아니다. 다만 녹음 과정에서 내 목소리가 조금은 들어가는 것이 유리한데, 그것은 내가 그 10명 중에 속해 있었기는 했다는 것을 증명하기 편하기 때문이다.

3) 몰래 녹음을 하면 차라리 다행이다. 의사 앞에서 핸드폰을 꺼내서 녹음 버튼을 누르고는 보란듯이 녹음을 하는 경우도 더러 있다. 이런 행태를 당한 원장님께서 기분이 너무 나빠서 진료 못 보겠다고 가시라고 했더니 보건소에 진료거부로 민원까지 넣은 경우도 보았다.

인정보처리자'로서 하는 행위가 된다. 하지만 법적인 분쟁 우려가 있어서 특정인에 한정하여 녹음을 한 것은 개인정보처리자로서의 행위가 아니고, 만일 개인정보처리자로서의 행위라고 하더라도 '개인정보처리자의 정당한 이익을 달성하기 위하여 필요한 경우'에 해당하여 그 수집이 허용된다.

필자가 추천하는 방법은 다음과 같다. 모든 환자에 대한 대화를 상시 녹음하는 것은 불법이다. 그러므로 언제든 버튼 등을 누르면 녹음이 시작되는 장치를 마련해 두고서는 법적 분쟁의 가능성이 발생하는 아주 예외의 경우에는 녹음을 진행한다. 녹음을 시작했더라도 환자가 가고 나서 보니 별일이 없어서 '개인정보처리자의 정당한 이익을 달성하기 위하여 필요한 경우'가 아니게 될 경우에는 저장을 하지 않는 것이 좋겠다. 그렇게 하여 극히 일부의 환자에 대해서만 저장을 하는 것이 개인정보보호법 위반 소지를 최소화[4)]할 수 있을 것이다.

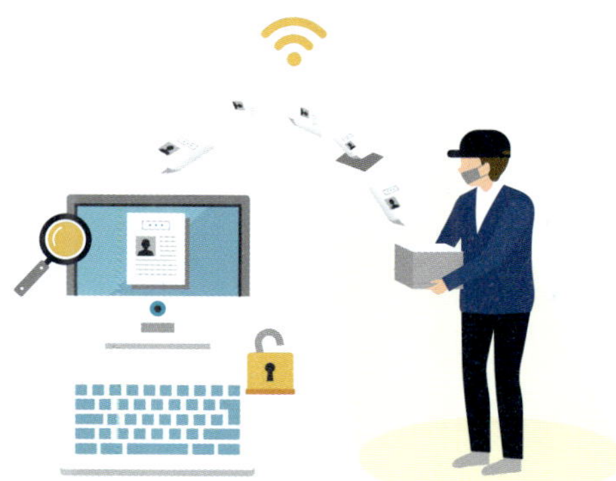

4) 아예 없앤다는 이야기는 아니고, 결국 취사선택의 문제이다. 저장하고 있는 녹음 건수가 많을수록 개인정보보호법 위반의 소지가 커진다. 대신 개인정보보호법 위반 소지를 없애자고 어떠한 녹음도 하지 않게 될 경우, 증거 미확보로 인해서 법적인 위험에 처할 수 있다.
최악의 경우에도 과태료만 나오는 개인정보보호법 위반의 위험성을 아주 약간은 감수하더라도 환자와의 관계에서 발생 가능한 법적 위험을 방지할 필요성이 더 큰 경우가 많은 것이 현실이다.

6-2 의무기록 보관

서류와의 전쟁/
행정처분

1. 진료기록부

1) 진료기록부 작성 및 서명의무

진료기록부는 의료행위에 관한 사항과 의견을 기록한 문서를 의미한다. 의사는 환자를 진료한 경우 진료기록부를 상세히 기록하고 거기에 서명하여야 한다. 진료기록부를 기록하지 않으면 15일 면허정지 행정처분을 받게 된다. 서명[1]과 관련하여서는 의무가 아니라고 알고 있는 경우가 많은데, 그것은 잘못 알고 있는 것이다.

전자서명을 하지 않은 경우에 곧바로 면허정지 등의 행정처분이 나오는 것은 아니라서 의무가 아니라고 오해를 하기 쉽다. 하지만 이 경우에도 '경고'라는 행정처분을 받을 수 있다. '경고' 처분은 축구에서 옐로카드와 비슷하다고 생각하면 된다. 두 장을 받아야 실질적인 효력이 발생한다. 축구에서도 한 경기에 두 번 받아야 퇴장이 되듯이, '경고' 처분[2]도 첫 경고를 받고 6개월 내(같은 내용의 위반인 경우는 1년 내)에 또 경고를 받으면 1개월 면허정지가 된다.

2) 진료기록부 허위작성 금지 / 진료기록부 추가 기재 및 수정

진료기록부를 거짓으로 작성하거나 고의로 사실과 다르게 추가 기재·수정하는 행위는 금지된다. 이를 위반할 경우 1개월 면허정지 사유이다. 여기서 중요한 점 한 가지는, 진료기록부를 추가 기재하거나 수정하는 행위가 금지가 되는 것이 아니라는 점이다. '고의로 사실과 다르게' 해서는 안 된다는 것에 방점이 있다. 즉, 사실에 부합하는 내용대로 라면 진료기록부를 수정하거나 추가 기재를 하였다고 하여 그것이 위법이 되는 것이 아니다. 문제는 일반적이지 않거나 적절하지 않은 시기에 진료기록부를 수정하는 행위는 '고의로 사실과 다르게' 수정한 것으로 의심받기 쉽다는 것이다. 환자 측에서 의료사고를 주장하여 손해배상 요구를 받은 이후 시점에 해당 환자에 대한 진료기록부를 수정한 경우에 이러한 의심을 받게 된다. 건강보험공단의 현지확인이나 복지부 현지조사 절차가 진행된 이후에 다수의 진료기록부를 수정하는 것 또한 자신의 허위부당청구

1) 요즘에는 수기 진료기록부를 거의 쓰지 않기에 전자서명이 주로 문제가 된다.

2) 보건소나 복지부에서 구두로 지적을 하는 것은 '행정지도'라고 하여 강제력이 없어서 이를 따르지 않더라도 직접적인 불이익은 없다. '경고'라는 처분은 정식 행정처분이기 때문에 '행정처분서'라는 제목으로 정식 공문으로 우편송달이 된다.

를 은폐하기 위해 '고의로 사실과 다르게' 추가 기재·수정한 것으로 의심[3]받기 쉽다.

특히, 복지부 현지조사 단계에서는 진료기록부를 수정하여 제출하는 것에 매우 유의하여야 한다. 현지조사에서 관계 공무원의 서류 제출명령을 거부하거나 거짓 보고를 하거나 거짓 서류를 제출하는 경우, 형사처벌로서 1천만 원 이하의 벌금형을 받음과 함께 1년의 업무정지 행정처분을 받게 되기 때문이다. 거기에다 앞서 살핀 면허정지 1개월의 행정처분도 별개로 받게 된다.

2. 의무기록의 종류 및 각 보존 의무기간

환자에 대한 의무기록에는 진료기록부만 있는 것은 아니다. 환자에 대한 모든 기록을 진료기록부 한 군데에 하는 것은 비효율적이기도 하고, 각 기록의 형태에 따라 보관을 위한 부담(저장 용량 등)이 다르고 중요도에 따른 보존의 실익도 다르기에 보존 의무 기간도 달리함이 상당하기 때문이다.

아래 표는 각 의무기록별 보존 의무기간이다(의료법 시행규칙 제15조 제1항).

각 의무기록별 보존 의무기간(의료법 시행규칙 제15조 제1항)

의무기록	보존 의무기간
환자 명부	5년
진료기록부	10년
처방전	2년
수술기록	10년
검사내용 및 검사소견기록	5년
방사선 사진(영상물을 포함한다) 및 소견서	5년
간호기록부	5년
진단서 등의 부본	3년

위 의무기간 동안 의무기록을 보존하지 않은 경우 의사면허 자격정지 1개월의 행정처분에 처해지게 된다.

의무기록 보관은 위와 같이 의무이지만 한편으로는 권리이기도 하다. 의무기록은 기본

3) 객관적인 증거를 통해 입증이 가능한 경우 이러한 의심을 풀어내는 경우도 존재한다. 필자가 담당했던 사건을 예로 들어 본다. 환자 측에 두 번의 진료기록부 복사를 해주었는데 중간에 진료기록부의 수정이 있었다. 환자 측에서는 병원 측의 과실을 은폐하기 위해서 진료기록부를 조작(고의로 사실과 다르게 수정)하였다고 주장하면서 고소를 하였다. 하지만 이 환자에 대해 행해진 외부 수탁검사 결과가 존재하였는데 수탁검사 결과에 부합하도록 진료기록부가 정정된 것이었다. 그렇게 진료기록부 조작 혐의를 벗을 수 있었다.
문제는 전자서명을 하지 않은 경우에는 '수정이 있었다'는 로그 기록만 남을 뿐(전자차트 회사마다 다를 수는 있을 것이다), 어떤 수정이 이루어졌는지까지는 저장되지 않는다는 것이다. 그래서 의심받기 쉬운 시기에 수정을 하거나, 현지확인이나 현지조사를 받게된 이후의 다수 차트의 수정은 되도록 피하는 것이 좋겠다.

적으로 환자의 개인정보이므로 개인정보보호법에 따라서 정보주체(환자)의 동의를 얻어야 수집 및 보관을 할 수 있는 것이 아닌가라는 의문을 가질 수 있다. 하지만 의료법에 따르기 위해서는 의사는 의무기록을 작성·보관하여야 하므로 그 범위 내에서는 개인정보보호법이 적용되지 않는다. 따라서 환자의 동의 없이도 의사는 진료기록부를 보관할 권한이 있고, 환자 측에서 진료기록부를 삭제해 달라고 요구하거나 처음부터 기록을 하지 말라고 요청하더라도 의사는 이에 따를 필요가 없으며 나아가 그 요청에 응하는 것은 의료법 위반에 해당한다.

3. 의무기록의 보존 가능기간

의료법 시행규칙 제15조 제1항 단서에 의하면, 계속적인 진료를 위하여 필요한 경우에는 1회에 한정하여 각 호의 기간(위의 표와 같음)의 범위에서 그 기간을 연장하여 보존할 수 있다. 예를 들어 진료기록부의 경우 10년의 보존 의무기간이 있는데, 의사가 자신의 필요에 의해 10년간 더 보관할 것(총 20년간 보관)을 선택할 수 있다는 것이다. 이러한 의료법 규정이 개인정보보호법에 우선하여 적용이 되므로, 의사는 환자의 동의가 없어도 나아가 환자가 삭제를 요청하는 경우에도 의료법상 의사 고유의 권한에 기하여 20년간 진료기록을 보관할 수 있다.

그렇다면 20년이 지난 진료기록은 전부 삭제하여야 하는가? 그것은 아니다. 20년이 지나면 의료법상의 권한이 사라지는 것뿐이다. 20년이 경과한 이후부터는 개인정보보호법에 따라 환자의 동의를 얻어서 진료기록을 계속 보관할 수 있다.

4. 주의사항 - 개인정보보호법이 적용되는 범위

여기서 주의할 점이 있다. 의료법에 근거한 보관 권한은 어디까지나 의무기록에 한정되고, 보관된 개인정보는 진료행위 목적에 국한되어 이용이 가능하다는 것이다. 따라서 의료기관의 마케팅 등을 위한 목적으로 개인정보를 이용하는 것에는 개인정보 수집·이용 동의를 받아야 한다. 어디까지가 진료행위와 관련된 범위이고 어디까지가 마케팅 목적인지에 대한 명시적인 기준은 존재하지 않는다. 몇 가지 예를 들어 설명해 본다. 검사를 시행한 이후에 검사 결과가 나왔다는 안내 문자, 예약된 진료 날짜와 시간을 안내하는 문자, 만성질환자로서 정기적인 내원을 하는 환자에 대한 내원 안내 문자 등은 진료행위와 관련된 범위로 인정받을 수 있겠다. 하지만 노인무료접종이나 공단 건강검진 등에 대한 안내문자는 마케팅 목적으로 취급될 가능성이 없지 않다. 다만 개인정보보호법 위반이 문제가 되더라도 면허정지 등의 행정처분 사유가 되는 것은 아니고 과태료 부과의 대상이 될 뿐이므로 이를 감수하고 마케팅 목적의 안내문자를 보내는 경우가 많은 것은 사실이다.

6-3 동의서 및 설명의무

서류와의 전쟁/
행정처분

1. 환자의 자기결정권 및 의사의 설명의무

의료배상소송 결과들을 살펴보면 치료과정에서 의사의 과실이 인정되지 않는다고 하면서도 위자료 청구는 인정되는 경우가 가끔 존재한다. 의사가 설명의무를 위반하여 환자의 자기결정권이 침해되었으므로 정신적 손해가 발생하였다는 것이다.

환자는 어떤 치료행위를 받을지 여부 및 어느 정도 받을지에 대해서 스스로 결정할 권리를 가지는데 이를 환자의 자기결정권이라고 하고, 설명의무는 특정 치료행위에 대한 환자의 자기결정권을 보호하기 위해 의사에게 주어진 의무이다.

2. 의료법 개정(2016년 7월 21일부터 시행)

의사의 설명의무는 그 위반으로 인해 손해배상책임(위자료)이 생길 수는 있었으나 설명의무를 다하지 않았다는 이유만으로 불이익이 주어지는 것은 아니었다. 그런데 2016년 7월 21일부터 시행되는 개정 의료법은, 중대한 수술에 대해서는 반드시 설명을 하고 환자로부터 동의서를 받을 것을 강제하고 있으며, 그 동의서를 보관하지 않은 경우에는 과태료까지 부과하도록 규정하였다.

개정 규정에 의하면, 의사는 환자의 생명 또는 신체에 중대한 위해를 발생하게 할 우려가 있는 수술, 수혈, 전신마취를 하는 경우에는 환자 측에 설명하고 서면으로 동의를 받아야 한다. 환자에게 설명하고 동의를 받아야 하는 사항은 다음과 같다.

1. 환자에게 발생하거나 발생 가능한 증상의 진단명
2. 수술 등의 필요성, 방법 및 내용
3. 환자에게 설명을 하는 의사, 치과의사 또는 한의사 및 수술 등에 참여하는 주된 의사, 치과의사 또는 한의사의 성명
4. 수술 등에 따라 전형적으로 발생이 예상되는 후유증 또는 부작용
5. 수술 등 전후 환자가 준수하여야 할 사항

동의서에는 환자의 서명 또는 기명날인이 반드시 있어야 한다. 환자가 의사결정능력이 없는 경우 환자의 법정대리인으로부터 동의서를 받아야 한다. 한편, 수술 방법 및 내용, 수술에 참여한 주된 의사가 변경된 경우에는 변경 사유와 내용을 환자에게 서면으로

알려야 한다.

3. 개정법의 의미

개정법 이전에도 설명의무라는 개념이 판례상으로 계속 인정되어 왔고, 설명의무를 위반한 경우 위자료의 배상책임이 있었다. 다만, 설명의무를 다하지 않았더라도 의료사고가 발생하지 않아서 환자에게 별다른 손해가 발생하지 않았다면 어떤 책임도 발생하지 않았으나, 개정법 시행 이후부터는 중대한 수술에 한하여 이제는 의료사고가 발생하지 않은 경우에도 설명을 하고 동의서를 서류로 만들어서 보관하지 않는 것 자체로 과태료를 부과하겠다는 것이다.

그런데 개정법의 숨은 목적은 다른 곳에 있는 것으로 보인다. 원래적 의미의 설명의무는 환자의 자기결정권 보호이지만, 개정법에 따른 설명의무와 동의서의 내용에는 수술 집도의의 성명을 꼭 포함하도록 하고 있다. 집도의가 바뀔 경우에는 그 사유와 내용을 서면으로 알리도록 하고 있는데, 이는 소위 유령의사라 불리는 집도의 바꿔치기 방지를 위한 목적이 숨어 있다고 생각된다.

4. 환자가 미성년자인 경우

환자가 미성년자인 경우 환자 본인보다는 법정대리인에게 설명을 하고 동의서를 받는 것이 일반적이다. 그런데 최근 대법원 판결은 이러한 방식은 설명의무 위반할 여지도 있다고 보았다.

해당 사건에서 병원 측은 뇌혈관조영술을 실시하기 전에 미성년자인 환자에게는 설명하지 않고 법정대리인인 어머니에게만 설명을 하고 동의서를 받았는데, 조영술을 받은 몇 시간 후 환자에게 경련 증세가 발생하고 급성 뇌경색으로까지 이어져서 결국 영구적 우측 편마비와 언어기능 저하가 발생하였다.

이에 대해 대법원은 "의사가 미성년자인 환자의 친권자나 법정대리인에게 의료행위에 관해 설명했다면, 그 설명이 친권자나 법정대리인을 통해 미성년자인 환자에게 전달됨으로써 의사는 미성년자인 환자에 대한 설명의무를 이행하였다고 볼 수 있다. 다만 친권자나 법정대리인에게 설명하더라도 ① 미성년자에게 전달되지 않아 의료행위 결정과 시행에 미성년자의 의사가 배제될 것이 명백한 경우나 ② 미성년자인 환자가 의료행위에 대하여 적극적으로 거부 의사를 보이는 경우처럼 의사가 미성년자인 환자에게 직접 의료행위에 관해 설명하고 승낙을 받을 필요가 있는 특별한 사정이 있으면 의사는 친권자나 법정대리인에 대한 설명만으로 설명의무를 다했다고 볼 수는 없다."라고 판시하였다. 이는 미성년자에 대해서는 특별한 사정이 없다면 보호자에게 설명을 하고 동의서를 받는 것으로 충분하다는 것이다.

그런데 '특별한 사정'이 있는지 여부를 개별적으로 판단하는 것이 쉽지 않다고 할 것이므로, 법적인 위험성을 배제하기 위해서는 되도록 미성년자와 보호자가 같이 있는 자리에서 설명을 하고 동의서 서명도 양측 모두에게 받는 것이 바람직하다고 할 것이다.

6-4 보호자 대리처방

서류와의 전쟁/
행정처분

1. 서론

보호자 대리처방에 대해서는 의료법이 개정되던 당시에는 크게 이슈화가 되었으나, 최근에 이르러서는 특별한 문제가 되고 있지는 않는 상황이다. 국민건강보험공단에서 지급하는 수가가 본인 처방의 절반에 불과하여 더 낮은 수가를 청구하는 의료기관을 단속하기에는 그 동기가 부족하기 때문으로 생각된다. 요건에 맞지 않은 보호자 대리처방에 대해서 국민건강보험공단에서 문제를 제기하지 않더라도 환자 측에서 민원을 넣는 경우도 있을 수 있지만, 이 경우 환자 측도 500만 원 이하의 벌금이 규정되어 있기에 이 또한 사례가 거의 없어 보인다. 무엇보다도 코로나19 이후로 전화 처방이 가능해졌기에 보호자 대리처방의 필요성이 낮아졌고, 코로나19 종식 이후에도 비대면 진료 시범사업으로 인해 앞으로도 이용률은 점점 낮아질 것으로 예상된다.

그러나 여전히 가족 중 한 명이 내원하면서 집에 있는 다른 가족에 대한 처방을 요구하는 경우가 없지는 않으며, 다른 이유로 복지부 현지조사 등을 받는 와중에 보호자 대리처방 관련한 서류를 보관하고 있지 않은 경우에, 조사 기간 동안의 보호자 대리처방 관련 청구가 전부 부당청구로 취급되어 부당청구액 환수 이외에도 5배수 과징금 등의 대상이 될 수도 있다. 그러므로 개별적인 환자별로 보호자 대리처방 요건에 부합하는지보다는 어떠한 서류를 어느 기간 동안 보관하고 있어야 하는지가 훨씬 더 중요하다고 할 것이다.

2. 보호자 대리처방의 요건

의사는 i) '환자의 의식이 없는 경우' 또는 '환자의 거동이 현저히 곤란하고 동일한 상병(傷病)에 대하여 장기간 동일한 처방이 이루어지는 경우'로서 ii) 해당 환자 및 의약품에 대한 안전성을 인정하는 경우에는 iii) 환자의 직계존속·비속, 배우자 및 배우자의 직계존속, 형제자매 또는 노인의료복지시설이나 장애인 거주시설에서 근무하는 사람(대리수령자)에게 처방전을 교부하거나 발송할 수 있다. 또한, 대리수령자는 환자를 대리하여 그 처방전을 수령할 수 있다.

환자 측(환자 또는 대리수령자)에서 「처방전 대리수령 신청서」를 작성하여 제출하게 되므로 환자가 의식이 없는지 또는 환자의 거동이 현저히 곤란한지 여부에 대한 입증책임은 더 이상 의사에게는 없다고 봐도 무방하다. 환자 측이 작성한 「처방전 대리수령 신청서」의 내용을 믿었다고 진술하면 그만이기 때문이다. 「처방전 대리수령 신청서」는 아래의 [서식 1]과 같으며, 서식 파일은 자료실에서 다운로드 받을 수 있다.

서식 1

■ 의료법 시행규칙 [별지 제8호의2서식] <개정 2022. 9. 14.>

처방전 대리수령 신청서

대리 수령자	성명	연락처
	생년월일	환자와의 관계
	주소	
환자	성명	연락처
	생년월일	
	주소	
대리 수령 사유		

「의료법」 제17조의2제2항 및 같은 법 시행규칙 제11조의2제1항에 따라 위와 같이 처방전 대리 수령을 신청합니다.

년 월 일

환자 또는 대리수령자 (서명 또는 인)

유 의 사 항

1. 환자 또는 대리수령자가 아닌 사람이 처방전을 수령하는 등 「의료법」 제17조의2제2항을 위반하여 처방전을 수령하는 경우 같은 법 제90조에 따라 500만원 이하의 벌금에 처해질 수 있습니다.
2. 신청인은 다음 각 목의 서류를 함께 제시해야 합니다.
   가. 대리수령자의 신분증 또는 그 사본
   나. 환자와의 관계를 증명할 수 있는 다음의 구분에 따른 서류
      1) 환자의 직계존속·비속, 직계비속의 배우자, 배우자, 배우자의 직계존속, 형제자매: 가족관계증명서, 주민등록표 등본 등 친족관계임을 확인할 수 있는 서류
      2) 「노인복지법」 제34조에 따른 노인의료복지시설에서 근무하는 사람: 노인의료복지시설에서 발급한 재직증명서
      3) 「장애인복지법」 제58조제1항제1호의 장애인 거주시설에서 근무하는 사람: 장애인 거주시설에서 발급한 재직증명서
   다. 환자의 신분증 또는 그 사본. 다만, 「주민등록법」 제24조제1항에 따른 주민등록증이 발급되지 않은 만 17세 미만의 환자는 제외합니다.

210mm×297mm[백상지(80g/㎡) 또는 중질지(80g/㎡)]

대리처방과 관련하여 의사가 판단하여야 하는(문제가 되었을 때 입증해야 하는) 요건은 동일상병에 대한 장기간 동일한 처방인지 여부뿐이다. 한편 대리수령자와 환자 사이

의 관계를 확인하기 위한 가족관계증명서나 신분증 등의 확인도 필요하겠다.

3. 보관해야 하는 서류

문제는 어떤 서류들을 언제까지 보관해야 하는지이다. 문제가 되는 서류는 ① 「처방전 대리수령 신청서」, ② 가족관계증명서 등의 관계 확인 서류, ③ 대리수령자의 신분증 사본이다. 확인만으로 충분한지 보관까지 해야 하는지 보관한다면 언제까지 해야 하는지이다.

의료법 시행규칙에 의하면, ②와 ③의 서류는 제시만 하도록 되어 있고 환자에게 제출하라거나 의료기관이 보관하라는 규정이 없다. 대신 ①의 서류만 1년간 보관하라고 되어 있을 뿐이다. 향후에 보호자 대리처방을 공단 현지확인이나 복지부 현지조사에서 문제를 삼을 가능성은 낮아 보이지만, 굳이 문제를 삼는다면 최근 1년간의 「처방전 대리수령 신청서」를 보관하고 있는지 여부만을 확인할 가능성이 커 보인다. 간단한 사항이므로 조금만 주의를 기울이면 될 것이다.

Q1. 어떠한 경우에 대리 처방을 할 수 있나요?

답: 1)번 또는 2)번에 해당하는 경우로서 의료인이 해당 환자 및 의약품 처방에 대한 안전성을 인정하는 경우 대리처방이 가능하다.

1) 환자의 의식이 없는 경우
2) 환자의 거동이 현저히 곤란하고 동일한 상병에 대하여 장기간 동일한 처방이 이루어지는 경우

Q2. 의료인은 환자 및 보호자의 대리처방 요청에 반드시 응해야 하나요?

답: 대리처방 여부는 의학적 판단에 따른 의료인의 재량이다. 따라서, 직접 환자를 진료하지 않아, 환자 및 의약품 처방의 안전성을 인정할 수 없는 경우에는 이를 거절할 수 있다.

Q3. '거동이 현저히 곤란한 경우'는 어떤 경우인가요?

답:
1) 신체적 거동이 현저히 곤란한 경우 또는
2) 신체적 거동은 가능하나 사회적 거동이 현저히 곤란한 경우*를 의미한다.
   (* 교정시설 수용, 군복무, 정신질환, 치매노인 등의 사유로 의료기관 방문이 곤란하거나 내원을 거부하는 자)
3) 다만, 개인적인 사정으로 의료기관 방문이 곤란한 경우는 해당되지 아니한다.

Q4. '동일한 상병, 장기간 동일한 처방'의 기준과 가능한 범위는 무엇인가요?

답:
1) '장기간 처방'에 해당하는 기간을 구체적으로 정하고 있지 않다.
   * 단, 환자 및 의약품에 대한 안전성 인정 기준을 바탕으로 의료인의 개별적 판단 필요
2) 동일한 상병에 대한 처방으로서 성분명, 용법, 용량은 그대로 유지하고 단순히 제품명만 변경된 경우나
3) 질환에 대한 진단 및 처방의 동일성은 유지되면서, 환자의 상태를 고려한 의료인의 의학적 판단에 따라 용법 및 용량 변경 또는 유사 성분 간 변경도 동일 처방으로 인정
   * 기존 처방 과정에서 안전성이 인정되는 성분에 한해 일시적인 성분 추가도 포함

Q5. 환자를 대리하여 처방전은 누가 받을 수 있나요?

답:
1) 환자의 직계존속 및 비속, 환자의 배우자 및 배우자의 직계존속, 형제자매, 환자의 직계비속의 배우자

2) 노인복지법에 따른 노인의료복지시설(노인요양시설, 노인요양공동생활가정)에서 근무하는 사람

3) 그 밖에 환자의 계속적인 진료를 위해 필요한 경우로서 보건복지부 장관이 인정하는 사람*

* ▲ 교정시설 직원 ▲ 장애인복지법 제58조에 따른 장애인 거주시설에서 근무하는 사람 ▲ 무연고자의 실질적 보호자(시설직원 등) ▲ 미성년자(의사결정능력이 있는 경우)

4) 환자의 주 보호자*(시설직원, 방문간호사, 요양보호사, 간병인, 친척, 이웃, 지인 등)로서

(1) 환자의 건강상태를 잘 알고 있고

(2) 평소 진료 시에도 동행하여 주치의가 대리 상담하여 처방이 가능하다고 판단한 경우는 가족을 대신하여 대리처방을 받을 수 있다.

※ 다만, 환자의 주 보호자*는 '처방전 대리수령 신청서'의 '대리수령 사유' 란에 처방전 대리수령 사유 등을 추가로 기재한다.

Q6. 대리처방 구비서류는 모두 의료기관에 제출하여야 하나요?

답: '처방전 대리수령 신청서'를 제외한 모든 서류는 제시만으로 가능하며 개인정보보호를 위해 의료기관에 제출 및 보관하지 않는다.

Q7. 동일한 환자에게 반복적으로 이루어지는 대리처방의 경우에도 대리처방을 받을 때마다 '처방전 대리수령 신청서'를 제출해야 하나요?

답: 1년의 보관의 의무가 있는 점을 감안하여, 의료기관에서 동일한 처방전 대리수령인 및 사유를 확인하고 이전 서류로 갈음할 수 있다.

6-5 의무기록 사본발급

서류와의 전쟁/
행정처분

1. 의무기록 사본발급 의무

의사에게는 의료법상 비밀유지의무가 있으므로 환자의 민감한 개인정보에 해당하는 의무기록을 타인에게 함부로 보여주거나(열람) 복사 등의 방법으로 제공할 수 없다. 다만 환자가 본인의 의무기록을 복사해 달라고 요청하는 경우에는 그에 응하여 사본발급을 해주어야 할 의무가 있다. 의사가 정당한 사유 없이 열람 및 사본 발급을 거부할 경우 15일의 면허정지 행정처분을 받을 수 있다.

열람 및 사본 발급 요청은 환자 본인이 직접 하는 이외에 대리인을 통해서도 가능하다. 의료법은 ① 동의를 받은 친족 ② 동의를 받은 대리인 ③ 환자가 사망하거나 의식이 없는 경우 등으로 동의가 불가능한 경우의 친족이 열람 및 사본 발급 요청을 할 수 있도록 정하고 있다. 각 경우에 있어서 신청에 필요한 구비서류를 달리 규정하고 있다는데, 이에 대해서는 별도의 항을 통해 설명하기로 한다.

그 외에도 일정한 범위의 공공기관들이 고유의 업무 수행을 위하여 필요하다고 하면서 특정 환자의 의무기록의 사본 발급을 요청하는 공문을 받게 되는 경우가 있다. 의료기관을 운영하는 입장에서는 각 공공기관들이 왜 환자의 의무기록을 필요로 하는지까지 알 필요는 없고, 공공기관의 요청에 대해서 이를 무조건 들어주어야 하는지 아니면 거부해야 하는지를 판단할 수만 있으면 될 것이다. 사본 발급을 요청하는 공공기관에 경찰서, 검찰철, 법원 등이 포함되는 단큼 의료기관으로서는 어떻게 대처해야 할 것인지 고민이 될 수밖에 없다. 이 문제에 대해서는 「6-6장 공공기관 공문 대처」 항목에서 별도로 설명하겠다.

2. 복사해 주어야 하는 의무기록의 범위

의료기관이 환자의 치료·진단 과정에서 보유하게 된 모든 기록[1)]을 복사해 주어야 하는 것이 원칙이다. 여기에는 환자가 제출한 동의서, 위임장 등도 의료기관이 보유하고 있는 한 복사해 주어야 하는 자료에 해당한다.

---

1) 다른 의료기관에서 전원을 하면서 진료기록과 소견서 등을 보내 왔고 이를 보관하고 있다면 이 또한 사본 발급 대상에 포함된다.

진단서 사본이나 처방전 사본은 의료기관이 추가 진단·진찰하지 않고 이미 보유하고 있는 환자의 기록이므로 사본발급의 대상이 된다. 진료확인서나 입퇴원 확인서도 마찬가지이다. 하지만 종전에 발급했던 진단서, 소견서, 처방전이 아닌 새로운 진단서, 소견서, 처방전의 경우에는 '의료기관이 보유하고 있는 기록'이 아니므로 사본발급의 대상이 아니다. 물론 의료법에 의하면 환자가 진단서나 처방전의 발급을 요청한 경우 이를 거부할 수 없으므로[2] 사본발급이 아닌 최초 발급으로 진행하여야 하고, 이를 위해서는 새로운 진단·진찰이 전제되어야 한다. 사본발급인 경우에는 후술할 복사비용만 받을 수 있고[3], 새로운 진단서나 처방전 발급의 경우에는 진료비 및 진단서/처방전 발급비용을 받을 수 있다는 점에서 큰 차이가 있다.

복지부 지침에 따르면, 환자로부터 채취한 검체나 직원(봉직의 포함)들의 개인적인 메모는 열람/사본발급의 대상이 아니며, 전자차트 접속 기록이나 열람자 목록 등도 환자에 관한 기록으로 볼 수 없어서 열람/사본발급 대상이 아니다.

3. 요청권자별 확인 또는 구비서류

1) 환자 본인

신분증(주민등록증, 운전면허증, 여권, 청소년증, 공무원증, 국가유공자등록증 등) 확인을 통해서 본인 확인 후에 사본을 발급할 수 있다.[4] 신분증을 확인만 하는 것이므로 제시를 요구하기만 하면 되고 복사까지 필요한 것은 아니다. 한편, 본인인 것이 너무나 분명한 경우에는 별도로 신분증 확인을 요구하지 않는다. 입원 중이나 퇴원 당일에 환자 본인이 사본 발급을 요청하는 경우 등이 그러하다.

2) 법정대리인

법정대리인임을 확인할 수만 있으면 법적 지위가 환자 본인과 다를 바가 없다. 법정대리인은 미성년자의 친권자와 성년후견인으로 나뉜다. 법정대리인 자격을 확인하기 위해서는, 미성년자의 법정대리인의 경우 가족관계증명서[5]를 제출받아서 친자관계를 확인하면 되고, 성년후견인의 경우 법원 결정문을 제출받으면 된다. 위 제출받은 서류에 적힌 법정대리인과 의료기관에 찾아온 사람이 동일한 사람인지도 확인해야 하므로 신분

2) 진단서나 처방전의 발급을 거부할 수 없다는 말은 환자가 원하는 대로 진단서나 처방전을 발급해 주어야 할 의무가 있다는 뜻은 아니다. 진단서나 처방전 발급이 필요한데도 이를 거부할 수 없다는 의미이다. 허위 내용의 진단서 발급은 당연히 거부할 수 있고 질환이 없음에도 의약품 처방을 하지 않는 것에는 아무런 문제가 없다.

3) 진단서 사본을 예로 들면 진단서 발급비용이 아닌 사본발급비용으로서 장당 복사비만 받을 수 있음에 유의한다.

4) 휴대전화 본인인증이나 공인인증서를 통해 온라인 본인인증도 가능하도록 규정되어 있으나, 이는 일부 종합병원/상급종합병원에서 이용되고 있을 뿐 의원급 의료기관에서는 아직까지 거의 이용되고 있지 않은 실정이다.

5) 친부모라도 친권이 없어 법정대리인이 아닌 경우가 존재하기는 한다. 하지만 의료기관이 그러한 내용까지 확인할 수는 없으므로 가족관계증명서를 제출받음으로써 주의의무는 다한 것으로 인정된다.

증 확인도 필요하다. 다시 정리하면, 환자가 미성년자인 경우[6]에는 가족관계증명서를 제출받고 부모의 신분증을 확인하면 되고, 성년후견인인 경우에는 법원의 결정문을 제출받고 후견인의 신분증을 확인하면 된다.

3) 동의를 받은 친족

환자의 배우자, 직계존비속(자녀, 손자·손녀, 부모, 조부모), 배우자의 직계존속(시부모, 장인·장모)은 환자의 신분증 사본, 가족관계증명서, 환자의 자필서명 동의서를 제출하고, 요청자의 신분증을 제시하면 열람·복사 신청이 가능하다. 환자의 형제·자매의 경우에는 위에서 열거한 다른 친족이 한 명도 없는 경우에 한하여 열람·복사 신청이 가능하고, 다른 친족이 없다는 것을 확인한다는 내용의 별도 확인서를 추가로 첨부하여야 한다.

4) 동의를 받은 대리인

친족이 아닌 사람에 대해서도 대리권을 수여할 수 있다. 이 경우 환자의 신분증 사본, 환자가 자필서명한 동의서, 환자가 자필서명한 위임장을 제출하고, 요청자의 신분증을 제시하면 열람·복사 신청이 가능하다.

주로 보험회사 직원들이 환자의 대리인으로 사본발급 신청을 하는 경우가 많다. 특별한 사정이 없는 한 환자가 동의했는지 여부를 재확인할 필요는 없다. 환자 본인에게 전화로 확인을 해야 한다는 이유로 사본 발급을 거부하거나 지연하는 경우 사본발급 거부에 해당할 우려가 있다고 보건복지부 지침은 안내하고 있다. 동의서의 기재가 누락되어 있거나, 동의서의 필체가 보험회사 직원의 필체이거나, 서명을 환자 본인이 아니라 보험회사 직원이 한 경우등으로 동의서의 위변조가 의심되는 경우에는 환자에게 전화로 확인을 할 필요가 있는 특별한 사정이 존재하는 경우에 해당한다.

5) 환자의 동의가 불가능한 경우의 친족

환자가 사망하거나 의식이 없는 등 환자의 동의를 받을 수 없는 경우에는 3)과 4)의 방법으로는 사본발급이 불가능하다. 이 경우 환자의 동의를 받을 수 없다는 입증서류와 친족관계에 있다는 입증서류(가족관계증명서)를 제출하고, 요청자의 신분증을 제시하면 열람·복사 신청이 가능하다.

이상의 내용을 정리하면 다음 표와 같다.

---

6) 미성년자인 환자는 학생증, 청소년증, 여권 등을 제시하여 본인 확인이 되면 법정대리인의 동의 없이도 사본 발급을 요청할 수 있다.

<table>
<thead>
<tr><th></th><th>요청자</th><th>제출서류</th><th>확인서류</th></tr>
</thead>
<tbody>
<tr><td>1.</td><td>환자 본인</td><td></td><td rowspan="7">요청자의 신분증</td></tr>
<tr><td>2.</td><td>미성년자의 부모</td><td>• 가족관계증명서</td></tr>
<tr><td>3.</td><td>성년후견인</td><td>• 법원 결정문</td></tr>
<tr><td>4.</td><td>배우자, 직계존비속(자녀, 손자손녀, 부모, 조부모), 배우자의 직계존속(시부모, 장인·장모)</td><td>• 환자의 신분증 사본
• 가족관계증명서
• 환자의 자필서명 동의서 [서식 2]</td></tr>
<tr><td>5.</td><td>형제·자매(4.에 해당하는 사람이 없는 경우에 한함)</td><td>• 환자의 신분증 사본
• 가족관계증명서
• 환자의 자필서명 동의서 [서식 2]
• 확인서 [서식 4]</td></tr>
<tr><td>6.</td><td>동의를 받은 대리인</td><td>• 환자의 신분증 사본
• 환자의 자필서명 동의서 [서식 2]
• 환자의 자필서명 위임장 [서식 3]</td></tr>
<tr><td>7.</td><td>환자의 동의가 불가능한 경우의 친족</td><td>• 가족관계증명서
• 환자의 동의가 불가능하다는 것을 입증할 수 있는 서류(사망진단서, 중증질환 진단서, 정신질환 진단서, 실종선고 결정문)</td></tr>
</tbody>
</table>

필요한 서식[7]은 아래와 같다.

7) 서식 파일은 삭감제로 카페를 통해 파일로 제공하고 있으니 다운로드 후 자유롭게 이용하시기 바랍니다.

서식 2

■ 의료법 시행규칙 [별지 제9호의2서식] <개정 2013. 9. 27.>

진료기록 열람 및 사본발급 동의서

환자 본인	성 명	연락처
	생년월일	
	주 소	
신청인	성 명	환자와의 관계
	생년월일	연락처
	주 소	
열람 및 사본 발급 범위	**의료기관 명칭**	
	진료기간	
	발급 사유	
	발급 범위 (환자 본인이 직접 작성합니다)	
	예시) 진료기록부 사본, 처방전 사본, 수술기록 사본, 검사내용 및 검사 소견기록의 사본, 방사선 사진(영상물 포함), 간호기록부 사본, 조산기록부 사본, 진단서 사본, 사망진단서 또는 시체검안서 사본 등	

본인(또는 법정대리인)은 위에 적은 신청인(　　　)이 「의료법」 제21조제3항 및 같은 법 시행규칙 제13조의3에 따라 본인의 진료기록 등을 열람하거나 사본을 발급받는 것에 대하여 동의합니다.

년　　월　　일

본인(또는 법정대리인)　　　　(자필서명)

210㎜×297㎜[백상지 80g/㎡(재활용품)]

서식 3

■ 의료법 시행규칙 [별지 제9호의3서식] <개정 2017. 6. 21.>

진료기록 열람 및 사본발급 위임장

수임인	성 명	전 화 번 호
	생년월일(외국인등록번호)	위임인과의 관계
	주 소	
위임인	성 명	전 화 번 호
	생년월일(외국인등록번호)	
	주 소	

위임인은 「의료법」 제21조제3항 및 같은 법 시행규칙 제13조의3에 따라 「진료기록 등 열람 및 사본발급 동의서」에 기재된 사항에 대하여 일체 권한을 상기 수임인에게 위임합니다.

년 월 일

위임인 (자필서명)

210㎜×297㎜[백상지 80g/㎡(재활용품)]

서식 4

진료기록 열람 및 사본발급을 위한 확인서

확인자	성명	생년월일 (외국인등록번호)
	환자와의 관계	
환자	성명	생년월일 (외국인등록번호)
확인사항	상기 환자의 직계 존속·비속 및 환자의 배우자, 배우자의 직계존속의 부존재	

본인(확인자)은 「의료법」 제 21조 제3항 및 같은 법 시행규칙 제13조의 3의 제1항 및 제3항에 따라 상기 환자(　　　　)의 배우자 및 직계 존속·비속, 배우자의 직계존속이 모두 없음을 확인합니다.

년　　월　　일

본인 (확인자)　　　　(자필서명)

4. 발급 비용

보건복지부는 의료기관에서 발부하는 제증명서의 항목 및 그 금액에 대한 기준을 정하기 위해서 「의료기관의 제증명수수료 항목 및 금액에 관한 기준」을 고시로 정하고 있다. 위 고시에 포함된 별표의 내용은 아래와 같다.

연번	항목	기준	상한금액[주)] (원)
1	일반진단서	의료법 시행규칙 [별지 제5호의2서식]에 따라 의사가 진찰하거나 검사한 결과를 종합하여 작성한 진단서를 말함	20,000
2	건강진단서	취업, 입학, 유학, 각종 면허 발급 등을 위해 의사가 건강상태를 증명하는 진단서를 말함	20,000
3	근로능력평가용 진단서	국민기초생활 보장법 시행규칙 제35조 [별지 제6호 서식]에 따라 의사가 근로능력 평가를 위해 발급하는 진단서를 말함	10,000
4	사망진단서	의료법 시행규칙 [별지 제6호 서식]에 따라 의사가 환자의 사망을 의학적으로 확인 후 그 결과를 기록한 진단서를 말함	10,000
5	장애 정도 심사용 진단서 (신체적장애)	장애인복지법 시행규칙 [별지 제3호 서식]에 따라 의사가 장애에 대한 결과를 종합하여 작성한 진단서를 말함 * 보건복지부고시 장애 정도 판정기준'에 따른 신체적 장애	15,000

연번	항목	기준	상한금액[주)] (원)
6	장애 정도 심사용 진단서 (정신적 장애)	장애인복지법 시행규칙 [별지 제3호 서식]에 따라 의사가 장애에 대한 결과를 종합하여 작성한 진단서를 말함 * 보건복지부고시 '장애 정도 판정기준'에 따른 정신적 장애	40,000
7	후유장애진단서	질병, 부상 등이 원인이 되어 신체에 발생한 장애로, 의사가 더 이상의 치료효과를 기대할 수 없다고 판단하는 진단서를 말함	100,000
8	병무용 진단서	병역법 시행규칙 [별지 제106호 서식]에 따라 군복무 등을 위해 의사가 진찰하거나 검사한 결과를 종합하여 작성한 진단서를 말함	20,000
9	국민연금 장애심사용 진단서	보건복지부고시 「국민연금장애심사규정」[별지 제1호 서식]에 따라 국민연금수혜를 목적으로 의사가 장애의 정도를 종합하여 작성한 진단서를 말함	15,000
10	상해진단서 (3주 미만)	의료법 시행규칙 [별지 제5호의3 서식]에 따라 질병의 원인이 상해(傷害)로, 상해진단기간이 3주 미만일 경우의 진단서를 말함	100,000
11	상해진단서 (3주 이상)	의료법 시행규칙 [별지 제5호의3 서식]에 따라 질병의 원인이 상해(傷害)로, 상해진단기간이 3주 이상일 경우의 진단서를 말함	150,000
12	영문 일반진단서	의료법 시행규칙 [별지 제5호의2 서식]에 따라 의사가 영문으로 작성한 '일반 진단서'를 말함	20,000
13	입퇴원확인서	환자의 인적사항(성명, 성별, 생년월일 등)과 입퇴원일을 기재하여, 입원사실에 대하여 행정적으로 발급하는 확인서를 말함(입원사실증명서와 동일)	3,000
14	통원확인서	환자의 인적사항(성명, 성별, 생년월일 등)과 외래 진료일을 기재하여, 외래진료사실에 대하여 행정적으로 발급하는 확인서를 말함	3,000
15	진료확인서	환자의 인적사항(성명, 성별, 생년월일 등)과 특정 진료내역을 기재하여, 특정 진료사실에 대하여 행정적으로 발급하는 확인서를 말함(방사선 치료, 검사 및 의약품 등)	3,000
16	향후진료비추정서 (천만 원 미만)	계속적인 진료가 요구되는 환자에게 향후 발생이 예상되는 치료비가 1천만 원 미만일 경우 발급하는 증명서를 말함	50,000
17	향후진료비추정서 (천만 원 이상)	계속적인 진료가 요구되는 환자에게 향후 발생이 예상되는 치료비가 1천만 원 이상일 경우 발급하는 증명서를 말함	100,000
18	출생증명서	의료법 시행규칙 [별지 제7호 서식]에 따라 의사 또는 조산사가 작성하는 태아의 출생에 대한 증명서를 말함	3,000

연번	항목	기준	상한금액주)(원)
19	시체검안서	의료법 시행규칙 [별지 제6호 서식]에 따라 주검에 대하여 의학적으로 확인 후 그 결과를 기록하여 발급하는 증명서를 말하며, 출장비를 포함하지 않음 * 검찰, 경찰의 업무 처리를 위한 시체검안서는 제외	30,000
20	장애인증명서	소득세법 시행규칙 [별지 제38호 서식]에 따라 장애인공제 대상임을 나타내는 증명서를 말함	1,000
21	사산(사태)증명서	의료법시행규칙 [별지 제8호 서식]에 따라 의사 또는 조산사가 작성한 태아의 사산(死産) 또는 사태(死胎)에 대한 증명서를 말함	10,000
22	입원사실증명서	환자의 인적사항과 입원일이 기재되어 있는 확인서로 입퇴원확인서 금액기준과 동일함	입퇴원확인서와 같음
23	채용신체검사서 (공무원)	「공무원 채용 신체검사 규정」 [별지 제1호 서식]에 따라 국가공무원을 신규로 채용할 때에 그 직무를 담당할 수 있는 신체상의 능력을 확인하는 증명서를 말함 * 계측검사, 일반혈액검사, 요검사, 흉부방사선검사 비용을 포함하며, 그 외 마약류 검사 및 특이질환 검사 비용 등은 제외	40,000
24	채용신체검사서 (일반)	근로자를 신규로 채용할 때에 그 직무를 담당할 수 있는 신체상의 능력을 확인하는 증명서를 말함 * 계측검사, 일반혈액검사, 요검사, 흉부방사선검사 비용을 포함하며, 그 외 마약류 검사 및 특이질환 검사 비용 등은 제외	30,000
25	진료기록사본 (1~5매)	의료법 시행규칙 제15조 제1항에 따른 진료기록부 등을 복사하는 경우를 말함(1~5매까지, 1매당 금액)	1,000
26	진료기록사본 (6매 이상)	의료법 시행규칙 제15조 제1항에 따른 진료기록부 등을 복사하는 경우를 말함(6매부터, 1매당 금액)	100
27	진료기록영상 (필름)	방사선단순영상, 방사선특수영상, 전산화단층영상(CT) 등 영상 자료를 필름을 이용하여 복사하는 경우를 말함	5,000
28	진료기록영상 (CD)	영상진단, 내시경사진, 진료 중 촬영한 신체부위 등 영상 자료를 CD를 이용하여 복사하는 경우를 말함	10,000
29	진료기록영상 (DVD)	영상진단, 내시경사진, 진료 중 촬영한 신체부위 등 영상 자료를 DVD를 이용하여 복사하는 경우를 말함	20,000
30	제증명서 사본	기존의 제증명서를 복사(재발급)하는 경우를 말함(동시에 동일 제증명서를 여러 통 발급받는 경우 최초 1통 이외 추가로 발급받는 제증명서도 사본으로 본다)	1,000

위 별표에서 의무기록 사본발급과 관련한 비용은 연번 25 내지 30까지이다. 진료기록 사본은 5매까지는 1매당 1,000원을, 6매부터는 1매당 100원을 비용의 상한으로 한다는 것이다. 그런데 위 고시의 기준이 의무사항이 아니라 권고사항에 불과하다는 말들이 있다. 이 말이 완전히 틀리지는 않은 것이 고시상의 상한기준을 어기고 더 높은 금액을

받은 경우에 대한 제한규정이 없다. 정확히 말하면 제증명수수료 비용을 미리 게시하여야 하고, 게시한 비용을 초과하여 받는 것은 시정명령의 사유가 된다. 그런데 처음부터 고시를 무시하고 제증명수수료 비용을 높게 게시한 경우에는, 민원이 제기되더라도 보건소나 복지부에서 시정명령[8]을 할 수는 없고 강제력이 없는 행정지도만 가능하다.

문제는 위와 같이 강제력이 없다고 하여 1매당 비용을 과다하게 게시한 후 청구하는 경우가 있다는 것이다. 특히 환자 본인이 사본발급을 요구하는 경우에는 위 고시 기준에 부합하게 1매당 1,000원 및 100원을 청구하는데, 보험회사 직원이 사본발급을 요구하는 경우에는 1매당 몇 만 원 이상의 비용을 받는 경우가 있다. 그런데 이러한 행태는 상한을 무시한 비용을 받았다는 것이 문제가 아니라, 지나친 비용 청구를 통해 의무기록 사본발급 자체를 실질적으로 거부한 것으로 해석될 여지도 있다. 이는 면허정지 사유에 해당할 수도 있는 것이라 조심할 필요가 있겠다.

---

8) 시정명령은 정식 행정처분으로, 이를 어긴 경우(시정명령이 있었음에도 이를 시정하지 않은 경우)에는 영업정지 행정처분을 내릴 수 있다. 문제는 이러한 행정처분을 하기 위해서는 명확한 법적인 근거가 있어야 하는데, 그 근거가 없다는 것이다.

6-6 공공기관 공문 대처

서류와의 전쟁/
행정처분

1. 서론

경찰서, 검찰청이나 법원 등에서 우편으로 공문이 오면 그 봉투에 적혀 있는 'OO경찰서'라는 문구만 봤을 뿐인데도 봉투를 뜯어 보기도 전에 겁부터 난다. 그 내용을 확인해 보니 우리 병의원에서 진료를 봤던 환자에 대한 의무기록을 복사해서 제출하라는 내용이다. 공공기관에서 제출해 달라고 공문이 왔으니 보내주어야 하는지, 보내지 않으면 어떤 불이익이 발생하는지 모르겠다. 그런데 보내주면 안 되는데 보냈다가 환자 측에서 항의를 하면 어떻게 할지 걱정도 된다. 법적인 문제가 걸려있는 것일 텐데 괜히 의무기록 때문에 손해를 보게 되면 환자 측에서 난리를 칠 것이 분명하기 때문에 더욱 조심스럽다.

이처럼 공공기관의 공문을 받으면 겁부터 나는 것이 현실이다. 그런데 괜한 걱정이 아니다. 환자의 의무기록은 워낙에 민감한 정보이므로 법적인 근거 없이 환자 본인 이외의 곳에 제공을 할 경우 큰 책임을 지게 된다. 면허정지 2개월의 행정처분을 받을 수 있을 정도로 중요한 문제이다.

그러면 무조건 의무기록을 안 보내면 되는 것인가? 그건 또 그렇지 않다. 공공기관의 사본발급 요청에 법적인 근거가 있음에도 이를 거부할 경우에는 면허정지 15일의 행정처분을 받을 수 있다.

2. 모든 공문에는 법적 근거가 제시되어 있다. 이것부터 확인하자

아래 공문은 국민건강보험공단에서 의료기관으로 보내온 자료제출 협조요청 공문이다. 공단 현지확인 이전 단계에서 자주 보내는 공문인데, 우리나라 공공기관들의 공문들의 형식은 대부분 아래 공문과 대동소이하다.

어쨌거나 공문의 내용은 진료기록부 등의 의무기록을 제출하라는 내용임을 알 수 있다. 앞서 살핀 바와 같이 의무기록을 잘못 제출하였다가는 큰 불이익을 받을 수 있으니 먼저 자료를 제출해 달라는 요구가 적법한 것인지부터 살펴봐야 한다. 공문의 내용 중에서 '관련근거' 내지 '법적근거'라는 부분이 반드시 존재한다. '국민건강보험법 제14조 및 제96조'를 근거로 제시하고 있음을 알 수 있다. 그렇다면 이 근거 법조문이 의무기록을 복사해서 전달할 근거가 되는지를 살펴야 한다.

국민건강보험공단 구미지사

수신자
(경유)
제목 자료제출 협조요청

1. 귀 원의 발전을 기원합니다.

2. 관련근거 : 국민건강보험법 제14조(업무 등) 및 제96조(자료의 제공) 등

3. 귀 원의 요양급여 및 비용의 청구가 적법· 타당한지 등에 대해 사실관계 확인이 필요하여, 다음과 같이 자료제출 요청하오니 협조하여 주시기 바랍니다.

가. 요청사유 : 건강검진관련 요양급여비용 적정 청구 등
나. 대상기간 : 2017. 05. 01. ~ 2015. 07. 31.
다. 자료제출 대상자(붙임참조)
라. 제출자료
- 진료기록부, 진료비영수증(수진자 보관용: 비급여 항목 있는 경우 상세내역 포함), 본인부담금수납대장(수기대장-병원보관용), 검사결과지, 수면내시경(위,대장)검사동의서
마. 자료제출 기한 : 2017. 11. 21.(화)까지

3. 의무기록 제출 요청의 법적 근거가 될수 있는 법조문들은 다음과 같다

구글이나 네이버 검색창에서 '의료법'이라고 검색을 하면 국가법령정보센터에서 제공하는 의료법 조문을 볼 수 있다. 클릭 이후에 스크롤을 내려서 제21조를 찾아보자. ③이라고 표시된 것이 제3항인데 그 아래에 4.부터 18.까지가 우리가 찾아야 할 법조문이다. 설명을 위해서 아래 표에 그 조문들을 옮겨본다.

4. 「국민건강보험법」 제14조, 제47조, 제48조 및 제63조
5. 「의료급여법」 제5조, 제11조, 제11조의3 및 제33조
6. 「형사소송법」 제106조, 제215조 또는 제218조 6의2
   「군사법원법」 제146조, 제254조 또는 제257조
7. 「민사소송법」 제347조
8. 「산업재해보상보험법」 제118조
9. 「자동차손해배상 보장법」 제12조 제2항 및 제14조
10. 「병역법」 제11조의2
11. 「학교안전사고 예방 및 보상에 관한 법률」 제42조
12. 「고엽제후유의증 등 환자지원 및 단체설립에 관한 법률」 제7조 제3항
13. 「의료사고 피해구제 및 의료분쟁 조정 등에 관한 법률」 제28조 제1항 또는 제3항
14. 「국민연금법」 제123조 14의2. 다음 각 목의 어느 하나
    가. 「공무원연금법」 제92조
    나. 「공무원연금법」 제93조
    다. 「공무원 재해보상법」 제57조 및 제58조 14의3.
    「사립학교교직원 연금법」 제19조 제4항 제4호의2
15. 「장애인복지법」 제32조 제7항

16. 「감염병의 예방 및 관리에 관한 법률」 제18조의4 및 제29조
17. 「국가유공자 등 예우 및 지원에 관한 법률」 제74조의8 제1항 제7호
18. 「한국보훈복지의료공단법」 제24조의2

제4호를 예로 들면 의료법의 내용에는 "4. 「국민건강보험법」 제14조, 제47조, 제48조 및 제63조에 따라 급여비용 심사·지급·대상여부 확인·사후관리 및 요양급여의 적정성 평가·가감지급 등을 위하여 국민건강보험공단 또는 건강보험심사평가원에 제공하는 경우"라고 장황하게 적혀 있는데, 우리는 조문 번호만 확인하면 된다. 번호 뒤에 있는 설명 부분은 굳이 내용을 파악하려고 할 필요는 없다. 무슨 소리인지 이해하기 어렵고 이해하고 싶지도 않을 것이다.

어쨌거나 이제부터 해야 하는 것은 짝 맞추기에 불과하다. 공문에 나와 있는 '관련근거' 내지 '법적근거'가 위의 표에 들어있는지만 찾으면 된다. 공문에 제시되어 있는 "국민건강보험법 제14조"가 위의 표 4.호에 포함되어 있다. 그러면 자료를 제출해도 되는 것이다. 더 정확히는 제출할 의무가 있다. 제출을 거부하면 15일 면허정지의 행정처분 사유가 된다.

4. 공문에 표시된 '관련근거'가 표 6-4에 없는 경우

아래 공문은 서울○○경찰서에서 의료기관으로 보내온 수사협조의뢰 공문이다.

서울 경찰서

수신
(경유)
제목 수사협조의뢰(진료내역 확인 의뢰)

귀 기관의 무궁한 발전을 기원하며, 우리 서에서 수사 중인 실종 사건 관련 아래와 같이 수사 협조 의뢰하오니 협조 바랍니다

1. 관련근거
   형사소송법 제199조 제2항(수사상 필요한 조사)
   경찰관직무집행법 제8조(사실의 확인 등)
   개인정보보호법 제18조 제2항 제7호, 제3호(범죄수사와 공소제기 및 유지에 필요한 경우)

2. 대상자 인적사항

3. 사건 개요
   2021.

4. 의뢰 사항
   위 대상자의 진료 기록 및 기재 인적 사항

이 공문에서 제시된 관련근거인 "형사소송법 제199조 제2항"은 표 6-4에 들어있지 않

다(형사소송법은 제106조, 제215조, 제218조만 포함되어 있다). 나머지 경찰관직무집행법과 개인정보보호법도 표 6-4에 들어가 있지 않다. 그렇다면 이 수사협조의뢰 공문에 대해서는 협조를 하면 안 된다. 최악의 경우 면허정지 행정처분을 받을 수도 있다. 이처럼 진료기록 등을 제출할 의무는 없기 때문에 그냥 무시해도 문제는 없다.

그런데 이 경찰서가 우리 의료기관을 관할하는 경찰서라면 마냥 무시하기는 찜찜하다. 그리고 답변을 안하고 있으면 담당 형사가 전화해서 독촉을 하기도 한다. 경우에 따라서는 압수수색영장 가지고 나와서 병원을 뒤집어 놓을 수도 있다고 으름장을 놓는 경우도 본 적이 있다. 그런데 이를 겁낼 필요는 없다. 영장을 발부하는 법원은 병원을 뒤집어 놓을 수 있는 내용의 영장을 내주지는 않는다. 진료기록을 가지고 있는 의사가 피의자가 아니라 단순히 증거가 될 수도 있는 문서를 가지고 있을 뿐이기 때문에, 공문상의 '대상자'(진료했던 환자 한 명)의 진료기록부만 제출하라는 내용의 영장을 발부한다(다른 환자의 진료기록부는 필요가 없기 때문). 그래서 병원에 들이닥쳐서 뒤집어 놓는 경우는 없다고 봐도 무방하다. 아래에서 예시하는 바와 같이 영장집행을 위해 이메일로 진료기록부 보내달라고 하는 경우도 많다.

서울특별시지방경찰청

수신 수신자 참조
(경유)
제목 압수수색검증영장(2018-13983) 집행

압수수색검증영장 집행	
수 신	수신자 참조
발 신	서울지방경찰청 [illegible] 전 화 : [illegible] 팩 스 : [illegible] 휴대폰 : [illegible] 이메일 : [illegible]
내 용	압수수색검증영장 집행(서울중앙지방법원 2018-13983)
비 고	이메일로 회신하기 바랍니다.

첨부 1. 압수수색검증영장 1부.
2. 공무원증 1부. 끝

협조공문에 대해 아무런 답변을 하지 않는 것이 부담이 된다면 아래와 같은 내용으로 회신 공문[1] 을 보내는 것도 고려해 볼 수 있다.

1) 회신 공문 서식도 삭감제로 카페를 통해 파일로 제공하고 있다.

서식 5
회신공문 샘플

████ 내과의원

수신자　서울중앙지방법원 형사12부
참 조
제 목　사실조회에 대한 회신

1. 사건번호 : 서울중앙지방법원 2017고단1234

2. 위 사건과 관련하여 사실조회 회신 요청을 받았으나 아래와 같은 사유로 송부할 수 없음을 회신합니다.

- 아 래 -

환자의 진료내용은 의료법 제21조에 따라야 하므로,
형사소송법 제272조를 근거로 하는 요청에 대해서는 귀원에 제공할 수 없습니다.

본 의료기관이 의료법 제21조에 위반할 경우, 형사적으로는 3년 이하의 징역 또는 3년 이하의 징역이나 1천만원 이하의 벌금에 해당하는 처벌을, 행정적으로는 자격정지 2개월의 처분을 받을 수 있으며, 환자로부터 손해배상 청구소송을 받게 될 염려가 있으므로 귀원의 요청에 응할 수 없음을 이해하시기 바랍니다.

요청하신 자료가 반드시 필요한 경우라면, ① 해당 환자자가 직접 요청하거나 ② 의료법 제21조 제2항 제2호에 의한 대리권을 증명하는 서류를 첨부하여 요청하거나, ③ 「형사소송법」 제106조, 제215조 또는 제218조를 근거 법령으로 하여 요청하여 주시면 감사하겠습니다.

첨부 : 의료법 및 의료관계 행정처분 규칙. 끝.

6-7 진단서·소견서·진료확인서 발급

서류와의 전쟁/
행정처분

1. 진단서

환자를 진찰한 의사가 임상적 판단을 기재함으로써 환자의 건강 상태 내지 질병 상태를 증명하는 서류를 진단서라고 한다. 진단서, 상해진단서, 사망진단서 외에도 시체검안서, 출생증명서, 사산증명서, 사태증명서 등은 모두 넓은 의미에서 진단서에 해당한다. 한편 진단서에 해당하는지 여부는 문서의 명칭에 구애되는 것이 아니라 그 내용에 따라 판단이 되는 바, 소견서라는 명칭을 가지고 있더라도 그 내용이 병명이나 상처 부위, 치료기간 등의 건강상태를 증명하기 위해 작성된 것이라면 이 또한 진단서에 해당한다고 본다.

2. 소견서

원래적 의미의 소견서는 의사가 다른 의료기관에 환자의 진료를 의뢰하면서 후속 진료에 참고할 수 있는 소견을 작성한 서류를 의미하였다. 그런데 소견서 발급 비용이 진단서보다 싸다는 이유로 환자 측에서 진단서보다는 소견서의 발급을 요구하고 의사들 입장에서도 소견서는 진단서가 아니므로 일부 사실과 다른 부분이 있어도 허위진단서작성죄에는 해당하지 않을 것이라는 생각으로 자주 발급해 주다 보니, 학교나 회사 나아가 보험회사에 제출하는 서류로 이용되기에 이르렀다. 그러하다 보니 명칭만 소견서일 뿐 실질은 진단서에 해당하는 것이다(환자의 건강 상태 내지 질병 상태에 대한 진단이 포함되었기에). 의사들의 기대와는 달리 우리 판례는 이러한 내용의 소견서에 대해서도 허위진단서작성죄를 적용한다. 결국 진단서에 준한 책임은 부담하면서 소견서라고 하여 비용만 덜 받아온 것이다.

3. 진단서 관련 준수 사항

의료법 제17조에 따르면 의사는 진단서 교부를 요구받은 때에는 정당한 사유 없이 거부하지 못한다. 또한 진단서를 사실과 다른 내용으로 작성한 경우 형법상 허위진단서작성죄에 해당할 수 있다.

직접 진료한 경우가 아니라면 진단서를 작성하고 교부할 수 없다. 또한 진단서에 기재하는 건강 상태 내지 질병 상태는 진단서 작성 당시의 상태여야만 한다.

4. 직접진료

환자가 아닌 가족만 내원하여 환자에 대한 진단서 발급을 부탁하는 경우가 더러 있다. 2015년에 의사협회에서 발행한 「진단서 등 작성·교부 지침」에 따르면 "의사가 전에 환자를 직접 진료한 적이 있다면 '직접 진료'하지 않았다고 볼 근거가 없다. 당연히 의사는 환자의 상태에 대하여 의무기록을 근거로 진단서를 교부할 수 있다."라고 설명하고 있다.

의료법 제17조 단서에는 "환자를 직접 진찰한 의사가 부득이한 사유로 진단서를 내줄 수 없으면 같은 의료기관에 종사하는 다른 의사가 환자의 진료기록부 등에 따라 내줄 수 있다"라는 규정이 존재한다.

문제는 위 두 경우가 인정이 되는 것은 진단서의 기재 내용이 사실에 부합한다는 것을 전제로 한다. 만일 환자의 실제 건강 상태와 다른 내용으로 진단서가 발급되었다면 이는 허위진단서에 해당하는바 형법상 허위진단서작성죄가 문제가 될 여지가 있고, 다행히 허위진단서작성의 고의가 인정되지 않아서 형사처벌을 피하는 경우라 하더라도 사실과 다른 내용의 진단서 때문에 경제적인 손해를 입은 제3자(통상 보험회사 등)에게 손해배상 책임을 질 수 있음에 주의하여야 한다.

5. 진단서 작성 당시의 상태

진단서는 작성 당시의 건강 상태 내지 질병 상태에 대한 진단을 기재하여야 하는 것이지, 과거의 상태를 진단하는 목적으로 사용할 수는 없다. 다만, 진료하던 환자가 최종 진료한 때로부터 48시간 이내에 사망한 경우에는 예외로 한다.

만일 환자가 과거에 걸렸던 질병에 대해서 진단서 내지 소견서의 발급을 부탁할 경우, 이는 현재 시점의 진단이 아니므로 진단서를 발급할 수 없음이 원칙이므로 사실확인서 내지 진료확인서를 발급하는 것이 바람직하다.

6-8 비급여 비용 고지 등

서류와의 전쟁/ 행정처분

의료법 제45조에 따라서 의료기관 개설자는 비급여 항목 및 그 가격을 적은 책자 등[1]을 안내데스크나 접수창구 등 환자들이 쉽게 볼 수 있는 장소에 갖추어 둠으로써 비급여 진료비용을 고지하여야 한다. 인터넷 홈페이지를 운영할 경우 원내 게시와 별도로 홈페이지상에서도 따로 표시해야 한다. 금액과 관련하여서는 비급여 대상 항목을 묶어 1회 비용으로 정하여 총액을 표시할 수 있다. 한편, 의료기관 개설자는 위에서 고지한 금액을 초과하여 비급여 비용을 징수할 수 없다. 비급여 비용 고지를 하지 않거나 금액을 초과하여 징수한 경우에는 시정명령을 받을 수 있고, 시정명령이 내려졌음에도 시정을 하지 않은 경우에는 영업정지 행정처분을 받을 수 있다.

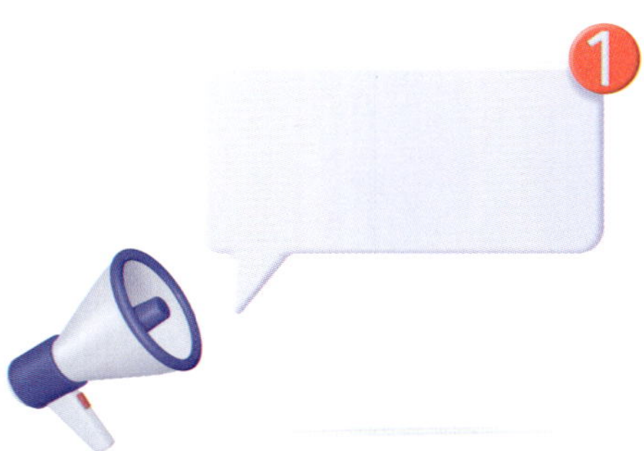

1) 책자 이외에 인쇄물, 메뉴판, 벽보, 비용검색 전용 컴퓨터 등을 통해서도 가능하다.

6-9 폐업이나 양도 시의 서류 이관

서류와의 전쟁/
행정처분

1. 의료기관 폐업 시 진료기록부 등의 보관

의료기관 개설자는 폐업을 할 때에는 진료기록부등을 관할 보건소장에게 넘기거나 아래 [서식 30]의 「진료기록 보관계획서」를 제출하여 관할 보건소장의 허가를 받은 후에 직접 보관할 수 있다.

서식 6

■ 의료법 시행규칙 [별지 제19호서식] <개정 2023. 3. 2.>

진료기록 보관계획서

의료기관 개설자	성명(법인명)		생년월일	
의료기관	명칭		종류	
	소재지			
보관기간	년 월 일부터 년 월 일까지			
보관장소				
보관책임자				

「의료법 시행규칙」 제30조의4제1항에 따라 위와 같이 제출합니다.

년 월 일

제출인 (서명 또는 인)

관할 보건소장 귀하

※ 첨부서류
1. 진료기록부등의 종류별 수량 및 목록
2. 진료기록부등에 대한 체계적이고 안전한 보관계획에 관한 서류
3. 「의료법」 제23조제1항에 따라 전자의무기록을 작성·보관한 의료기관 개설자의 경우에는 같은 법 시행규칙 제16조제1항제1호부터 제6호까지의 규정에 해당하는 시설 및 장비를 보유하였음을 증명하는 서류. 다만, 「의료법」 제40조의3에 따른 진료기록보관시스템을 이용하여 진료기록부등을 직접 보관하려는 경우에는 제출을 생략할 수 있습니다.

210㎜× 297㎜[백상지 80g/㎡]

2. 의료기관 양도 시 개인정보의 이전

영업양도 시에 고객의 정보도 함께 이전하는 것은 가능하다. 다만, 개인정보보호법은 개인정보의 이전에 반대하는 고객(환자)의 권리를 보호하기 위한 조치를 취할 것을 요구하고 있다. 주소가 파악되는 환자들에 대해서는 그 주소로 우편을 발송하거나 문자메시지를 발송하고, 홈페이지 또는 원내 대기실에 30일 이상 다음 내용을 안내하여야 한다.

1. 개인정보를 이전하려는 사실
2. 개인정보를 이전받는 자(영업양수자)의 연락처
3. 개인정보 이전을 원치 않는 경우의 조치방법 및 절차

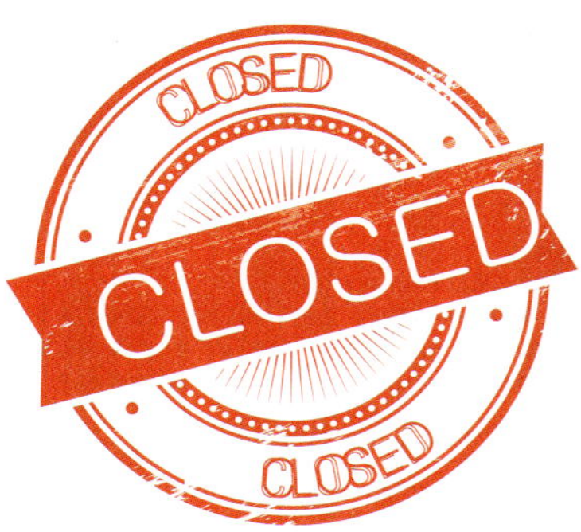

6-10 법정의무교육

서류와의 전쟁/
행정처분

의료기관을 운영하다 보면 법정의무교육과 관련하여 DM 우편이 오고 팩스가 온다. 스팸 필터로도 전부 걸러지지 않아서 이메일 수신함에는 법정의무교육 안내 메일이 끊이질 않는다. 그 내용들을 읽어보면 과태료가 어쩌고 벌금이 어쩌고 하면서 그들이 안내하는 교육을 실시하지 않으면 큰일이 날 것같이 겁을 주고 있다. 그게 전부 사실일까?

그 안내 내용에는 사실과 거짓이 교묘하게 섞여 있다. 안내 내용에 포함된 법조문에 교육 의무가 규정되어 있고 과태료나 벌금도 규정되어 있음은 대부분 사실이다. 하지만 적용 요건을 구체적으로 살펴 보면, 내가 운영하고 있는 의료기관에 대해서는 적용되지 않거나 굳이 시간을 내서 교육을 받으러 갈 필요까지는 없고 자체 교육이나 자료 배부로도 충분한 경우가 대부분이다. 심지어는 의무교육이 아닌 경우도 존재한다.

1. 법정의무교육의 종류

교육업체들이 법정의무교육이라고 안내하는 것에는 주로 개인정보보호교육, 성희롱예방교육, 장애인인식개선교육, 아동학대 신고의무자교육, 산업안전보건규육, 퇴직연금교육이 포함된다.

2. 법정의무교육이라고 보기 어려운 것

다른 교육들은 교육을 하지 않는 경우 300만 원 이하 내지 1,000만 원 이하 범위의 과태료가 규정되어 있으나, 개인정보보호교육에 대해서는 교육을 하지 않는다고 해서 과태료가 규정되어 있지 않다. 그런데 아이러니하게도 개인정보보호교육은, 다른 과태료가 규정된 교육보다도 직원 교육을 실시할 필요가 더 크다고 생각된다. 교육을 실시하지 않았다는 이유만으로 부과되는 과태료는 없지만, 개인정보 유출이나 침해사건이 발생한 경우 교육을 하였는지 여부가 업주의 민형사상 책임을 판단할 때 분명한 차이가 있기 때문이다. 게다가 개인정보 관련 분쟁은 다른 분쟁에 비해 훨씬 자주 발생하는 편이다. 따라서 되도록 교육을 실시하고 이를 증거로 남기는 것이 좋겠다.

3. 의원급 의료기관에서 실시할 필요가 없는 것

산업안전보건법 시행령 [별표 1]에 따르면 보건업(병원을 제외)에 해당하는 사업으로서 상시 근로자 50명 미만을 사용하는 사업장에 대해서는 법정의무교육 규정은 적용되지 않는다. 의원급 의료기관의 경우 대부분 상시근로자 50명 미만일 것이므로 산업안전보건교육은 법정의무교육이 아니라고 할 것이다.

4. 자료의 게시·배포만 한다면 따로 집체교육 등이 필요 없는 것

성희롱 예방교육은 상시 근로자 10명 미만을 사용하는 사업장에 대해서는 교육자료·홍보물의 게시·배포만 실시하면 의무교육을 따로 하지 않아도 되며, 장애인인식개선교육 또한 상시 근로자 50명 미만을 사용하는 사업장에 대해서는 교육자료·홍보물의 게시·배포·이메일 발송만 실시하면 의무교육을 따로 하지 않아도 된다. 성희롱 예방교육과 장애인인식개선교육의 교육자료는 자료실에 파일 형태로 제공하고 있다.

퇴직연금은 그 종류에 따라서 법정의무교육 대상인 경우와 그렇지 않은 경우로 나뉜다. 퇴직연금에는 개인형(IRP), 확정기여형(DC), 확정급여형(DB)이 있는데 개인형 퇴직연금 가입자는 교육대상에 해당되지 않으나, 나머지 두 개의 종류의 퇴직연금 가입자라면 연 1회 이상 퇴직연금 교육을 받아야 하고, 교육을 실시하지 않을 경우 과태료 부과의 대상이 된다. 하지만 퇴직연금교육 또한 문서 또는 이메일 등을 통한 교육자료 발송만 하더라도 의무교육을 따로 실시하지 않아도 된다. 교육자료는 퇴직연금이 가입된 은행에 요청하면 된다.

5. 아동학대신고의무자교육

아동학대신고의무자교육의 경우 교육자료만 배포하는 것으로 대체할 수는 없으며 연 1시간 이상 실제로 교육을 실시하여야 한다. 교육대상은 의료인(의사, 간호사)과 의료기사(방사선사, 임상병리사, 물리치료사 등)이며 간호조무사는 교육대상이 아님에 유의하자.

굳이 외부에 교육을 나가거나 강사를 초빙할 필요는 없으면 의료기관 내에서 유튜브 등의 인터넷 동영상을 같이 보는 형태로 진행할 수도 있다. 이 교육은 보건소에서 직접 점검을 하는 경우도 있다. 교육을 실시하였음을 증빙하는 자료를 첨부하여 교육일지를 남겨 두어야 하는데, 교육일지의 서식은 아래와 같다.

서식 7

<서식 5>

아동학대 신고의무자 교육 결과보고서

시설 또는 기관명			
소재지 (시도 및 시군구)		시설장 또는 기관장 성명	
교육일시		교육장소	
교육대상	*기관 내 신고의무자수*	이수인원	*신고의무자 중 교육이수인원*
이수시간	*교육실시 시간*	교육방법	*집합교육, 시청각교육*

<증빙자료>

교육 방법에 따라 아래의 두가지 방법 중 선택하여 첨부

※ (집합교육 및 시청각교육) 현장사진 및 교육 참석자 서명을 첨부

집합교육 및 시청각교육: 중앙아동보호전문기관 교육 자료 활용한 경우

※ (사이버 교육) 이수증 첨부

사이버 교육: 서울시 평생학습포털, 경기도 온라인 평생학습포털 등

6. 맺음말

이상의 내용은 각종 교육을 자료 배포만으로 대체하고 과태료가 규정되어 있지 않은 교육은 안 해도 된다는 설명은 아니다. 각 교육 목적은 전혀 생각하지 않은 채로 과태료라는 말에만 겁을 먹고는 직원들의 시간만 허비하게 만들 필요는 없다는 의미이다. 중요한 것은 교육을 통해 방지하고자 하는 불미스러운 사건이 우리 병원에는 일어나지 않도록 노력해야 한다는 것이다.

II 행정처분

6-11 행정처분

서류와의 전쟁/
행정처분

1. 서론

의료기관을 운영하는 의사 입장에서 벌금형의 형사처벌보다 더 두려운 것은 병의원 문을 닫아야 하는 의사면허 자격정지처분이나 영업정지처분과 같은 행정처분이다. 이는 다른 분야라고 크게 다르지 않다. 예를 들어 편의점에서 미성년자에게 담배를 판매한 경우, 형사처벌로는 통상 100만 원 내외의 벌금형이 내려지는 것에 반하여 행정처분으로 2개월 영업정지가 내려진다. 이러한 이유로 편의점 업주 입장에서는 벌금형의 형사처벌보다는 영업정지 행정처분을 훨씬 겁내는 경우가 많다.

변호사로서 지켜본 바에 의하면 의사들 대부분은 행정처분에 대해 막연한 두려움이 있다. 어떠한 행정처분이 문제가 되는 상황에 처하게 되면 대부분의 의사들이 일정 기간 동안에는 무조건 병원 문을 닫아야 하는 것으로 알고 있는데, 그것은 사실과 다르다. 업무정지 행정처분은 특정한 업무에 국한하여 금지가 될 뿐인 경우도 많으며, 그마저도 과징금 납부로서 갈음할 수 있는 경우가 대부분이다(물론 5배수 과징금과 같이 과징금 액수가 너무 커서 차라리 병원 문을 닫는 것이 나은 경우도 있다).

이하에서는, 행정처분이란 무엇인가를 먼저 살펴본 후에, 의사 또는 의료기관과 관련된 행정처분에는 어떠한 종류들이 있는지를 살펴보고 각 행정처분의 적용범위는 어떠한지에 대해 설명한다. 특히 허위부당청구와 관련하여 복지부의 현지조사[1]의 결과에 따른 행정처분이 가장 빈번하게 문제가 된다. 현지조사와 관련한 내용은 이 책의 4장에서 이에 대해 자세히 다루었는데[2], 이와 관련한 행정처분.

1) 복지부 현지조사 이전에 국민건강보험공단의 현지확인 절차를 먼저 거치는 것이 통상적이다(4-1장 현지조사의 유형).

2) 4장 현지조사의 정의 부분에서 현지조사 결과 행정처분을 수반할 수 있다고 설명하였다. 현지조사 결과에 따라 '업무정지', '과징금', '면허자격정지', '형사고발', '위반사실공표'의 5가지 처분이 가능하다고 설명하였는데(4-4장 현지조사 결과에 따른 7가지 처분), 이번 장을 읽어본 후에는 현지조사 결과 이렇게 여러 가지의 처분이 문제되는 이유를 알 수 있을 것이다.

허위부당청구 이외에도 그러한 설명 이후에는 각 사안별로 구체적인 행정처분 기준이 어떻게 되는지를 살펴볼 것이고, 업무정지 행정처분에 대해서 과징금으로 갈음하는 것이 가능한지 및 과징금 액수의 기준이 어떠한지에 대해서도 설명하기로 한다.

2. 행정처분이란

법률용어로서의 행정처분은 훨씬 넓은 의미를 가지고 있지만, 이 책에서의 행정처분은 위법행위를 한 사람에 대해 행정청이 발령하는 불이익한 처분을 의미하며, 이는 형사처벌과 별개로 내려진다. 예를 들어 음주운전을 하였을 경우, 형사처벌로서 벌금형이나 징역형(집행유예 포함)을 받을 수 있고, 행정처분으로 운전면허취소처분 또는 운전면허정지처분을 받게 된다. 형사처벌은 법원(형사소송)이 결정하는 것이고, 행정처분은 경찰서(교통과)에서 발령하는 것이다. 만일 행정처분이 부당하다고 생각하는 경우에는 행정처분을 받은 사람은 법원에 행정처분을 취소해 달라고 소송(행정소송)을 제기할 수 있다.

이러한 행정처분에는 특정 행위(면허나 영업)를 일정 기간 내지는 무기한 금지하는 처분이 있을 수 있고, 반대로 어떤 행위를 강제(특히 과징금, 과태료의 납부)하는 처분이 있을 수 있다. 행정청이 국민에 대해 불리한 행정처분을 하기 위해서는 법률(국회에서 제정한 법만을 의미한다)상 명확한 근거가 있어야만 한다.

3. 의사 또는 의료기관과 관련된 행정처분의 종류

방금 전에 행정처분에는 법률상 명확한 근거가 있어야만 한다고 설명했다. 즉, 각 법마다 그 법의 목적을 달성하기 위해 각각의 행정처분을 따로 정할 수 있다. 1차 의료기관의 운영과 관련된 대표적인 행정처분이 규정되어 있는 법이 몇 가지 있다. 각 근거 법률이 무엇이고 어떠한 업무에 대한 행정처분을 규정하고 있는지를 표로 나타내면 아래와 같다.

근거 법률	행정처분
의료법	의사면허 자격정지
	의사면허취소
	의료업 업무정지
	의료기관 허가취소/폐쇄
국민건강보험법	요양기관 업무정지
의료급여법	의료급여기관 업무정지

근거 법률	행정처분
건강검진기본법	검진기관 지정취소
	검진기관 업무정지
마약류 관리에 관한 법률	마약류취급 업무정지

4. 각 법에 의한 행정처분이 작용하는 범위

이번 장의 서론에서 '행정처분이 문제가 되는 상황에 처하게 되면 대부분의 의사들이 일정 기간 동안에는 무조건 병원 문을 닫아야 하는 것으로 알고 있는데, 그것은 사실과 다르다'라고 밝힌 바 있다.

예를 들어 마약류 재고가 맞지 않아 조사를 받는 경우에 해당 의사는 담당 공무원에게 불안한 마음을 가지고 물어본다. 담당 공무원이 3개월 업무정지 처분이 내려질 것이라고 대답했다. 그 의사는 3개월간 병원 문을 닫는다고 생각하고서는 세상이 무너져 내리는 것과 같은 절망에 빠진다. 이런 경우를 많이 보았다. 그리 길지 않은 시간 후에는 병원문을 닫아야 하는 것은 아니고 3개월간 마약류 취급을 못할 뿐(게다가 그 업무정지마저도 1일당 3만 원으로 계산한 270만 원의 과징금으로 갈음이 가능)이라는 것을 알게 될 것이다. 문제는 길지는 않더라도 그 절망에 빠져 있던 시간 동안에 잘못된 의사결정을 하는 경우를 종종 목격한다는 것이다.

각각의 법에 의한 '업무정지' 행정처분은 해당 법을 근거로 하는 업무에 한하여 효력이 발생한다. 국민건강보험법상 업무정지처분은 국민건강보험 요양기관으로서의 업무만 정지된다. 따라서 비급여 진료까지 금지되는 것은 아니고 의료급여 환자에 대한 진료도 가능하다. 의료급여법상 업무정지처분도 의료급여기관으로서의 업무만이 금지된다. 건강검진기본법상 업무정지처분은 검진기관으로서의 업무만 금지되며, 마약류 관리에 관한 법률(이하 '마약법'으로 약칭함)에 의한 업무정지처분은 마약류취급 업무만이 금지된다. 각각의 법에 따른 업무정지 행정처분은 모두 별개로 취급되며, 한 번의 조사/수사에 의해 여러 법률을 위반한 것이 적발이 된다면 각 법률마다 따로따로 행정처분 절차가 진행된다.

건강검진기본법에 따른 검진기관 업무정지처분만을 받은 경우에도 건강검진을 수행할 수 없을 뿐 건강보험 환자나 의료급여 환자에 대한 일반 진료를 보는 것에는 아무런 지장이 없다.

5. 각 법에 의한 행정처분 기준

1) 의료법(거짓청구에 의한 행정처분은 제외)

의료법에 근거한 행정처분에는 의사 개인에 대한 행정처분(면허취소, 면허정지, 경고 등)과 의료기관에 대한 행정처분(의료업 업무정지, 시정명령 등)으로 나뉜다.

- **의사 개인에 대한 행정처분(면허자격정지처분 등)**

  의사 개인에 대한 면허자격정지처분 등의 행정처분에 대한 구체적인 처분 기준 중에서 의원급의료기관과 관련하여 비교적 빈번하게 문제되는 사항들을 정리한 내용은 다음 표와 같다. 이 표는 「의료관계 행정처분규칙」 [별표]에서 일부를 발췌한 것으로 표 왼쪽 칸의 '위반사항'란은 알기 쉬운 표현으로 변경하였다. 또한 위반 행위가 누적되면 2차 위반, 3차 위반으로 갈수록 행정처분이 가혹해지는 경우가 있는데, 아래 표에는 1차 위반 시의 행정처분만을 기재하였다.

위반사항	행정처분
면허대여 행위	면허 취소
일회용 주사 의료용품을 한 번 사용한 후 다시 사용하여 사람의 생명 또는 신체에 중대한 위해를 발생하게 한 경우	면허 취소
일회용 주사 의료용품을 한 번 사용한 후 다시 사용한 경우	자격정지 6개월
정당한 사유 없는 진료거부	자격정지 1개월
직접 진료하지 않은 환자에 대하여 진단서·검단서·증명서 또는 처방전을 발급	자격정지 2개월
진단서·검안서 또는 증명서를 거짓으로 작성하 여 발급	자격정지 3개월
정당한 이유 없이 진단서·검안서 또는 증명서의 발급 요구를 거절한 경우	자격정지 1개월
처방전을 환자에게 발급하지 아니한 경우	자격정지 15일
의료행위 중 알게 된 다른 사람의 비밀을 누설하거나 발표하여 선고유예의 판결을 받거나 벌금형의 선고를 받은 경우	자격정지 2개월
태아의 성 감별 행위 등을 한 경우	자격정지 3개월
환자에 관한 기록을 권한 없는 다른 사람에게 열람, 사본 발급 등 그 내용을 확인할 수 있게 하여 선고유예의 판결을 받거나 벌금형의 선고를 받은 때	자격정지 2개월
환자에 관한 기록 열람, 사본 발급 등 그 내용 확인 요청에 따르지 아니한 경우	자격정지 15일
진료기록부 등을 기록하지 아니한 경우	자격정지 15일
진료기록부 등에 서명하지 아니한 경우	경고
진료기록부 등을 거짓으로 작성하거나 고의로 사실과 다르게 추가기재·수정한 경우 또는 진료기록부등을 보존하지 아니한 경우	자격정지 1개월

위반사항	행정처분
리베이트를 받은 경우	
수수액 300만 원 미만	경고
300만 원 이상~500만 원 미만	자격정지 2개월
500만 원 이상~1,000만 원 미만	자격정지 4개월
1,000만 원 이상~1,500만 원 미만	자격정지 6개월
1,500만 원 이상~2,000만 원 미만	자격정지 8개월
2,000만 원 이상~2,500만 원 미만	자격정지 10개월
2,500만 원 이상	자격정지 12개월
환자의 동의를 받은 수술 등에 참여하는 주된 의사를 변경하면서 환자에게 서면으로 알리지 않은 경우	자격정지 6개월
의료인이 아닌 자로 하여금 의료행위를 하게 하거나(=무면허의료행위를 시킨 경우) 의료인이 면허된 것 외의 의료행위를 한 경우(=의사가 한방에 속하는 행위를 한 경우)	자격정지 3개월
영리를 목적으로 환자를 의료기관이나 의료인에게 소개·알선, 그 밖에 유인하거나 이를 사주하는 행위를 한 경우	자격정지 2개월
보수교육을 받지 아니한 경우	경고
의료기관을 개설하지 아니하고 의료업을 하거나 의료기관 외에서 의료업을 한 경우	자격정지 3개월
자격정지처분기간 중에 의료행위를 하거나 3회 이상 자격정지처분을 받은 경우	면허취소
전문의의 자격인정을 받지 아니한 자가 전문과목을 표시한 경우	경고
학문적으로 인정되지 아니하는 진료행위를 한 경우	자격정지 1개월
비도덕적 진료행위를 한 경우	
진료행위 중 성범죄를 저지른 경우	자격정지 12개월
처방전에 따르지 아니하고 마약 또는 향정신성의약품을 투약 또는 제공한 경우	자격정지 3개월
「약사법」에 따른 허가나 신고를 받지 않은 의약품을 사용하거나, 변질·오염·손상되었거나 유효기한 또는 사용기한이 지난 의약품을 사용한 경우	자격정지 3개월
그 밖의 비도덕적 진료행위를 한 경우	자격정지 1개월
불필요한 검사·투약·수술 등 과잉 진료를 한 경우	경 고
부당하게 많은 진료비를 요구한 경우	자격정지 1개월
소위 사무장병원에 고용되어 의료행위를 한 경우	자격정지 3개월
의료기사가 아닌 자에게 의료기사의 업무를 하게 하거나 의료기사에게 그 업무의 범위를 벗어나게 한 경우	자격정지 15일

토막상식.

Q. 간호조무사가 심전도검사 관련하여 전극 부착 행위를 하였을 경우, 어떤 내용의 행정처분을 받게 될까?

A. 전극 부착 행위는 의료행위에 해당한다. 그런데 간호조무사의 업무범위를 넘어서는 것이다. 그렇다면 무면허 의료행위에 해당한다. 그렇다면 무면허 의료행위를 시킨 원장(의사)에게는 3개월 면허정지 행정처분이 내려지고 동시에 해당 의료기관에도 3개월 의료업 업무정지 행정처분이 내려지는 것이 원칙이다(앞 페이지들에 있는 두 개의 표를 참조하라).

그런데 같은 표에 보면 '의료기사가 아닌 자에게 의료기사의 업무를 하게 한 경우'에는 면허정지 15일에 해당한다고 기재되어 있는 것도 발견할 수 있다. 한편 같은 경우에 대해서 의료기관에는 따로 처분이 규정되어 있지도 않다.

어느 규정이 적용되어야 할까?

이 수수께끼를 풀기 위해서는 의료행위를 두 가지 수준으로 나누어야 한다. 위험성이 커서 의사만이 할 수 있고 의료기사는 할 수 없는 의료행위와, 위험성이 비교적 낮아서 의료기사도 할 수 있는 의료행위가 그것이다. 그렇다면 의사도 의료기사도 아닌 사람(예를 들어 간호조무사)이 행하였을 때 더 불법성이 큰 것은 전자라고 할 것이고, 거기에 더 큰 행정처분이 내려져야 함은 당연하다.

그렇다면 이번 사례의 경우에는 의료기사도 할 수 있는 의료행위를 간호조무사가 한 것이므로 의료기사법 위반을 적용하여 의료기관에 대한 행정처분은 없이 감독의무가 있는 의사에 대해서만 15일 면허정지처분을 내리는 것이 타당하다.

실제로 이런 내용의 형사 사건이 진행되면 이러한 내용을 수사관에게 충분히 설명하여 수사 단계에서부터 의료법 위반이 아닌 의료기사법 위반으로 입건이 되도록 노력하여야 할 것이다.

2) 건강검진기본법

제5장에서 아주 상세하게 다루고 있기에 여기에서는 생략하기로 한다.

3) 마약류관리에 관한 법률

마약류 취급 의료업자 중에서도 의원급 의료기관과 관련하여 비교적 빈번하게 문제되는 사항들을 정리한 내용은 다음 표와 같으며, 1차 위반 시의 행정처분만을 기재하였다.

위반행위	행정처분
마약류 취급에 관한 내용을 거짓으로 보고한 경우	업무정지 3개월
마약류 취급에 관한 내용을 보고하지 않은 경우	업무정지 15일
소지한 마약의 재고량과 보고/확인한 재고량 사이에 차이가 생긴 경우	업무정지 3개월
소지한 향정신성의약품의 재고량과 보고/확인한 재고량 사이에 다음의 차이가 생긴 경우	
1) 품목별 최근 3개월 월평균 사용량의 3퍼센트 미만	경고
2) 품목별 최근 3개월 월평균 사용량의 3퍼센트 이상	업무정지 1개월
처방전에 따르지 않고 투약 등을 하거나 처방전을 거짓으로 기재한 경우	업무정지 6개월

위반행위	행정처분
마약 관련 처방전의 기재사항을 전부 기재하지 않거나, 처방전을 보존하지 않은 경우	업무정지 3개월
마약 관련 처방전의 기재사항을 일부 기재하지 않은 경우	업무정지 1개월
마약류 취급자가 법 제38조 제3항 및 영 제12조의2 제3호를 위반하여 종업원에 대한 지도·감독을 철저히 하지 않아 의료용 마약류의 도난사고가 발생한 경우	업무정지 1개월

6. 거짓청구 및 부당청구에 대한 행정처분 기준

1) 의료법 – 거짓청구에 대한 의사면허 자격정지처분 기준

월평균 거짓청구금액	거짓청구비율					
	0.5% 이상 1% 미만	1% 이상 2% 미만	2% 이상 3% 미만	3% 이상 4% 미만	4% 이상 5% 미만	5% 이상
12만 원 미만	–	–	1	2	3	4
12만 원 이상~20만 원 미만	–	1	2	3	4	5
20만 원 이상~40만 원 미만	1	2	3	4	5	6
40만 원 이상~160만 원 미만	2	3	4	5	6	7
160만 원 이상~700만 원 미만	3	4	5	6	7	8
700만 원 이상~2,500만 원 미만	4	5	6	7	8	9
2,500만 원 이상	5	6	7	8	9	10

2) 국민건강보험법 – 국민건강보험의 부당청구에 대한 요양기관 업무정지처분 기준

월평균 부당금액	부당비율					
	0.1% 이상 0.5% 미만	0.5% 이상 1% 미만	1% 이상 2% 미만	2% 이상 3% 미만	3% 이상 4% 미만	4% 이상 5% 미만
40만 원 이상 ~ 80만 원 미만	5	10	20	30	40	50
80만 원 이상 ~ 160만 원 미만	10	15	25	35	45	55
160만 원 이상 ~ 320만 원 미만	15	20	30	40	50	60
320만 원 이상 ~ 640만 원 미만	20	25	35	45	55	65
640만 원 이상 ~ 1,000만 원 미만	25	30	40	50	60	70
1,000만 원 이상 ~ 2,000만 원 미만	30	35	45	55	65	75
2,000만원 이상 ~ 3,000만 원 미만	35	40	50	60	70	80
3,000만 원 이상 ~ 4,000만 원 미만	40	45	55	65	75	85
4,000만 원 이상 ~ 5,000만 원 미만	45	50	60	70	80	90

월평균 부당금액	부당비율					
	0.1% 이상 0.5% 미만	0.5% 이상 1% 미만	1% 이상 2% 미만	2% 이상 3% 미만	3% 이상 4% 미만	4% 이상 5% 미만
5,000만 원 이상~1억 원 미만	50	55	65	75	85	95
1억 원 이상	55	60	70	80	90	100

3) 의료급여법 - 의료급여의 부당청구에 대한 의료급여기관 업무정지처분 기준

월평균 부당금액	부당비율					
	0.1% 이상 0.5% 미만	0.5% 이상 1% 미만	1% 이상 2% 미만	2% 이상 3% 미만	3% 이상 4% 미만	4% 이상 5% 미만
40만 원 이상~80만 원 미만	5	10	20	30	40	50
80만 원 이상~160만 원 미만	10	15	25	35	45	55
160만 원 이상~320만 원 미만	15	20	30	40	50	60
320만 원 이상~640만 원 미만	20	25	35	45	55	65
640만 원 이상~1,000만 원 미만	25	30	40	50	60	70
1,000만 원 이상~2,000만 원 미만	30	35	45	55	65	75
2,000만 원 이상~3,000만 원 미만	35	40	50	60	70	80
3,000만 원 이상~4,000만 원 미만	40	45	55	65	75	85
4,000만 원 이상~5,000만 원 미만	45	50	60	70	80	90
5,000만 원 이상~1억 원 미만	50	55	65	75	85	95
1억 원 이상	55	60	70	80	90	100

7. 과징금 갈음 가능 여부 및 과징금 산정 방법

1) 의료법상 면허정지 행정처분

과징금으로 갈음하는 것이 불가능하다. 다만, 거짓청구를 이유로 하는 면허정지 이외에는 의료기관의 의료업 자체가 금지되는 것은 아니어서 대진의 등을 통해서 진료는 진행할 수 있다.

2) 의료법상 의료업 업무정지 행정처븐

연간 총수입액(단위: 100만 원)	1일당 과징금 금액(단위: 원)
50 이하	18,000
50 초과~100 이하	55,000

연간 총수입액(단위: 100만 원)	1일당 과징금 금액(단위: 원)
100 초과~200 이하	164,000
200 초과~300 이하	273,000
300 초과~400 이하	383,000
400 초과~500 이하	493,000
500 초과~600 이하	892,000
600 초과~700 이하	1,054,000
700 초과~800 이하	1,216,000
800 초과~900 이하	1,378,000
900 초과~1,000 이하	1,540,000
1,000 초과~2,000 이하	2,042,000
2,000 초과~3,000 이하	3,404,000
3,000 초과~4,000 이하	4,765,000
4,000 초과~5,000 이하	6,127,000
5,000 초과~6,000 이하	6,151,000
6,000 초과~7,000 이하	7,141,000
7,000 초과~8,000 이하	8,239,000
8,000 초과~9,000 이하	9,338,000
9,000 초과~10,000 이하	9,887,000
10,000 초과~20,000 이하	10,027,000
20,000 초과~30,000 이하	19,068,000
30,000 초과	23,836,000

1일당 과징금 금액은 연간 총수입액이 많아질수록 1일당 과징금 금액도 커진다. 후술할 국민건강보험법상의 과징금과는 엄연히 다른 것임에 주의하자.

여기서 '연간 총수입액'은 개인 의원의 경우 "「소득세법」 제24조에 따른 처분일이 속하는 연도의 전년도의 의료업에서 생기는 총수입금액"을 의미한다. 그 금액이 얼마인지 정확히 모르겠다면 위 쌍따옴표 안에 있는 문구 그대로 세무사 사무실에 전달해서 금액을 알아내면 될 것이다.

3) 건강검진기본법

건강검진기본법상 검진기관 업무정지처분의 경우 과징금으로 갈음할 수 있다는 근거

규정이 없다. 다른 업무정지처분과의 형평성이 맞지 않는다는 지적이 있다. 특히 검진을 전문으로 하는 병의원의 경우 해당 기간 동안 꼼짝없이 문을 닫을 수밖에 없어서 심각한 경제적 타격이 발생하기도 한다. 제도의 개선이 필요한 부분이다.

4) 마약류관리에 관한 법률

업무정지 기간 1일당 3만 원의 과징금을 납부하면 업무정지처분을 대신할 수 있다. 이에 행정처분은 크게 문제가 되지는 않는다. 그렇다고 하여 마약류 관리를 소홀히 해도 된다는 말은 절대 아니다. 마약 관련해서는 형사처벌이 강력하기 때문에 더욱 조심해야 한다. 특히 집행유예 이상의 판결이 확정되면 의사면허가 취소된다는 점을 명심해야 할 것이다(소위 면허취소법이라 불리는 의료법 개정 이전에도 마약법 위반의 집행유예는 면허취소사유였다).

5) 국민건강보험법 및 의료급여법

(1) 과징금은 업무정지기간이 10일 이하인 경우에는 총부당금액의 2배, 업무정지기간이 10일을 초과하여 30일까지에 해당하는 경우에는 총부당금액의 3배, 30일을 초과하여 50일까지에 해당하는 경우에는 총부당금액의 4배, 업무정지기간이 50일을 초과하는 경우에는 총부당금액의 5배로 한다.

의료법상 의료업 업무정지에 대한 과징금은 연간 총수입액에 따라 증가하기는 하지만 총수입액의 비례액에는 못미치게 증가하고, 부당청구를 이유로 한 과징금은 부당청구액이 커짐에 따라 과징금 액수가 제곱으로 증가한다는 사실에 주목할 수 있다.

(2) 요양기관이 과징금의 분할납부를 신청하는 경우 보건복지부장관은 12개월의 범위에서 과징금의 분할납부를 허용할 수 있다.

8. Case Study

복지부 현지조사 결과 거짓청구 및 부당청구 적발 시의 행정처분 계산해 보기

Case

홍길동 원장은 A내과의원의 개설자이다. 복지부 현지조사 결과 2023년 1년 동안의 진료 및 청구와 관련하여 다음과 같은 위법행위가 발견되었다.

- 간호조무사가 물리치료를 하여 본인부담금과 공단청구액을 합하여 600만 원의 매출을 올림. 600만 원 중 360만 원은 건강보험 환자, 240만 원은 의료급여 환자에 대한 매출임.
- 견관절 2매의 방사선 촬영 후 판독소견서를 작성·비치하지 않았음에도 70%(촬영료)가 아닌 100%(촬영료+판독료)를 모두 청구하여 4,000만 원의 매출을 올림. 4,000만 원 모두 건강보험 환자에 대한 매출임.

A 내과의원의 매출액은 본인부담금 1억 5천만 원, 공단 청구액 4억 5천만 원, 의료급여 5천만 원(수급권자 등에게 부담케 한 금액은 없었다고 가정함), 비급여 매출 3억 원임.

1) 위법 행위의 내용

의료기사인 물리치료사가 아닌 간호조무사가 물리치료를 한 것은 의료기사법 위반에 해당한다. 이는 [표 2]의 "의료기사가 아닌 자에게 의료기사의 업무를 하게 하거나 의료기사에게 그 업무의 범위를 벗어나게 한 경우"로서 자격정지 15일에 해당한다.

한편, 무자격자가 실시한 의료행위에 대한 처치료 청구에도 해당하므로 이는 거짓청구에 해당한다(4-8장의 3.항 참조). 거짓청구에 속하는 것은 모두 부당청구에도 해당한다.

판독소견서 작성·비치를 하지 않았기에 70%만 청구가 가능하므로 30%에 대해서는 부당청구가 성립한다(4-11장 참조). 따라서 1,200만원의 부당청구가 인정된다.

2) 거짓청구를 원인으로 하는 의료법상 면허정지처분의 기간 계산

거짓청구는 의료법의 문제이므로 건강보험 환자와 의료급여 환자를 구분하지 아니한다. 면허정지 기간을 계산하기 위해서는 [표 5]의 월평균 거짓청구금액과 거짓청구비율을 알아야 한다.

전체 거짓청구금액은 600만 원(방사선 촬영은 단순부당청구로서 거짓청구가 아니므로 여기에는 포함되지 아니함)인데, 이는 1년간의 금액이다. 따라서 월평균 거짓청구금액은 50만 원(=600÷12)으로 계산된다. 그리고 거짓청구비율은 다음 식과 같다.

$$\frac{\text{600만 원}}{\text{1억 5천만 원} + \text{4억 5천만 원} + \text{5천만 원}} = 0.923\%$$

[표 5]에 의하면, 월평균 거짓청구금액은 '40만 원 이상~160만 원 미만' 구간에 속하고 거짓청구비율은 '0.5% 이상~1% 미만'에 속하므로, 면허정지 기간은 2개월이 됨을 알 수 있다.

3) 국민건강보험법상 요양기관 업무정지처분의 기간 계산

부당청구(거짓청구와 단순부당청구 모두 포함) 중에서 건강보험 환자에 대해서만 계산하면 된다. 업무정지 기간을 계산하기 위해서는 [표 6]의 월평균 부당금액과 부당비율을 알아야 한다.

부당청구액은 간호조무사 물리치료 관련 360만 원이고 방사선 촬영 관련 1,200만 원으로 총 1,560만 원이다. 1년간의 금액이므로 월평균 부당금액은 130만 원이다. 그리고 부당비율은 다음 식과 같다.

$$\frac{1{,}560\text{만 원}}{1\text{억 }5\text{천만 원} + 4\text{억 }5\text{천만 원}} = 2.6\%$$

[표 6]에 의하면, 월평균 부당금액은 '80만 원 이상~160만 원 미만' 구간에 속하고 부당비율은 '2% 이상~3% 미만'에 속하므로, 업무정지 기간은 35일이 됨을 알 수 있다.

4) 의료급여법상 의료급여기관 업무정지처분의 기간 계산

부당청구(거짓청구와 단순부당청구 모두 포함) 중에서 의료급여 환자에 대해서만 계산하면 된다. 업무정지 기간을 계산하기 위해서는 [표 7]의 월평균 부당금액과 부당비율을 알아야 한다.

부당청구액은 간호조무사 물리치료 관련 240만 원이 전부이다. 1년간의 금액이므로 월평균 부당금액은 20만 원이다. 그리고 부당비율은 다음 식과 같다.

$$\frac{20\text{만 원}}{5\text{천만 원}} = 0.4\%$$

[표 7]에 의하면, 월평균 부당금액 및 부당비율 어느 것에도 속하는 구간이 없으므로 업무정지처분의 대상이 되지 아니함을 알 수 있다.

5) 소결 - 홍길동 원장 및 A내과의원에 대한 각종 행정처분

이 부분은 '4-4장 현지조사 결과에 따른 7가지 처분'에 대한 설명과 비교하면서 읽어보기를 바란다.

(1) 부당청구를 원인으로 발생하는 처분

먼저 건강보험법상 요양기관 업무정지 35일의 행정처분 대상이 된다. 이를 과징금으로 갈음할 수 있는데, 35일 초과~50일 이하에 해당하므로 총 부당금액의 4배가 과징금 액수이다. 따라서 홍길동 원장은 A내과의원이 35일간 건강보험 요양급여를 하지 아니하는 것과 6,240만 원(=1,560만 원 × 4배수)의 과징금 납부 중에서 선택할 수 있다.

의료급여기관 업무정지처분의 기준에는 미치지 아니하여 의료급여법상의 행정처분은 없을 것이다. 그렇다고 하더라도 부당청구 자체는 인정되는 것이므로 의료급여에 관한 부당금액 240만 원은 지자체장으로부터 환수를 당하게 될 것이다. 건강보험에 대한 부당금액 1,560만 원 또한 공단으로부터 환수를 당하게 될 것이다.

(2) 거짓청구를 원인으로 발생하는 처분

먼저 거짓청구액은 600만 원으로 1,500만 원을 넘지 않고, 거짓청구 비율 또한 0.923%로 20%를 넘지 않으므로, 위반사실공표의 대상은 되지 아니한다.

다만, 거짓청구에 의한 2개월 면허정지처분의 대상이 되고 여기에 더불어 의료기사법 위반으로 인한 15일 면허정지처분의 대상이 된다. 이 두 면허정지처분을 동시에 받게 될 경우, 단순 합산을 하는 것은 아니다. 더 중한 처분기준에 나머지 처분기준의 2분의 1을 각각 더하여 처분한다. 따라서 '2개월+(15일÷2)=2개월 7일'의 면허정지처분을 받게 된다.

거짓청구가 발견되어 면허정지처분의 대상이 되므로 복지부는 통상적으로 형사고발 절차를 밟게 된다. 형사고발 이후에 형사재판이 확정되면 검사를 통해서 법무부에 재판 결과가 보고되고 법무부는 보건복지부로 이를 전달한다. 복지부는 재판 결과가 집행유예 이상인 경우에는 면허취소의 행정처분을 하게 되는데, 사례에 해당하는 금액 정도의 사건은 벌금형으로 마무리되는 것이 통상적이므로, 사안의 경우 홍길동 원장은 종전 계산대로 2개월 7일의 면허정지처분을 받게 될 것이다.

이와 더불어, 홍길동 원장을 개설자로 둔 A내과의원은 거짓청구를 원인으로 한 면허정지처분 기간동안 일체의 의료업을 할 수 없다. 일체의 의료업이므로 건강보험, 의료급여, 비급여, 건강검진 등 모든 업무를 할 수 없다.

(3) 의료기사법 위반을 원인으로 발생하는 처분

홍길동 원장에 대해서 15일 면허정지처분의 사유가 추가되어 거짓청구에 의한 2개월에 7일의 면허정지 기간이 더해짐은 앞서 살핀 바와 같다. 하지만 의료기사법 위반은 A내과의원에 대한 행정처분 사유는 되지 아니한다.

그런데 수사기관 및 법원에서 법령 적용을 잘못하여 의료법상 무면허 의료행위로 처리되었다고 가정을 해보자(실제로 그렇게 될 가능성은 거의 없지만 공부를 위해서). 홍길동 원장에 대한 면허정지 3개월과 A내과의원에 대한 의료업 업무정지 3개월이 내려질 것이다.

이 경우 홍길동 원장은 거짓청구에 의한 2개월 면허정지와 무면허 의료행위로 인한 3개월 면허정지를 합친 4개월 면허정지[=3개월+(2개월÷2)]의 면허정지처분을 받게 된다.

A내과의원도 의료업 업무정지 3개월과 과징금 납부 중에서 선택할 수 있다. A내과의원의 '연간 총수입액'이 9억 5,000만 원이므로 [표 8]의 '9억 초과~10억 이하'의 구간에 속한다. 따라서 1일당 과징금 금액이 154만 원이므로 3개월의 업무정지처분을 갈음하기 위한 과징금은 1억 3,860만 원(=154만 원×90일)이다.

7. 내시경청구

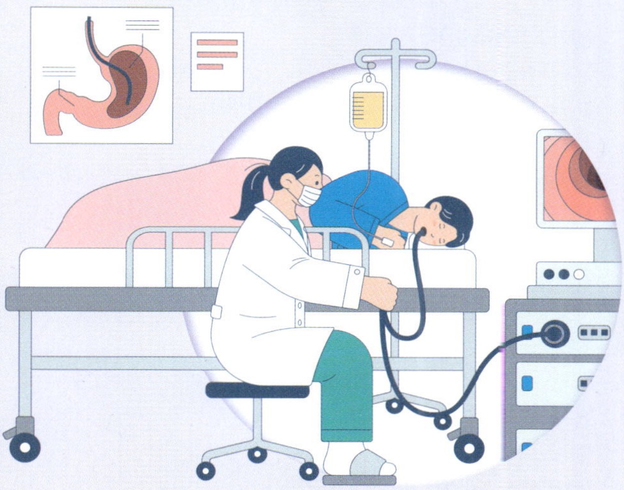

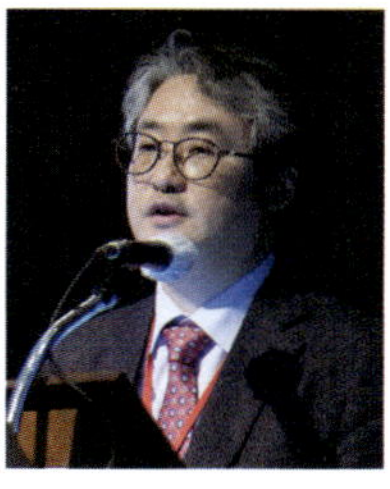

최윤종

- 연세대학교 의학사
- 연세대학교 의학석사
- 연세대학교 의학박사
- 소화기내과분과전문의
- 소화기내시경세부전문의
- 대한내과의사회 보험이사
- 대한내과의사회 보험정책단 간사
- 대한위대장내시경학회 보험이사
- 한국초음파학회 보험이사
- 인천시내과의사회 보험부회장
- (현)연세최선내과의원장

• 내시경청구 •

7

7-1 내시경검사 후 청구의 구성

내시경청구

1. 내시경검사

내시경검사료 안에는 기본적인 항목들이 포함되어 있다. 그러므로 내시경검사행위의 상대가치점수에 이미 포함되어 있는 항목들은 추가로 청구하지 않아야 한다. 이런 항목들에는 mouth piece, 산소, 용종절제술 시 사용하는 전기수술기(electrical surgical unit), 환자접지용 plate, 소화관종양수술(용종절제술 등등) 직후 발생한 출혈에 사용한 지혈용 클립 등이 있다.

2. 전처치제(진정약제 포함) 관련 청구해야 할 품목은 다음과 같다

1) 장정결제(대장내시경)와 기포제거제(simethicone)
2) 인두부 국소마취제(위내시경검사)
3) 진경제 및 근육주사료(KK010), 수액제 및 수액주사료(KK051, KK052 등)
4) 진정제(미다졸람, 프로포폴 등)
5) 수액제 주입로를 통한 투여수기료(KK054)
6) 마약류관리료(AL020)

3. 진정내시경 환자관리료

4. 각종 내시경적 시술료 및 재료비

5. 조직병리검사료 및 생검용포셉

6. 내시경 세척·소독료

토막상식

의약품주입여과기(5 ㎛) (M1019***)는 별도로 청구할 수 있다. 이것은 앰플 형태의 의약품을 개봉할 때 유리 파편이 주사액에 혼입될 수 있고, 혼입된 유리파편이 정맥 내로 주입되는 것을 막는 역할을 하며, 정맥 내 주사 시에만 80% 본인부담 선별급여로 청구가 가능하다. 참고로 근육 내 주사하는 의약품에 여과기를 사용하는 경우에는 환자에게 고지 후 비급여로 사용할 수 있다.

7-2 내시경검사에 꼭 필요한 전처치제 및 주사 수기료의 금액은 얼마나 될까?

- 결코 무시할 수 없는 금액이니, 빠짐없이 꼭 챙겨서 청구하자!

내시경청구

소위 heparin cap을 이용하지 않고 수액제를 이용해서 정맥로를 확보하고 진정내시경을 하는 경우 각종 전처치제, 주사수기료 및 정맥내유지침 등의 수가는 무시해도 될 정도로 적은 금액일까?

사실 본인희망에 의한 검진 내시경을 하는 경우 이런 항목들을 일일이 비급여로 부가하기가 어려우니, 이 금액을 묶어서 전체 금액에 일괄 포괄하는 형태로 운영하고 있는 병원에서는 큰 상관이 없지만 전처치제 및 주사수기료의 총 금액을 이번 기회에 따져보는 것도 좋겠다. 일부 병원에서는 검진이 아닌 요양급여 환자의 비급여 진정내시경 환자관리료를 포함하여 전처치제 청구에 혼동이 있고, 일부 항목을 청구누락하고 있는 실정이다. 내시경 행위량을 고려할 때 결코 무시할 수 없는 금액이니, 다음의 항목들을 꼭 청구하고 있는지 한번 확인해 보시기 바란다.

필자가 사용하는 제품기준으로 2024년 현재 인두부 국소마취제 250원, 기포제거제 420원, 진경제 500원, 진정제 중 미다졸람 700원, 프로포폴 약 1,800원, 수액제 약 1,374원, 정맥내유지침 510원, 각종 주사수기료(근육주사료, 정맥내점적주사료, 수액제주입로를 통한 주사료) 약 6,980원, 마약류관리료 190원 등을 빠짐없이 청구해야 하며, 총 합계가 약 13,500원이나 된다.

진정관리 포함 전처치관련 수가(24년 기준)

코드	코드명칭	단가	일투여량	단위	청구구분
644904482	하트만용액_(500 mL/백)	1,374	1	mL/백	급여
KK059	정맥내유치침	510	1		급여
657801331	알○○주사(시메트로퓸브롬화물) (5 mg/1 mL)	500	1	mL/앰플	급여
649801741	미다졸람 5 mg_(5 mg/5 mL)	700	1	mL/앰플	급여
671805073	프로포폴 120 mg_(0.12 g/12 mL)	1,825	1	mL/병	100/100
AL020	마약류 관리료-외래환자	190	1		급여

코드	코드명칭	단가	일투여량	단위	청구구분
AL801	외래환자의약품관리료-1일분 (의원/치과의원)	220	1		급여
KK054	수액제 주입로를 통한 주사	1,630	1		급여
KK052	정맥내 점적주사 - 100 mL~500 mL	3,670	1		급여
KK010	피하 또는 근육내 주사	1,680	1		급여
	합계	12,299			

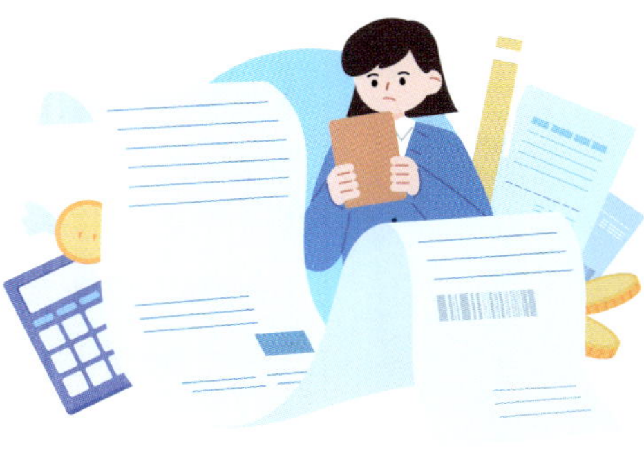

7-3 전처치제 및 주사수기료 청구 - 사용하는 가소콜액은 병 단위 포장 제품인가, Pouch 형태의 개별 포장 제품인가?

1. 기포제거제(Simethicone)

500 mL 병단위 포장 제제와 10 mL pouch 제제가 유통되고 있다.

주의할 점은 병뿐만이 아니라 pouch 제제도 mL당 기준으로 수가가 책정되어 있어서 10 mL pouch를 처방할 때 '일투여량'을 pouch 기준으로 '1'이 아닌 mL 기준 '10'으로 청구해야 한다. 만일 1로 청구해 왔다면 250원 수가를 25원만 청구하고 있었던 것이다.

2. 인두부 국소마취제

인두부 국소마취제로 베노카인액 등을 처방하는데 500 mL 제형을 사용한다면, 실제 사용량은 10 mL를 사용하므로 500 mL 병의 10 mL에 해당하는 0.02를 '일투여량'으로 청구하면 된다. 이런 복잡함이 번거로우면 베노카인액 10 mL pouch를 사용하고 '일투여량'을 '1'로 청구한다(상기 pouch형 기포제거제 '일투여량'-'10'과 다름에 주의). 베라카인 스프레이액을 사용할 수도 있으나 현행 건강보험제도상 청구가 불가능하며, 환자에게 100/100 전액본인부담으로 부가하거나 비급여로 청구할 수도 없다.

3. Cimetropium이나 scopolamine 등의 진경제('3장 약제의 허가사항과 급여기준' 참고)

진경제를 근육주사(KK010)하고, 수액제를 정맥내유지침(KK059)을 이용하여 정맥 주사하여 정맥로를 확보하고, 수액제 양에 따라서 정맥내 점적주사료(KK051, 100 mL미만/KK052, 100~500 mL)를 청구한다. 또한 이미 확보된 수액제 주입로를 통해서 진정제를 투여하면 수액제 주입로를 통한 투여 수기료(KK054)를 청구할 수 있으며, 두 가지 이상(이를테면 프로포폴과 미다졸람을 동시에 투여하는 경우)의 주사제 투여 시에도 단 1회만 산정 가능하다.

4. Heparin cap

Heparin cap은 청구할 수 없고, 비급여로 부가할 수도 없다. 대신 진정내시경 시 진정제주사 품목이 두 가지 이상일 때(예: 미다졸람과 프로포폴 주사)에는 정맥내 일시주사료(KK020)와 함께 정맥내유지침(KK059)을 청구할 수 있다. 하지만 한 개 품목의 주사 시에는 경우에 따라서 정맥내유지침을 청구할 수도, 불가할 수도 있다.

고수의 Tip

Heparin cap을 이용한 정맥내주사로 확보(keep vein open) 방법으로 진정내시경의 진정제를 투여하는 경우 정맥내유지침(KK059)을 청구할 수 있는지에 대한 혼선이 있는 것이 사실이다. 다음은 정맥내주사로 확보(keep vein open)에 대한 고시이다.

고시 제 2000-73호 정맥내주사로 확보 (keep vein open) 시 진료수가 산정방법

> 환자 치료상 수액제 주입 없이 일정 기간 동안 정맥내 유지침으로 정맥내주사로를 확보(keep vein open)하고 하루에 수회의 약물을 투여하는 경우의 진료수가 산정 방법을 다음과 같이함.
>
> \- 다음 -
>
> 가. 정맥내주사로 확보(keep vein open) 시
>   (1) 수기료: 마2 정맥내 일시주사로 산정
>   (2) 재료대: 5.42점(정맥내유지침)을 추가로 산정
>
> 나. 확보된 주사로를 통한 약물 주입 시: 마5-1 수액제 주입로를 통한 주사로 산정

고시 내 '일정 기간'의 정의가 명확하지 않음에서 적용의 모호함이 있는 것이 사실이다. 또한 '하루에 수회의 약물을 투여하는'을 적용함에 있어서 진정내시경의 경우처럼 비교적 단시간 안에서 동일주사제(진정제)를 나눠서 주사하는 분주도 '수회의 약물을 투여하는' 행위로 인정이 되는지 등이 모호하다.

우선 미다졸람과 프로포폴을 모두 주사하는 경우는 수회의 약물 투여에 해당하므로 정맥내유지침을 청구할 수 있다. 단일 품목의 주사 시에는 수회에 걸쳐서 약물을 투여했음을 명확히 하지 않으면 고시규정을 적용할 때 정맥내유지침은 심사조정의 가능성이 있다. 이를 방지하기 위해서 몇 회에 걸쳐서 분주를 했는지 등의 내용을 청구메모 등에 기록하고 청구하는 것이 좋을 것으로 생각되고, 이렇게 하여도 심사조정이 없으리라고 확언할 수는 없다.

요약하면 2개의 품목을 주사 시에는 정맥내 일시 주사료와 함께 정맥내유지침을 청구할 수 있으며, 1개의 품목을 주사 시에는 몇 회에 걸쳐서 분주를 했다는 청구메모를 기록하는 적극적 소명을 해야 한다.

7-4 진정내시경 환자관리료의 청구

내시경청구

1. 진정내시경 환자관리료의 급여적응증은 다음과 같다

1) 본인 일부부담금 산정특례에 관한 기준에 따른 4대 중증질환자 및 결핵질환자(잠복결핵 제외)의 진단내시경검사

2) 치료 목적의 내시경 시술

3) 상기 1), 2) 외에는 비급여로 청구한다.

진정내시경 환자관리료의 급여 적용

- 4대중증질환자 및 결핵질환자(잠복결핵 제외): 내시경검사 또는 치료목적의 시술(Qxxxx) 시
- 산정특례 비해당 환자: 치료목적의 시술(Qxxxx) 시
- 그 외의 경우: 비급여
- 단, 4대중증질환자나 결핵질환자 일지라도 공단 암검진 등의 검진 목적의 검사를 할 때는 진정내시경 환자관리료를 비급여로 산정함

2. 진정내시경 환자관리료의 종류

진정내시경 환자관리료의 예(일부, *24년 의원급 의료기관 기준)

구분 및 코드	수가(원)*	진단내시경	내시경시술
I (EA001)	48,320	구불결장경(E7680)	구불결장경하 이물제거술(Q7720) 등
II (EA002)	70,110	위내시경(E7611)	구불결장경하 출혈지혈술(Q7730), 구불결장경하 종양수술-폴립절제술(Q7751) 등
III (EA003)	107,440	대장내시경(E7660)	대장경하 종양수술(Q7701, Q7703), 구불결장경하 종양수술-점막절제술(Q7752), 대장경하지혈술(Q7680), 대장경하 이물제거술(Q7670), 상부소화관 이물제거술(Q7611), 상부소화관 출혈지혈술(Q7620) 등
IV (EA004)	148,590	기관지경검사(E7590)	내시경적 상부소화관 종양수술(Q7651, Q7652) 등

3. 위, 대장내시경을 동시에 진정내시경으로 진행할 때 진정내시경 환자관리료의 산정 방법은?

1) 모두 급여적용이 가능할 때는 수가가 높은 진정관리료를 100%, 낮은 관리료를 50% 산정한다.

2) 위내시경 진정관리료(비급여), 대장내시경 진정관리료(급여)

→ 위내시경 비급여진정관리료 + 대장내시경 급여진정관리료

3) 위내시경 진정관리료(급여), 대장내시경 진정관리료(비급여)

→ 위내시경 급여진정관리료 + 대장내시경 비급여진정관리료

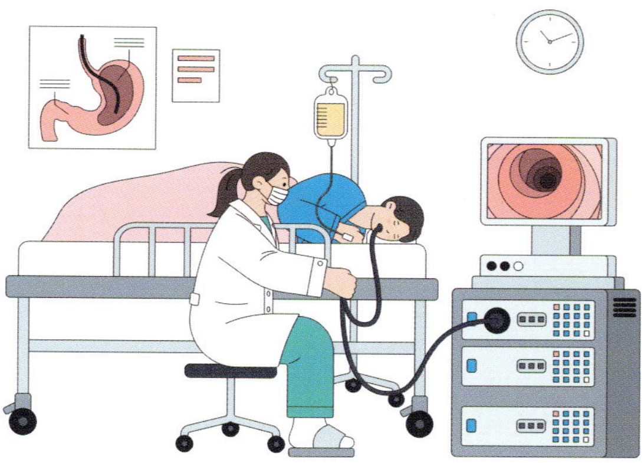

토막상식 (주. 자세한 내용은 '3장 약제의 급여' 주사제 파트를 참조)

진정내시경 검사를 하면서 투여하는 미다졸람이나 프로포폴이 각각 앰플이나 바이알단위로 완전하게 투여되지 않고 그 미만으로 투여된 경우 청구는 어떻게 해야 할까?

→ 올림청구를 해서 청구한다.

대부분의 차트 프로그램은 주사제 처방 시 기입한 '일투여량'을 그대로 청구하는 방법, 1 미만인 경우 1로 청구하는 방법(올림청구), 0.5 이상 시에만 1로 청구하는 방법(반올림 청구)으로 기본 설정을 사전에 선택할 수 있게 되어 있다. 차트 프로그램상에서 올림청구를 설정해 놓도록 하자.

올림청구 설정된 환경에서 미다졸람 5 mL 중 4 mL만 실제 투여하였다면 '일투여량'을 0.8로 기입하고 청구를 하면 자동으로 1로 청구가 들어간다. 그러나, 마약류통합관리 사이트에는 실제 사용량인 4 mL만 기입하고 나머지 1 mL는 폐기량으로 등록해야 한다

7-5 프로포폴과 미다졸람

진정내시경 환자관리료가 비급여일 때 미다졸람은 급여인데 프로포폴은 100/100 전액본인부담 산정하는 이유

이런 차이가 생기는 이유는 프로포폴과 미다졸람 각각의 허가사항 및 급여기준이 다름에서 오는 것이다.

미다졸람은 허가사항에 '내시경 검사 전 의식하의 진정목적'이 있고 급여기준도 허가사항대로 인정되어서 급여적용(30/100)이 가능하다.

하지만 프로포폴은 허가사항에 '수술 및 진단 시 의식하진정'이 있으나 진정내시경 환자관리료 급여기준의 범위 내에서 인정하고 외에는 '약값 전액을 환자가 부담토록 함'의 급여기준에 따라서 진정내시경 환자관리료가 비급여인 경우에는 100/100 전액본인부담을 적용하는 것이다.

	진정관리료	미다졸람	프로포폴	주사제 및 수기료
외래 (요양급여)	급여	급여	급여	급여
	비급여	급여	100/100	급여
공단 암검진†	비급여	비급여	비급여	비급여
본인희망 암검진†	비급여	비급여	비급여	비급여

† 내시경하 시술없이 진단내시경검사만 시행

7-6 플루마제닐

우리 의료기관은 미다졸람 주사 후 플루마제닐을 항상 주사하는데 급여로 청구가 가능한가?(비급여? 또는 전액본인부담?)

내시경청구

플루마제닐은 급여기준에 비급여에 대한 언급이 없다. 급여 또는 100/100 전액본인부담으로만 산정할 수 있다. 따라서, 플루마제닐은 급여 진정내시경에서 미다졸람의 역전이 필요한 임상적 사유가 있을 때만 급여로 산정 가능하며, 그 외에는 100/100 전액본인부담 산정한다.

미다졸람의 역전이 필요한 임상적 사유는 산소를 공급함에도 지속적으로 산소포화도를 90% 이상 유지할 수 없는 경우와 시술을 지속할 수 없을 정도의 모순적 반응(paradoxical response)을 보이는 경우이다. 그러나, 급여기준에는 '모든 환자에게 일률적으로 투여한 경우는 요양급여를 인정하지 아니함'이라는 문구가 있어서 미다졸람 주사 후 항상 주사하는 경우는 심사조정(소위 삭감)의 위험이 있다.

따라서 미다졸람의 역전이 필요한 임상적 사유 없이 단지 빠른 회복을 위해서 플루마제닐을 처방하는 경우에는 100/100 전액본인부담 산정해야 한다.
(주. 급여, 비급여, 전액본인부담급여의 구분은 '2장 급여와 비급여' 파트를 참조)

7-7 내시경 세척·소독료

내시경청구

1. 내시경검사당 1회씩 산정 가능하다. 상부위장관내시경과 대장내시경검사를 모두 실시하였다면 2회의 세척·소독료 청구가 가능하다

2. 사용가능한 소독액의 기본조건

1) 식품의약품안전처장의 허가 또는 신고

2) 내시경소독의 적응증이 있는 고수준소독액

3. 내시경 세척·소독장부에 기록하고 3년간 보관의 의무가 있다

4. 본인 희망에 의한 건강검진(소위 패키지 개인 검진) 내시경 시 용종절제술 후 심평원으로 청구할 때 내시경 세척·소독료도 같이 청구해도 되는가?

내시경 세척·소독료도 본인 희망에 의한 건강검진의 일환으로 보아 별도로 요양급여 인정을 하지 않으므로 청구하지 않아야 한다.

공단 암검진내시경 시 용종절제술 등의 시술 후 심평원으로 시술료를 청구할 때도 공단 암검진내시경 비용에 이미 포함되어 있는 내시경 세척·소독료를 다시 청구하지 않아야 한다.

토막상식 위 내에 음식물이 남아있어서 위내시경 검사를 완전하게 마치지 못한 경우에 내시경 세척소독료는 청구할 수 있을까?

기존 내시경 세척·소독료 급여기준상에는 "내시경 검사나 시술 직후 내시경 기구 및 재료를 세척·소독 시 1회 산정"이라는 문구가 있었고, 이때 '검사나 시술 직후'라는 문구 때문에 검사나 시술을 마치고 세척·소독료를 산정할 수 있었다.

하지만 보건복지부 고시 제2022-204호에서 다음과 같이 개정되었다.

> "내시경 검사나 시술을 위해 사용한 내시경 기구 및 재료를 세척·소독 시 1회 산정"

즉, 검사나 시술의 종료와 상관없이 사용한 내시경 기구 및 재료에 대해서 세척·소독료를 산정할 수 있게 되었다. 다만 이를 위한 줄번호단위 특정내역에 다음과 같이 기입하여야 한다.

> 내시경세척소독료(EA010)의 줄번호단위 특정내역 구분코드 JX999(기타내역)란에 완료하지 못한 내시경검사의 수가 코드(5단)를 기재한다. 상부위장관 내시경 수가 코드는 E7611, 결장경수가 코드는 E7660이다.
> 만일 상부위장관 내시경과 결장경 모두에 적용해야 하면 '/'로 구분하여 기재한다.

특정내역(JX999) 작성예시 (단가는 22년 기준)

항	목	줄번호	코드구분	코드	단가	1회 투약량	일투	총투	금액
09	01	0001	1	EA010	11,240	1	1	1	11,240
09	01	0023	1	EA010	11,240	1	2	1	22,480

특정내역기재란

발생단위구분	줄번호	특정내역구분	특정내역
2	0001	JX999	E7611
2	0023	JX999	E7611/E7660*

* 해당 줄의 수가가 2개 이상인 경우는 '/'로 구분하여 기재

7-8 상부 소화관내시경하 이물제거술

내시경청구

1. 내시경적 상부 소화관이물제거술[Q7611(단순), Q7612(복잡, 두 개 이상)]

2. 이물제거에 사용한 포셉, 올가미, 삼발이 등의 device는 별도로 청구할 수 없다

3. 그러나, 고래회충을 포셉을 이용하여 제거하고 병리검사를 의뢰한 경우에는 다음의 항목을 청구할 수 있다

1) 생검수기료, 포셉, 조직병리검사료
2) 진정내시경 환자관리료 III(EA003)
3) 공단 위암검진내시경 중 포셉을 이용하여 고래회충 제거
   (1) 검진내시경, 생검수기료, 포셉, 조직병리검사료를 공단으로 검진 청구
   (2) 검진 당일 이물제거술(Q7611800, Q7612800), 진정관리료 III(EA003)을 심평원으로 청구

내시경적 상부소화관 이물제거술(단순)의 청구 예시(24년 의원급 의료기관 기준)

코드	코드명칭	단가	일투여량	단위	청구구분
Q7611	내시경적 상부소화관 이물제거술 - 단순	120,750	1		급여
650100023	가○○액(시메치콘)(10 g/500 mL)	25	10	mL/병	급여
650100422	베○○○액(염산베녹시네이트)(1.5 g/500 mL)	21,000	0.02	mL	급여
657801331	알○○주사(시메트로퓸브롬화물)(5 mg/1 mL)	500	1	mL/앰플	급여
EA010	내시경 세척·소독료	15,430	1		급여
EA003	진정내시경 환자관리료 Ⅲ	107,440	1		급여
644904482	하트만용액(500 mL/백)	1,374	1	mL/백	급여
KK059	정맥내유치침	510	1		급여
671805073	프로포폴(0.12 g/12 mL)	1,825	1	mL/병	급여
AL020	마약류 관리료-외래환자	190	1		급여
AL801	외래환자의약품관리료 - 1일분(의원/치과의원)	220	1		급여

코드	코드명칭	단가	일투여량	단위	청구구분
KK010	피하 또는 근육내 주사	1,680	1		급여
KK054	수액제 주입로를 통한 주사	1,630	1		급여
KK052	정맥내 점적주사 - 100~500 mL	3,670	1		급여

7-9 상부소화관 출혈지혈술

내시경청구

내시경적 상부소화관 출혈지혈법(Q7620)

1) 주사요법, 지혈클립법, 응고소작법, 밴드결찰술, 분말지혈법 등의 방법이 해당된다.
2) 특히 지혈클립법을 적용한 경우에는 경화주사침(sclerosing needle, J2301***), clip(J2710***) & clip fixing device(J2711***)를 다음의 방법으로 청구한다.
   (1) 산정횟수: 사용한 clip의 수량과 clip fixing device의 사용 횟수대로 산정 가능
   (2) 일체형 clip(J2712***)은 50/100 선별급여 청구
3) 진정내시경 환자관리료 III(EA003)을 청구한다.

내시경적 상부소화관 출혈지혈술(두 개의 클립) 청구 예시(24년 의원급 의료기관 기준)

코드	코드명칭	단가	일투여량	단위	청구구분
Q7620	내시경적 상부소화관 출혈지혈법	256,670	1		급여
650100023	가○○액(시메치콘)(10 g/500 mL)	25	10	mL/병	급여
650100422	베○○○액(염산베녹시네이트)(1.5 g/500 mL)	21,000	0.02	mL	급여
657801331	알○○주사(시메트로퓸브롬화물)(5 mg/1 mL)	500	1	mL/앰플	급여
EA010	내시경 세척·소독료	15,430	1		급여
EA003	진정내시경 환자관리료 Ⅲ	107,440	1		급여
J2710***	Clip	10,850	2		급여
J2711***	Hemo clip device	10,570	2		급여
644904482	하트만용액(500 mL/백)	1,374	1	mL/백	급여
KK059	정맥내유치침	510	1		급여
671805073	프로포폴(0.12 g/12 mL)	1,825	1	mL/병	급여
AL020	마약류 관리료-외래환자	190	1		급여
AL801	외래환자의약품관리료 - 1일분(의원/치과의원)	220	1		급여
KK010	피하 또는 근육내 주사	1,680	1		급여
KK054	수액제 주입로를 통한 주사	1,630	1		급여
KK052	정맥내 점적주사 - 100~500 mL	3,670	1		급여

7-10 상부소화관 종양수술 (용종절제술, 점막절제술)

내시경청구

1. 용종절제술은 다음의 항목을 청구한다

1) 상부소화관 용종절제술(Q7651)
2) 절제용 스네어(N0041003)
3) 진정내시경 환자관리료 IV(EA004)
4) 조직병리검사료 level C(C5603)
5) 진정관련 약제, 전처치제, 수액 및 수기료

2. 점막절제술은 다음의 항목을 청구한다

1) 상부소화관 점막절제술(Q7652)
2) 절제용 스네어(N0041003), sclerosing needle(J2301***)
3) 진정내시경 환자관리료 IV(EA004)
4) 조직병리검사료 level C(C5603)
5) 진정관련 약제, 전처치제, 수액 및 수기료

3. 점막절제술 + 용종절제술(Q7652 + Q7651001)

상부소화관 점막절제술 및 용종절제술 청구 예시 (24년 의원급 의료기관 기준)

코드	코드명칭	단가	일투여량	단위	청구구분
Q7652	내시경적 상부소화관 종양수술 - 점막절제술	348,400	1		급여
Q7651001	내시경적 상부소화관 종양수술 - 용종절제술-제2수술	94,420	1		급여
650100023	가○○액(시메치콘)(10 g/500 mL)	25	10	mL/병	급여
650100422	베○○○액(염산베녹시네이트)(1.5 g/500 mL)	21,000	0.02	mL	급여
657801331	알○○주사(시메트로퓸브롬화물)(5 mg/1 mL)	500	1	mL/앰플	급여
EA010	내시경 세척·소독료	15,430	1		급여
EA004	진정내시경 환자관리료 IV	148,590	1		급여
J2301***	Sclerosing needle	43,860	1		급여
N0041003	절제용 snare	64,240	1		급여

코드	코드명칭	단가	일투여량	단위	청구구분
C5603	조직병리검사 [1 장기당] - (Level C-블록 1~9개)	61,750	1		급여
644904482	하트만용액(500 mL/백)	1,374	1	mL/백	급여
KK059	정맥내유치침	510	1		급여
649801741	미다졸람 5 mg(5 mg/5 mL)	700	1	mL/앰플	급여
671805073	프로포폴(0.12 g/12 mL)	1,825	1	mL/병	급여
AL020	마약류 관리료-외래환자	190	1		급여
AL801	외래환자의약품관리료 - 1일분(의원/치과의원)	220	1		급여
KK010	피하 또는 근육내 주사	1,680	1		급여
KK054	수액제 주입로를 통한 주사	1,630	1		급여
KK052	정맥내 점적주사 - 100~500 mL	3,670	1		급여

7-11 결장경하 출혈지혈술

내시경청구

결장경하 출혈지혈술(Q7680)은 다음과 같은 방법으로 청구한다

1) 경화주사침(sclerosing needle, J2301***), clip(J2710***) & clip fixing device(J2711***)
   (1) 산정횟수: 사용한 clip의 수량과 clip fixing device의 사용 횟수대로 산정
   (2) 일체형 clip(J2712***)은 50/100 선별급여 청구
2) 진정내시경 환자관리료 III(EA003)을 청구

결장경하 출혈지혈술 (일체형 클립 두 개) 청구 예시(24년 의원급 의료기관 기준)

코드	코드명칭	단가	일투여량	단위	청구구분
Q7680	결장경하 출혈 지혈법	170,410	1		급여
EA010	내시경 세척·소독료	15,430	1		급여
EA003	진정내시경 환자관리료 Ⅲ	107,440	1		급여
J2712***	일체형 clip	34,290	2		50/100
644904482	하트만용액(500 mL/백)	1,374	1	mL/백	급여
KK059	정맥내유치침	510	1		급여
657801331	알○○주사(시메트로퓸브롬화물) (5 mg/1 mL)	500	1	mL/앰플	급여
649801741	미다졸람 5 mg (5 mg/5 mL)	700	1	mL/앰플	급여
671805073	프로포폴 120 mg (0.12 g/12 mL)	1,825	1	mL/병	급여
AL020	마약류 관리료-외래환자	190	1		급여
AL801	외래환자의약품관리료 - 1일분(의원/치과의원)	220	1		급여
KK054	수액제 주입로를 통한 주사	1,630	1		급여
KK052	정맥내 점적주사 - 100~500 mL	3,670	1		급여
KK010	피하 또는 근육 내 주사	1,680	1		급여

토막상식 왜 용종절제술이나 점막절제술 직후 출혈에 대한 지혈술과 지혈용 클립은 청구할 수 없을까?

서두에서 내시경검사나 시술 수가의 상대가치 점수에 이미 포함되어 있는 재료비 및 행위는 별도로 청구가 불가능하다고 기술하였다. 즉 용종절제술이나 점막절제술 직후에 출혈이 발생하여 출혈지혈술을 시행하여도 이미 용종절제술과 점막절제술 행위의 수가에는 지혈용 클립이 포함되어 있기 때문에 추가 청구가 불가능한 것이다.

> 용종절제술 행위의 상대가치 점수 안에는 0.5회의 지혈술을 시행하고, 지혈술 1회당 클립 3개를 사용한다고 가정하여 결론적으로 용종절제술 1회당 클립 1.5개가 이미 포함되어 있다.

용종절제술 후 실제 지혈술을 시행하든 안 하든 기본적으로 지혈용 클립 1.5개의 수가가 포함되어 있는 것이다. 반영된 클립의 수가는 물론 실제 가격과는 차이가 있을 수 있다.

> 점막절제술 행위의 상대가치 점수 안에는 0.1회의 지혈술을 시행하고, 지혈술 1회당 클립 3개를 사용한다고 가정하여 결론적으로 점막절제술 1회당 클립 0.3개가 이미 포함되어 있다.

따라서 소화관종양절제술 직후 시행하는 지혈용 클립은 추가 청구할 수 없다.
환자에게 클립비용을 비급여로 부과하는 것은 이중청구에 해당한다.

또한, 건강보험심사평가원 공고 제2020-157호에서는 내시경적 상부소화관 종양 수술, 결장경및 에스상 결장경하 종양 수술 시 발생한 출혈에 대한 지혈은 종양 수술의 일련의 과정이므로 내시경적 상부소화관 출혈 지혈법, 결장경하 출혈 지혈법, 에스상결장경하 출혈 지혈법은 별도 산정하지 아니한다고 공고하고 있어서 시술 직후 지혈술 역시 별도 청구할 수 없다.

7-12 결장경하 종양수술 (용종절제술, 점막절제술)

내시경청구

1. 용종절제술(Q7701)은 다음의 방법으로 청구한다

1) 스네어를 이용하여 절제하거나 5 mm 크기 이상의 용종을 절제용 포셉을 이용하여 절제한 경우에도 인정이 된다.
2) 첫 번째 용종은 Q7701, 두 번째부터 여섯 번째까지는 Q7702로 최대 여섯 개까지 산정 가능하다.
3) Q7702는 Q7701의 20%에 해당하는 수가로 책정이 되어 있다.
4) 절제용스네어(N0041003)를 사용하고 또 다른 병소에서 절제용포셉(N0041002)을 사용하여 용종절제술을 시행하였으면 절제용포셉을 같이 청구할 수 있다. 절제용포셉은 식약처허가사항에서 절제용으로 허가가 되어 있는 경우에만 절제용포셉으로 사용가능하니, 사용하고 있는 절제용포셉이 절제용으로 허가된 제품인지 꼭 확인해 볼 필요가 있으며, 현재 유통중인 절제용포셉은 소위 hot biopsy 포셉만이 유통되고 있다.
5) 진정내시경 환자관리료 III(EA003)을 청구한다.
6) 조직병리검사료 level C(C5603)를 청구한다.
7) 사용한 진정관련 약제, 전처치제, 수액 및 주사수기료 등을 청구한다.

2. 점막절제술(Q7703)은 다음의 방법으로 청구한다

1) 현재 건강보험법상 점막절제술을 두 개 이상 시행하여도 한 개만 청구할 수 있다.
2) Sclerosing needle(J2301***)과 절제용스네어(N0041003)를 청구한다.
3) 진정내시경 환자관리료 III(EA003)을 청구한다.
4) 조직병리검사료 level C(C5603)를 청구한다.
5) 사용한 진정관련 약제, 전처치제, 수액 및 주사수기료 등을 청구한다.

3. 점막절제술 + 용종절제술(Q7703 + Q7701001)

결장경하 점막절제술 1건과 용종절제술 3건의 청구 예시(24년 의원급 의료기관 기준)

코드	코드명칭	단가	일투여량	단위	청구구분
Q7703	결장경하 종양 수술 - 점막절제술	242,260	1		급여
Q7701001	결장경하 종양 수술 - 폴립 절제술(제2의 수술)	110,590	1		급여

코드	코드명칭	단가	일투여량	단위	청구구분
Q7702	결장경하 종양 수술 - 폴립 절제술(1개 이상 초과)	45,200	2		급여
N0041003	절제용 snare	64,240	1		급여
J2301***	Sclerosing needle	43,860	1		급여
C5603	조직병리검사[1 장기당] - (Level C-블록 1~9개)	61,750	1		급여
EA003	진정내시경 환자관리료 Ⅲ	107,440	1		급여
644904482	하트만용액(500 mL/백)	1,374	1	mL/백	급여
KK059	정맥내유치침	510	1		급여
657801331	알○○주사(시메트로퓸브롬화물) (5 mg/1 mL)	500	1	mL/앰플	급여
649801741	미다졸람 5 mg (5 mg/5 mL)	700	1	mL/앰플	급여
671805073	프로포폴 120 mg (0.12 g/12 mL)	1,825	1	mL/병	급여
AL020	마약류 관리료 - 외래환자	190	1		급여
AL801	외래환자의약품관리료 - 1일분(의원/치과의원)	220	1		급여
KK054	수액제 주입로를 통한 주사	1,630	1		급여
KK052	정맥내 점적주사 - 100~500 mL	3,670	1		급여
KK010	피하 또는 근육 내 주사	1,680	1		급여

7-13 용종절제술을 6개 이상 시행하고 타 병소에서 생검할 때 생검수기료는 산정할 수 없다. 대장종양수술은 최대 7개까지 산정 가능하다

내시경청구

2020년 10월 16일 공고된 복지부 고시 제2020-243호에 따르면 용종절제술을 여섯 개 이상 시행하고 타 병소에서 생검을 시행해도 생검수기료를 산정할 수 없다.

용종절제술을 여섯 개 시행하면 사실상 용종절제술을 200% 산정하게 된다. 즉, 용종절제술(Q7701) 100% + 한 개 초과 용종당 산정하는 용종절제술(Q7702; Q7701의 20%수가; 최대 다섯 개까지 산정가능)을 다섯 개 산정하면 200%수가가 된다. 이를 초과한 수기료인 생검수기료는 인정하지 않는다는 취지이다.

또한 용종절제술과 점막절제술 포함 최대로 산정할 수 있는 종양수술 개수는 용종절제술 6개와 점막절제술 1개로, 최대 7개이다.

복지부 고시 제2020-243호

자770 결장경하 종양수술	결장경하 폴립절제술 인정기준	결장경하 폴립 절제시 폴립의 크기가 0.5 cm 이상이거나, 0.5 cm 미만이더라도 올가미(snare)를 사용하여 절제한 경우에는 자770가 결장경하 폴립절제술로 인정하며, 폴립의 크기가 0.5 cm 미만으로서 올가미를 사용하지 않은 경우에는 폴립의 개수와 상관없이 나766 결장경검사 소정점수와 나854 내시경하생검 소정점수로 산정함. 다만, 결장경하 폴립 절제와 내시경하생검을 동시 시행 시 절제된 폴립 개수가 6개 미만인 경우에 내시경하생검 수기료를 별도 산정함.

7-14 조직병리검사료 청구

내시경청구

1. 생검수기료는 위내시경은 E7611010, 대장내시경은 E7660010으로 청구한다

2. 생검용 포셉(N0041005)은 다음과 같이 청구하고 사용한다

1) 실 구입가격에 관계없이 고시된 금액(24년 현재 22,000원)으로 청구한다.
2) 재사용포셉을 사용할 수도 있으며, 사용 후 반드시 EO gas 소독이나 고압멸균 소독을 통한 멸균처리후 재사용할 수 있고, 소독장부에 기록하고 3년간 보관을 해야 한다.

3. 조직병리검사(C5602, C5603)료의 청구 시 주의사항은 다음과 같다

1) 소화기관의 경우 식도, 위, 소장, 대장 등 네 부분으로 구분하여 각각에서 조직검사를 시행하면 각각을 산정할 수 있다. 단, 대장내시경 시 회장 말단부와 결장에서 생검을 각각 시행하여도 조직병리검사료는 단 한 개만 인정된다.
2) 조직검사를 하는 의료기관에서는 식도, 위, 십이지장에서 각각 조직검사를 시행하고 조직병리 검사료를 세 건 청구할 수 있지만, 실수든 의도적이든 한 건만 청구를 하여도 위탁하는 병리병원에서는 세 건의 조직병리검사료를 위탁병원에 청구할 수도 있으므로 주의해야 한다.
3) 그러나, 공단위암검진 내시경 시 식도, 위, 십이지장에서 각각 조직검사를 시행해도 조직병리검사료는 단 한 건만 청구할 수 있다. 따라서 두 부위 이상에서 조직검사를 시행하고, 조직병리검사를 의뢰할 때 병리검사 슬립에 공단 암검진환자임을 명확히 표시하고 병리검사기관으로 위탁하는 것이 좋겠다.

→ 내시경 검사 수가의 20%의 가치로 평가된다.

보험코드는 알파벳 한 글자와 다음 네 자리의 숫자, 즉 5단 코드로 구성되어 있다. 그 다음 세 자리의 숫자나 알파벳이 있는데 대개 각종 가산이나, 부수술 등의 추가 의미를 부여할 때 사용한다.

위내시경하 생검수기료 보험코드는 E7611010이다.

1. 보험코드의 앞 5자리 'E7611'은 상부소화관내시경 검사의 보험코드이다.
2. 보험코드의 뒤 3자리는 '010'이다.
   '010'은 일부 행위의 야간가산 또는 20% 수가의 의미로 종종 쓰이고 있으며, 생검수기료에서는 20% 수가의 의미로 사용된 것으로 보인다.

즉, 위내시경하 생검수기료의 가치는 상부소화관내시경 검사 수가의 20%에 해당한다.

대장내시경하 생검수기료의 보험코드는 E7660010이고, 역시 대장내시경 검사의 보험코드는 E7660이고, 뒤 3자리가 '010'인 것으로 보아 대장내시경 검사 수가의 20% 가치로 책정되었다고 볼 수 있다.

7-15 헬리코박터 파이로리(HP) 관련 검사

1. 헬리코박터 파이로리 검사의 급여기준은 다음과 같다

1) 소화성궤양(반흔기 포함)
2) 저등급 MALT 림프종
3) 조기위암절제술 후
4) ITP (Idiopathic Thrombocytopenic Purpura)

2. 급여기준 외의 청구방법은 다음과 같다

1) 90/100 선별급여: 상기 1.의 1), 2), 3), 4) 외의 경우
2) 50/100 선별급여: 1차 직계가족의 위암가족력
3) HP검사료, 생검수기료, 포셉을 급여기준에 따라서 급여, 50/100, 90/100에 맞춰서 동률로 적용한다.

3. 생검시행 여부에 따른 신속요소분해효소검사(CLO검사) 후 청구방법

CLO검사 후 청구는 CLO 검사료, 생검수기료, 포셉으로 구성되어 있다. CLO검사만 단독으로 시행한다면 이 세 가지 항목을 청구하면 되지만, 다른 병소의 생검을 시행했다면 생검수기료와 포셉이 청구되므로 CLO 검사료만 추가 청구한다.
따라서 타 병소 생검 및 CLO검사를 하는 경우에는 다음의 두 단계를 기준으로 청구를 진행하면 혼동이 없을 것이다.
첫 번째 단계는 생검 여부, 두 번째 단계는 HP검사 급여 적응증 여부이다.

1) 생검시행: CLO검사만 청구하되, HP검사 급여 적응증이면 30/100, 위암가족력에 해당되면 50/100, 외에는 90/100 적용해서 청구한다.
2) 생검미시행: CLO검사료, 생검수기료, 포셉을 모두 청구하되, HP검사 급여 적응증이면 30/100, 위암가족력에 해당되면 50/100, 외에는 90/100 적용해서 청구한다.

CLO 검사 후 상황별 청구방법

	생검 미시행		생검 기시행 외래/위암검진	
	적응증†(O)	적응증†(X)	적응증†(O)	적응증†(X)
CLO	30	90(50)‡	30	90(50)‡
생검수기료	30	90(50)‡	–*	–*
포셉	30	90(50)‡	–*	–*

† 적응증; 소화성궤양, 저등급 MALT lymphoma, 조기위암절제술 후, ITP

‡ '위암 가족력(1차 직계가족)'

* 생검에 따른 심평원급여청구/공단검진청구

30: 30/100급여, 50: 50/100선별급여, 90: 90/100선별급여

4. 클라리스로마이신 내성균주검사

1) 급여기준은 헬리코박터 파이로리 검사 급여기준 중 ITP를 제외한 것과 같다.
   (1) 소화성궤양(반흔기포함)
   (2) 저등급 MALT 림프종
   (3) 조기위암절제술 후
2) 검사법에는 PCR법과 염기서열분석법이 있으며, 이 중 한 방법만 실시할 수 있고, 특히 염기서열분석법은 80/100 선별급여 적용을 한다.
3) 상기 1)의 급여기준 외에는 역시 PCR법과 염기서열분석법 중 한 방법만 실시할 수 있고 어떤 방법으로 시행하더라도 80/100 선별급여 적용한다.

5. 할아버지가 위암인 가족력이 있는 환자에게 CLO검사를 할 때 위암가족력을 적용해서 50% 본인부담 선별급여를 적용할 수 있을까?

앞서 언급했듯이 1차 직계가족의 위암가족력이 있는 경우에 50% 본인부담을 적용할 수 있다. 1차 직계가족의 범위와 실제 청구방법에 대해서 알아보자.

이 급여기준을 적용할 수 있는 1차 직계가족은 부모, 형제, 자매이다. 따라서 할아버지가 위암환자라고 이 급여기준을 적용할 수 없다. 다음의 가계도를 보고 참고하자.

실제 청구 방법은 상병명에 'Z80.0, 소화기관의 악성 신생물의 가족력'을 기입하고 줄단위 특정내역(JX999)에 '위암가족력/부' 등의 내용을 기재한다.

위암가족력 가계도와 JX999 기재예

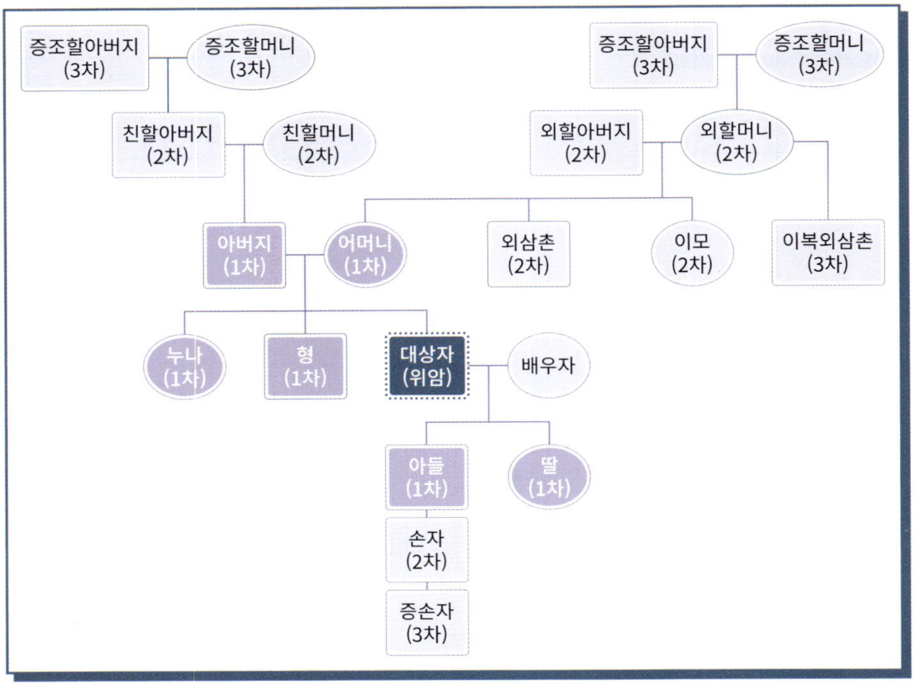

특정내역 (JX999)기재								청구유형
①	②	③	④	⑤	⑥	⑦	…	
위	암	가	족	력	/	부		올바른 기재
	위	암	가	족	력			잘못된 기재
모		위	암	가	족	력		잘못된 기재

6. UBT검사 급여적용 기준

1) 헬리코박터 파이로리 제균치료 후 박멸 확인

2) 다음의 환자에서 헬리코박터 파이로리 확인

   (1) 소화성궤양이 확인된 항응고제, 항혈전제 투여자

   (2) 소화성궤양이 확인된 간경변증, 혈액투석 중 신장질환자

   (3) ITP환자

3) 상기 1), 2) 외에는 비급여 적용할 수 있다. 따라서, 감염이 확인되어서 제균치료를 하려고 하는 환자의 배우자가 자신도 감염 여부 확인을 원하는 등의 이유에서도 비급여 적용할 수 있다. 또한, 제균치료의 급여적용 또는 전액본인부담 상관없이 시행한 제균치료 후 박멸 확인을 위한 UBT는 2회까지 급여적용이 가능하고 3회부터는 비급여 적용한다.

7-16 헬리코박터 파이로리(HP) 제균치료

내시경청구

1. 제균치료 급여 대상(검사적응증항목에 '위선종의 내시경적 절제술 후'가 추가됨)

1) 소화성궤양(반흔기포함)

2) 저등급 MALT 림프종

3) 조기위암절제술 후

4) ITP

5) 위선종의 내시경적 절제술 후

2. 100/100 전액 본인부담 적용해서 제균치료하는 경우는?

상기 1.의 1), 2), 3), 4), 5) 외에 헬리코박터 파이로리가 확인된 경우와 헬리코박터 파이로리 음성 저등급 MALT 림프종의 경우는 100/100 전액 본인부담 급여로 적용한다.

HP 진단검사 및 치료 적응증 별 급여적용률

	HP 검사	클라리스로마이신 내성 균주 검사*	HP 제균 치료
소화성 궤양	30	PCR(30), 염기서열분석법(80)	30
MALT lymphoma	30	PCR(30), 염기서열분석법(80)	30
조기위암 절제술 후	30	PCR(30), 염기서열분석법(80)	30
ITP	30	80[PCR법 또는 염기서열분석법]†	30
위선종 절제술 후	90	80[PCR법 또는 염기서열분석법]	30
위암가족력	50	80[PCR법 또는 염기서열분석법]	100
위축성 위염	90	80[PCR법 또는 염기서열분석법]	100
제균 치료 환자동의	-	80[PCR법 또는 염기서열분석법]	100

* PCR법과 염기서열분석법 중 한 가지만 인정

30: 30/100 급여, 50: 50/100 선별급여, 80: 80/100 선별급여, 90: 90/100 선별급여, 100: 100/100 전액 본인부담

† 클라리스로마이신 내성 균주 검사 급여기준에는 언급 없으나 80/100 선별급여 적용가능

3. 헬리코박터 파이로리 제균치료 처방은 며칠분까지 급여가 가능한가?

제균치료에는 표준 3제요법, 순차치료, 동시치료, 비스무스 포함 4제요법, 레보플록사신 포함 3제요법 등이 있다. PPI, 항생제, 비스무스 등의 일부 약제들은 각 허가 및 급여기준상 치료기간이 명확히 명시되지 않은 경우가 있지만, 이들 약제들은 급여기준에 공통적으로 허가사항을 초과해 제균치료도 인정한다고 명시되어 있어서 각 치료 방법의 권장 기간대로 7일, 10일, 14일 투여에도 심사조정 없이 급여로 인정되고 있다.

7-17 내시경검사 분야의 각종 가산제도 정리

내시경청구

내시경검사 분야에는 각종 가산제도가 적용되고 있다. 대부분의 가산제도는 차트프로그램에서 자동으로 해당 가산을 적용해주고 있다. 그러나, 가산제도의 적용 원리를 이해하는 것이 중요하고, 특히 실제로 일부 가산에서는 직접 해당 가산코드를 적용시켜야 할 때도 있다.

1. 진단 내시경검사(위, E7611/대장, E7660)에 대한 가산

1) 연령가산(70세 이상 가산은 없으나 다음의 소아가산이 있음)
   (1) 1세 미만, 50% 가산, 첫째 자리에 'A'기재: E7611A00, E7660A00
   (2) 6세 미만, 30% 가산, 첫째 자리에 'B'기재: E7611B00, E7660B00
2) 응급가산(대장내시경에는 응급가산이 없으며 위내시경만 적용 가능)
   (1) 중앙·권역·전문응급의료센터, 권역외상센터에서 중증응급환자 또는 중증응급의심환자에 대해 응급실 내원 후 24시간 이내에 위내시경검사를 하는 경우에 적용한다.
   (2) 첫째 자리에 '7' (E7611700)을 기재한다.

2. 진정내시경 환자관리료(EA00x)에 대한 가산

1) 연령가산(70세 이상 가산이 있음)
   (1) 70세 이상, 30% 가산, 첫째 자리에 '4'기재: EA00x400
   (2) 6세 미만, 30% 가산, 첫째 자리에 'B'기재: EA00xB00
   (3) 1세 미만, 50% 가산, 첫째 자리에 'A'기재: EA00xA00
2) 야간가산, 공휴일가산
   (1) 응급진료가 불가피하여 내시경 검사나 시술, 처치를 야간 또는 공휴일에 시행하는 경우 원인 시술, 처치의 야간가산 또는 공휴일가산과 같이 50% 가산을 적용할 수 있으나 예정된 검사에서는 적용할 수 없다.
   (2) 18시~09시는 둘째 자리에 '1' (EA00x010), 공휴일은 '5' (EA00x050)를 기재한다.
3) 응급진료가 아닌 경우 야간가산 또는 공휴일가산 적용할 수 없다.

3. 내시경 처치 및 시술(Qxxxx)에 대한 가산

1) 연령가산(70세 이상 가산 없음)
   (1) 1세 미만, 50% 가산, 첫째 자리에 'A' 기재: QxxxxA00

(2) 6세 미만, 30% 가산, 첫째 자리에 'B' 기재: QxxxxB00

2) 야간가산, 공휴일가산

(1) 응급진료가 불가피하여 처치, 시술을 야간 또는 공휴일에 시행하는 경우 50% 가산을 적용하나 예정된 검사에서는 적용할 수 없다.

(2) 18시~09시는 둘째 자리에 '1' (Qxxxx010), 공휴일은 '5' (Qxxxx050)를 기재한다.

4. 의원급 야간, 토요일 및 공휴일가산(응급상황이 아니어도 산정 가능)

'야간가산' 또는 '공휴일가산'과 '의원급 야간·토요일·공휴일가산'은 완전히 다른 가산이다. 가장 근본적인 차이점은 응급진료 여부이다. 응급진료가 불가피하면서 행위가 야간시간대 또는 공휴일(토요일도 야간시간대에만 적용 가능)에 행해지는 경우 적용하는 것이 야간가산 또는 공휴일가산인 반면에, 의원급 야간·토요일·공휴일가산은 응급진료 조건 없이 의원급에서 야간, 토요일, 공휴일에 이뤄지는 시술 및 처치에 적용하는 가산이라고 보면 된다.

1) 의원급 의료기관에서 시행하는 수술 및 처치가 적용대상이다.
2) 적용시각은 평일 18시~09시, 토요일 및 공휴일이다.
3) 가산적용은 수술이나 처치를 시작한 시각을 기준으로 산정한다.
4) 가산율은 30%이고, 둘째 자리에 '8 (Qxxxx080)'을 기재한다.
5) 공단검진내시경의 용종절제술(Q7651800, Q7701800), 점막절제술(Q7652800, Q7703800), 이물제거술(Q7611800, Q7670800) 등에는 적용하지 않는다.

야간가산 또는 공휴일가산과 의원급 야간·토요일·공휴일 가산의 비교

	야간가산 또는 공휴일가산	야간, 토요일 및 공휴일 가산
적용 대상	내시경적 시술, 진정관리료 등	내시경적 시술 등
대상 의료기관	전 의료기관	의원급 의료기관
적용 시각	18-09시, 공휴일	18-09시, 토요일, 공휴일
가산율	50%	30%
응급진료 여부	반드시 응급진료	무관

7-18 공단 위암검진내시경의 청구

내시경청구

1. 위암검진내시경 청구의 구성

위암검진내시경 비용에는 내시경 검사료, 아트로핀, 진경제, 주사수기료, 내시경 세척·소독료, 조직검사를 한 경우 생검수기료, 포셉, 레벨B 조직병리검사료로 구성되어 있다.

위암검진 실시 기준 (24년 기준)

1. 위내시경			• 내시경검사를 기본검진방법으로 시행한다.
• 검사료	나-761 (E7611)	• 위내시경 검사 희망자 또는 위장조영검사에 위암이 의심되는 자	• 위내시경검사는 의사가 직접 실시하고, 실시한 의사가 검진 결과를 기재하여야 한다. • 의사는 검사 전 수검자의 금식 여부와 출혈 경향, 과거 병력 등을 확인해야 한다. • 의사는 위내시경 검사 도중에 필요한 경우 이물제거술을 실시할 수 있다.
• 내시경 세척소독료	나-799-1 (EA010)		• 감염예방을 위한 내시경 세척 및 소독을 철저히 실시하여야 하며, 반드시 다음의 과정이 포함되어야 한다. - 전세척 - 세척 - 소독 - 헹굼 - 건조 - 보관 - 내시경 부속기구 소독 - 송수병과 연결기구 소독 • 소독 후 건조된 내시경 스코프는 내시경 보관장에 적절한 간격을 유지하면서 수직으로 걸어둔다.
• 주사약제	약제 금액표(atropine sulfate 1 ml, hyosine butylbromide 20 mg) - 아트로핀(분류코드 124, 성분코드 111830BIJ) - 부스코판(분류코드 124, 성분코드 172330BIJ)		
• 주사료	상대가치분류번호 마-1		

2. 조직검사		• 의내시경검사 드중 의사의 판단에 다라 필요한 경우 실시	• 병리조직검사는 병리과 전문의가 반드시 판독을 실시하여야 하며, 병리과 전문의가 상근하지 않는 검진기관은 병리과 전문의에게 판독을 의뢰하여야 한다.
• 내시경하 생검	나-854 [나-761(E7611)×20%]		
• 생검용 FORCEP	치료재료 금액표주1)		
• 병리조직검사	나-560(C5602) [나. Level B]		

2. 위암검진내시경 실시 기준상의 문제점

국소 인두부마취제, 기포제거제가 포함되어 있지 않아서 이에 대한 수가 신설이 필요하고, 대장암검진 실시 기준과 달리 조직검사 시 레벨 B 조직병리검사료를 제외하고 청구할 수가 없다. 향후 별도로 청구생략이 가능하도록 개정되어야 한다. 검진 위내시경 시 용종절제술이나 점막절제술을 시행하고, 타 병소에서 생검을 실시하는 경우 심평원으로 레벨 C 조직병리검사료와 공단으로 레벨 B 조직병리검사료가 이중으로 청구되기 때문이다.

3. 위암검진내시경 시 종양절제 후 다음 항목을 청구한다

1) 검진당일 상부소화관용종절제술(Q7651800) 또는 검진당일 상부소화관점막절제술(Q7652800)
2) 검진당일 상부소화관점막절제술과 용종절제술(Q7652800 + Q7651001)
3) 절제용 스네어(N0041003) ± sclerosing needle(J2301***)
4) 진정내시경 환자관리료 IV(EA004)
5) 조직병리검사료 level C(C5603)
6) 진정관련 약제, 전처치제, 수액 및 수기료(공단위암검진 위내시경에서는 청구할 수 없었던 기포제거제, 인두부 국소마취제, 진정관리료, 진정제, 수액제 및 주사수기료, 정맥내유지침 등)를 심평원으로 시술과 함께 청구할 수 있다.
7) 내시경 세척소독료는 검진내시경 비용에 포함되어 있으므로 심평원으로 청구하면 안 된다.

검진당일 상부소화관 점막절제술 1건과 용종절제술 1건의 청구 예시(24년 의원급 의료기관 기준)

코드	코드명칭	단가	일투여량	단위	청구구분
	공단 검진 위내시경		1		공단검진
Q7652800	검진당일 상부소화관종양수술 - 점막절제술	278,740	1		급여

코드	코드명칭	단가	일투여량	단위	청구구분
Q7651001	내시경적 상부소화관 종양수술 - 용종절제술 - 제2수술	94,420	1	1	급여
650100023	가○○액(시메치콘)(10 g/500 mL)	25	10	mL/병	급여
650100422	베○○○액(염산베녹시네이트) (1.5 g/500 mL)	21,000	0.02	mL	급여
EA004	진정내시경 환자관리료 IV	148,590	1		급여
J2301***	Sclerosing needle	43,860	1		급여
N0041003	절제용 snare	64,240	1		급여
C5603	조직병리검사[1 장기당] - (Level C-블록 1~9개)	61,750	1		급여
644904482	하트만용액(500 mL/백)	1,374	1	mL/백	급여
KK059	정맥내유치침	510	1		급여
671805073	프로포폴(0.12 g/12 mL)	1,825	1	mL/병	급여
AL020	마약류 관리료-외래환자	190	1		급여
AL801	외래환자의약품관리료 -1일분(의원/치과의원)	220	1		급여
KK054	수액제 주입로를 통한 주사	1,630	1		급여
KK052	정맥내 점적주사 - 100~500 mL	3,670	1		급여

7-19 공단 대장암검진내시경의 청구

내시경청구

1. 대장암검진내시경 청구의 구성

대장암검진 내시경 비용에는 내시경 검사료, 장정결제, 내시경 세척·소독료, 조직검사를 한 경우 생검수기료, 포셉, 레벨 B 조직병리검사료로 구성되어 있다.

2. 대장암검진내시경 실시 기준상의 문제점

위암검진 실시 기준과 달리 진경제 및 주사수기료가 책정되어 있지 않고, 현재는 생검 시행 시 생검수기료, 포셉, 레벨 B 조직병리검사료 중 레벨 B 조직병리검사료만 청구 생략이 가능하나, 생검수기료 또한 청구 생략이 가능해져서 이 세 가지가 모두 개별 청구가 가능해지도록 개선되어야 한다. 만약 검진 당일 용종절제술을 여섯 개 이상 시행하고 타 병소에서 생검을 추가로 시행하면 생검수기료를 청구할 수 없으므로 공단 검진 청구 시 생검수기료를 생략해야 하지만, 현행 대장암검진 청구프로그램상 생검수기료만 별도 생략할 수가 없기 때문이다. 즉, 생검 시행 시 세 가지 항목을 묶어서 청구하지 않고 각각을 개별적으로 선택 청구할 수 있도록 개선되어야 한다.

23년까지는 공단 대장암검진 대장내시경검사를 하기 위해서 사용할 수 있는 장정결제에 복용 편리성 때문에 선호되는 소디움설페이트, 포타시움설페이트, 마그네슘설페이트 성분의 알약제제(오라팡, 수프레미나 등)를 사용할 수 없었으나, 24년부터는 이들 제제를 대장암검진 대장내시경의 장정결제로 사용할 수 있게 되었다. 다만 수검자 본인부담으로 처리해야 하며 검진청구 프로그램상에서 장정결제는 '기타'를 선택하고 청구해야 한다.

공단 대장암검진 대장내시경 청구프로그램 (일부)

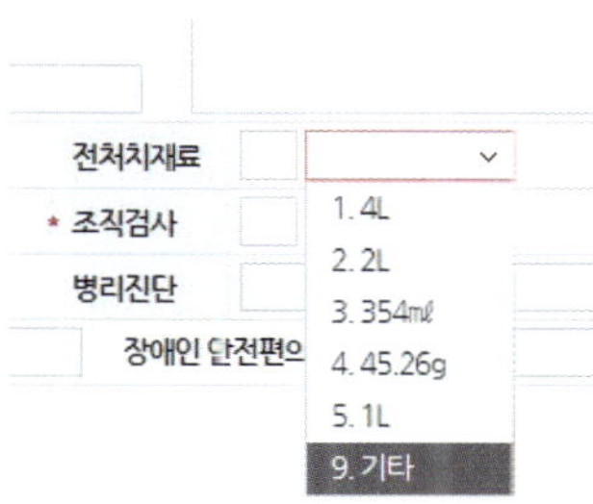

2. 대장내시경검사		• 분변잠혈검사 결과에서 '잠혈 반응 있음' 판정을 받은 자	• 분변잠혈검사 결과에서 '잠혈반응 있음' 판정을 받은 자의 경우, 대장내시경검사를 시행한다. • 대장내시경검사는 의사가 직접 실시하고, 실시한 의사가 검진결과를 기재하여야 한다. • 의사는 검사 전 수검자의 대장 정결 상태와 출혈 경향, 과거 병력 등을 확인해야 한다. • 내시경 검사는 대장내시경으로만 실시하며 맹장까지 관찰함을 원칙으로 한다. • 의사는 대장내시경 검사 도중에 필요한 경우 용종절제술을 실시할 수 있다.
• 검사료	나-766 (E7660)		
• 전처치재료	• 전처치하제(polyethylene glycol, potassium chloride, sodium chloride, sodium bicarbonate, sodium sulfate anhydrous) 1EA(4L)(분류코드 721, 성분코드 312900APD) • 전처치하제(polyethylene glycol 3350, potassium chloride, sodium chloride, sodium sulfate anhydrous, sodium ascorbate, ascorbic acid) (분류코드 721, 성분코드 616300APD) • 전처치하제(magnesium sulfate anhydrous, potassium sulfate, sodium sulfate anhydrous)(분류코드 721, 성분코드 634700ALQ, 634700APD) • 전처치하제(polyethylene glycol 3350, potassium chloride, sodium chloride, sodium sulfate anhydrous, sodium ascorbate, ascorbic acid) 1EA(1L) (분류코드 721, 성분코드 682600APD, 성분코드 676300APD)		
	• 전처치하제(기타)	• 수검자가 명시되지 않은 전처치하제 사용을 희망할 경우 (기타) 사용 가능하며 이 경우 전처치하제 비용은 수검자 본인이 전액 부담한다.	
• 내시경 세척소독료	나-799-1 (EA010)	• 감염예방을 위한 내시경 세척 및 소독을 철저히 실시하여야 하며, 반드시 다음의 과정이 포함되어야 한다. - 전세척 - 세척 - 소독 - 헹굼 - 건조 - 보관 - 내시경 부속기구 소독 - 송수병과 연결기구 소독 • 소독 후 건조된 내시경 스코프는 내시경 보관장에 적절한 간격을 유지하면서 수직으로 걸어둔다.	

3. 조직검사		• 대장내시경 검사 도중 의사의 판단에 따라 필요한 경우 실시	• 병리조직검사는 병리과 전문의가 반드시 판독을 실시하여야 하며, 병리과 전문의가 상근하지 않는 검진기관은 병리과 전문의에게 판독을 의뢰하여야 한다.
• 내시경하생검	나-854 (나-7660x20%)		
• 생검용 FORCEP	치료재료 금액표		
• 병리조직검사	나-560 (C5602) [나. Level B]		

**** 대장암검진 시 사용가능한 장정결제 및 청구프로그램상 (기입번호)**

1. 성분코드 312900APD: 코리트 산 4 L (1)
2. 성분코드 616300APD: 쿨프렙산, 에스콜론산 등 13개 품목 (2)
3. 성분코드 634700ALQ: 수프렙액, 수클리어액, 이노프리 솔루션액, 크리프렙액 354 mL (3)
4. 성분코드 634700APD: 수클리어산, 이느쿨산 (4)
5. 성분코드 682600APD: 플렌뷰산 (5)
6. 성분코드 676300APD: 크린뷰올산 (5)

   APD → A: 내복제, PD: 산제,
   ALQ → A: 내복제, LQ: 액제

7-20 공단 대장암검진 대장내시경 시 종양절제 후 청구

내시경청구

> 1) Q7703800 또는 Q7701800
> 2) snare(N0041003) ± sclerosing needle(J2301***)
> 3) 조직병리검사료 level C(C5603)
> 4) 진정내시경 환자관리료 III(EA003)

검진당일 점막절제술이나 용종절제술 후 타 병소에서 생검을 추가로 시행하는 경우의 청구

1) 상기 1), 2), 3), 4)를 심평원으로 청구한다.
2) 생검수기료(E7660010)와 생검용 forcep(N0041005)을 검진대장내시경과 함께 공단으로 대장암검진 청구한다.
3) 공단 대장암검진 대장내시경에서는 청구할 수 없었던 진경제, 진정제, 진정관리료, 수액제 및 주사수기료, 정맥내유지침 등을 심평원으로 시술과 함께 심평원으로 청구하고 내시경 세척·소독료는 심평원으로 청구하지 말아야 한다.

검진당일 결장경하 점막절제술 1건, 용종절제술 3건 및 타병소 생검의 청구 예시 (24년 의원급 의료기관 기준)

	코드명칭	단가	일투여량	단위	청구구분
	검진 대장내시경		1		공단검진
	장정결제		1		공단검진
E7660010	결장경검사하 생검수기료	21,110	1		공단검진
N0041005	생검용 포셉	22,000	1		공단검진
Q7703800	결장경하 점막절제술(건강검진 당일)	136,710	1		급여
Q7701001	결장경하 폴립 절제술(제2의 수술)	110,590	1		급여
Q7702	결장경하 폴립 절제술 (1개 이상 초과폴립당)	45,200	2		급여
N0041003	절제용 snare	64,240	1		급여
J2301***	Sclerosing needle	43,860	1		급여
C5603	조직병리검사[1 장기당] - (Level C-블록 1~9개)	61,750	1		급여
EA003	진정내시경 환자관리료 Ⅲ	107,440	1		급여
644904482	하트만용액(500 mL/백)	1,374	1	mL/백	급여
KK059	정맥내유치침	510	1		급여

	코드명칭	단가	일투여량	단위	청구구분
657801331	알○○주사(시메트로퓸브롬화물) (5 mg/1 mL)	500	1	mL/앰플	급여
649801741	미다졸람 5 mg (5 mg/5 mL)	700	1	mL/앰플	급여
671805073	프로포폴 120 mg (0.12 g/12 mL)	1,825	1	mL/병	급여
AL020	마약류 관리료 - 외래환자	190	1		급여
AL801	외래환자의약품관리료 - 1일분(의원/치과의원)	220	1		급여
KK054	수액제 주입로를 통한 주사	1,630	1		급여
KK052	정맥내 점적주사 - 100~500 mL	3,670	1		급여
KK010	피하 또는 근육내 주사	1,680	1		급여

7-21 공단 대장암검진 청구 시 프로그램상에서 주의할 점

내시경청구

공단 대장암검진 대장내시경검사 시 용종절제술이나 점막절제술을 시행하면 레벨 C 조직병리검사료를 심평원으로 청구한다. 만일 시술 부위 외에 타 병소에서 생검을 추가로 시행하면, 이는 대장암검진 대장내시경검사의 일환이므로 공단으로 생검 관련 청구를 해야 한다. 심평원으로 레벨 C 조직병리검사료를 청구하니 레벨 B 조직병리검사료를 공단으로 추가 청구할 수 없음은 널리 알려진 사실로, 이중 청구가 되지 않도록 주의하여야 한다. 대장암검진 청구프로그램에서 다음의 방법으로 청구를 해서 이중 청구가 되지 않도록 한다.

〈대장암검진 청구프로그램상〉

'절제처치': 실시

'조직검사': 미시행 & '조직검사 별도청구'를 클릭

'포셉(재사용, 1회용)': 재사용 또는 1회용 클릭

설명

'조직검사 별도청구'를 클릭하면 '(용종절제술을 시행해서) 레벨 C 조직병리검사료를 심평원으로 별도 청구할 테니 레벨 B는 공단으로 청구하지 않겠다. 그러나, 타 병소에서 생검을 했으니 그에 따른 생검용 포셉과 생검수기료는 공단으로 청구하겠다.'의 의미임.

대장암검진 청구프로그램 화면

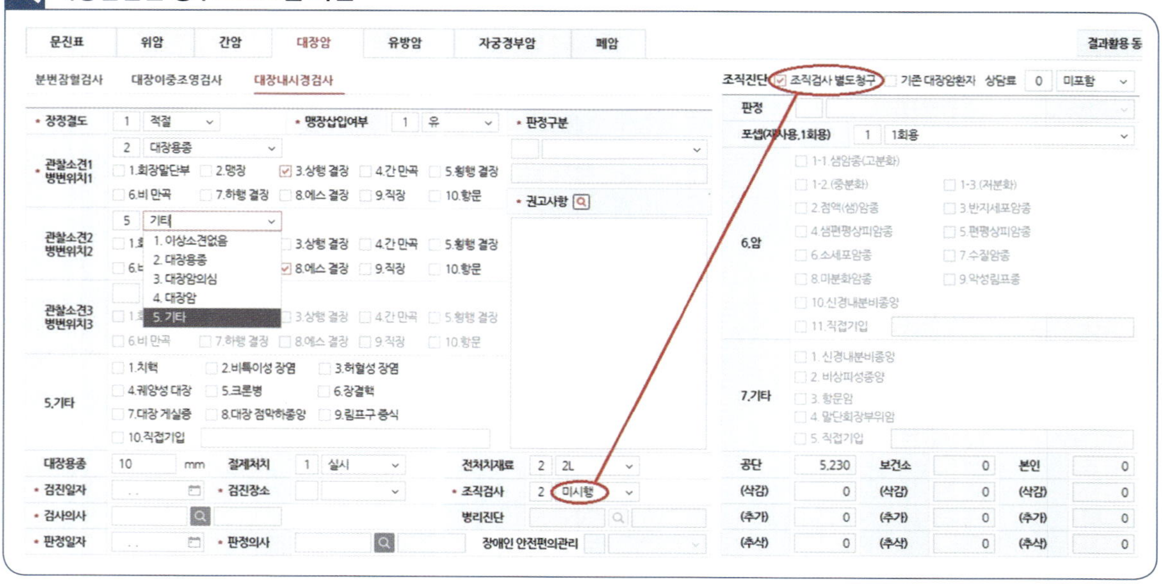

내시경하 생검 및 시술에 필요한 각종 재료에는 생검용 포셉, 절제용 포셉, 스네어, 경화침, 지혈용 클립, clip fixing device 등이 였다.

이런 재료들에 대한 청구 후 지불방식은 크게 정액제와 실거래가 상환제 등이 있다. 정액제는 실제 구입가격과 상관없이 청구제도 내에서 책정된 재료의 수가대로 청구하는 방식이다.

대표적인 것이 생검용 포셉으로 의료기관에서 실구매가격에 상관없이 24년 기준 22,000원으로 청구할 수 있다. 생검용 포셉의 코드는 N0041005, 절제용 포셉은 N0041002, 스네어는 N0041003으로 코드 제일 앞자리에 'N'이 붙어서 'N코드' 재료라고 부르기도 한다.

실제 구입가격에 관계없이 정해진 수가로 청구를 하는 방식의 보상제도가 처음에 도입된 이유는, 현재도 그렇지만 과거 치료재료의 수가 신설당시 원가에 미치지 못하는 내시경 검사 및 시술 수가에 대한 정책적 배려 차원이었다. 그러나, 최근 심평원에서 이런 정책적 배려의 이유를 외면하고 내시경 수가 현실화 없이 각종 내시경시술 관련 재료의 수가를 대폭 낮추고 정액제 보상 방식에서 실거래가 상환방식으로 변경을 추진하고 있어 관련학회 및 의사회에서 큰 우려를 표명하고 있는 상황이다.

반면에 실거래가상환제 방식의 재료에는 경화침, 지혈용 클립, clip fixing device 등이 있으며, 이들은 실구입가를 심평원의 요양기관업무포털에 입력신고하고 그 금액대로 청구해야 한다. 경화침의 코드는 J2301***, 클립은 J2710***, clip fixing device는 J2711***로 코드 제일 앞자리에 'J'가 붙어서 'J코드' 재료라고 부르기도 한다.

7-22 공단 암검진 내시경 시 청구 가능한 시술(Qxxxx800)은?

내시경청구

1. 공단 위암검진 위내시경 당일 인정 시술

용종절제술(Q7651800), 2) 점막절제술(Q7652800), 3) 이물제거술(Q7611800)

2. 공단 대장암검진 대장내시경 당일 인정 시술

용종절제술(Q7701800), 2) 점막절제술(Q7703800), 3) 이물제거술(Q7670800)

3. 공단 암검진 위내시경이나 대장내시경 당일 출혈지혈술은 해당하는 보험코드가 없고 따라서 청구가 불가능하다

고수의 Tip

검진 당일 대장용종절제술을 심평원으로 청구할 때 공단 대장암검진 내시경에 포함되지 않은 진경제를 청구할 수 있다.

공단 위암검진 내시경검사 실시 기준에는 포함되어 있지 않아서 공단으로 검진청구를 할 수 없으나, 내시경검사를 하면서 전처치제, 진정관리 관련 주사제 등을 실제로 사용하고 있다.

그러나, 검진당일 시술을 하면서 시술행위를 심평원으로 청구할 때, 실제 사용하고도 공단으로 청구하지 못하던 항목들을 심평원으로 같이 청구할 수 있다.

이에 해당하는 것으로 기포제거제, 국소인두부 마취제, 진정관리 관련 진정제, 수액제, 정맥내 유지침 및 각종 주사수기료 등이 있다.

같은 원리로 공단 대장암검진 내시경검사 실시 기준에는 포함되어 있지 않으나 검진 당일 시술과 함께 심평원으로 청구할 수 있는 항목으로 전처치제인 진경제, 진정관리 관련 진정제, 수액제, 정맥내 유지침 및 각종 주사수기료 등이 있다.

검진 당일 시술을 한 후 공단 암검진 내시경 실시 기준에 미포함되어 있는 각종 주사제, 재료비 및 주사수기료 등을 빠짐없이 심평원으로 청구하기 바란다.

7-23 본인 희망에 의한 검진(소위 패키지 검진) 내시경 시 각종 시술 후 청구

내시경청구

그동안 본인 희망에 의한 검진 내시경 및 시술 후 심평원으로의 청구방법에 대해서 다소간의 혼선이 있었던 것이 사실이며, 이런 혼선으로 심평원에 여러 차례 질의가 있었고 이에 대한 답변을 통해서 공지된 행정해석 등의 내용을 반영한 고시가 23년 12월에 발령되어서 규정을 명확히 하였다.
크게 다음의 네 가지 내용으로 정리할 수 있다.

1. 종양수술이나 이물제거술 등의 시술 시 코드 신설

산정코드 첫 번째 자리에 기존 공단감검진 시 '8'을 기재하던 것을 'J'로 기재한다. 예를 들면 대장용종절제술(Q7701)을 시행한 경우라면 기존 Q7701800이 아닌 Q7701J00으로 산정한다.

2. 종양수술이나 이물제거술 등의 시술 시 진정내시경 환자관리료 청구 가능

내시경검사 외에 추가 시술이 없거나 생검 또는 내시경하 Helicobacter pylori (HP) 검사만을 하는 경우에는 진정내시경 환자관리료를 심평원으로 청구하지 않고 수검자에게 비급여 부과하지만 종양수술 등의 시술을 실시하는 경우에는 진정내시경 환자관리료를 심평원으로 청구한다.

3. 내시경하 HP 검사비용은 요양급여로 청구하지 아니함

본인 희망에 의한 검진내시경 시 실시하는 나560 조직병리검사, 나854 내시경하생검, 누589가 Helicobacter pylori 검사-내시경하 등은 이상소견에 대한 확진을 위한 건강검진의 일련의 과정으로 보아 심평원으로 별도 청구하지 않는다.

4. 내시경 세척·소독료는 요양급여로 청구하지 아니함

해당 내시경 검사 및 시술에 수반되는 본인 희망에 의한 건강검진의 일환으로 보아 심평원으로 별도 청구하지 않는다.

공단 검진내시경과 본인 희망에 의한 검진내시경 시 항목별 청구 비교

	공단 검진내시경	본인 희망에 의한 검진내시경
내시경 세척·소독료	심평원 청구불가	심평원 청구불가
진정내시경 환자관리료	시술 시 청구가능	시술 시 청구가능
시술 시 코드 산정방법	첫 번째 자리에 '8'	첫 번째 자리에 'J'
내시경하 HP 검사	포셉, 생검수기료, HP검사†	검진의 일환으로 심평원 청구불가

† 생검시행 여부와 HP검사 급여기준에 따라서 심평원으로 청구하고 항목과 급여율은 상이함

고수의 Tip

본인 희망에 의한 검진 내시경 시 각종 시술 후 진정내시경 환자관리료를 심평원으로 청구할 때 이중 청구가 되지 않도록 주의하여야 한다.

적지 않은 수의 병원에서 본인 희망에 의한 검진 내시경 비용을 비급여로 산정할 때, 진정내시경 환자관리료를 전체 금액안에 포함시켜서 책정하고 있다. 이런 병원에서 내시경 시 각종시술 후 심평원으로 진정내시경 환자관리료를 청구하면, 수검자에게 비급여로 부과하고 심평원으로도 청구하는 이중 청구의 오해를 살 여지가 있다. 이에 대한 방안으로, 모든 환자에게 본인 희망에 의한 검진내시경 비용과 비급여 진정내시경 환자관리료를 구분해서 부과를 하고, 각각에 대한 항목별 비용을 비급여 사전 원내고지 등의 방식으로 알려 놓는 것이 좋겠다. 각종 시술 없이 검사가 종료되면 내시경 비용과 비급여 진정내시경 환자관리료를 수검자에게 원래고지한 대로 부과하고, 만일 각종 시술을 하였으면 별도 구분되어 있는 비급여 진정내시경 환자관리료는 수검자에게 부과하지 않고 심평원으로 청구를 하면 이중 청구가 되지 않는다.

7-24 산정특례자의 위, 대장내시경 진정관리료

내시경청구

산정특례자가 위, 대장내시경검사를 받을 때 진정관리료를 급여로 청구할 수 있다. 그런데, 진정관리료 외에 내시경 검사나 시술 비용, 재료비용 및 진찰료를 산정특례 적용할 수 있는지 혼동이 있는 경우가 종종 있다.

1. 진정관리료를 보험급여로 산정이 가능한 상병

4대 중증질환(암, 심장질환, 뇌혈관질환, 희귀질환 및 중증난치질환)과 결핵질환(잠복결핵 제외)

2. 진정관리료를 보험급여로 산정이 가능한 검사나 시술

상기 1의 환자: 소화기, 기관지내시경 검사 또는 치료 목적의 시술

상기 1 외의 환자: 치료 목적의 소화기, 기관지내시경 시술

3. 해당 내시경검사나 시술이 산정특례질환과 관련이 있는지에 대한 판단

산정특례질환과 관련이 있으면 진정관리료뿐만 아니라 모든 행위를 산정특례로 본인부담률을 적용한다. 산정특례질환이나 관련 질환(합병증 등)을 이유로 검사 또는 시술을 하는 경우에는 산정특례질환에 따라서 검사나 시술 등 모든 행위는 물론 진정관리료를 5%(암질환) 또는 10%로 급여산정하고, 산정특례질환이나 관련질환과 무관한 경우에는 진정관리료만 30% 급여로 산정한다.

4. 사례별 정리

1) 위암 환자가 복통과 속쓰림을 호소하여 위암과 관련하여 위내시경 검사를 받는 경우

모든 진료에 산정특례적용이 가능하게 주상병에 위암을 기입하고, 「본인일부부담금 산정특례에 관한 기준」 제4조 관련 특정기호 코드로 V193을 기입하면, 차트프로그램에서 명세서 단위 특정내역인 MT014에 산정특례 등록번호가 자동으로 기입된다.

→ 위암진료비 5%, 위내시경 비용 5%, 진정관리료 5% 본인 부담으로 산정된다.

2) 갑상선암 환자가 위장증상을 이유로 위내시경검사를 받는 경우

산정특례질환과 관련이 없는 이유로 내시경 검사를 시행하는 것이므로 진정관리료만 급여산정한다. 주상병에 갑상선암을 기입하지 않아도 되고 진정관리료의 줄단위명세서(JX999)에 산정특례번호기입과 "산정특례자로 진정 내시경관리료를 급여산정함" 등의

기재를 한다.

→ 외래진료비 30%, 위내시경 비용 30%, 진정관리료 30% 본인 부담으로 산정된다(의원급 기준).

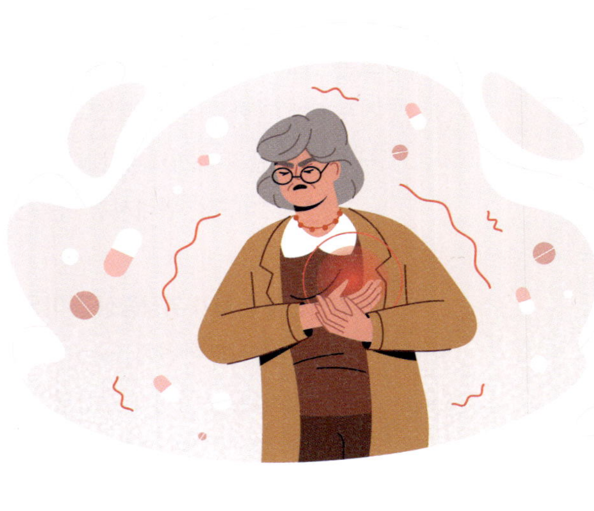

7-25 검진 당일 시술은 의원급 야간, 토요일, 공휴일 가산을 적용할 수 있을까?

내시경청구

→ 공단검진 당일 시술은 의원급 야간·토요일·공휴일가산을 적용할 수 없다.

일부 보험관련 강연이나 책자에서 검진 당일 주 수술은 의원급 야간·토요일·공휴일가산을 적용할 수 없으나, 이후 시술은 이 가산을 적용할 수 있다고 한다.

의원급 야간·토요일·공휴일 가산코드는 둘째 자리에 '8'을 붙인다. 이들 시술의 보험코드 다섯 자리 다음의 세 자리에, 검진 당일 시술 '800'코드와 의원급 야간·토요일·공휴일 가산코드 '080'을 동시에 적용한 '880'을 붙인 코드는 현재 존재하지 않는다. 따라서 동가산을 적용할 수 없다. 그러나, 검진당일 대장점막절제술(Q7703800) 후 시행하는 부수술로서의 용종절제술(Q7701001)의 의원급 야간·토요일·공휴일 가산을 적용한 Q7701081코드가 실제로 존재하므로 적용이 가능하다는 논리이다. 같은 맥락에서 Q7701800 산정 후 Q7702080, Q7652800 산정 후 Q7651081 코드 역시 존재하니 적용 가능하다고 한다.

동 가산의 취지는 야간, 토요일, 공휴일 가산을 적용해서 이 시간대에 해당 시술이 의원급의료기관에서 활발하게 행해지도록 해서 환자의 편의를 높이고자 함이다. 그러나 비급여로 진행되는 검진은 동 가산을 적용하지 않는다고 하였으니, 검진 당일 주된 시술만 동 가산을 적용하지 않고 이후 시술은 동 가산을 적용하는 점은 논리에 맞지 않는다고 생각하여 필자는 위 내용을 서면으로 질의하였다. 서면질의에 대한 답변은 다음과 같다.

보건복지부 답변

"원인행위가 검진이므로 검진당일 시술(주수술) 이후 시행하는 모든 시술(부수술 등)에 대해서도 동 가산을 적용할 수 없다."

결론적으로 공단검진당일 모든 시술에 대해서 의원급 야간·토요일·공휴일 가산을 적용할 수 없다.

8. 초음파청구

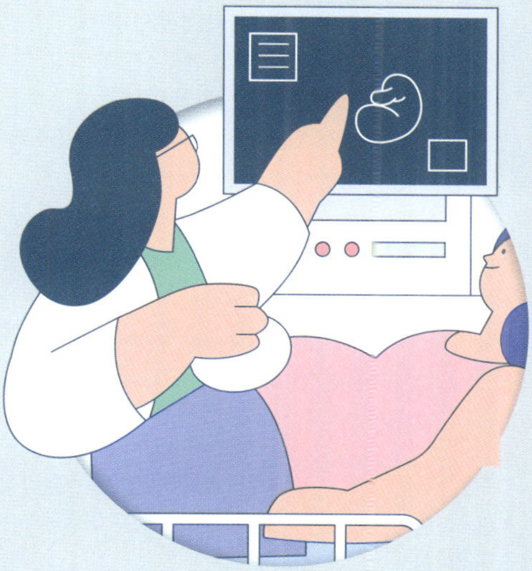

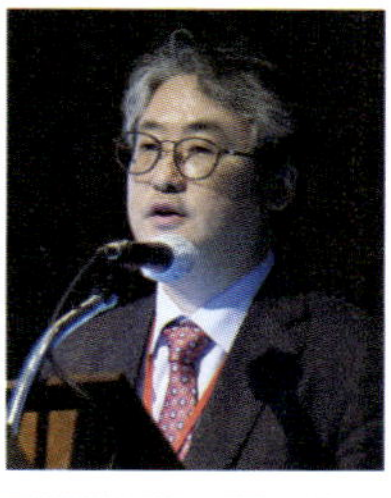

최윤종

- 연세대학교 의학사
- 연세대학교 의학석사
- 연세대학교 의학박사
- 소화기내과분과전문의
- 소화기내시경세부전문의
- 대한내과의사회 보험이사
- 대한내과의사회 보험정책단 간사
- 대한위대장내시경학회 보험이사
- 한국초음파학회 보험이사
- 인천시내과의사회 보험부회장
- (현)연세최선내과의원장

• 초음파청구 •

8

I 초음파 급여기준 총론

8-1 초음파검사의 급여화 과정

초음파청구

현재는 급여기준에만 맞는다면 다양한 장기의 초음파검사를 보험급여 적용할 수 있다. 이런 급여 적용이 가능하게 된 지는 최근 5년 안팎의 일이다. 우리나라 보험급여제도에서 초음파검사가 급여 항목으로 처음 편입된 것은 2013년부터이다.

원래 초음파검사의 급여적용은 4대 중증질환자 및 결핵질환자, 임산부초음파, 신생아 중환자실 입원기간 중 초음파 및 경피적 좌심방이폐색술, 완화의료병동의 말기암환자, 태아정밀 심초음파, 보조생식술 관련, 자궁내 태아의 질환 치료를 위한 유도초음파 등의 경우에만 가능했다. 그러나, 급여확대 적용 초음파 급여기준이 순차적으로 적용되면서 의사의 의학적 판단에 따라서 허당 질환이 있거나 의심되면 해당 장기의 초음파검사를 급여 적용할 수 있다.

부위별 초음파 급여 확대 과정

2018년 4월 1일	상복부 초음파
2019년 2월 1일	하복부 초음파·비뇨기 초음파
2019년 9월 1일	전립선·정낭·음경·음낭 초음파
2020년 2월 1일	여성생식기 초음파
2020년 9월 1일	안(안구, 안와) 초음파
2021년 4월 1일	흉부 초음파(유방·액와부/흉벽, 흉막, 늑골)
2021년 9월 1일	심장 초음파
2022년 2월 15일	경부초음파(갑상선, 부갑상선, 경부)

8-2 지금 초음파검사를 급여로 적용할까, 비급여로 적용할까 고민하고 있는가? - 초음파검사의 급여적용 원칙

초음파청구

초음파를 급여로 적용할 때 일반적으로 고려할 사항은 두 가지이다.
첫 번째로 4대 중증질환자 및 결핵질환자(잠복결핵 제외) 등 산정특례자이거나 의심자인지, 두 번째로 2018년 4월 1일부터 순차적으로 급여로 적용되고 있는 초음파부위에 해당하는지이다.

초음파검사의 급여적용 조건(아래의 3가지 이외는 모두 비급여로 적용)
① 4대 중증질환자 및 결핵질환자(잠복결핵 제외) 등 산정특례자의 해당 상병 및 관련 합병증
② 산정특례 상병이 의심되는 경우 1회
③ 급여확대 적용 초음파에 해당하는 경우

다만 특수한 상황에서 예외적 기준도 있어서 다음의 초음파 검사는 추가 규정을 따라야 한다.

- 갑상선·부갑상선초음파: 생검 결과 비정형 세포 또는 여포종양(의심 포함)인 경우 경과 관찰 시
- 갑상선·부갑상선 제외한 경부 초음파: 19세 미만의 경우에만 적용
- 「소아 복부 초음파검사의 급여기준」(고시 제2019-33호,'19.3.1.시행): 모두 급여
- 「응급·중환자 초음파검사의 급여기준」(고시 제2019-114호,'19.7.1.시행): 모두 급여

산전 진찰 목적의 임산부초음파, 신생아 중환자실 초음파, 경피적 좌심방이폐색술 등의 초음파는 해당 과나 해당 특수한 상황에서 적용하는 초음파검사이다 보니, 대부분은 이에 해당하지 않는 일반적인 경우에 해당할 것이다.

8-3 급여 적용 초음파검사의 종류 – 진단초음파

초음파청구

1. 일반초음파

'정밀초음파'를 적용하는 조건 외의 진단초음파가 해당된다.

2. 정밀초음파

상복부초음파, 여성생식기초음파, 흉부의 유방초음파, 태아정밀 심장초음파 검사에서만 규정이 있으며 일반초음파의 수가 대비 50% 가산된다.

• 자세한 내용은 '8-8장 정밀초음파의 적용요건' 참고

3. 제한적 초음파

진단초음파 이후 문제되는 부위의 비교 목적으로 시행하는 경우에 적용하는데 상복부초음파의 제한적 초음파는 초회부터 30% 본인부담을 적용하고 그 외 다른 부위 초음파는 처음 한 번은 급여, 두 번째부터 80% 본인부담을 적용한다.

• 상복부초음파를 제외한 다른 부위의 초음파에서 처음 한 번 제한적 초음파를 급여 적용할 수 있는 기준은 '8-9장 제한적 초음파 급여기준은?'을 참고

진단/기본초음파별로 관찰부위와 획득해야 하는 영상, 판독소견서의 별도 보관 여부 등

구분		해부학적 부위 확인	산정요건		
			영상	판독 소견서	기타
진단 초음파	일반 (정밀)	전부 확인	해부학적 부위별 영상 모두 구비	별도 구비	표준 영상항목 시행토록 권고
	제한적	문제되는 부위 위주로 확인	문제 되는 부위 위주로 구비	별도 구비	진단초음파 이후 경과관찰
기본 초음파	단순 (I/II)	일부부위 확인	필요시 구비	진료기록부 등 검사 결과 기재	

8-4 급여 적용 초음파검사의 종류 - 기본초음파(단순초음파 I, II)

초음파청구

단순초음파는 일부 부위 확인이나 장기크기 측정 등을 시행하는 경우에 적용하고, 초회부터 본인 부담률 80%를 적용하며, 동일 일자에 여러 번 시행해도 단 한 번만 산정한다.

1. 단순초음파 I은 진찰 시 보조 역할을 하는 초음파로 다음의 목적으로 적용한다

1) 수술 또는 시술 후 혈종 확인
2) 종물 또는 종양 크기 확인
3) 수술 부위 피부 위치 표시
4) 단순 잔뇨량 측정
5) 장기크기 측정 등(예: 비장크기 측정, 방광용적 등)
6) 말초정맥, IMT (Intima-Media Thickness, 경동맥 내중막 혈관두께), IVC (Inferior Vena Cava, 하대정맥) size 확인

2. 단순초음파 II는 다음의 경우에 적용한다

1) 분류된 진단초음파의 해부학적 부위 상태를 모두 확인하는 것이 아니라, 일부만을 확인하기 위하여 시행하는 초음파 검사이다(경두개골결손 뇌실질 초음파 등).
2) 처치·시술 진행 시 보조역할로 시행하는 초음파
   - 천자부위 위치확인(복수천자, 방광천자, 관절천자, 음낭천자 등)
   - 카테터 삽입부위 위치 확인(경경정맥, 간내문맥정맥단락술 등)
   - 신장 주위 농양배액술 시 위치 확인 및 평가
3) 단순·유도초음파 시행 후 특정내역 기재방법
   줄단위 명세서 세부내역 중 'JS013'에 다음의 방식으로 기재한다.
   → 해부학적 구분코드/수가코드(5단코드)/구체적 사유

해부학적 부위별 코드

코드	부위	코드	부위
A	뇌	H	남성 생식기(전립선·정낭 등)
B	안	I	여성 생식기
C	비·부비동	J	근골격
D	경부	K	연부
E	흉부·유방	L	혈관

코드	부위	코드	부위
F	복부(간·담낭·췌장·대장 등)	M	신경(말초신경 등)
G	비뇨기계(신장·부신·방광)	N	기타

(예시 1) 중심정맥관 삽입 시 확인: 단순초음파(II) 청구: 'L/O1650/'

(예시 2) 초음파 유도하 갑상선 생검: 유도초음파(II) 청구: 'D/C8591/'

(예시 3) 초음파 유도하 유방 수술 전 tattooing 유도초음파(I) 청구: 'E//수술 전 tattooing'

(예시 4) 비장 크기 측정만을 하는 경우: 단순초음파(I) 청구: 'F//비장 크기 측정'

(예시 5) 복수양 확인: 단순초음파(I) 청구: 'F//복수천자 여부 확인 위하여 검사하였으나 양 많지 않아 검사만 시행'

(예시 6) 복수천자 시행 시 위치 확인: 단순초음파(II) 청구: 'F/C8050/'

(예시 7) 잔뇨량 측정 시: 단순초음파(I) 청구: 'G//잔뇨량 측정'

(예시 8) 난포 크기 측정만을 하는 경우: 단순초음파(I) 청구: I//난포 크기 확인

8-5 급여 적용 초음파검사의 종류 - 유도초음파

초음파청구

유도·특수초음파는 4대 중증질환 등 일부대상자에게만 급여 적용한다.

1. 유도초음파 산정방법

천자, 세침흡인, 생검, 경피적경화술, 고주파열치료술 등의 행위를 양측 장기에 각각 시행하거나, 편측에 여러 번 시행하거나, 두 개 이상의 행위를 시행하더라도 주된 유도초음파 소정점수를 1회만 산정한다.

1) 양측 유방에서 각각 초음파 유도하 생검을 시행: 유도초음파(II)의 소정점수 100%를 산정한다. 즉, 1회만 산정한다.
2) 초음파 유도하 신낭종을 흡인하고 경화술을 시행: 유도초음파(I)의 M6850(낭종흡인)과 유도초음파(III)의 M1771(경화술)의 두 건의 유도초음파를 시행하였지만 점수가 높은 유도초음파(III) M1771만 100% 산정한다.

2. 유도초음파의 분류별 행위목록(일부 발췌)

분류	코드	행위명
(I)	M6850	낭종흡인요법
	C8040	흉막천자
	C8060	심낭천자
	C8100	더글라스와천자
	C8111, C8112	양수천자
	O1510	흉강삽관술(폐쇄식)
	M6670	경피경간담즙배액술
	M6690	경피적담낭조루술
	M6741	경피적튜브배액술
	M6773	경피적간내홀뮴주입술
	M6830	경피적장루술[공장루, 맹장루 포함]
	기타	동정맥루 혈관지도검사, 수술 전 tattooing, 수술 전 wire 삽입

분류	코드	행위명
(II)	C8502	침생검(표재성) – 근육 및 연부조직
	C8506	침생검(표재성) – 기타 부위
	C8511	침생검(심부)–복막
	C8513	침생검(심부) – 장기[편측]
	C8641	**유방생검[편측] – 침생검**
	C8551	전립선생검 – 경피적
	C8561	고환, 부고환성검 – 경피적
	C8572	자궁내막조직생검 – 구획소파생검
	C8573	자궁내막조직생검 – 흡인생검
	C8574	자궁내막조직생검 – 단순소파성검
	C8575	자궁내막조직생검 – 자궁경내소파술
	C8591	**갑상선생검 – 침생검**
	M0031	피부 및 피하조직, 근육 내 이물제거술[봉침, 파편 등] – 근막절개하 이물제거술
	M0032	피부 및 피하조직, 근육내 이물제거술[봉침, 파편 등] – 기타
	R4103	질식배농술 – 질벽혈종제거
	R4271	자궁내장치삽입술
	R4277	자궁내장치제거료(실이 보이지 않는 경우) – 기타의 경우
	R4521	자궁소파수술
	M6800	비촉지유방종양침위치결정술
(III)	M1771등	경피적경화술
	R4016	양막내양수주입술
	R4182	자궁내반증수술–용수정복
	R4435	난소낭종 또는 난소농양 배액술[질부접근]
(IV)	QZ841등	경피적고주파열치료술
	M6880 등	경피적냉동제거술
	RZ562	자궁내 태아수혈(제대혈관이용)[유도료 별도 산정]

8-6 초음파 판독소견서는 꼭 출력해서 보관해야 할까?

초음파청구

1. 판독결과지를 작성하여 출력 후 보관하는 것이 원칙이다

단, 차트프로그램에 전자서명을 적용하고 있으면 EMR(전자의무기록) 내의 판독결과 기재로 판독지의 출력 보관을 대신할 수 있다.

공단 간암검진 간암초음파 시행 후 판독결과지는?

공단 '암검진 실시 기준'에는 간암검진 초음파 후 판독결과지 출력에 대한 규정이 없다. 본인 희망에 의하여 시행한 비급여초음파 역시 비급여행위에 대한 분야로 당연하겠지만, 건강보험급여관련 법규에서 이를 규정하고 있지 않다.

2. 판독소견의 양식(특정 양식을 규정하고 있지는 않으나 다음의 내용을 포함할 것을 권장함)

1) 등록번호, 성명, 생년월일/나이, 성별, 검사명, 검사일시, 검사와 판독한 의사(면허번호), 검사소견, 결론, 판독일시, 의료기관명칭
2) 검사소견에는 해당 장기의 검사소견을 포함하여 이상소견이 있을 경우 세부내용이 상세하게 기술되어 있어야 한다.
   각 부위별 초음파의 급여기준에서 어떤 내용이 포함되어야 하는지 살펴보길 바란다(자세한 내용은 보건복지부 고시 제2023-105호를 참고). 상복부초음파를 예로 들면 간실질의 에코, 간종괴 유무, 담낭이상 여부, 담관 확장 여부, 비장종대 여부, 췌장이상 여부를 포함해야 하며, 이상이 있는 경우 세부내용을 상세 기술해야 한다고 급여기준에 명시되어 있다.

8-7 초음파검사를 비급여로 시행할 때 비급여 동의서를 꼭 받아야 하는가?

초음파청구

보건복지부 고시 2023-85호에 따라서 2023년 7월 1일부터 비급여 동의서를 받아야 한다.

비급여 초음파 검사에 대한 동의서 규정은 2019년 2월 1일 급여확대 적용초음파의 하복부·비뇨기 초음파부터 적용되었으며, 2018년 4월 1일부터 급여확대 적용 중이던 상복부초음파는 비급여 검사에 따른 동의서 규정이 없었다.

하지만, 보건복지부 고시 2023-85호에 따라서 2023년 7월 1일부터 비급여 동의서를 받아야 한다.
이로써 경부 초음파를 제외한 상·하복부 초음파, 남성·여성 생식기 초음파, 안구·안와 초음파, 흉부 초음파, 심장 초음파 검사에서 비급여로 검사가 진행될 때 비급여 동의서를 받아야 한다. 경동맥초음파는 아직 급여확대초음파 대상이 아니어서 비급여 동의서에 대한 규정이 없으므로 비급여 동의서를 받을 필요는 없다.

현재 기준으로 비급여 동의서를 받지 않아도 되는 초음파검사

1. 갑상선부갑상선초음파
2. 갑상선부갑상선을 제외한 경부초음파
3. 경동맥초음파
4. 손가락·발가락(편측)초음파/나946가(3) 손목관절·발목관절초음파
5. 나948나(1) 경동맥초음파/나948나(2) 기타 동맥 초음파
6. 나948다(1) 상지 동·정맥초음파
7. 나948다(2) 하지 동·정맥초음파

고수의 Tip

급여 적응증에 해당되지 않아서 시행하는 모든 비급여 초음파 검사는 실손보험 등의 문제, 의료법상 비급여공개 및 고지에 대한 법 등을 고려하여 비급여에 대한 사전 고지 및 동의서는 받아 놓는 것이 좋겠다.

8-8 정밀초음파의 적용요건

초음파청구

정밀초음파 규정이 있는 부위는 ① 상복부초음파, ② 여성생식기초음파, ③ 흉부의 유방초음파, ④태아 정밀심장초음파이다.

1. 상복부초음파: 다음 질환에서 간암 감시검사를 시행하는 경우로서 연 2회 적용 가능

1) 간경변증
2) 40세 이상 만성 B형간염, 40세 이상 만성 C형간염 환자

2. 여성생식기초음파

1) 자궁: 장축 길이 4 cm 이상 종물이 있거나, 자궁의 전후벽 두께가 6 cm 이상이거나, 좌우 두께가 8 cm 이상인 경우
2) 자궁내막: 직경 1.5 cm 이상 종물이 있거나, 자궁내막 또는 자궁강 두께가 2 cm 이상인 경우
3) 자궁부속기(난소 또는 난관): 직경 6 cm 이상 종물이 있거나, 직경 3 cm 이상 종물이 다발성 격벽(multiseptated), 고형 부분(solid portion) 또는 유상돌기(papillary projection)를 동반하는 경우
4) 여성생식기 기형: MRKH (Mayer Rokitansky Kuster Hauser) 증후군 등 여성생식기 기형이 확인된 경우
5) 상기 1)~4)의 해부학적 이상소견이 의심되어 치료를 위해 상급종합병원·종합병원에 의뢰된 환자에게 시행한 경우

3. 흉부의 유방초음파: 유방암 환자에게 진료상 필요하여 시행할 경우 산정

4. 태아 정밀심장초음파

8-9 제한적 초음파 급여기준은?

초음파청구

일반적인 진단 초음파 이후 문제되는 부위의 비교 목적으로 시행하는 경우에 적용하는 제한적 초음파는 진단 초음파검사 수가의 50%로 책정된 검사이다.

- 상복부초음파: 초회부터 80% 본인부담 적용
- 상복부초음파 외에 모든 부위 초음파: 1회까지는 급여산정하고, 이후부터 80% 본인부담 적용

각 부위별 1회 급여산정이 가능한 제한적 초음파 적응증은 다음과 같다.

1. 하복부·비뇨기초음파: 직장·항문 수술이나 체외충격파쇄석술(ESWL)을 제외한 하복부·비뇨기 수술(시술) 후 또는 급성신우신염(합병증이 동반된 경우), 신농양, 신주위농양, 농신증으로 수술(시술) 없이 약물치료 후 진단초음파 영상과 비교 목적으로 시행 시
2. 남성생식기초음파: 남성생식기 질환에 대한 수술(시술) 후 또는 전립선염, 고환염, 부고환염, 전립선농양으로 약물치료 후 진단초음파 영상과 비교 목적으로 시행 시
3. 여성생식기초음파: 여성생식기 질환이 확인되어 수술(시술) 후 진단초음파 영상과 비교 목적으로 시행 시
4. 흉부초음파:
   1) 유방·액와부초음파: 유방·액와부 질환이 확인되어 수술(시술) 후 진단초음파 영상과 비교 목적으로 시행 시
   2) 흉벽·흉막·늑골초음파: 흉부(흉벽, 흉막 등) 질환이 확인되어 수술(시술) 후 진단초음파 영상과 비교 목적으로 시행 시
5. 심장초음파: 심장질환에 대한 시술 후 진단초음파 영상과 비교 목적으로 시행 시
6. 경부초음파(갑상선·부갑상선초음파/갑상선·부갑상선제외 경부초음파)는 제한적 초음파의 EDI코드는 존재하나 급여고시 상 제한적 초음파 적용에 대한 기준이 없다.

8-10 각 부위별 초음파검사 중 도플러가산을 적용할 수 있는 적응증은?

초음파청구

도플러가산을 적용하면 소정점수의 10%를 가산하고, 산정코드 다음 둘째 자리에 '1'을 기재한다.
(예: 간·담낭·담도·비장·췌장초음파검사(EB441)를 하고 도플러검사 시 EB441010)

1. 상복부초음파: 간 이식 전·후 상태 평가, 간 또는 췌장 종양의 상태 확인, 혈관기형이 있거나 출혈이 의심되는 경우
2. 하복부·비뇨기초음파: 신장 또는 소장 이식 전·후 상태 평가, 신장 또는 부신 종양의 상태 확인, 혈관기형이 있거나 출혈이 의심되는 경우
3. 남성생식기초음파: 전립선, 음경, 음낭(고환, 부고환 포함)에 종괴가 있어 상태 확인이 필요하거나 혈관질환이 있거나 출혈이 의심되는 경우
4. 여성생식기초음파: 자궁·난소 종양의 상태 확인을 위해 도플러검사를 시행하는 경우
5. 흉부초음파: 유방·액와부 또는 흉부(흉벽, 흉막, 늑골 등)에 종괴가 있어 상태 확인을 위해 도플러검사를 시행하는 경우
6. 경부초음파: 급여기준에 해당하는 경우 경부에 종괴가 있어 상태 확인을 위해 도플러검사를 시행하는 경우

8-11 각 부위별 초음파의 청구코드(EDI 코드)는?

초음파청구

기본 초음파의 단순초음파 (I): EB401, (II): EB402는 동일하다. 참고로 유도초음파 (I): EB561, (II): EB562도 모든 부위의 초음파에서 동일하다.

1. 상복부초음파

구분		EDI코드
진단 초음파	간·담낭·담도·비장·췌장(일반)	EB441
	간·담낭·담도·비장·췌장(정밀)	EB442
제한적 초음파	간·담낭·담도·비장·췌장(일난)	EB441001
	간·담낭·담도·비장·췌장(정밀)	EB442001

2. 하복부초음파/비뇨기초음파

구분		EDI코드
진단 초음파	충수	EB443
	소장·대장	EB444
	서혜부	EB445
	직장·항문	EB446
	항문	EB447
	신장·부신·방광	EB448
	신장·부신	EB449
	방광	EB450
제한적 초음파	충수	EB443001
	소장·대장	EB444001
	서혜부	EB445001
	직장·항문	EB446001
	항문	EB447001
	신장·부신·방광	EB448001

구분		EDI코드
제한적 초음파	신장·부신	EB449001
	방광	EB450001

3. 남성생식기초음파

구분		EDI코드
진단 초음파	전립선·정낭(경직장)	EB451
	전립선(경복부)	EB452
	음경	EB453
	음낭	EB454
제한적 초음파	전립선·정낭(경직장)	EB451001
	전립선(경복부)	EB452001
	음경	EB453001
	음낭	EB454001

4. 여성생식기초음파

구분		EDI코드
진단 초음파	일반	EB455
	자궁내 생리식염수 주입	EB456
	정밀	EB457
제한적 초음파	일반	EB455001
	자궁내 생리식염수 주입	EB456001
	정밀	EB457001

5. 흉부초음파

구분		EDI코드
진단 초음파	유방·액와부-일반/정밀	EB421/EB423
	자동유방초음파	EB424
	흉벽, 흉막, 늑골 등	EB422

구분		EDI코드
제한적 초음파	유방·액와부-일반/정밀	EB421001/EB423001
	자동유방초음파	EB424001
	흉벽, 흉막, 늑골 등	EB422001

6. 심장초음파

구분		EDI코드
진단 초음파	선천성 심질환 경흉부	EB430
	경흉부-단순/일반/전문	EB431/EB432/EB433
	부하-약물부하/운동부하	EB434/EB435
	태아정밀	EB436
특수 초음파	선천성 심질환 경식도	EB610
	경식도	EB611
	심장내	EB612
제한적 초음파	경흉부-단순/일반/전문	EB431001/EB432001/EB423001
	부하-약물부하/운동부하	EB434001/EB435001
	태아정밀	EB436001

7. 경부초음파

구분		EDI코드
진단 초음파	갑상선·부갑상선	EB414
	갑상선·부갑상선 제외한 경부	EB415
제한적 초음파	갑상선·부갑상선	EB414001
	갑상선·부갑상선 제외한 경부	EB415001

8-12 초음파검사 급여기준의 '1회'와 에피소드의 의미

초음파청구

질환이 의심되어 진단을 위하여 시행한 경우 '1회'의 의미는 질환이 의심되는 에피소드당 1회 급여 인정을 의미하고, 평생 또는 연간 1회의 개념은 아니다. 동일 부위 동일 상병이라도 증상 변화, 치료 종료 후 재발 등 의학적 판단에 따라 별개의 에피소드로 적용 가능하다.

이런 산정횟수를 초과하는 경우에는 80% 본인부담을 적용해야 한다. 30일 이내에는 다른 증상으로 내원하더라도 같은 에피소드로 간주해서 80% 본인부담을 적용해야 한다. 이때 해당 초음파로 관찰하는 장기 전부를 관찰하면 진단초음파를 80% 본인부담 적용하고, 문제되는 장기 위주로만 관찰하면 제한적 초음파를 80% 본인부담 적용하면 된다.

만일 2주 전 우측 상복부 통증으로 초음파검사 시행 후 담석으로 진단받은 환자가 고열, 우측 상복부통증으로 다시 내원하여 담낭염이 의심되어 진단 초음파(일반)를 시행한 경우 80% 본인부담률을 적용한다.

반면에 4개월 전 우측 상복부 통증으로 초음파검사 시행 후 담석으로 진단받은 환자가 고열, 우측 상복부 통증으로 다시 내원하여 담낭염이 의심되어 진단 초음파(일반)를 시행한 경우에는 30일 이후 진료의사의 의학적 판단하에 다른 질환이 의심되어 시행한 경우이므로 급여 적용하면 된다.

8-13 초음파검사 급여기준의 '연' 단위의 의미

초음파청구

상복부초음파에서 간암고위험군(간경변증, 40세 이상 만성 B형간염, 40세 이상 만성 C형간염 환자)에게 간암감시검사 목적으로 하는 경우는 연 2회, 담낭용종 환자의 경과관찰은 연 1회로 규정되어 있다. 여기에서 '연'의 개념은 검사일로부터 1년이 아니라 회계연도 기준으로 매년 1월 1일부터 12월 31일까지이다.

- '연'의 개념: 검사일로부터 1년이 아니라 회계연도(1월 1일부터 12월 31일까지)를 기준으로 한다.
- '질환 의심 시 1회': 평생이나 연간 개념이 아닌 '에피소드'당 1회. 단, 30일 이내는 동일 에피소드로 간주하고 80% 본인부담 선별급여를 적용한다.

각 부위별 초음파검사에서 횟수 규정이 있는 경우는 다음과 같다.

상복부 초음파검사의 횟수 규정

① 간암고위험군(간경병증, 40세 이상 만성 B형·C형간염): 연 2회
② 담낭용종: 연 1회

하복부(충수·소장·대장·서혜부·직장·항문), 비뇨기(신장·부신·방광) 초음파검사의 연간 횟수 규정

다음의 질환에서 경과관찰이 필요한 경우

- 복합 신낭종, 신혈관근지방종, 원인 미상의 수신증, 신결석, 만성신부전(2단계 이상), 선천성 요로계 기형 환자 연 1회(다만, 선천성 요로계 기형환자 중 1세 미만 소아는 연 2회)

남성생식기 초음파의 연간 횟수 규정

다음의 질환에서 경과관찰이 필요한 경우

① 전립선비대증으로 약물 등 치료중인 환자에게 진료의사의 의학적 판단에 따라 전립선 크기 변화 등 초음파검사로 경과관찰이 필요한 경우 연 1회
② 고환고정술을 시행하지 않은 고환 위치 이상 환자 연 1회
③ 2세 미만 음낭수종 환자 연 1회

심장초음파의 연간 횟수 규정

다음의 경우에서 경과관찰이 필요한 경우

① 좌심실 박출률 40% 미만 심부전 환자 연 1회
② 국소벽운동장애를 동반한 급성심근경색증 환자 연 1회
③ 중등도 이상의 판막기능이상 환자 연 1회
④ 경과관찰이 필요한 선천성 심질환자 연 1회
⑤ 개심술 후 경과관찰이 필요한 환자 연 1회

8-14 진단초음파, 제한적 초음파 시행 후 작성하는 별도의 판독결과지의 형식은?

초음파청구

초음파검사를 시행하게 된 사유가 수술 및 시술 후 경과관찰이 필요해서 하는 경우와 그 외의 사유에 따라서 기재 방식이 달라진다.

1. 상복부, 하복부, 비뇨기, 남성생식기, 여성생식기, 흉부, 심장 수술 및 시술 후 경과관찰

시행한 수술과 시행사유 등을 포함한 판독결과 기재 특정내역 기재방법은 아래와 같다.

1) 특정내역 구분코드 JX999 작성요령, 기재형식 및 설명

구분 코드	구분코드 의미	기재 형식	기재방법
JX999	기타내역	X(700)	수술·시술 행위 수가코드/수술·시술 시행일자/시행 사유를 포함한 판독결과

2) 기재요령

구분	①	②	③	④	⑤
기재 방법	수술·시술 행위 수가코드	/	수술·시술 시행일자	/	시행 사유를 포함한 판독결과
주의 사항	(5자리)	반드시 기재	CCYYMMDD	반드시 기재	

3) 기재 예시

(1) 자궁폴립절제술을 시행하고 출혈이 지속되는 경우

R4241/20231118/수술 후 소량씩 출혈 지속되어 초음파검사 시행〈이하 생략〉

(2) 허리디스크 수술 예정으로 상복부 질환이 의심되어 검사한 경우

수술 전 시행한 혈액검사상 간수치(AST, ALT 등)가 높아 상복부초음파 검사 시행 〈이하 생략〉

2. 수술 및 시술 후 경과관찰이 아닌 경우

초음파검사 시행 사유를 포함한 판독결과를 'JX999'에 free text로 기재한다.

단, 다음 부위의 초음파검사에서는 청구 시 기재내용에 해당내용이 반드시 포함되어야 한다.

1) 여성생식기 초음파검사를 정밀로 청구 시 정밀 해당 사유를 상세히 기술한다.

2) 유방·액와부 초음파검사 청구 시 탐촉자 규격을 포함하여 기재한다.

3) 갑상선·부갑상선 초음파검사 청구 시 생검 일자 및 결과를 포함하여 기재한다.

• 기재 예시

① 유방암을 의심하여 10 MHz 표재성 장기용 선형 탐촉자를 사용하여 검사한 경우

→ //10 MHz 표재성 장기용 선형 탐촉자를 사용하여 검사. 유방촬영술상 유방암을 의심하여 검사

〈이하 생략〉

② 갑상선 생검 결과 비정형 세포로 경과관찰을 위해 검사한 경우

→ //20231118 갑상선생검 결과 비정형세포로 경과관찰을 위해 초음파시행 〈이하 생략〉

8-15 다부위 초음파검사 시 인접부위 적용 기준

초음파청구

다음과 같이 서로 인접한 복부 장기의 초음파검사를 동시에 시행하는 경우에 주된 검사는 소정점수의 100%, 제2의 검사는 소정점수의 50%를 산정하며, 인접장기의 초음파 검사는 최대 150%까지 산정 가능하다. 주된 검사와 제2의 검사의 기준은 소정점수(수가)가 높고 낮음이다. 상하복부초음파를 포함한 초음파 검사상 인접부위는 다음과 같다.

- 다음 -

1. 나941나(1) 갑상선·부갑상선 초음파/나941나(2) 갑상선·부갑상선 제외한 경부 초음파
2. 나942가 유방·액와부 초음파/나942나 유방·액와부 제외한 흉부 초음파
3. 나944가(1) 간·담낭·담도·비장·췌장 초음파/나944가(2) 충수 초음파/나944가(3) 소장·대장 초음파/나944가(4) 서혜부 초음파/나944나(1) 신장·부신·방광 초음파/나944나(2) 신장·부신 초음파/나944나(3) 방광 초음파/나944다(1) '주' 전립선·정낭 초음파(경복부)
4. 나946가(1) 손가락·발가락(편측) 초음파/나946가(3) 손목관절·발목관절 초음파
5. 나948나(1) 경동맥 초음파/나948나(2) 기타 동맥 초음파
6. 나948다(1) 상지 동·정맥 초음파[상지 동맥 초음파(EB484)/상지 정맥 초음파(EB485)]
7. 나948다(2) 하지 동·정맥 초음파[하지 동맥 초음파(EB487)/하지 정맥 초음파(EB488)]
8. 나944라 여성생식기 초음파/나951 임산부 초음파

상기 1부터 8의 번호별로 동일 번호 안에 포함된 초음파검사 중 두 부위 이상의 초음파검사를 동시에 시행할 때 '인접부위'를 적용하면 된다. 1부터 8의 번호가 다른 초음파검사를 동시에 시행할 때는 '인접부위'를 적용하지 않고 각각을 100%씩 산정한다.

8-16 공단 간암검진 대상이 아닌 39세 만성 B형간염환자의 상복부 초음파검사의 급여 적용은?

초음파청구

바이러스성 간염환자의 상복부초음파검사 급여기준을 살펴보면, '간경변증, 40세 이상 만성 B형간염, 40세 이상 만성 C형간염 환자에게 간암감시검사를 시행한 경우 상복부 진단 초음파-정밀[나944가(1)(나)] 연 2회'라는 규정이 있어서 간경변증이나 40세 이상의 경우에는 고시대로 급여를 적용하는 데 어려움이 없다.

실제로 40세 이상의 환자는 공단 간암검진 대상자로 분류되어 있다. 40세 미만의 만성 B형간염, 40세 미만의 만성 C형간염 환자에게 진단 초음파(일반)를 시행하는 경우에는 첫 1회는 급여 적용하고, 이후 경과 관찰하는 경우에는 80% 본인부담을 적용한다.
이때 간과 비장만 관찰하는 경우에는 제한적 초음파(EB441001)를 80% 본인부담 적용하고, 상복부초음파상 관찰 장기를 전부 관찰하는 경우에는 진단 초음파(일반, EB441)를 80% 본인부담 적용한다. 만일 40세 미만의 간경변증 환자에게 간암 감시검사 목적으로 진단 초음파를 시행하는 경우에는 진단 초음파(정밀)를 급여 적용하고 연 2회 적용 가능하다.
이 횟수를 초과해 간암 감시검사가 필요한 경우 80% 본인부담을 적용한다.

바이러스성 간염의 초음파 급여기준 요약

1. 40세 미만 만성 B형·40세 미만 만성 C형간염 환자: 1회 일반(EB441)적용하고 이후 80% 본인 부담선별급여 적용[간과 비장만 관찰하면 제한(EB441001)을 80%, 상복부초음파 관찰 장기 전부를 관찰하면 일반(EB441)을 80%]
2. 간경변증 환자: 나이에 상관없이 정밀(EB442) 연 2회
3. 40세 이상 만성 B형·40세 이상 만성 C형간염 환자: 정밀(EB442) 연 2회

8-17 이전 상복부 급여 초음파상 지방간으로 진단된 환자를 지방간을 검사 사유로 다음에 또 급여 적용할 수 있을까?

초음파청구

추적 초음파의 급여규정이 있는 질환은 간경병증, 40세 이상의 만성 간염(B형간염·C형간염)환자에서 간암감시, 담낭용종 등이다. 이들 질환은 규정대로 추적 초음파 검사를 급여로 진행하는 데 무리가 없다. 문제는 단순 지방간, 간낭종, 간혈관종, 담석증 등의 질환은 추적 초음파 검사를 어떻게 산정하는가 하는 것이고 실제 임상상황에서 흔하게 접할 수 있는 문제이다.

소위 '에피소드'의 변화가 없는 한, 이들 질환의 추적 초음파는 80% 본인부담의 선별급여를 적용할 수밖에 없다. 이 중에서도 지방간, 간낭종, 간혈관종 등은 '에피소드'의 변화가 거의 없을 것으로 예측이 된다. 각 질환에 따른 환자의 자각 증상이 없을 것이고 따라서 '에피소드'의 변화라고 할 만한 증상변화가 없을 터이니 말이다.

따라서 이들 질환에서는 80% 본인부담의 선별급여를 적용한다. 담석증은 경과관찰 중 복통이 새롭게 발생한 경우라면 담석증에 의한 담낭염이나 담석에 의한 췌장염을 의심할 수 있으므로 '에피소드'의 변화가 있다고 볼 수 있고, 따라서 급여적용이 가능하다. 만일 단순히 과거 담석증 진단의 과거력만을 근거로 추적 초음파 검사를 하면 역시 80% 본인부담의 선별급여를 적용해야 한다.

정리하면 지방간, 간낭종, 간혈관종, 담석증에서 '에피소드' 변화 없이 추적 초음파 검사를 하는 경우 80% 본인부담의 선별급여를 적용하며, 이때 상복부초음파상 관찰해야 하는 전체 장기를 모두 관찰하면 진단 초음파(일반, EB441)를 80% 본인부담 적용하고, 각 기저질환에 해당하는 장기만 경과 관찰하는 경우에는 제한적 초음파(EB441001)를 80% 본인부담으로 적용한다.

지방간, 간낭종, 간혈관종, 담석증 등의 추적 초음파

1. 1회 일반(EB441) 적용, 이후 80% 본인 부담의 선별급여 적용
2. 80% 선별급여 시 일부 장기만 관찰하면 제한(EB441001), 전체 장기를 관찰하면 일반(EB441)
3. 단, 에피소드의 변화가 있고 30일 이상 경과되면 일반(EB441)을 다시 급여 적용할 수 있으나 담석증 외에는 에피소드 변화를 적용하기가 사실상 어려움

8-18 비뇨기(신장)초음파에서 연 1회 급여 적용이 가능한 '경과관찰이 필요한 복합 신낭종'이란?

초음파청구

경과관찰이 필요한 복합 신낭종은 Bosniak classification ⅡF와 환자의 상태(고령, 단일신장 등)로 인하여 수술을 시행하지 못하고 경과 관찰하는 Bosniak classification Ⅲ, Ⅳ를 의미한다.

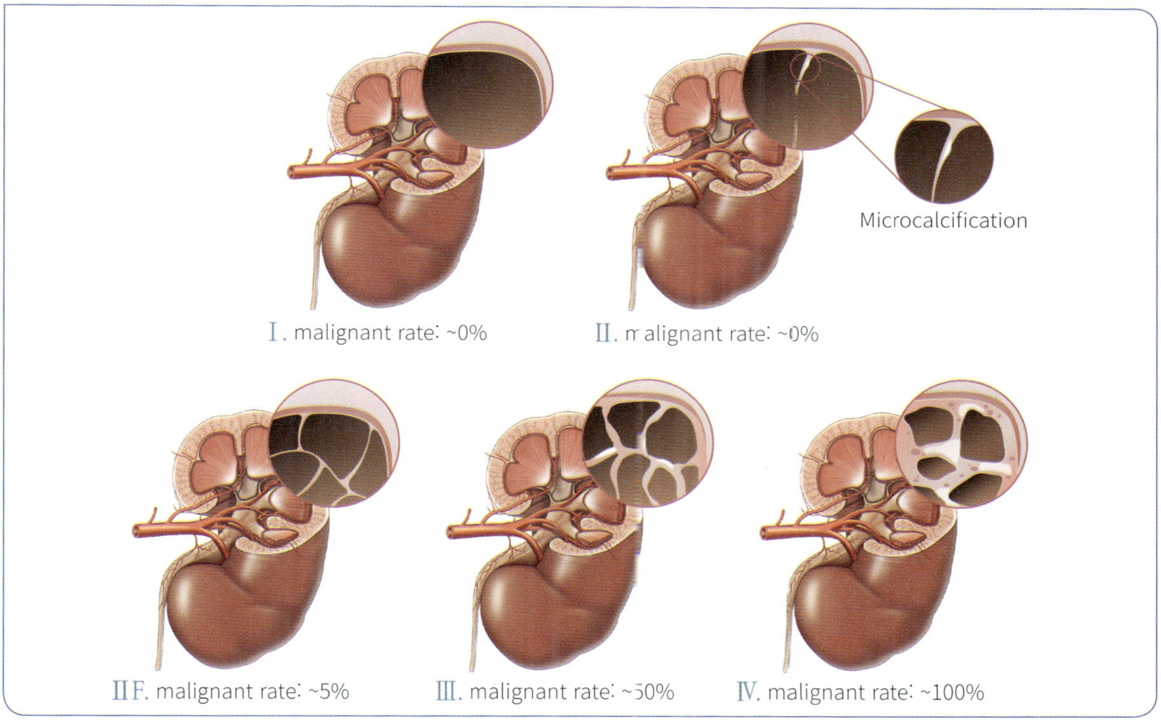

8-19 모든 전립선비대증 환자에게 경복부 전립선 초음파검사를 급여로 적용할 수 없다

초음파청구

경직장 전립선 초음파검사를 우선 적용해야 하며 다음의 경우에만 경복부 전립선 초음파검사를 급여 산정할 수 있다.

1) 항문의 선천성 기형으로 초음파 탐촉자 삽입이 어려운 경우
2) 항문이 포함되는 수술(직장암 등)로 항문의 폐색이 있는 경우
3) 항문의 양성질환으로 초음파 탐촉자를 삽입하기 어려운 경우
4) 질환이나 과거력이 없음에도 항문이 너무 좁아 초음파 탐촉자의 삽입이 어려운 경우

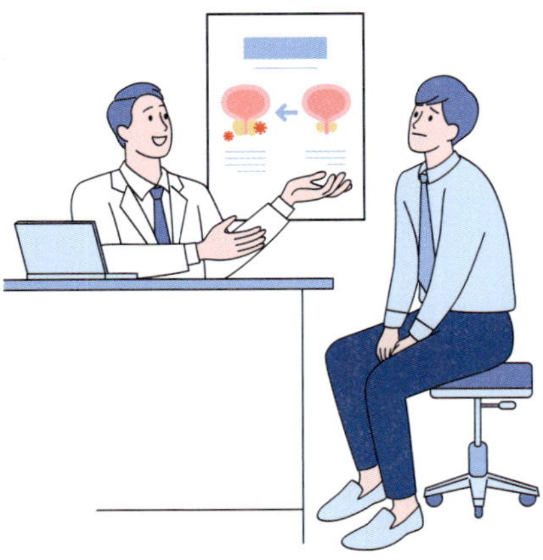

8-20 섬유선종 환자의 유방초음파 급여 적용은 어떻게?

초음파청구

유방양성종양 환자에게 진료의사의 의학적 판단에 따라 경과관찰이 필요한 경우 '1회'의 규정이 있어서 사실상 첫 진단 초음파를 포함하여 총 2회 적용이 가능하다.

양성종양은 섬유선종 등과 비증식성 및 증식성 병변으로 유방 낭종, 비정형 관상피증식증 등의 환자를 의미한다. 유방·액와부 초음파 검사 후 청구 시에는 사용한 초음파 탐촉자 규격을 포함하여 기재해야 함은 앞서 언급하였다.

토막상식

진단초음파 후 당일 초음파 유도하 생검이나 NAB 시행 시 진단초음파와 유도초음파를 동시 산정할 수 있을까?

동시에 각각 100% 산정할 수 있다.

예를 들면 유방초음파 검사(EB421)상 유방암이 의심되어서 당일 유도초음파(II, EB562)하에 생검을 시행하는 경우 유방초음파와 유도초음파를 같이 산정할 수 있다.

갑상선암 의심의 갑상선초음파 검사(EB414) 후 당일 NAB를 시행하기위한 유도초음파(II, EB562) 역시 같은 원리로 동시 산정할 수 있다.

8-21 건강검진 유방촬영상 다른 증상이 없는 치밀유방인 경우 유방초음파 검사는 급여 적용이 가능한가?

초음파청구

유방·액와부 질환이 의심되어 의사가 의학적으로 필요하다고 판단한 경우에 급여 적용이 가능하다. 질환 의심 없이 단순히 치밀유방이라고 추가 보완을 위한 검사의 경우에는 급여로 적용할 수 없다.

치밀유방 외에 유방암이 의심되는 소견이 있거나 암이 아니더라도 유방질환이 의심되는 경우에만 유방초음파 검사를 급여 적용할 수 있다.
관련하여 급여고시 후 질의응답 후속 고시에는 다음의 사례를 들어서 비급여 대상임을 명시하고 있으니 참고하기 바란다.

1. 환자가 주관적 유방통, 멍울감 등을 호소하나, 진료 의사가 유방암 또는 유방질환이 의심되지 않는다고 판단한 경우에 실시한 유방·액와부 초음파검사는 비급여대상임
2. 유방촬영 결과 치밀 유방 등 소견이 있으나, 유방질환이 의심되는 다른 특별한 증상이나 다른 검사상 이상소견이 없는 경우에 실시한 유방·액와부 초음파검사는 비급여대상임
3. 의사가 의학적으로 추적이 불필요하다고 판단하는 양성 질환의 추적 초음파검사는 비급여대상임

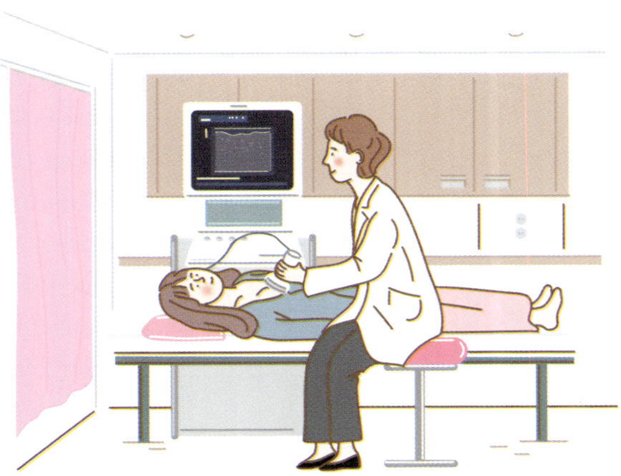

8-22 늑골 단발골절을 의심하여 흉부 초음파검사를 시행한 후 청구방법은?

초음파청구

1. 흉부 단순초음파(EB402)를 초회부터 80% 본인부담 선별급여를 적용해야 한다.
2. 다발성 늑골 골절인 경우에는 흉부초음파(EB422)를 급여 적용한다.
3. 늑골골절 진단 이후 일정 기간 경과 후 골절에 대한 추적 초음파를 시행한다면 다음과 같이 적용한다.
   1) 단발골절: 단순초음파(EB402, 80% 본인부담) 후 추적 단순초음파(EB402, 80% 본인부담)
   2) 다발골절: 흉부초음파(EB422, 급여) 후 추적 흉부초음파(EB422, 80% 본인부담)

> 골절부위만 추적 관찰하므로 제한적 초음파를 적용해 볼 수 있지 않을까 생각할 수도 있으나 흉부초음파의 흉벽·흉막·늑골초음파의 제한 초음파 적용 기준은 '흉부(흉벽, 흉막 등) 질환이 확인되어 수술(시술) 후 진단초음파 영상과 비교 목적으로 시행 시'('8-9장 제한적 초음파 급여기준은?' 참고)로 규정되어 있으므로 흉부초음파 검사를 80% 본인부담 적용해야 한다.

8-23 수술 위험도 평가를 위한 심장초음파 검사의 급여 대상 범위

초음파청구

'유럽심장학회/유럽마취과학회(ESC/ESA) 지침에 따른 고위험진단명(Revised cardiac risk index)이나 고위험 수술에 해당되는 경우 또는 미국마취과학회 신체상태분류(ASA-PS) 3 이상의 환자에게 요양급여함'으로 규정되어 있다.

이때 미국마취과학회의 신체상태 분류는 다음과 같다.

미국마취과학회 신체상태 분류(2014년)

ASA 신체등급	정의	예시(다음 내용을 포함하지만, 이에 한정되지는 않음)
ASA Ⅰ	정상의 건강한 환자	건강한, 비흡연, 전혀 음주하지 않거나 최소로 음주하는 경우
ASA Ⅱ	경한 전신 질환을 가진 환자	기능적 장애가 없는 경도의 전신질환 예(이에 한정되지는 않음): 흡연자, 사교상의 음주, 임신, 비만(30<BMI<40), 잘 조절되고 있는 당뇨/고혈압, 경한 호흡기질환
ASA Ⅲ	중등도에서 중증의 전신 질환을 가진 환자	**실질적인 기능적 제한을 가져오는 경우. 중등도에서 중증 질환이 하나 이상 있는 경우** 예(이에 한정되지는 않음): 조절되지 않는 당뇨/고혈압, 만성폐쇄성호흡기질환, 병적 비만(BMI≥40), 활동성 간염, 알코올 의존/남용, 심박동기 삽입, 중등도 이상의 심근수축력 감소, 규칙적으로 투석받는 말기신부전, 수정 후 주수 <60주의 조산아, 심근경색, 뇌경색, 일과성허혈발작, 또는 관상동맥질환/관상동맥스텐트의 과거력(>3개월)
ASA Ⅳ	지속적으로 생명을 위협하는 중증의 전신질환을 가진 환자	예(이에 한정되지는 않음): 최근(<3개월)의 심근경색, 뇌경색, 일과성허혈발작, 또는 관상동맥질환/관상동맥스텐트삽입, 지속 중인 심허혈 또는 심한 판막 부전, 심한 심근수축력의 감소, 패혈증, 파종성 혈관내 응고장애, 규칙적으로 투석받지 않는 급성신장병 또는 말기신장병
ASA Ⅴ	수술하지 않으면 생명을 유지할 수 없는 정도의 중증질환	예(이에 한정되지는 않음): 파열된 복부/흉부 동맥류, 중증 외상, 종괴 효과를 보이는 뇌내 출혈, 유의한 순환기적 불안정 또는 다발성 장기/전신 부전을 직면한 장관 허혈
ASA Ⅵ	장기 공여를 위한 수술 예정인 뇌사자	

응급 수술인 경우 'E'를 추가한다(응급이란, 이 환자의 치료의 지연이 생명이나 신체의 일부의 손상을 유의하게 증가시킬 때를 일컫는다).

선천성 심질환 가산 적용에 해당되는 세부 상병 범위는 다음과 같음

1. 순환계통의 선천기형(Q20~Q25)
2. 대정맥혈관의 선천기형(Q26.0~Q26.6, Q26.8, Q26.9)
3. 폐순환의 질환(I28)
4. 아이젠멘거 복합·증후군(I27.8)

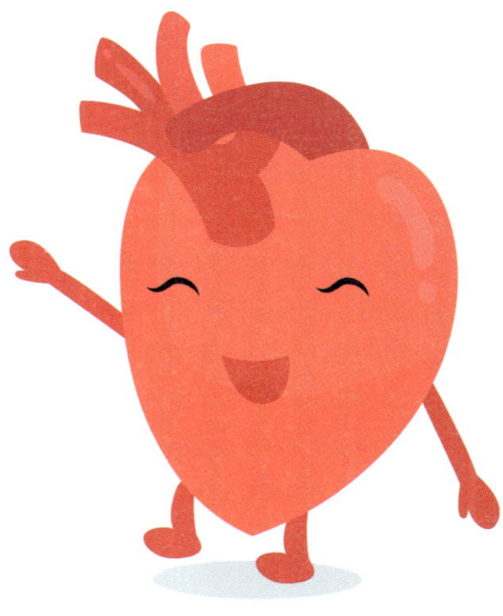

8-24 갑상선결절이 있는 모든 환자에게 갑상선·부갑상선 초음파검사를 급여 적용할 수 있을까?

초음파청구

초음파검사 급여확대에도 불구하고 모든 갑상선질환이나 부갑상선질환자에게 급여 적용을 할 수 없다. 급여고시 규정에는 '생검 결과 비정형 세포 또는 여포종양(여포종양 의심 포함)이 확인된 경우 경과관찰 시 1회'라고 명시하고 있다. 이 중 '비정형 세포 또는 여포종양(여포종양 의심 포함)'이라고 함은 베데스다 시스템(Bethesda system) category Ⅲ1)과 Ⅳ2)에 상응하는 진단을 의미한다. 이는 다음과 같다.

1. Atypia of undetermined significance or follicular lesion of undetermined significance
2. Follicular neoplasm or suspicious for a follicular neoplasm, Specify if Hürthle cell (oncocytic) type

생검방법은 물론 세침검사, 중심 침생검, 관혈적 생검 등이 모두 가능하다.

만일 경과관찰 중 생검을 다시 실시하거나 재판독한 결과 급여기준이 되었던 '비정형 세포 또는 여포종양(여포종양 의심 포함)'이 아닌 것으로 판정이 되면 급여 산정을 할 수 없게 된다.

물론 1회 급여 후에는 산정기준 초과이므로 최대한 적용해도 80% 본인부담 적용해야 하니 환자부담금 측면에서는 큰 차이가 없겠지만, 생검결과가 변경되면 80% 본인부담이 아닌 비급여를 적용한다.

갑상선·부갑상선 초음파 검사 청구 시에 급여기준에 해당하는지 확인이 필요하므로 생검 일자 및 결과를 포함하여 결과를 JX999에 free text로 기재하여 청구해야 함도 잊지 않아야 한다.

('8-14장 진단초음파, 제한적 초음파 시행 후 작성하는 별도의 판독결과지의 형식은?' 참고)

8-25 목에 종물이 있어서 내원한 20세 환자에게 갑상선·부갑상선 제외한 경부 초음파검사를 급여로 적용할 수 있을까?

초음파청구

급여기준에는 '19세 미만 환자에게 갑상선·부갑상선을 제외한 경부 질환이 의심되어 진단이 필요한 경우 1회'로 명시되어 있다. 따라서 이 환자는 나이 기준에 맞지 않아서 급여적용 할 수 없다.

만일 이 종물이 암으로 의심되는 경우라면, 초음파급여 확대 이전부터 적용되고 있는 4대중증질환자 및 결핵질환자의 본인부담 산정특례를 우선 적용하여 급여 초음파로 진행할 수 있다.

초음파의 급여 여부는 의사의 의학적 판단을 존중하고 임상적으로 암이 의심되어 시행한 초음파는 결과에 상관없이 급여로 인정되는 경향이다.

급여고시 후 질의응답 후속 고시에서도 다음과 같은 에피소드를 예로 들면서 급여 초음파를 인정하고 있으니 참고하기 바란다.

1. 목에 종괴가 만져지고 목소리가 쉬는 증상이 있어 외래를 방문한 환자로 혈액검사상 이상소견이 보여 갑상선암을 의심한 후 진단을 위해 시행한 경부 초음파 급여 인정
2. 갑상선암 산정특례 만료 이후 경부림프절병증(Cervical LAP), 불편감으로 갑상선암 재발이 의심되어 진단을 위해 초음파 시행한 경우 급여 인정
3. 이전에 갑상선 초음파 이상소견이 있었다는 환자의 진술과 최근 6개월간 4-5 kg 이상의 체중감소가 있어 갑상선암이 의심되어 진단을 위해 초음파 시행한 경우 급여 인정
4. 경부에 결절이 촉지되어 갑상선암 의심하에 초음파검사 등을 시행한 결과, 갑상선암으로 진단되지 않는 환자가 이상 증상, 갑상선호르몬 수치에 의미 있는 변화가 있어 재차 갑상선암 의심하에 경부 초음파를 시행한 경우 급여 인정
5. 주의사항 - 경부초음파검사는 급여확대에도 불구하고 급여적용 기준을 매우 제한하고 있어서 갑상선·부갑상선 초음파검사는 소정의 생검결과 기준에 부합할 때, 갑상선·부갑상선 제외한 경부 초음파검사는 19세 미만 환자라는 나이 기준에 부합할 때만 적용할 수 있다.
   ('8-2장 지금 초음파검사를 급여로 적용할까, 비급여로 적용할까 고민하고 있나요? - 초음파검사의 급여적용 원칙' 참고).

8-26 다부위 초음파 시 시행사유를 진료기록부 또는 판독소견서에 기록

초음파청구

최근 해당 부위 초음파와 상관없는 장기의 시술이나 수술 전 특정 부위 초음파검사를 일률적으로 하는 기관에 대한 심사조정이 이루어지고 있다. 이를테면 척추관절 수술 전 상복부초음파검사, 요로결석으로 체외충격파쇄석술(ESWL) 전 하복부초음파검사, 담낭수술 전 하복부초음파검사, 대장용종절제술 전 하복부초음파검사, 척추수술 전 비뇨기초음파검사 등의 사례가 있었다.

해당 시술 또는 수술과 상관없는 장기의 질환이 의심이 되어서 시행하는 시술(수술) 부위와 다른 장기의 초음파검사는 당연히 의사의 판단이 존중되어야 하고, 이런 경우에는 심사조정이 이루어지면 안 되겠다. 그러나, 시술(수술)과 무관한 타 부위의 초음파검사를 모든 환자에게 일률적으로 적용하는 것은 지양해야 한다. 물론 의학적 사유가 있는 경우에는 적극적으로 의무기록 등에 남겨야 한다. 관련하여 급여고시 후 질의응답 후속 고시에서는 두 곳 이상의 다 부위 초음파를 시행할 때 각 초음파 검사를 시행한 근거가 되는 의학적 사유를 각 초음파 부위별로 진료기록부 또는 판독소견서에 기록할 것을 규정하고 있으며, 검사의 근거가 되는 사유를 각각 기록해야 하는 부위별 초음파는 다음과 같이 예시하고 있다.

- 부위별(수가코드 별) 예시
  1. 상복부: EB441·EB442(복부-복부초음파-간·담낭·담도·비장·췌장-일반/정밀)
  2. 하복부: EB443·EB444·EB445·EB446·EB447(복부-복부초음파-충수/소장·대장/서혜부/직장·항문)
  3. 비뇨기: EB448·EB449·EB450(복부-비뇨기계초음파-신장·부신·방광/신장·부신/방광) 등

즉, 상기에 열거한 초음파 검사를 2개 이상 시행하는 다부위 초음파 검사 시 해당 부위별 초음파검사의 시행사유를 각각 기록해야 하며, 상복부 질환 외 수술 시 상복부초음파 검사를 시행할 때 상복부 질환의 의심사유가 검사결과지 또는 진료기록부에 기재되어 있어야 하고, 24년 3월 1일부터는 하복부, 비뇨기 질환 외 수술 시 환자의 해당 부위별 질환이 의심되어 초음파 검사를 할 때 그 사유가 검사 전 진료기록부에 기재되어 있어야 한다.

8-27 경동맥 초음파의 급여 적용

초음파청구

당뇨병과 고지혈증이 있는 A 환자분이 경동맥에는 문제가 없을지 걱정이 된다며 경동맥초음파 검사를 요청한다. A 환자의 경동맥초음파 검사를 급여적용할 것인가? 특이 증상이 없는 단순 고혈압이나 당뇨병 환자에게 경동맥 초음파검사를 급여 적용할 수 있을까?

경동맥초음파검사는 급여확대 적용 초음파가 아니다. 따라서 4대중증질환자 및 결핵질환자에게 적용하는 본인부담 산정특례자이거나 의심 시에만 급여적용 할 수 있음을 앞서 언급한 바가 있다.
경동맥초음파를 급여 적용할 수 있는 산정특례에 해당하는 뇌혈관질환 상병명은 참고로 다음과 같다. 따라서 다음의 질환이 진단되었거나 적어도 의심이 되어야 급여 적용할 수 있다.
이런 기준을 잘 이해하고 경동맥초음파의 급여 여부를 적용하면 되겠다.

경동맥초음파를 급여 적용할 수 있는 산정특례에 해당하는 뇌혈관질환 상병명

1. 뇌혈관 질환(I60~I67)
I60 지주막하출혈, I61 뇌 내 출혈, I62 기타 비외상성 두개 내 출혈, I63 뇌경색증, I64 출혈 또는 경색증으로 명시되지 않은 뇌졸중, I65 뇌경색증을 유발하지 않은 뇌전동맥의 폐쇄 및 협착, I67 뇌경색증을 유발하지 않은 대뇌동맥의 폐쇄 및 협착, I68 기타 뇌혈관질환
2. 경동맥의 동맥류 및 박리(I72.0)
3. 후천성 동정맥루(I77.0)
4. 순환계통의 기타 선천기형(Q28.0~Q28.3)
5. 두개 내 손상(S06)

또한 질의응답 후속 고시에는 '신경학적 병력 청취 또는 진찰상 뇌혈관질환을 의심할 수 있는 이상 소견이 있는 경우 초음파 급여 인정 여부'라는 질의에 다음과 같은 답변을 주고 있어서 해당하는 경우라면 급여 적용이 가능하다.

1. 신경학적으로 뇌혈관질환을 의심할 수 있는 환자에게 진단을 위해 시행한 초음파 검사는 급여대상이나, 신경학적 이상 증상 혹은 진찰 소견* 없이 단순히 고위험군이라는 이유로 시행한 초음파는 급여대상이 아니다.

* 신경학적 이상 증상 혹은 진찰 소견은 병력 청취 또는 진찰상 아래와 같은 신경학적 이상 등이 확인된 경우의 의미

- 뇌신경 이상 소견: 복시, 안구운동 장애, 시야장애, 시력 저하, 안구진탕, 발음장애, 안면마비, 안면감각 이상 등
- 사지(팔, 다리) 이상 소견: 근력 저하, 감각 저하, 감각 이상, 조절기능 장애
- 기타: 보행 실조, 균형장애, 경동맥 잡음

2. 고령/고혈압/당뇨병 등 뇌졸중 주요위험인자를 가진 환자가 어지럼을 호소하는 경우

'신경학적 진찰상 이비인후과적 문제(돌발성/자세성 어지럼증, 전정신경병증 등)로 인한 어지럼증의 가능성이 낮다고 판단되었을 경우 뇌혈관질환을 진단하기 위해 시행한 경동맥 초음파는 급여대상임'이라고 답변하고 있다.

자 신 만 만
보 험 청 구

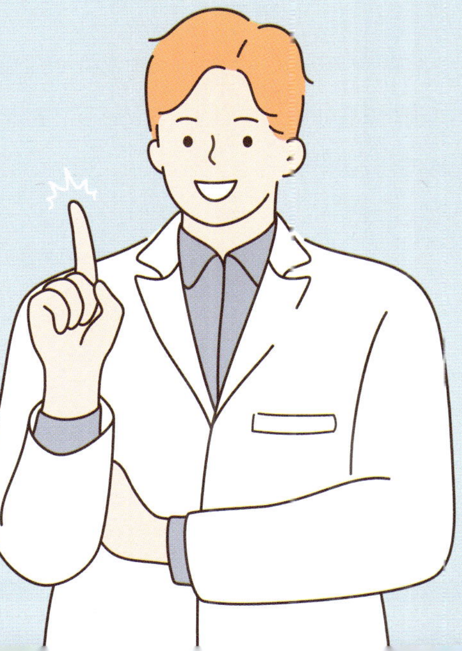

추천사

우리나라에서 의사국가고시에 합격하여 개원의사가 되면 누구나 심사와 삭감을 피할 수 없습니다. '아는 만큼 보인다'라는 말처럼, 알아야 청구를 할 수 있고 삭감도 피할 수 있으며, 심사결정통보서를 이해할 수 있어야 실수를 반복하지 않을 수 있습니다.

대한내과의사회는 개원/경영 및 학술심포지엄을 통해 개원을 준비하고 있거나 개원하신 원장님들의 보험과 청구, 건강검진에 대한 이해도를 높이고자 노력하고 있으며, 보험정책단과 실사위원회를 통해 회원 여러분들의 고충을 해소하고자 애쓰고 있습니다.

이 책은 심사평가원의 심사를 통해 삭감을 당하여 다친 마음을 회복할 수 있도록 청구와 급여기준에 대해 A부터 Z까지 세심하게 기술하고 있습니다. 또한 내과계 개원가에서 빼놓을 수 없는 내용인 국가건강검진과 초음파/내시경에 대해서도 실제 케이스를 반영하여 이해하기 쉽게 설명하고 있습니다.

아울러 대한내과의사회 자문변호사이신 이동길 변호사의 '서류와의 전쟁/행정처분' 챕터는 이 책의 포인트라고 할 수 있습니다. 서류보관 기준을 넘어 현지확인과 현지조사와 행정처분 등 막상 문제에 직면하면 어리둥절하고 당황하게 되는 사안부터, 놓치면 안 되는 병원 내 법정의무교육까지 세세하게 설명해 주셨습니다.

이번 '자신만만 보험청구' 책자를 통해 청구와 심사라는 벽에 부딪힌 많은 선생님들이 삭감제로를 목표로 할 수 있길 기원하며, 진료하시는 데 큰 도움을 주리라 믿어 의심치 않습니다.

바쁜 시간 속에서도 발간을 위해 애써주신 김태빈 보험정책단 단장님과 김종률 원장님, 이동길 자문변호사님을 비롯하여 최윤종 보험이사, 김기범 보험이사, 이창현 검진이사님께 깊은 감사를 드립니다.

대한내과의사회 회장

박근태

어느 날 전라북도 대한의원협회 회장으로 열심히 활동 중이신 김기범 원장님으로부터 한 통의 전화를 받았습니다.

김 원장님은 대한내과의사회에서도 이미 왕성한 활동을 하고 계시고, 파워블로거로서 의료계에서는 유명하신 원장님이십니다.

저에게 책을 하나 보낼 테니, 보고 추천 글을 부탁하시는 전화였습니다. 그리고 바빠서 잊고 있었는데 오늘 저의 병원으로 택배가 와서 오픈해 보니 김기범 원장님의 책이 있었습니다.

쉽고 빠른 청구 길잡이 "자신만만 보험청구"란 제목과 표지에 삽입된 그림은 한눈에 김 원장님을 상상하게 하는 그림이었습니다.

저자들을 살펴보니, 저와 같은 영등포구에 개원하고 계시고 건강보험에 해박한 지식을 가지고 계신 김종률 원장님도 계셔서 책장을 빨리 넘겨서 목차를 보았습니다.

목차를 보면서 깊은 감명의 탄식이 저도 모르게 나왔습니다.

개원을 하게 되면 어디서 어떻게 무엇을 해야 하는지 혼란스러워하는 회원들을 위해 대한의원협회가 중점적으로 노력하는 일들 중 하나인 건강보험과 청구, 현지조사까지 일목요연하게 정리되어 있었습니다.

같은 동료들 및 선후배들을 사랑하는 마음으로 자신의 해박한 지식을 공유하며 이렇게 책을 발간하신 그에게 감사의 마음을 전합니다.

이 책은 개원 예정이거나 개원 중인 여러 선생님들과 함께 우리나라 의사라면 한 번쯤 필독해야 하는 책으로 강력히 권해드립니다.

마지막으로 본인의 정열을 바쳐서 집필하신 김기범 원장님을 비롯한 저자분들께 존경의 마음을 전합니다.

대한의원협회 회장
유인상

추천사

과거에는 보험 청구를 수작업으로 하던 시절도 있었지만 현재는 모든 절차를 컴퓨터를 통해서 청구 및 심사하고 있으며, 더 나아가 처방하는 처방패턴, 처방에 대해 저렴한 약으로 제대로 처방했는지에 대해 분석심사, 진료형태까지 파악하는 그런 시대가 되었습니다. 또한 과거에는 보험 청구에 많은 관심이 없었지만 이제는 '심평의학'이란 말이 있을 정도로 보험청구가 하나의 학문으로 보일 만큼 복잡하고 세분화되어 있어서, 청구 방법을 잘못 이해하거나 규정에 맞지 않게 청구하면 경제적 손실을 입을 수 있습니다. 잘못된 진료비, 검사, 약품 등의 삭감과 환수는 있을지언정, 내가 몰라서 실수로 청구가 누락된 것은 절대로 자발적으로 알아서 보충해 주지는 않는 그런 냉혹한 현실입니다.

이런 회원들의 불이익을 막고 또한 불이익이 향후 발생할지도 모르는 보험 정책을 선도적으로 이끌기 위한 조직은 대한내과의사회 산하에 보험 정책단이 있습니다. 이 보험정책단에서 그동안 회원들의 궁금 사항, 애로 사항 등을 토대로 보험 총론부터 요즘 많이 듣는 급여와 비급여 문제, 약제의 급여 문제, 헷갈리기 쉬운 거짓청구, 부당청구, 현지조사, 환수사례, 건강보험공단 검진의 시작부터 서류관리, 그리고 내과에서 제일 많이 이루어지는 시술인 내시경 청구문제와 초음파 급여기준까지 초보라도 알기 쉽도록 일목요연하게 풀어서 책을 발간했습니다. 책의 제목처럼 보험청구와 문제에 대해 정말 쉽고 빠르게 길잡이 노릇을 할 것이라고 100% 확신합니다.

이렇게 훌륭한 책을 발간하기 위해서 환자를 보고 내과의사회 일을 하면서도 시간을 내어 집필해 주신 김기범, 김종률, 김태빈, 이동길, 이창현, 최윤종 선생님께 정말 수고하셨다는 말씀을 드립니다.
다시 한번 "자신만만 보험청구" 책 출간을 진심으로 축하드리며 수고하신 선생님들께 감사의 말씀을 올립니다.

대한위대장내시경학회 회장

장웅기

"의학에는 수많은 과목들이 있지만 그중에서 가장 어려운 과목은 심평의학이다."라는 우스갯소리가 있습니다.

우리나라 건강보험의 심사를 담당하는 기관이 건강보험심사평가원인데, 이 업무와 관련된 고시만 해도 4,000건이 넘습니다. 이에 수반되는 행정해석과 심사지침 및 심사사례까지 합치면 그 배가 될 것으로 추정되며, 한 달에 수십 개씩 새로운 고시와 지침이 추가로 발표되고 있습니다. 그것 말고도 약제기준과 식약처 허가사항까지 다 알아야 보험 진료와 청구에 만전을 기할 수 있으니 의료기관 개업이나 봉직을 하면 처방과 청구 작업이 꽤나 복잡해질 수 있습니다.

수년 전 분석심사제도가 처음 소개될 때, 이런 복잡한 보험급여기준을 일괄 정리하여 "심사 기준에 얽매이지 않고 자율 진료를 할 수 있게 하겠다."라는 말에 큰 기대를 가졌었습니다. 하지만, 막상 실행이 되고 보니 지지부진하였고, 기대와 다른 전개 양상으로 인해 별 변화를 느끼지 못하고 있는 상황입니다.

본 책자의 내용을 살펴보면 의료행위와 약제의 보험급여 청구 관련 사항들을 일목요연하게 정리하였고, 특히 청구에 많은 애를 먹는 건강검진 분야와 내시경, 초음파 분야를 세밀히 다루었습니다. 추가로, 서류발급과 보관에 대한 법적인 문제와 현지조사 대비까지 망라하였습니다.

이런 내용들이 여러분들의 보험 관련 골칫거리를 깨끗이 해결하여 줄 치료제 역할이 되어 주길 바라며 책을 만들기 위해 노력하신 여러 저자님들과 도움을 주신 분들께 진심으로 감사드리고 발간을 축하합니다.

한국건강검진학회 회장

신창록

추천사

건강보험 보장성 강화 대책에 따라 확대되었던 초음파 검사의 급여 기준과 범위가 최근 들어 재정 지출 효율화를 내세우는 정부의 기조 변화로 인해 축소와 변화를 맞이하게 되었습니다. 따라서 일선의 의사들로서는 많은 혼란과 어려움에 처해 있는 실정입니다.

이에 삭감의 우려 없이 초음파를 시행하는 데 있어 이 책이 좋은 길라잡이가 되어 줄 것입니다.

또한, 옆에 두고 수시로 참고할 수 있는 훌륭한 지침서가 되리라 의심하지 않습니다.

한국초음파학회 회장

신중호

보험청구의 정답을 원하시나요?

예전에 사전 점검 프로그램을 사용해 봤지만, 전혀 납득이 되지 않는 부분들이 많았습니다. 그래서 저의 오랜 청구 경험과 인터넷을 통해 터득한 요령들로 보험청구를 해 왔습니다.

그런데 이 책을 읽어보니, 그 요령들이 정말 하찮다는 것을 깨달았습니다.

의사 여러분, 청구의 모든 것을 완벽히 이해하게 되는 지침서입니다.

대한가정의학과의사회 회장

강태경

개원의에게 진료 시 주의해야 할 실제적인 보험과 그에 관한 유용한 정보를 수록한 이 책을 꼭 읽어보시기를 적극 추천합니다. 이러한 소중한 책자 준비를 위해 수고하신 모든 집필진께 진심으로 감사드립니다.

임상순환기학회 회장

두영철